Tokushima University Hospital

徳島大学病院創立80周年記念

世界に誇れる最新医療

徳島大学病院　編著

バリューメディカル

皆様に信頼され愛される
大学病院として、
世界に誇れる医療を展開してまいります

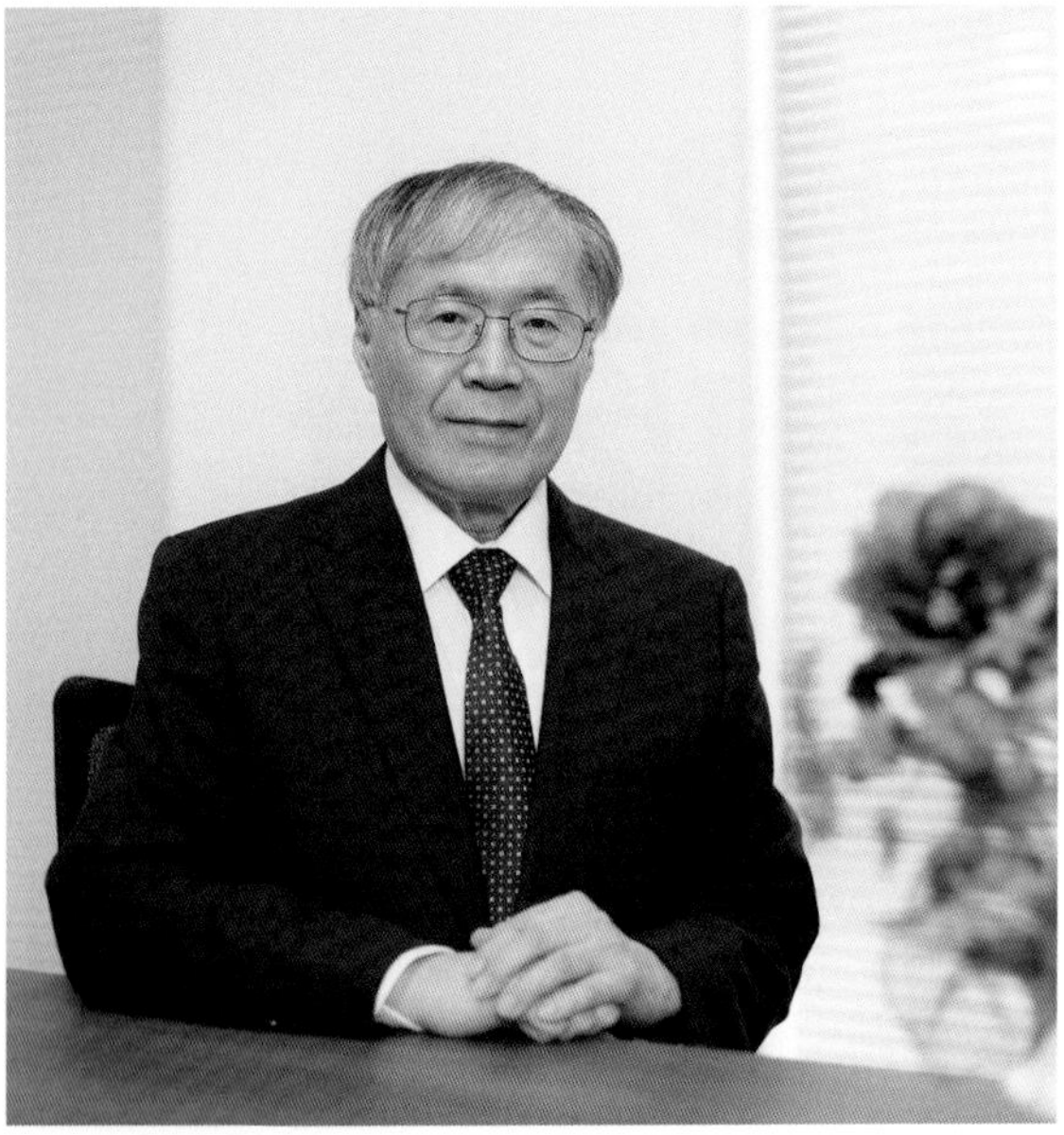

徳島大学病院
病院長　香美 祥二

徳島大学病院は、県立徳島医学専門学校附属病院（1943年）として開設して以来、2023年に創立80周年を迎えました。今では医科・歯科37診療科と692床のベッド数を備え、年間延べ入院患者20万人、外来患者延べ48万人の診療を担う四国最大の特定機能病院として求められる医療の提供に尽力しています。

当院の使命は、先端的で、かつ生きる力をはぐくむ医療を実践し、国や地域のウェルビーイングの発展に寄与するとともに、人間愛に溢れる医療人を育成することです。

当院の診療の特徴は、診療科が実践するがん医療やロボット支援手術などの低侵襲医療、集学的な緊急医療、難病、周産期・成育期における高難度医療と医科・歯科・多職種連携によるup-to-dateなセンター化医療といえます。少子高齢化の現在、また、人生100年時代を迎え、安全で体にやさしい先端医療や命の循環と延伸を支える健康支援医療の開発と推進に日々取り組んでいます。

このたび、創立80周年を契機として、当院の中心的ステークホルダーである患者・家族・医療関係者などの皆様に当院の診療内容の最新バージョンをお伝えする『徳島大学病院創立80周年記念　世界に誇れる最新医療』を刊行しました。皆様により深く理解していただけるよう、本院が特に注力している先端医療を巻頭特集で、また各診療科やセンターの優れた診療分野をイラストや写真を用い、明快かつ分かりやすく解説しています。来院された皆様が当院を円滑に利用できるよう病院案内も掲載しました。

今後も、患者第一（patient first）をスローガンに皆様に信頼され愛される大学病院として、世界に誇れる医療を展開してまいりますので、ご支援、ご協力のほど、よろしくお願い申し上げます。

2024年3月

基本理念と目標／看護の理念

■基本理念

生命の尊重と個人の尊厳の保持を基調とし、先端的で、かつ生きる力をはぐくむ安全な医療を実践するとともに、人間愛に溢れた医療人を育成する。

■目標

◆人間尊重の全人的医療の実践

生命科学の正しい理解と生命の尊厳に対する深い認識に立脚し、
疾患に悩む人の人格を尊重し、全人的医療を安全に実践する

◆高度先端医療の開発と推進

先端的医学・歯学研究の推進を通じて高度先端医療の開発および
実践を安全に進めることにより、人類の健康増進に寄与する

◆高い倫理観を備えた医療人の育成

すべての医療活動において、常に個人の人格や権利を真摯に考え、
尊重し、献身的な思いやりを持った医療人を育成する

◆地域医療および社会への貢献

社会に開かれた病院として、地域医療機関との密な連携、国内外との人的交流の促進、
あらゆる組織との共同研究の推進を通じて社会貢献を行う

■看護の理念

私たちは常に生命、人格、権利を尊重することを看護の判断、行動の基本とするとともに
社会環境の変化、医療の進歩に対応した安全でより良いケアを提供します。

徳島大学病院創立80周年記念

世界に誇れる最新医療

もくじ

部・室・センター紹介

＊本書掲載の情報は2024年2月現在のものです。

巻頭特集

徳島大学病院
世界に誇れる先端医療と
健康支援医療

1 バーチャル・リアリティを医療分野へ

2 日進月歩で進化するがん治療

3 ロボット支援手術の導入と発展

4 これからのゲノム医療

5 内視鏡・外視鏡・低侵襲手術

6 フレイル・ロコモ・サルコペニアの
診断と治療（健康寿命の延伸）

特集①

バーチャル・リアリティを医療分野へ

バーチャル・リアリティ（Virtual Reality：VR）とは、コンピューターによって創り出された仮想的な空間を、まるで現実であるかのように疑似体験できる仕組みのことをいいます。これまでVRはゲームやエンターテインメント分野で広く活用されてきましたが、近年医療分野において導入が図られ、当院でもVRを活用した先進医療の導入に積極的に取り組んでいます。特集①では、各診療科でのVR医療の実際について紹介します。

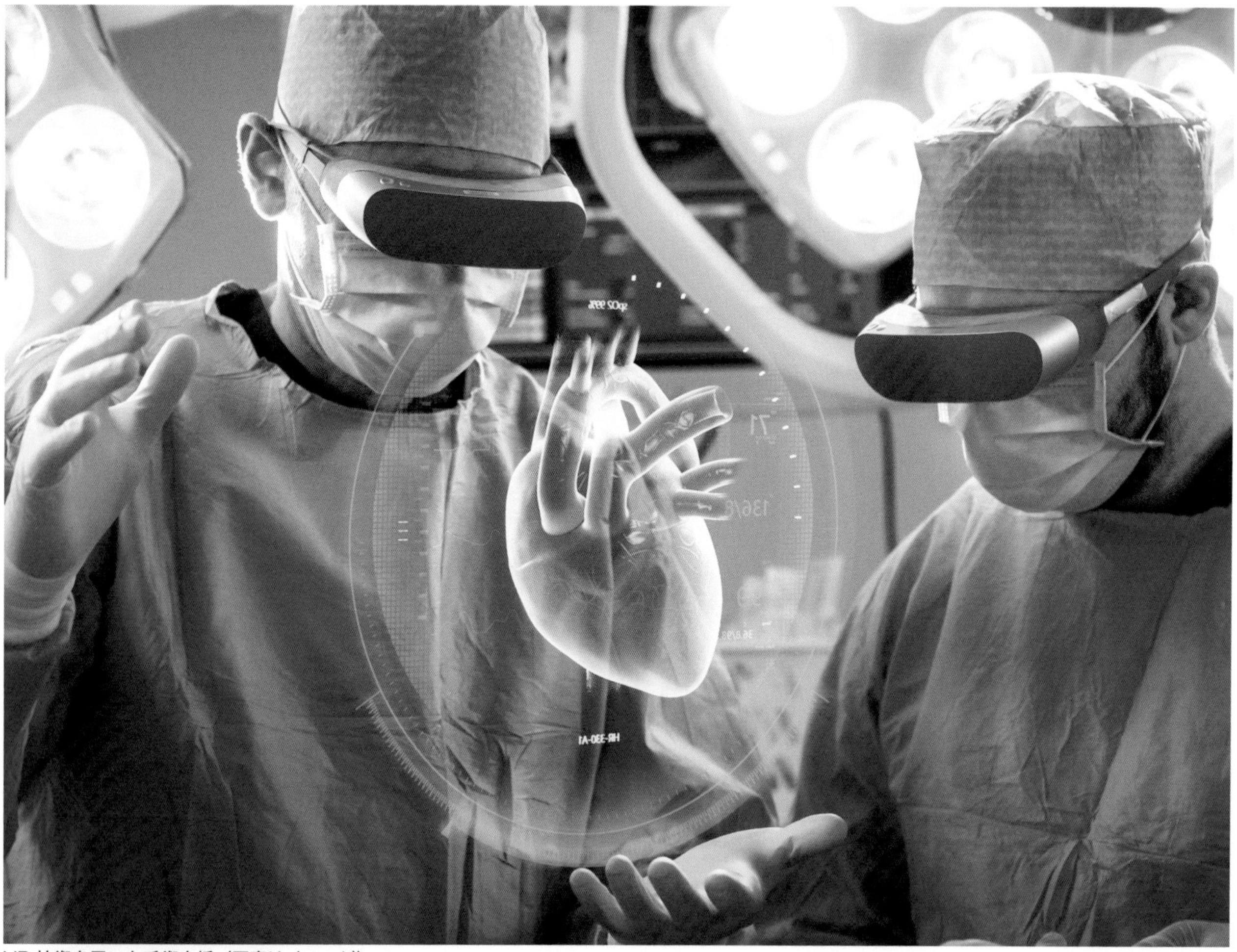

VR 技術を用いた手術支援（写真はイメージ）

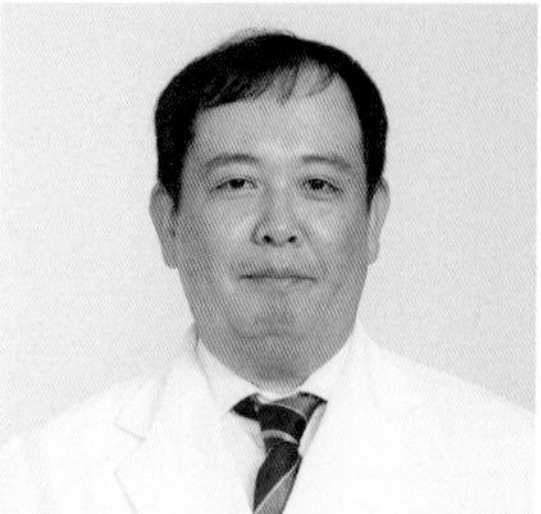

整形外科
病棟医長・講師
手束 文威
（てづか ふみたけ）

2007年自治医科大学を卒業、徳島県内の地域医療に従事した後に日本整形外科学会専門医、脊椎脊髄外科専門医、日本脊椎脊髄病学会脊椎脊髄外科指導医の資格を取得し、低侵襲（体に負担の少ない）の全内視鏡手術から脊髄腫瘍の手術まで幅広く診療を行っている。頸椎、胸椎、腰椎の慢性疾患に対する手術を行うとともに、CTナビゲーションやARナビゲーションを使用した安全な手術、またできるだけ小さな傷で手術を行う低侵襲脊椎手術を積極的に実践している。

バーチャル・リアリティ（仮想現実）とは？

バーチャル・リアリティ（Virtual Reality：以下VR）は「仮想現実」といわれ、「利用者が完全にコンピューターで生成された環境に没入する」※ことができます。コンピューターによって創り出された仮想的な空間を、VRゴーグルなどを着けることで現実であるかのように疑似体験できる仕組みとなっています。

視覚や音などの感覚的な刺激を通じて体感することができ、映画やゲームなどエンターテインメントの分野でますます人気が高まっている技術です。

例えば、遊園地やテーマパークにはVRゴーグルを装着して体験することができるアトラクションが増えており、また映画館や自宅のテレビゲームでも、VRゴーグルを着ければVR映画、VRゲームとして仮想空間を体験できるようになるなど身近なものになってきています。

医療分野でのVR利用については、3次元画像（立体感のある画像）を表示できるという特徴があるため、医学教育や手術支援などの応用までさまざまな形で行われています。

一方で、VRゴーグルについては、外界との視界が遮断されてしまうため〝VR酔い〟などの問題があることや、ゴーグル自体の重さや装着感などから長く使用すると身体的疲労を伴うことから、今後は機器の改善などが期待されます。

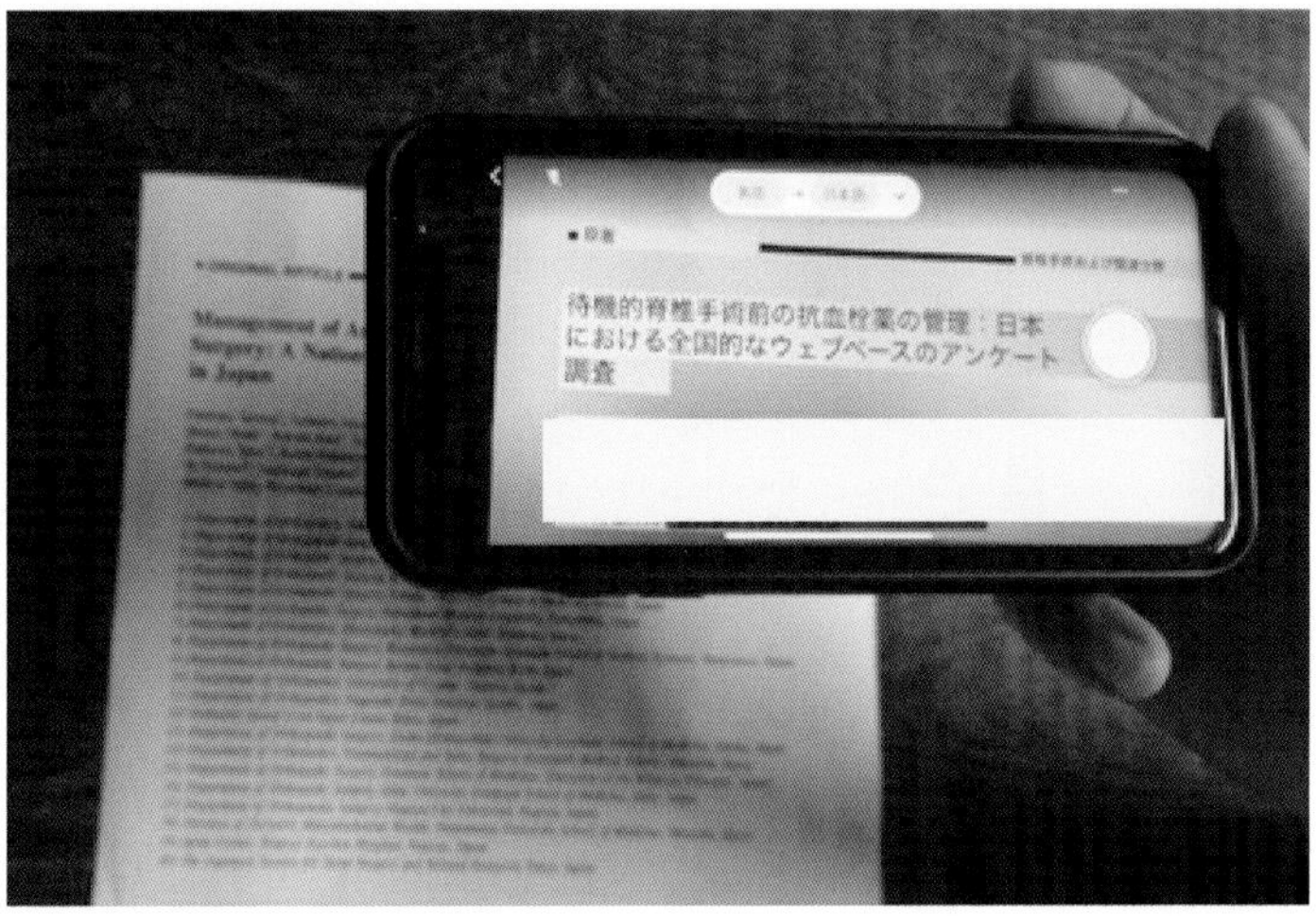

図１　AR技術を用いた翻訳システム

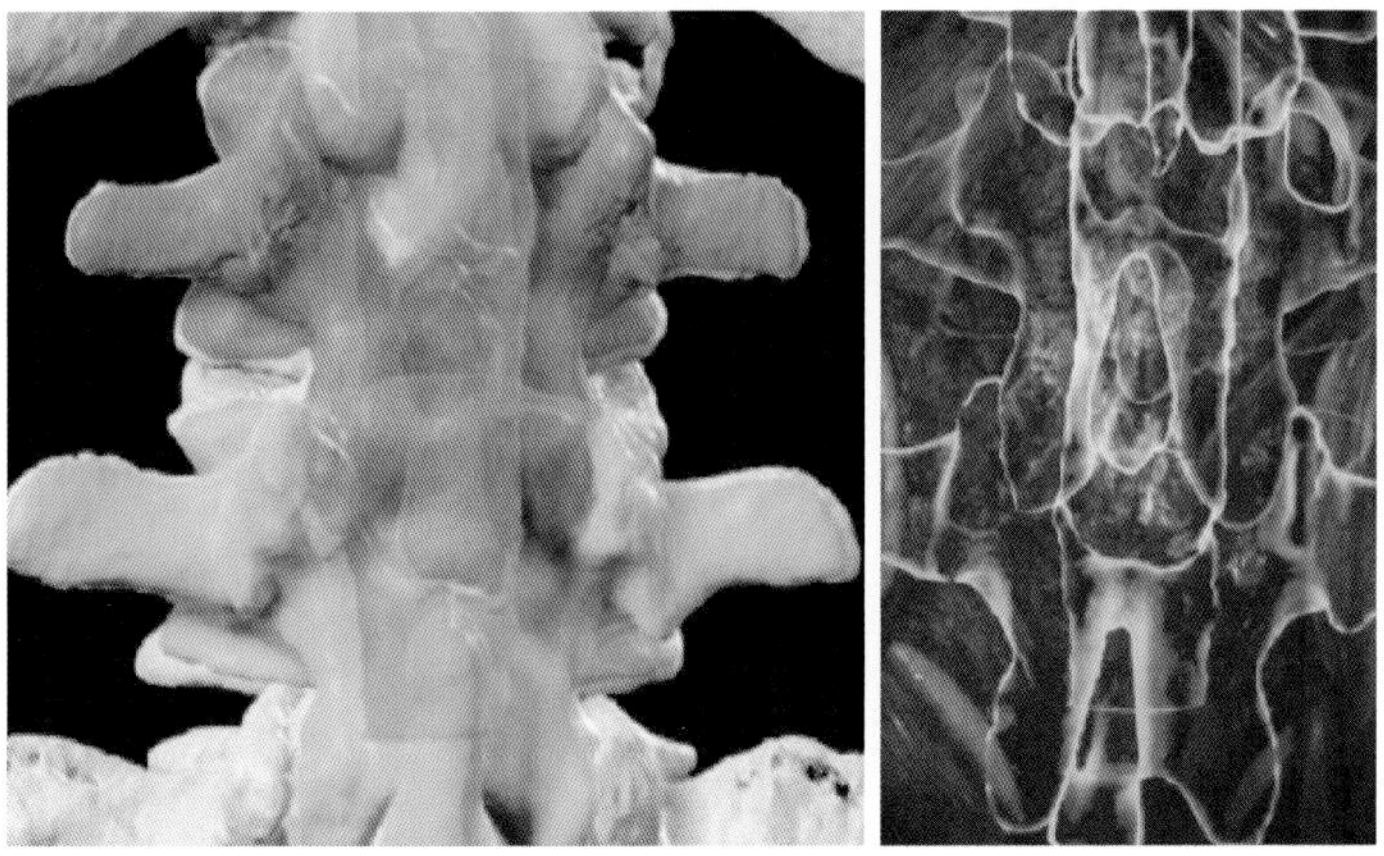

図２　AR技術を用いた顕微鏡手術　（腰椎硬膜内腫瘍摘出術《けいついこうまくないしゅようてきしゅつじゅつ》）

オーグメンティド・リアリティ（拡張現実）とは？

オーグメンティド・リアリティ（Augmented Reality：以下AR）は「拡張現実」といわれ、現実世界にデジタル情報を重ね合わせて表示する技術です。スマートフォンの画面などを通じて、実際の風景にコンピュータグラフィックス（CG）などで創られた仮想物体を反映させ、あたかも現実世界に存在するかのように表示することができます。

近年では、ARを用いたスマートフォンのゲームアプリなどエンターテインメント領域で発展してきた技術で有名となりました。ほかにも工業・建築の分野では、CGによって創られた仮想の製品や建築物を現実空間に表示することができるようになっています。

また自動車産業の分野においても、自動車後方のカメラ映像を用いた駐車支援システムが一般的となってきました。スマートフォンのGoogle翻訳のカメラを用いた翻訳システムもARの技術が用いられています（図１）。

医療分野においてもさまざまな※1インターフェースを用いてARの技術が使用され始めました。VRは「仮想空間」に完全に入り込みますが、ARは「現実空間」の中に仮想情報を重ねて表示するという大きな違いがあり、実際に手術支援として利用されています。図に示したのは手術顕微鏡のディスプレーを通して術前に計画した仮想画像を術野（手術を行っている、目に見える部分）に表示する技術になります（図２）。

※1　インターフェース／異なる機器やシステムをつなぐ規格や機能

※ Dieter Schmalstieg, Tobias Hollerer:Augmented Reality-Principles and Practice, Addison-Wesley, 2016.

消化器・移植外科

医学と工学が連携 消化器外科手術支援の新展開

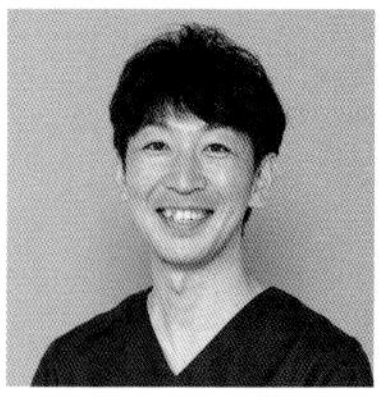

総務医長・講師
齋藤 裕
（さいとう ゆう）

Extended Reality & Hologramとは？

医学と工学が連携して最新技術を手術に活用することで、より安全な手術ができるようになると考えられます。このページでは、消化器外科手術支援として、Extended Reality（XR）（エクステンデッド・リアリティ）& Hologram（ホログラム）による手術支援の新展開について、当院での症例も踏まえて紹介します。

まず、3D画像構築ソフトを使って、術前・術中検査の画像情報から脈《みゃっ》管《かん》（動脈や静脈、リンパ管のこと）・腫《しゅ》瘍《よう》・予定切除領域などの3D画像を作ります。次に、その画像データを特殊な別のデータに変換して、Hol-oeyes MD system®（共同研究をしている医療系画像編集会社の特殊なシステム）により臓器模型を作製します（図1）。約10分という短時間で、1症例当たりのコストも3Dプリントと比べてかなり低いため、さまざまな施設で手軽に導入できます。

この臓器模型は目的に合わせ、さまざまなHead Mount Display（HMD）（頭部に装着するディスプレー装置）にインストールして使用します。

臓器内に完全に入り込み、まるで臓器内を散歩する感覚で体の解剖構造を把握する場合は、Meta Quest 2®という機器を用います。術中画像支援に使う場合はHoloLens2®、Mag ic leap one®を使用しています。HMDを通じて見える臓器模型を、「Hologram」と呼んでいます。

肝・胆道手術の術中XR支援について

肝臓手術：HMDとしてHoloLe-ns2®を装着しますが、手術の始めから終わりまで装着するのではなく、必要なタイミングで装着します。

手術室にはWi-Fi環境が整っているので、HoloLens2®を装着した手術参加者は、共有機能で共通のHologr-amを見ることができます。同じHo-logramをそれぞれの角度からアプローチできるため、実際の手術と同じイメージで解剖の確認ができるメリットがあります。

例えば、20個以上の多発肝腫瘍《たはつかんしゅよう》の位置確認は頭の中ではイメージできますが、肝臓を切除する直前にHologramを全員で共有することで、取り残すことなく肝切除ができます（図2）。

また、普通とは異なる位置に脈管が存在する患者さんの場合、操作直前に仮想空間上で切除する血管の厚みや手術器具を入れる角度などを仮定して最終確認を行います（図3）。つまり、肝臓手術におけるXR支援は、決してナビゲーション手術ではなく、手術各工程での直前シミュレーションとして腫瘍の位置や脈管の解剖構造を最終的に確認するために役立ちます。

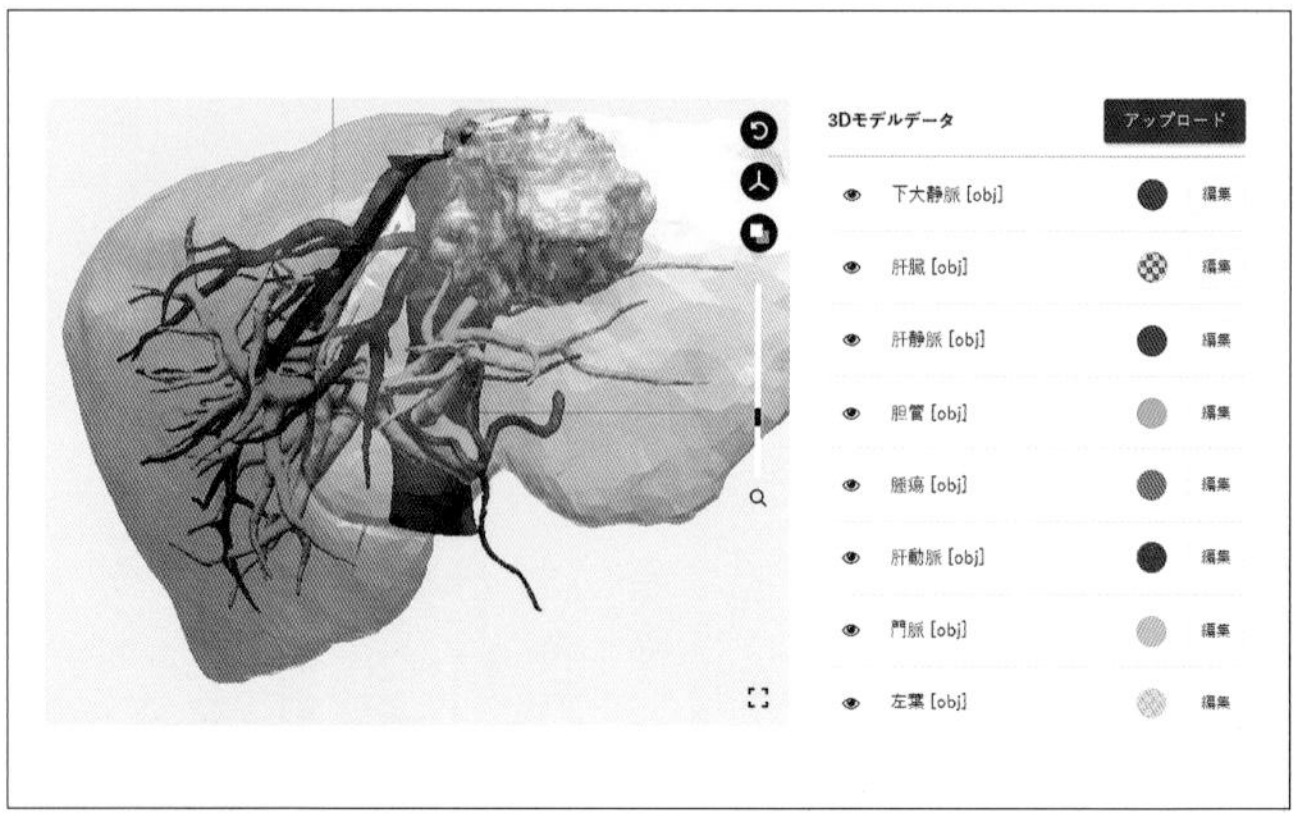

図1　3D臓器作製

胆道手術：胆管の手術には、どこの施設でも術中胆道造影《じゅつちゅうたんどうぞうえい》を行っていますが、消化器・移植外科では3Dの胆道造影を行い、その場でHologramを作製しています。術前画像では得られない奥行きのある胆管の様子が観察でき、さらに手術で切るべき胆管をリアルタイムに空間認識できるため、ナビゲーションの手段として応用しています。

また、メタバース空間内で〝バーチャルセッション〟という機能を利用することで、複数の※1アバターが参加可能であり、遠隔手術支援にも応用しています（図4）。

※1 アバター／仮想空間で用いられる自分（ユーザー）の分身となるキャラクター

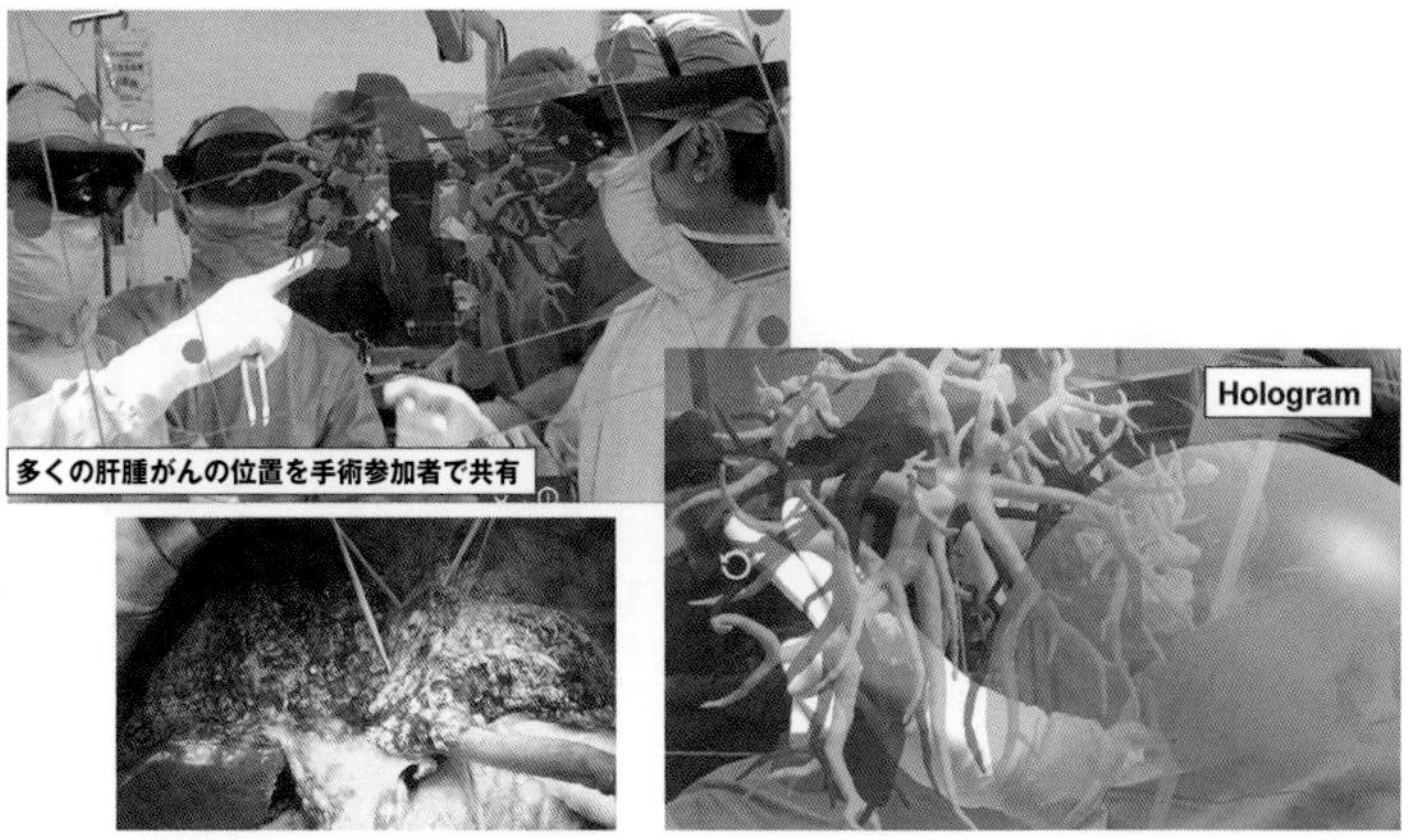

図2 肝臓手術 術中XR 肝腫瘍位置確認

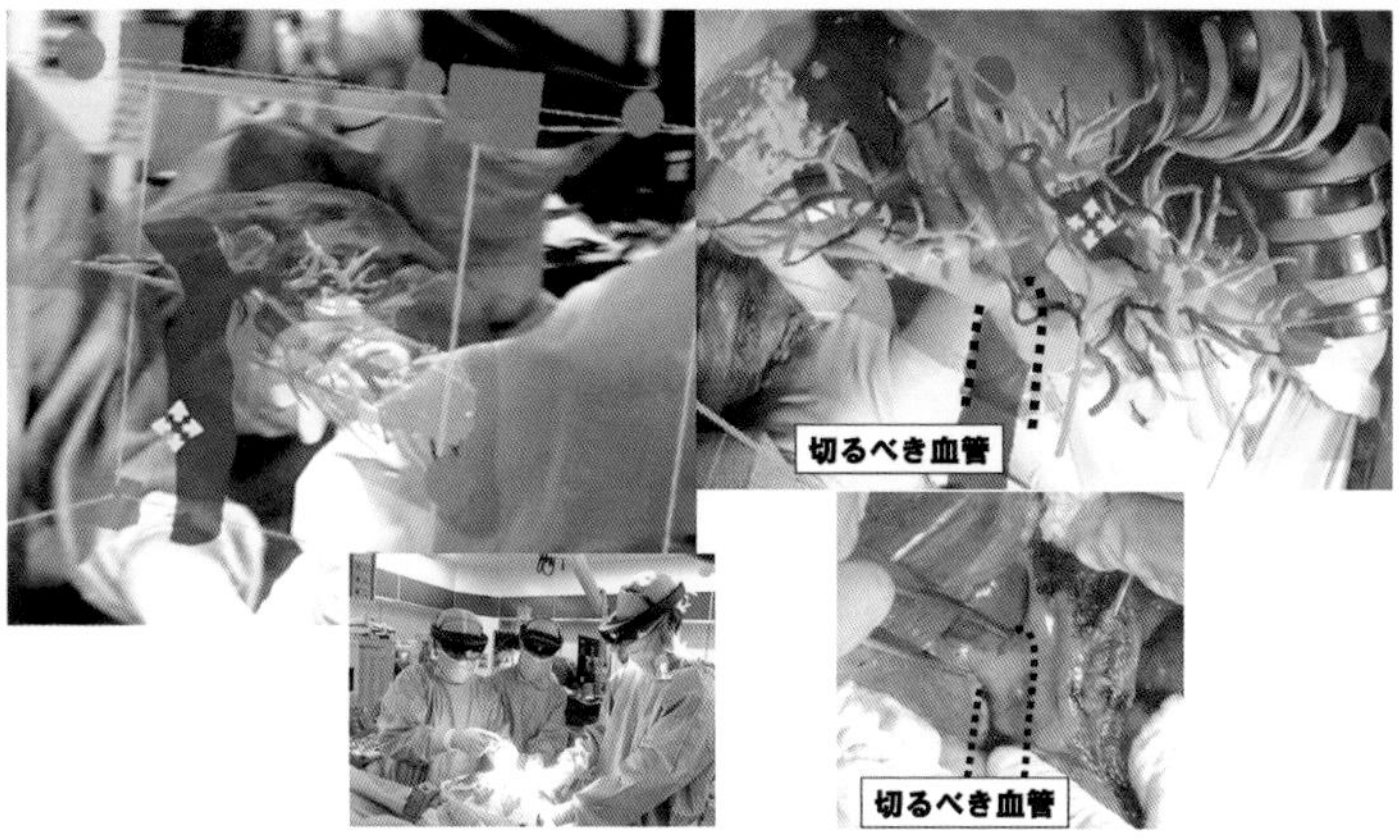

図3 肝臓手術 術中XR 肝門部脈管把握

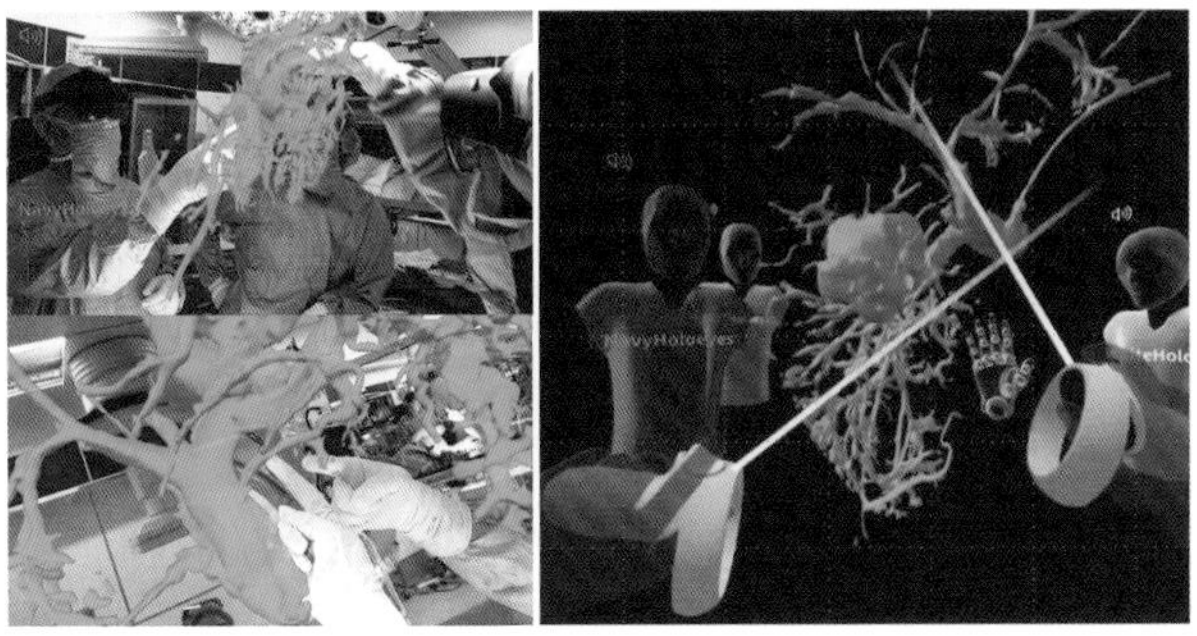
図4 Holographic 3D 胆道造影

ハイブリッド直腸がん手術 術中XR支援について

術前MRI画像の抽出を行う場合は、筋肉・前立腺・神経などが、CTと比べてはっきりと映し出せます。消化器・移植外科では、直腸がん手術で、お腹《なか》の中から操作するロボット支援下直腸手術とおしり側からも操作する経肛《けいこう》門的直腸間膜切除術《もんてきちょくちょうかんまくせつじょじゅつ》を掛け合わせたハイブリッド手術を行っています。

特におしりからの操作は、お腹からと全く異なる景色であり、適切な切離《せつり》ライン（切除する範囲）の確認に加え、MRIで描出した尿道・前立腺、筋肉などの位置関係を、術中Hologramの確認によって立体的に把握できます。

さらに、骨盤内にある側方リンパ節《せつ》という部分の操作には、より複雑な脈管や神経解剖構造を知ることが必要であり、おしり側からの景色をHologramで見られます。直腸手術でも、肝臓手術と同じく、手術各工程での直前シミュレーションとして利用しており、頭の中にあるイメージを最終確認するために応用しています（図5）。

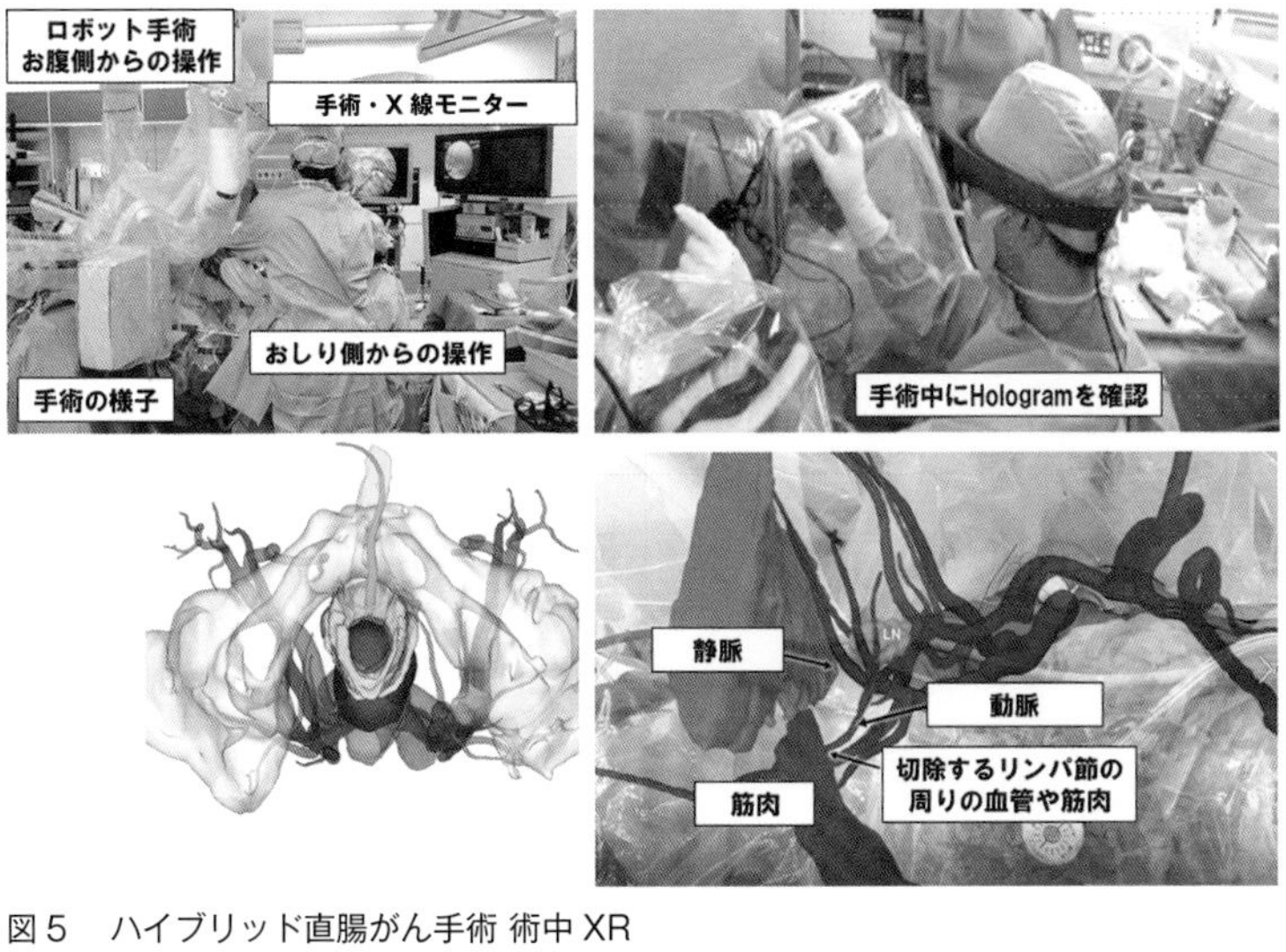

図5 ハイブリッド直腸がん手術 術中XR

脊椎・脊髄疾患に対するARによる顕微鏡手術

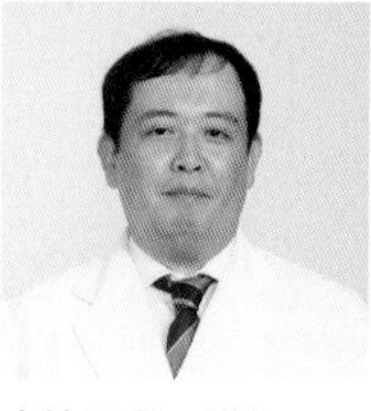

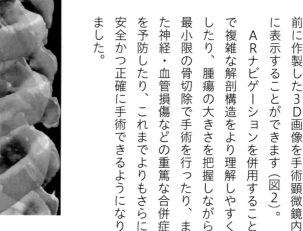

病棟医長・講師
手束 文威
（てづか ふみたけ）

拡張現実技術を用いた安全・正確な手術

バーチャル・リアリティは「仮想現実」といわれ、専用のゴーグルやヘッドフォンなどを用いてコンピューターなどによって作られた仮想空間に完全に入り込むことによって、まるで現実であるかのように疑似体験できる技術です。昨今では医療分野においても医学教育や手術支援などの領域でも発展してきています。

一方、「拡張現実（オーグメンティド・リアリティ＝Augmented Reality：以下AR）」は、現実世界にデジタル情報を重ね合わせて表示する技術になります。スマートフォンの画面などを通じて、実際の風景にコンピュータグラフィックス（CG）などで作られた仮想物体を反映させ、まるで現実世界に存在するかのように表示することができます。近年では、ARを用いたスマートフォンのゲームアプリなどエンターテインメント領域で発展してきた技術です。

当院の整形外科では、最新のARナビゲーションを手術顕微鏡とリンクさせたAR顕微鏡手術を行っており、2022年4月から現在（2024年1月）までに48例の脊椎《せきつい》・脊髄《せきずい》手術に使用してきました。古くは脳神経外科手術の領域で発展してきた技術で、2018年頃より脊椎外科手術へ使用されていますが、国内でAR顕微鏡を扱う施設はまだ限られています。

当初は脊髄腫瘍《しゅよう》の手術から始めましたが、最近では脊椎のさまざまな疾患の顕微鏡手術にARナビゲーションを併用しています。

AR顕微鏡は、手術顕微鏡にARの技術を利用して、術前に作製した脊髄・血管・骨などの解剖構造や腫瘍などの仮想画像（バーチャル画像）を重ねて表示することができる顕微鏡となっています。

まず、術前に患者さんのMRIやCT検査などの画像情報から、専用のワークステーションで3次元（3D）の仮想画像を作製します（図1）。

次に、手術中にナビゲーションのアンテナを患者側と顕微鏡側に設置して、位置情報を合わせることで、手術の前に作製した3D画像を手術顕微鏡内に表示することができます（図2）。

ARナビゲーションを併用することで複雑な解剖構造をより理解しやすくしたり、腫瘍の大きさを把握しながら最小限の骨切除で手術を行ったり、また神経・血管損傷などの重篤な合併症を予防したり、これまでよりもさらに安全かつ正確に手術できるようになりました。

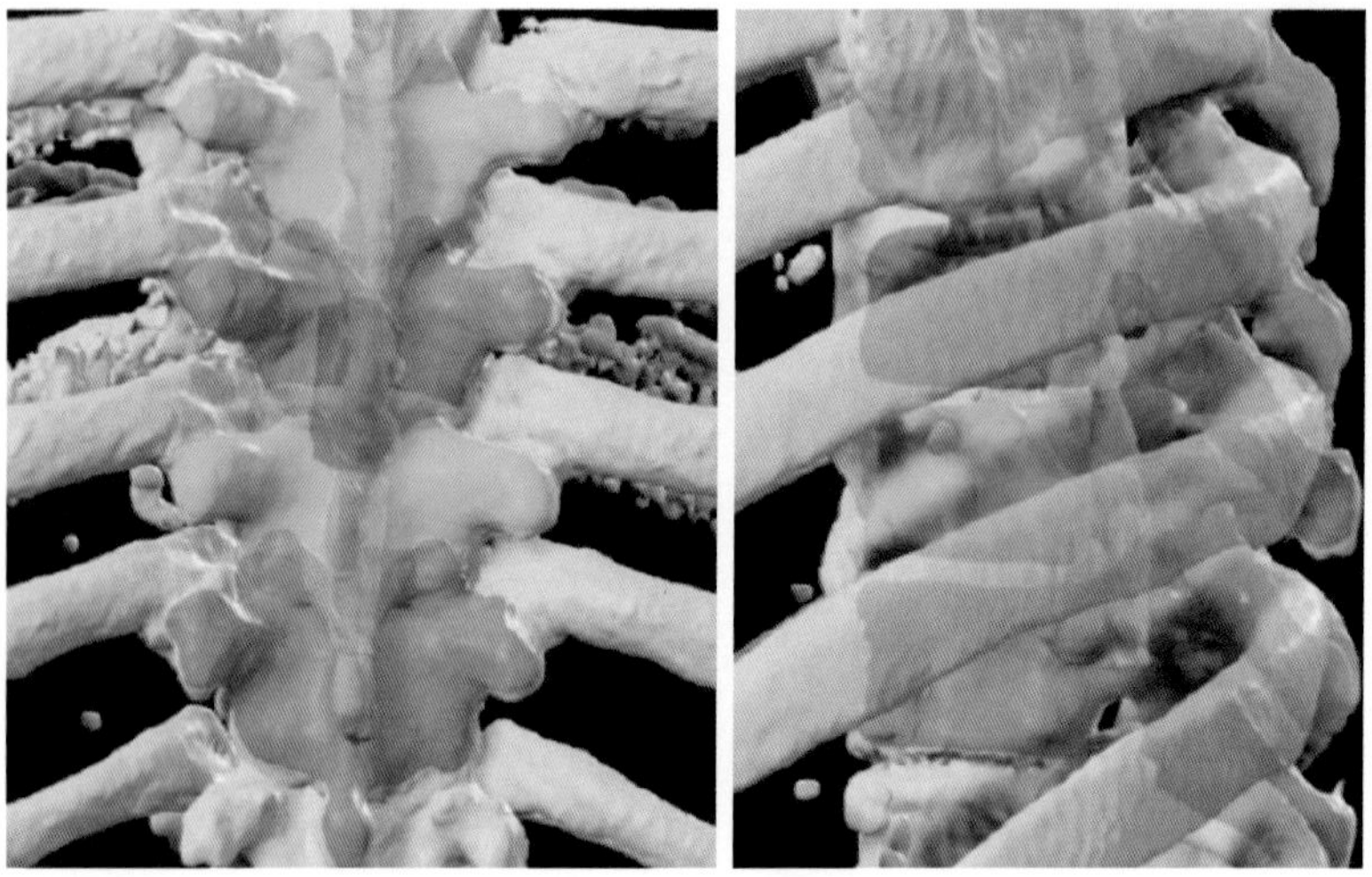

図1　術前計画で作製した仮想画像（紫色：胸椎硬膜内腫瘍、黄色：脊髄）

拡張現実技術の教育への利用

ＡＲ顕微鏡は、前述のように骨の表面に解剖構造を表示しながら手術を行えますので、若手外科医への教育にも活用することができます。日々の診療の中で指導医の手術手技を見て学ぶ中で、オン・ザ・ジョブトレーニングとしてこのＡＲ顕微鏡手術は指導医と術野（手術中の目で見える範囲）を共有しながら、適切な除圧範囲の確認、インプラント挿入などの手術手技を安全に行うことができます。そのため、手術教育の面からとても役立つと考えられるのです。

頸椎《けいつい》の手術中の画像を見ると、顕微鏡の術野内に骨の情報（図3）を表示しながら手術を行っている様子が分かると思います。また、脊椎にインプラントを挿入する際にも適切なスクリューの刺入点を表示しながら手術を行うこともできます（写真、図4、5、6）。ＡＲナビゲーションを用いた新しい手術教育にも取り組んでいきます。

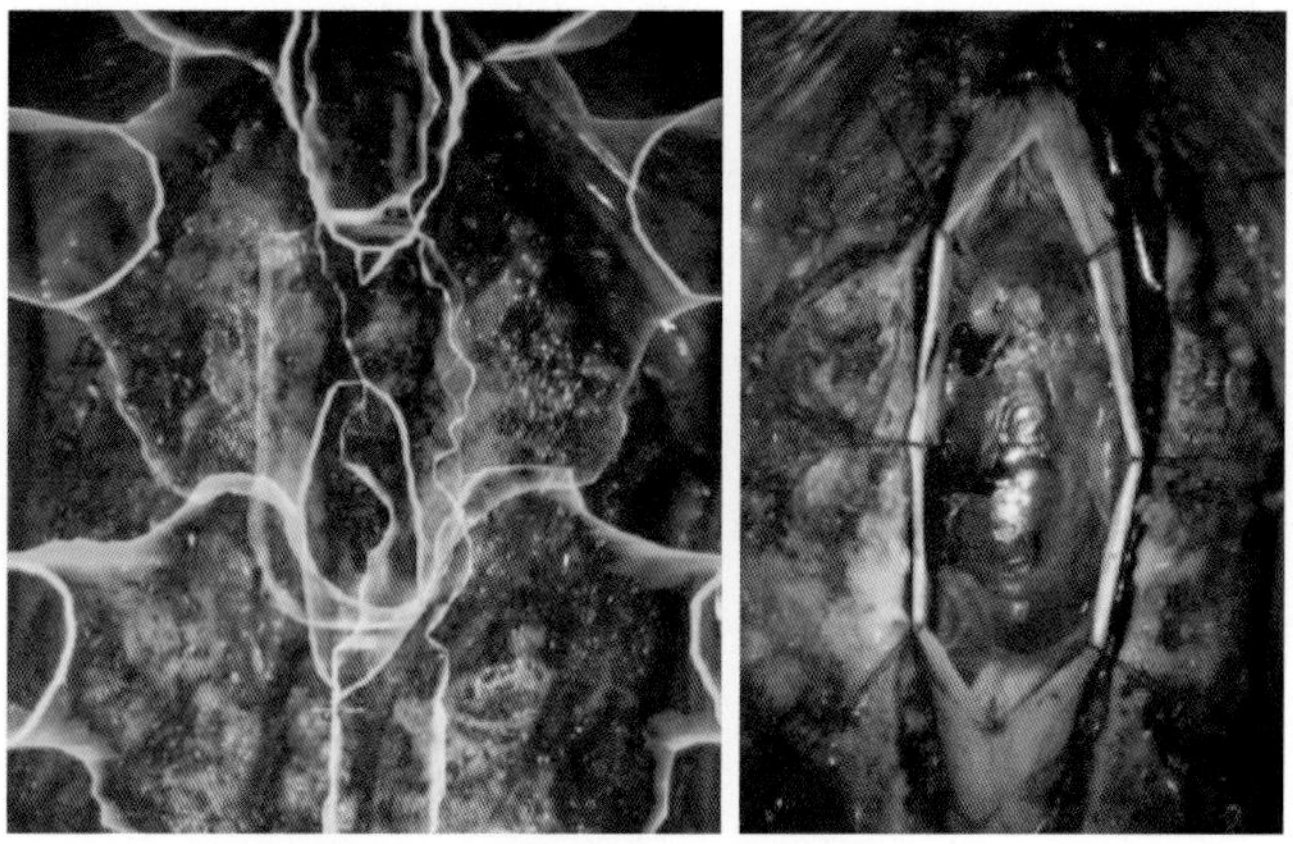

図2　図1の仮想画像をAR顕微鏡として術野に投影
（左：椎弓切除前《ついきゅうせつじょまえ》、右：硬膜切開後《こうまくせっかいご》）

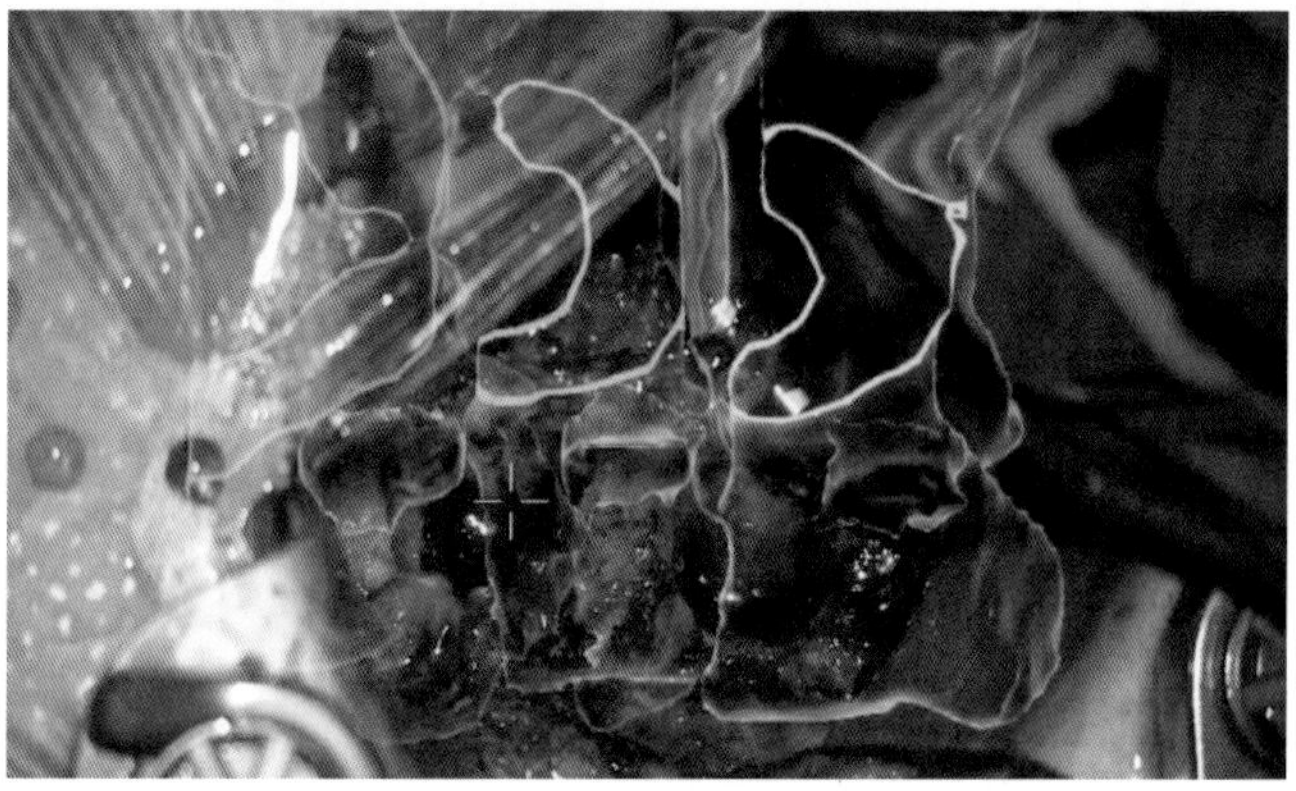

図3　AR技術を用いた顕微鏡手術（頸椎後方椎間孔拡大術《けいついこうほうついかんこうかくだいじゅつ》）

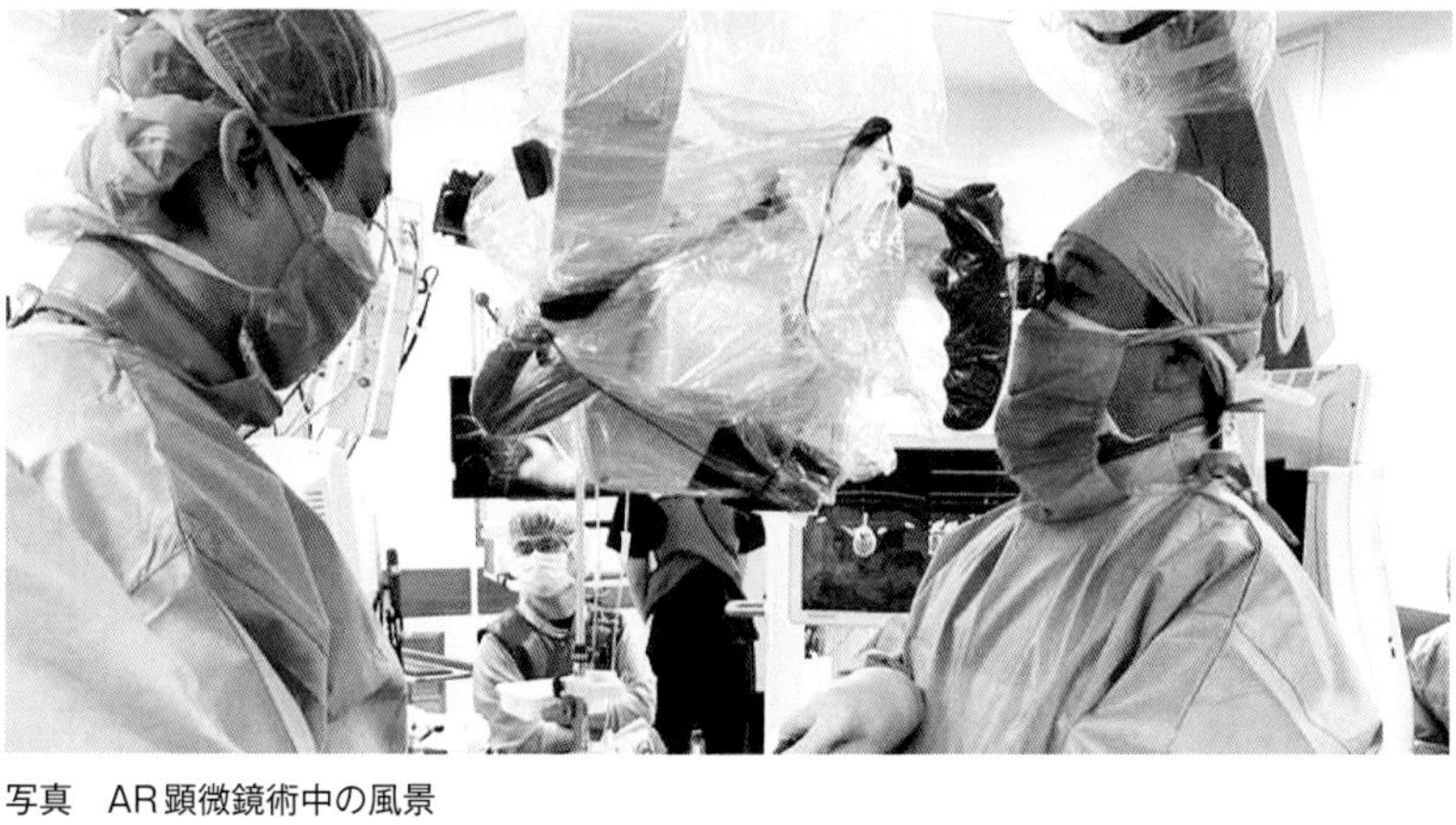

写真　AR顕微鏡術中の風景

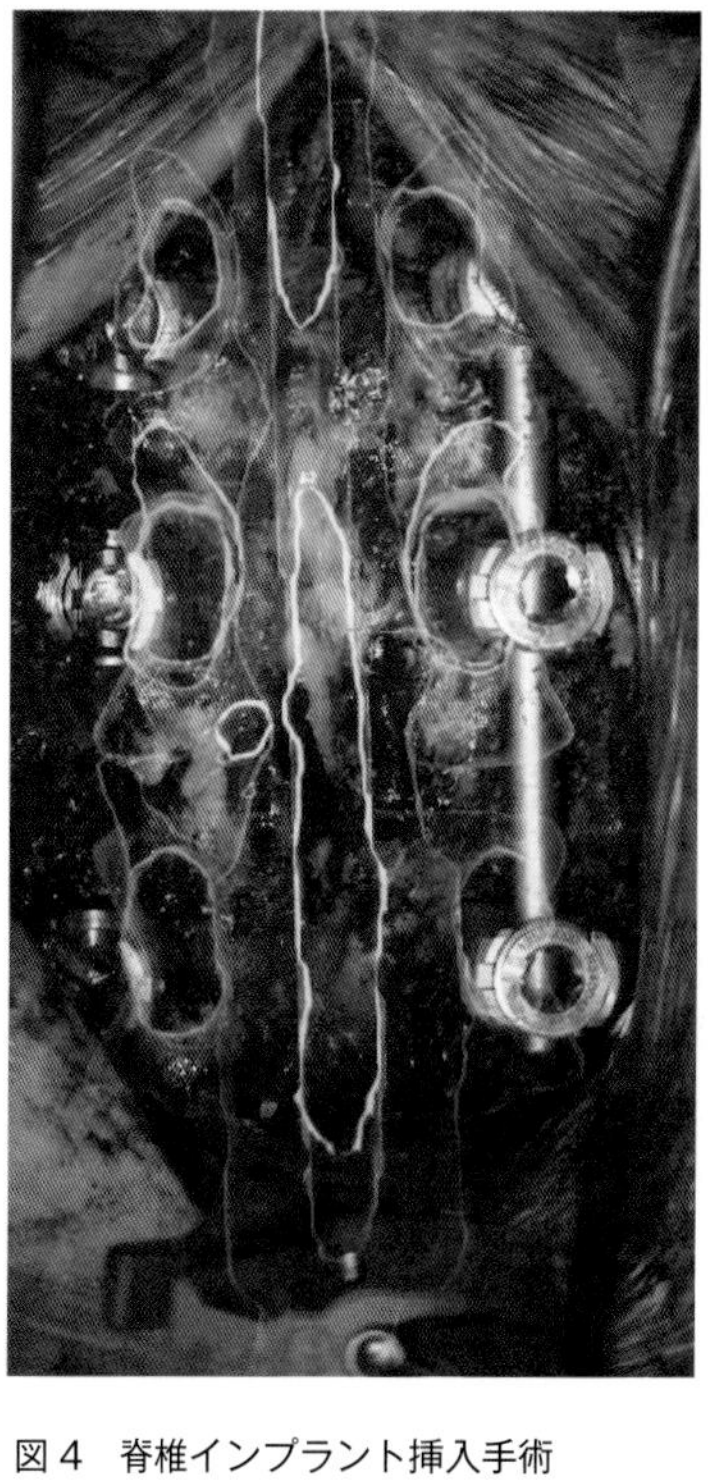

図4　脊椎インプラント挿入手術

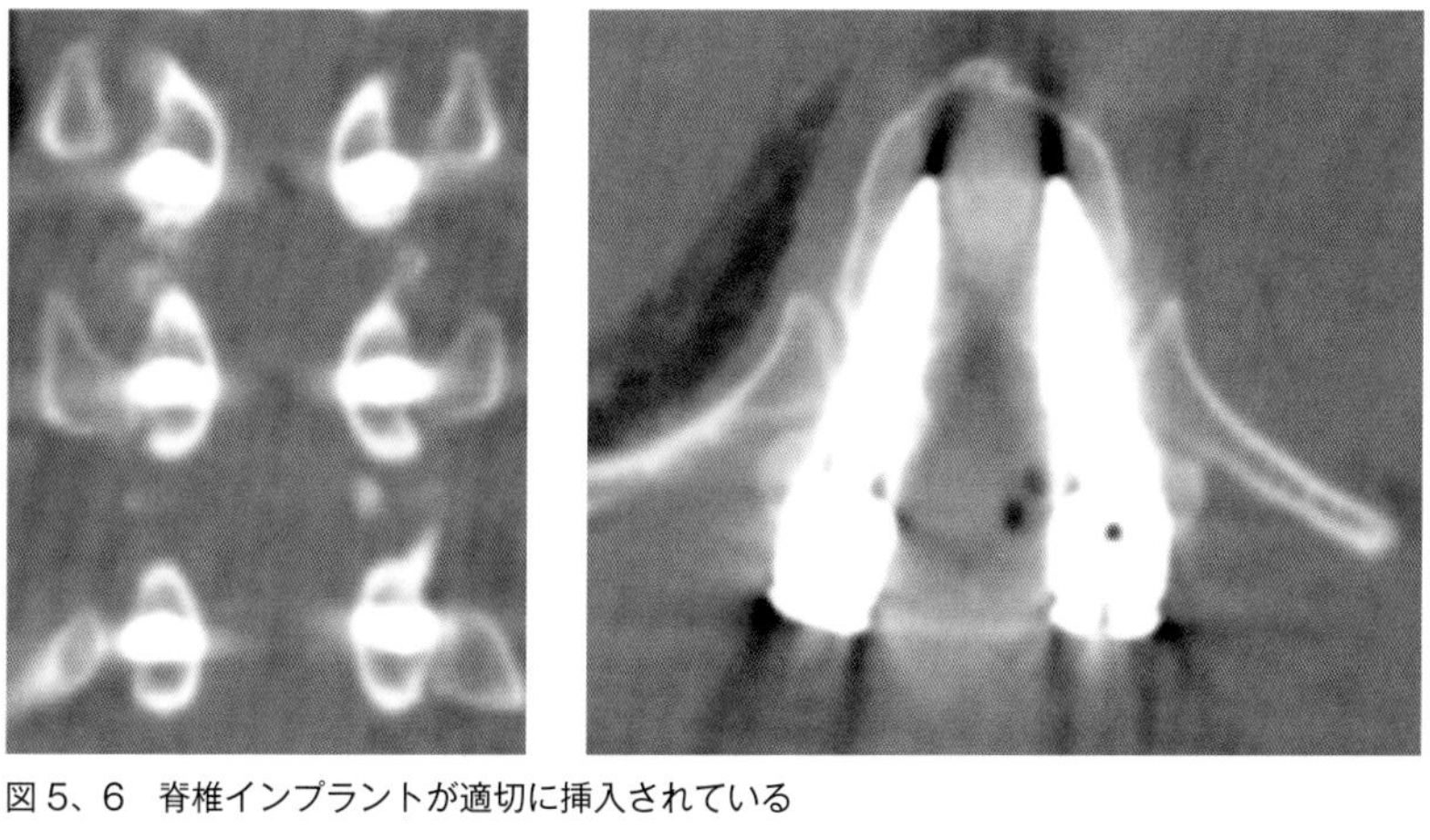

図5、6　脊椎インプラントが適切に挿入されている

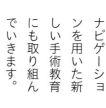

脳手術における最先端のシミュレーション技術

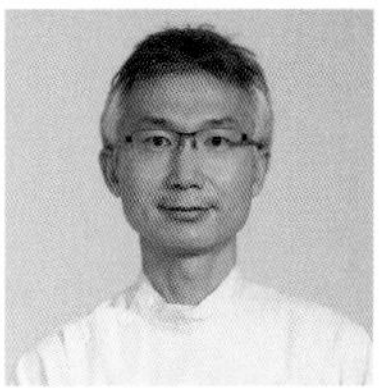

総務医長・講師
島田 健司
(しまだ けんじ)

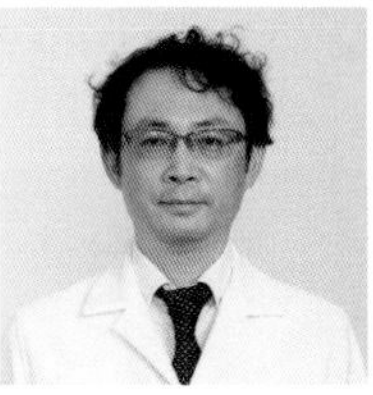

特任准教授
森垣 龍馬
(もりがき りょうま)

脳血管疾患の術前シミュレーション

手術を安全に行うためには、術前シミュレーションが重要です。これで手術の成否が決まるといっても過言ではありません。

これまではCTやMRI、血管撮影などの検査画像を1枚ずつ丁寧に読み解き、それぞれの情報を自分の頭の中で総合して理解する必要がありました。

しかし、近年医療用画像の技術の進歩により、それぞれの画像をすべて融合することが可能となりました。しかも融合された画像は3D化されているため、立体的に見ることができ、かつ360度自由に回転可能なので、さまざまな角度から病変(病気による生体の変化)を捉えることができます。

実際の画像を提示します。まずは、脳動静脈《のうどうじょうみゃく》奇形《きけい》という毛細血管が作られずに動脈と静脈が直接つながってしまう病気の術前シミュレーション画像です(図1)。異常な血管の固まりが、脳出血や痙攣《けいれん》、頭痛などの原因となるため、手術で摘出することで治療します。術中に多量出血するリスクがあり、術前の血管解剖や周囲の脳組織との関係をシミュレーションでしっかり理解することが手術成功の鍵となります。

次は脳動脈瘤《のうどうみゃくりゅう》という脳血管に発生する袋状の膨らみで、くも膜下出血《まくかしゅっけつ》の原因となる病気の術前シミュレーション画像です(図2)。3Dプリンターを利用し、画像データから精巧な血管モデルを作製して、術前のシミュレーションに活用しています。

図2bが実際に作製した頭蓋骨《ずがいこつ》と血管の融合モデルです。クリップで動脈瘤を挟んでつぶす手術を予定した症例のデータから作製しました。実際に手に取ってシミュレーションできるので、モニター上で画像を見るだけに比べると、はるかにイメージしやすいです。

図2dは別の脳動脈瘤の血管モデルですが、これをもとに内部に空洞がある中空型血管モデルを作製しました(図2e)。血管モデルの中に実際にカテーテルを挿入することができるため、動脈瘤をカテーテルによって治療する際のシミュレーションに適しています。

図2fが実際の症例の血管撮影像で、図2gが中空型血管モデルの動脈瘤にカテーテルを挿入した写真です。実際の手術と同じ感覚でトレーニングでき、手技を身につけることができます。

定位機能脳手術のシミュレーション

パーキンソン病やジストニア、振戦《しんせん》といった不随意運動症《ふずいいうんどうしょう》(自分の意思とは関係なく体が勝手に動いてしまうこと)に対して、薬剤治療が不十分な場合、脳深部刺激療法《のうしんぶしげきりょうほう》が行われています。

この治療は脳深部の大脳基底核《だいのうきていかく》や視床という神経核に電極を埋め込み、弱い電流を持続的に流すことで、脳内の神経細胞の異常な活動を調整するものです。

頭蓋骨に開けた約1㎝径の穴から直径約1・3㎜の電極を入れて、同時に前胸部に刺激装置を埋め込みます(図

3a)。多くの患者さんで高い効果が得られますが、安全で効果的な治療のために、術前の脳機能画像シミュレーションによる詳しい検討が欠かせません。

近年、AIの技術を用いたソフトウエアが開発され、脳の深いところにある神経核の場所が可視化できるようになっています(図3b～d)。

術後は刺激の調整を行いますが、これにも経験と技術が必要で、やはり先進的な神経放射線画像も参考に行います。

当院はパーキンソン病や振戦に関して豊富な手術経験があり、ジストニア治療においても有数の施設です。

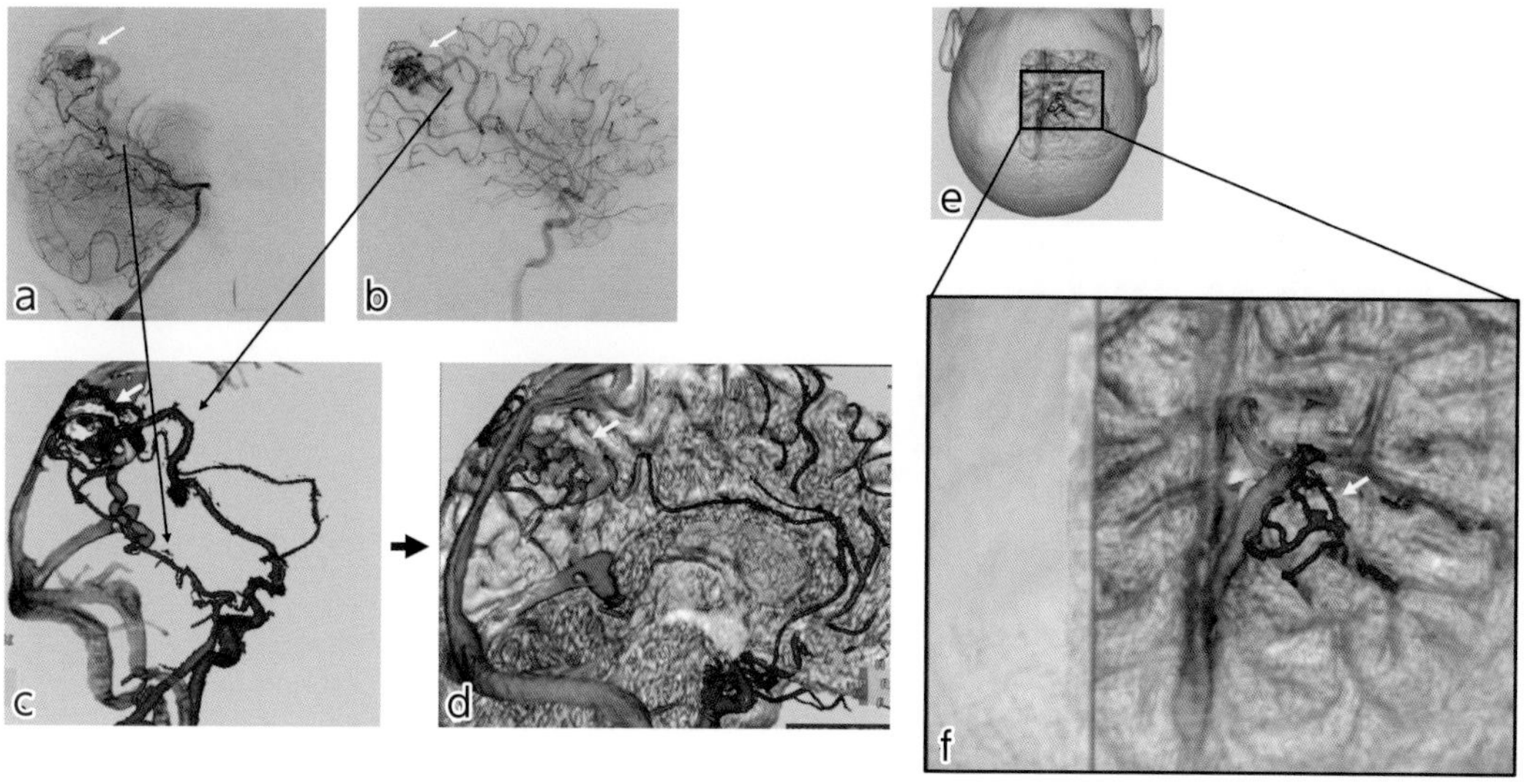

図1　a:椎骨《ついこつ》動脈からの血管撮影像
b:内頸動脈からの血管撮影像
c:aとbの血管撮影像の融合画像
d:cに脳組織を融合した画像
e:手術を想定した融合画像
f:eの拡大画像、白矢印は脳動静脈奇形

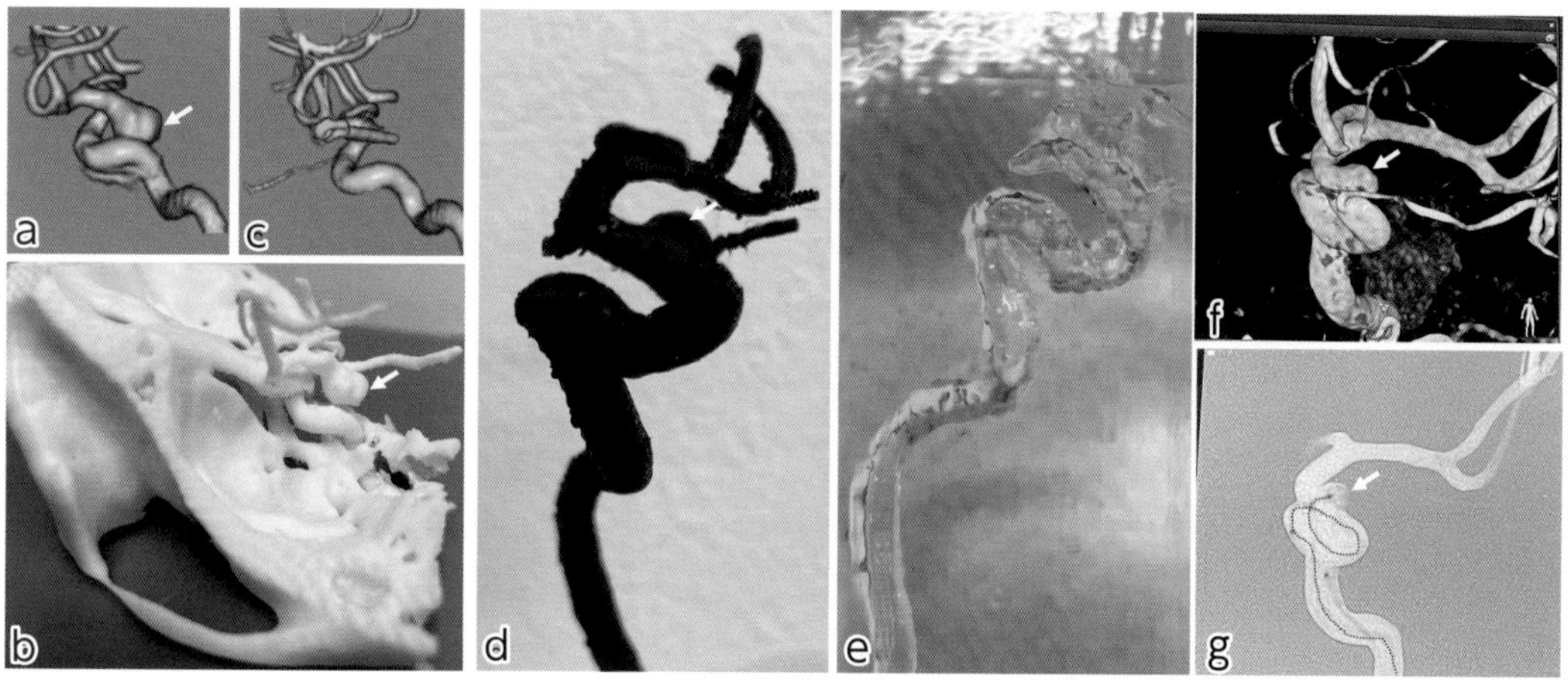

図2　a：クリップでつぶす前の動脈瘤
b：3Dプリンターで作製したaの動脈瘤モデル
c：クリップでつぶした後の動脈瘤
d：3Dプリンターで作製した動脈瘤を有する血管モデル
e：dを元に作製した中空型血管モデル
f：実際の症例の血管撮影像
g：中空型血管モデルの撮影像、白矢印は動脈瘤、黒点線はカテーテル

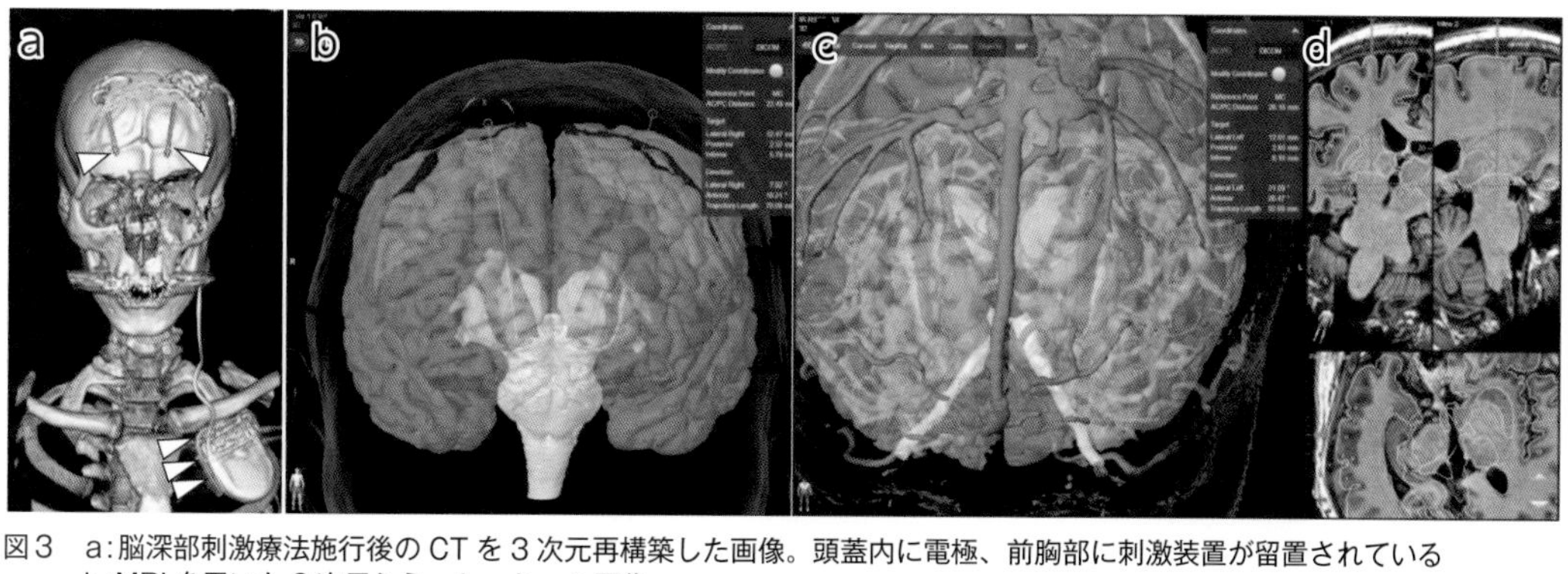

図3　a:脳深部刺激療法施行後のCTを3次元再構築した画像。頭蓋内に電極、前胸部に刺激装置が留置されている
b:MRIを用いた3次元シミュレーション画像
c:血管を同定するため造影CTによる血管像をMRIに融合したもの。出血のリスクを避ける
d:3方向から詳細にターゲットを検討する

呼吸器外科

融合画像技術による小型肺がんの診断と治療

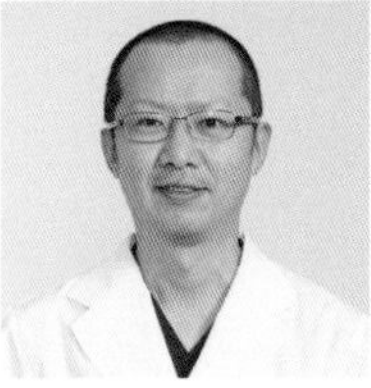

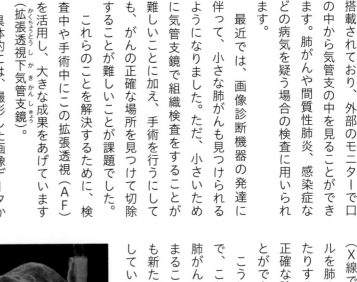

病棟医長・講師
河北 直也
（かわきた なおや）

拡張透視下気管支鏡を用いた肺がん診療

現実世界にデジタル技術を重ね合わせる技術を、「拡張現実」（Augmented Reality：ＡＲ）と呼びます。

この技術を応用したものとして、Ｘ線透視の画面上に、ＣＴから得られるデータを重ね合わせて表示する「拡張透視」（Augmented Fluoroscopy：ＡＦ）と呼ばれる新しい技術が登場しています。当院では、この技術を気管《きかん》支鏡《しきょう》に応用しています。

ちなみに気管支鏡とは、肺や気管支の病気を診断するための内視鏡検査で、「肺カメラ」ともいわれるものです。一般的な胃カメラより細くできていて、先端には小型のＣＣＤカメラが搭載されており、外部のモニターで口の中から気管支の中を見ることができます。肺がんや間質性肺炎、感染症などの病気を疑う場合の検査に用いられます。

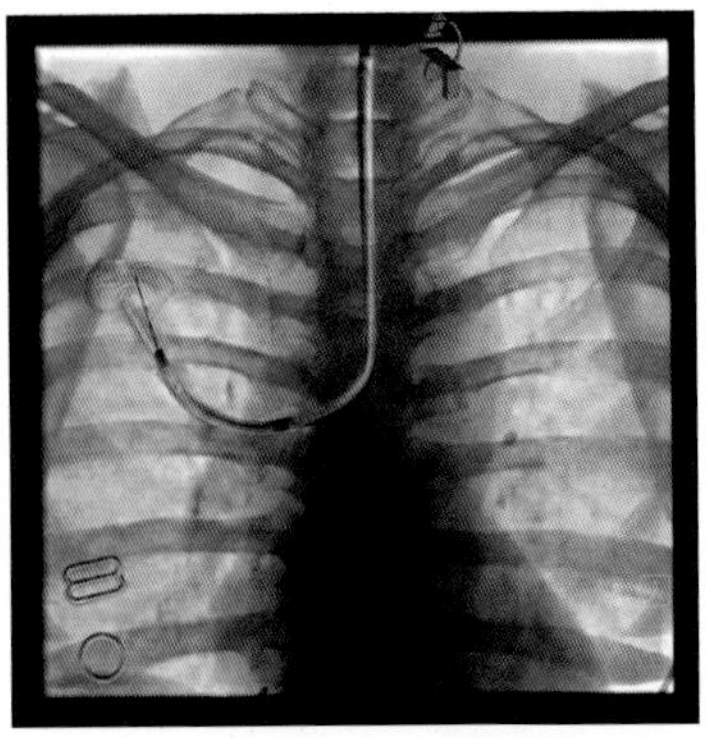

図１　拡張透視を用いた気管支鏡下生検
可視化腫瘍と気管支鏡の残像を投影することで、位置調整に役立てている

最近では、画像診断機器の発達に伴って、小さな肺がんも見つけられるようになりました。ただ、小さいために気管支鏡で組織検査をすることが難しいことに加え、手術を行うにしても、がんの正確な場所を見つけて切除することが難しいことが課題でした。

これらのことを解決するために、検査中や手術中にこの拡張透視（ＡＦ）を活用し、大きな成果をあげています（拡張透視《かくちょうとうし》下《か》気管《きかん》支鏡《しきょう》）。

具体的には、撮影した画像データから立体画像を作製し、その画像上に小さな病変（病気による生体の変化）がある部位を分かりやすく表示します。それをナビゲーション画像としながら、気管支鏡による組織検査（図１）に活用します。加えて、手術の際のマーキング（Ｘ線で確認できる金属の小さなコイルを肺の中に留め置く）（図２）を行ったりすることで、肺がんのより精密で正確な診断と治療へとつなげていくことができます。

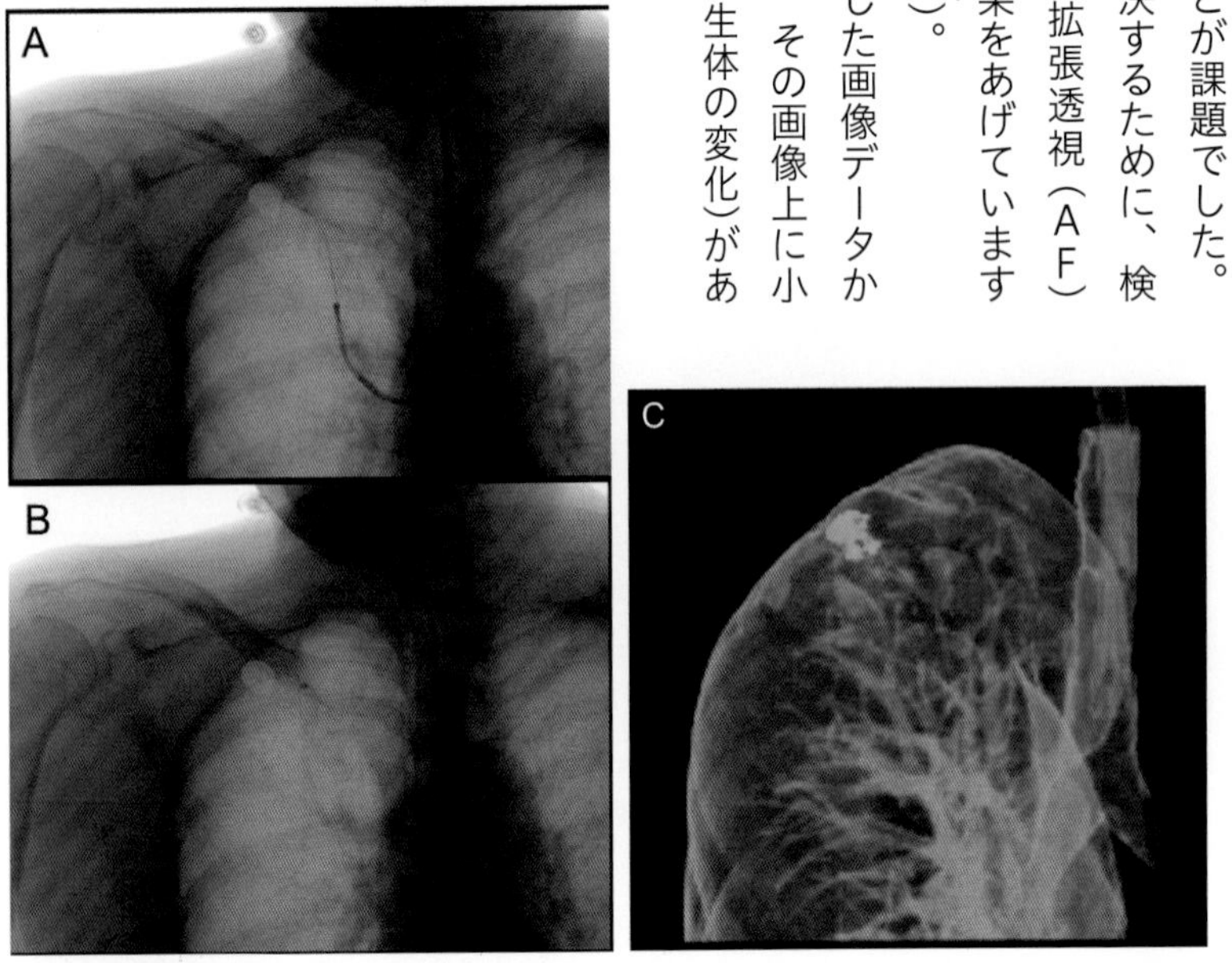

図２　拡張透視を用いたコイルマーキング
A：可視化腫瘍とカテーテルの関係、B：可視化腫瘍とコイル、C：留置後 CTによる真の腫瘍とコイルの関係（緑：腫瘍、赤コイル）

こうした融合画像技術を用いることで、これまで難易度の高かった小さな肺がんの診断や治療の精度が大きく高まることになりました。当科においても新たな取り組みとしていっそう注力しているところです。

耳鼻咽喉科・頭頸部外科

VRを用いた手術シミュレーションとARを活用した耳科手術

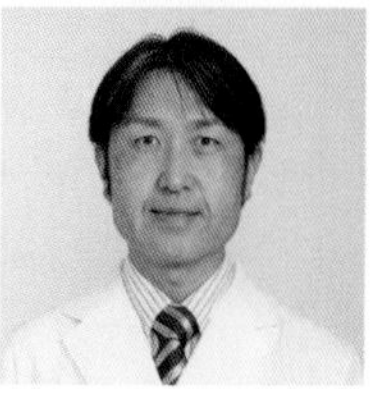

副診療科長・准教授
佐藤 豪
（さとう ごう）

ＶＲを用いた手術シミュレーション

当院では耳科手術のＶＲ（仮想現実）シミュレーターであるVOXEL－MANを導入し、手術前にＶＲシミュレーションを行っています。

このシミュレーターでは、患者さんの側頭骨《そくとうこつ》ＣＴデータから3次元画像を再構築し、専用ゴーグルを着けて患者さんの3次元側頭骨モデルを立体視しながら、画面上で手術を行うことができます。執刀医は手術前にこのＶＲシミュレーションを繰り返し行うことで、手術のアプローチ方法や危険部位を確認できます（写真）。

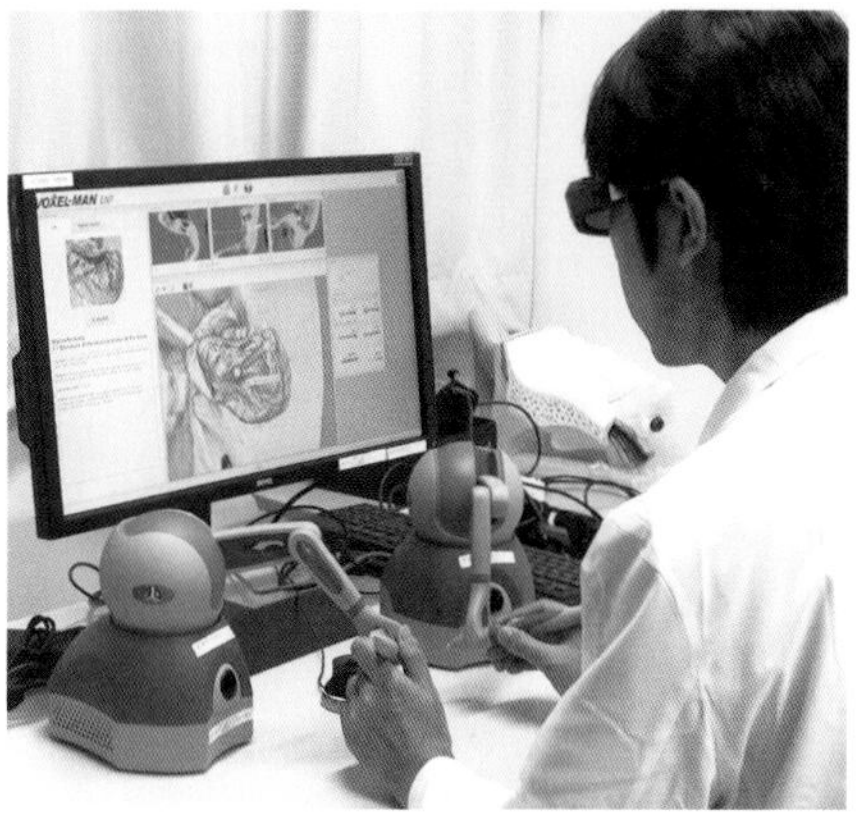

写真　VRを用いた手術シミュレーション

VOXEL－MANはハンドピース（手で持つ部分）のフォースフィードバック機能により、側頭骨モデルの骨を削る際のドリルの振動や抵抗を感じることができ、ハンドピースに加える力の強弱でドリルの骨を削るスピードが変わり、また出血もするように設計されています。そのため、実際の耳科手術操作の感覚に近いシミュレーションを行うことができます。

ＶＲを用いたシミュレーションは手術前に何度も繰り返し行えるため、手術前に手順や安全性など十分な準備をしてから手術を行うことができるようになりました。

ＡＲの活用で体に負担の少ない手術が可能に

耳科手術は側頭骨内の複雑な構造を立体的に把握し、側頭骨の深部に位置している顔面神経や三半規管《さんはんきかん》、脳などの重要な臓器を避けながら顕微鏡下にミリ単位で骨を削る必要があるため、とても繊細で難易度の高い手術です。

耳科手術では骨の中に重要な臓器が埋まっているため、これまでは骨を削らないと重要臓器を確認することができませんでした。しかし当院では、ＣＴなどの画像データを手術用顕微鏡にリンクして表示できるＡＲ（拡張現実）を導入しています。

ＡＲを用いることで、人の目では認識できなかった側頭骨の深いところにある重要な臓器の位置や深さの情報を、骨を削る前からリアルタイムに執刀医の顕微鏡の画面上に映し出せるようになりました（図１、２）。ＡＲを用いた耳科手術の導入により、体に負担の少ない、安全で確実な耳科手術が可能となってきています。

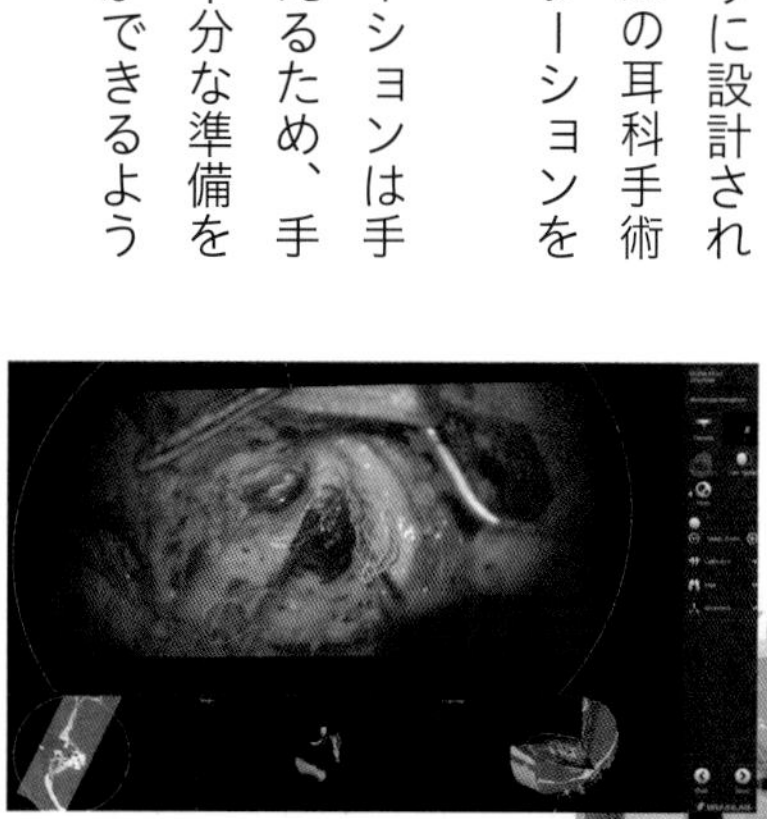

図２　AR画像

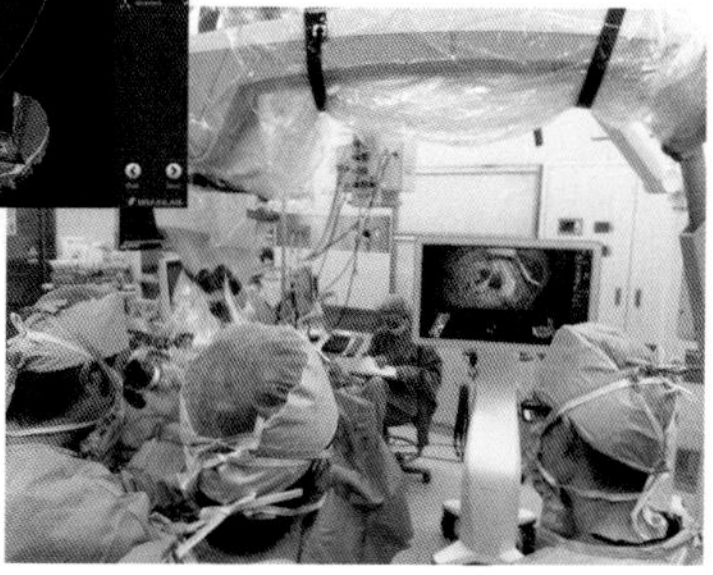

図１　ARを用いた耳科手術風景

形成外科・美容外科

形成外科分野における AR技術を利用した 手術支援

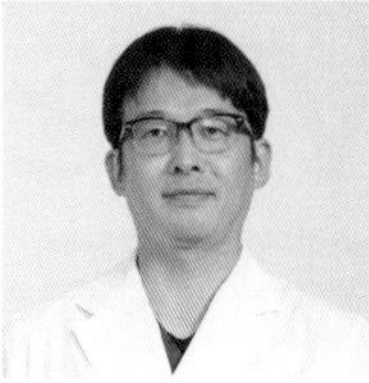

総務医長・助教
峯田 一秀
（みねだ かずひで）

医療分野への応用が進むＡＲ（拡張現実）技術

近年、ＡＲ（拡張現実）機器の医療分野への応用が盛んに行われています。形成外科分野では、機能（視野やかみ合わせなど）や形態（見た目）の改善を目的とする顎顔面《がくがんめん》領域の手術で発展してきました。

例えば、眼球に強い外力が加わって起こる眼窩骨折《がんかこっせつ》では、モノが二重に見える複視を生じます。また、頬《ほお》や顎《あご》（上顎《じょうがく》・下顎《かがく》）の骨折では、顔貌《がんぼう》（かおかたち）に左右差が生じたり、かみ合わせの異常を生じたりすることがあります。これらの手術では、折れた骨をもとの位置に戻す際に、重要な神経や血管を傷つけないようにしなければなりませんが、体外からは見えないため盲目的な手術操作が必要になることがあります。すると、知覚異常や出血過多という合併症が生じることがあります。

そこで、術前に撮影したＣＴデータをもとに、あらかじめ神経・血管の位置をマーキングし、術中にナビゲーションシステムを用いることで、目視《もくし》できなかった神経・血管を確認しながら、手術操作が可能になります。安心で安全な手術を行えるように、このＡＲ技術が医療の現場へ広く普及することが望まれます。

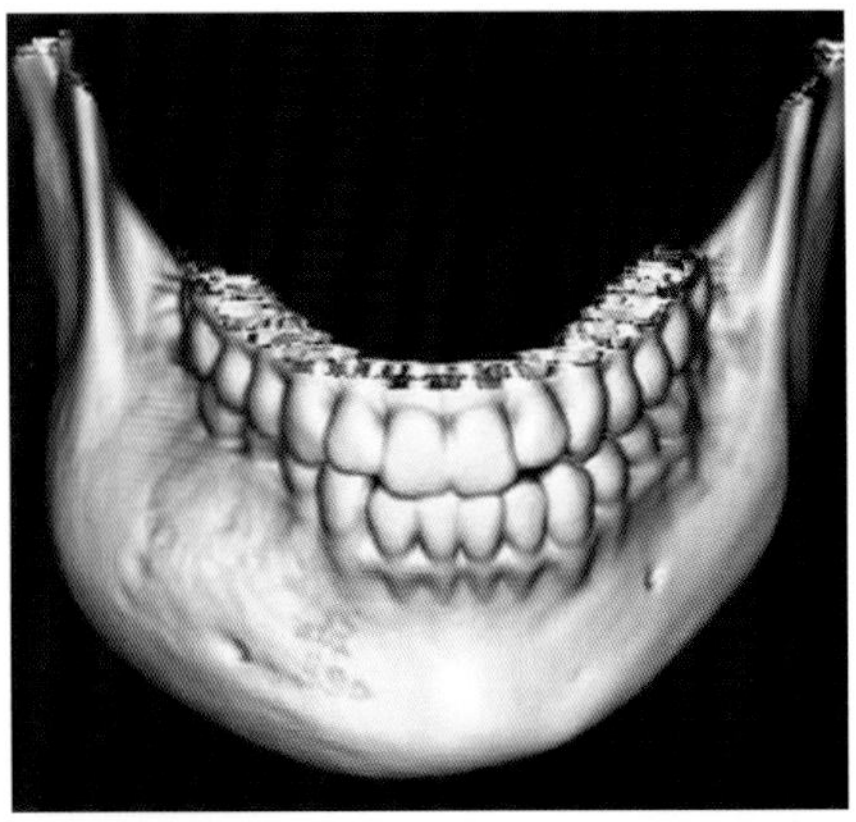

図１　下顎骨のCT画像

形成外科分野へのＡＲ技術の導入

私たちも、顔の骨に対する手術の際に、ＡＲ技術を用いた手術支援を導入しています。線維性骨異形成症《せんいせいこついけいせいしょう》という病気で、右下顎の骨が過剰に作られ、見た目に左右差がある患者さんのＣＴ画像です（図１）。口の中を切って、過剰な骨を削っていく手術になりますが、下顎骨《かがくこつ》内の知覚神経を傷つけずに左右差を改善させる必要があります。

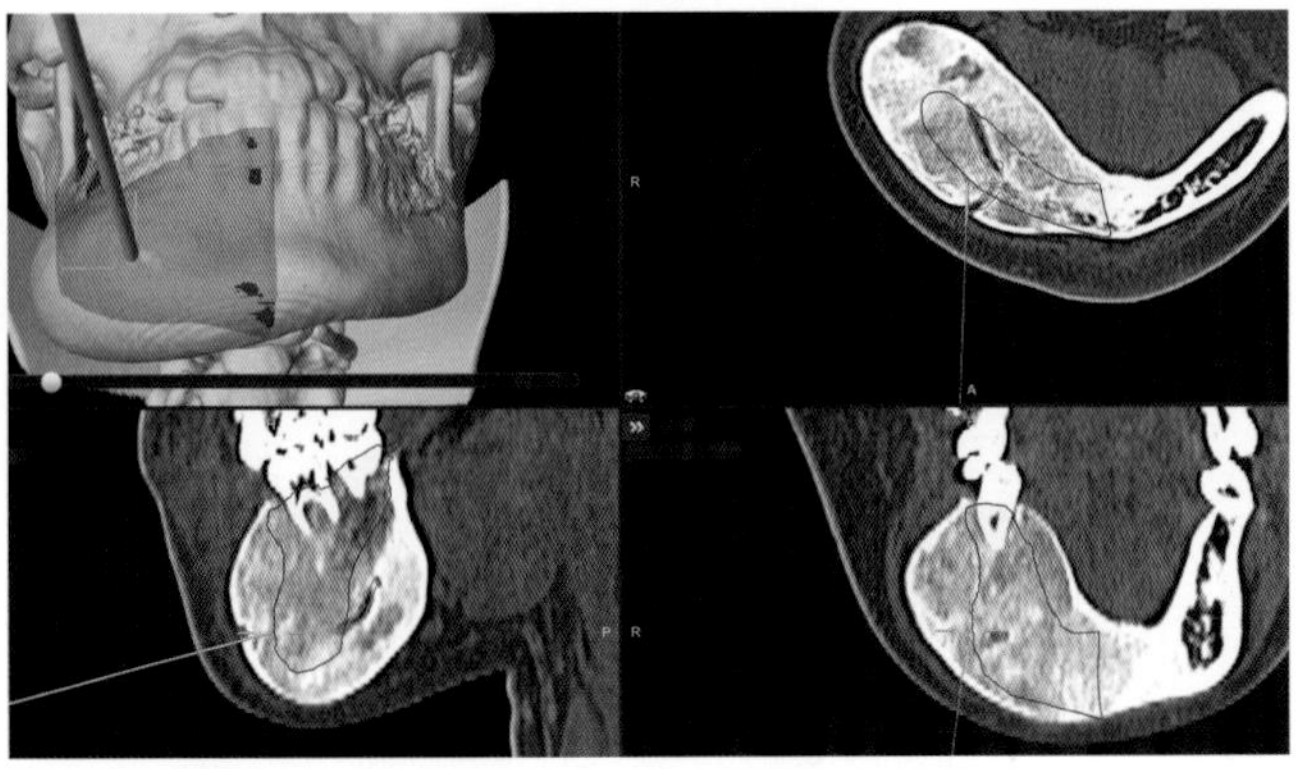

図２　AR技術による術中ナビゲーション

そこで、事前シミュレーションで神経をマーキングし（図２：青）、正常側を反転させておくことで（図２：赤）、手術中にドリル先の位置（図２：緑）をリアルタイムで観察しながら、安全に削ることができます。

現在は、術野（手術中の目で見える範囲）とモニターの両方を見ながらの操作になりますが、将来的にはスマートグラスを装着し、コンピュータグラフィックス（ＣＧ）を重ね合わせることで、同一視野で手術が可能となるＶＲ（仮想現実）技術の発展が期待されます。

口腔外科

VR・ARの応用で、安全で精度の高い口腔外科手術を実現

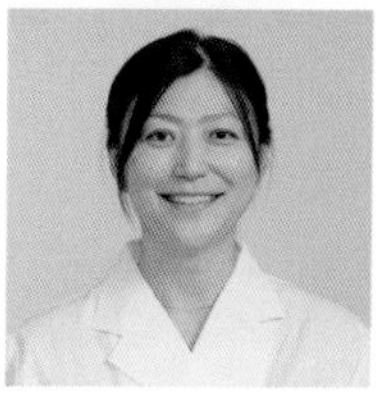

外来医長・講師
髙丸 菜都美
（たかまる なつみ）

VR（仮想現実）の口腔外科手術への応用

口や顎《あご》の骨の中には、嚢胞《のうほう》（液体がたまった袋状のもの）や腫瘍《しゅよう》ができることがあり、これらの病気は口腔外科で治療します。手術による摘出や顎の骨を含めた切除などが一般的ですが、顎の骨は歯ぐきや筋肉、皮膚などに覆われているため、直接診察することは困難です。

また、顎の骨の中や周囲にある血管や神経に病気が接していたり、癒着《ゆちゃく》していたりする場合もあり、思わぬ合併症や事故につながってしまうことがあります。

VR（仮想現実）の技術を応用すると、患者さんの画像データから作製した3D画像（図1）をVR空間に再現することが可能になり（図2）、嚢胞や腫瘍の場所、大きさ・形の確認、さらには周囲の血管・神経との位置関係が3次元的にいろいろな方向から観察、把握できるようになります。このような情報を医療スタッフと共有することで、より安全で確実な手術を計画・実施することができるようになります。

AR（拡張現実）の口腔外科手術への応用

顎の骨を扱う口腔外科手術では、患者さんの画像データをもとに手術計画を立て、手術のシミュレーションを行っています。例えば、顎《がく》変形症《へんけいしょう》といって、受け口や顔のゆがみなど、顎が変形している患者さんに対しては、顎の骨を切ってミリ単位で動かし、きれいなかみ合わせを作るなど顔のゆがみを治す手術を行います。

これまでは、患者さんの画像データでどれだけ顎の骨を移動させるかを計算し、手術中に術者が実際に移動量を測ることで再現していました。ここにAR（拡張現実）の技術を応用すると、手術中に術者が患者さんから目を離すことなく、事前にシミュレーションした骨切り線や、移動情報を3次元的に術野（目で見える範囲）に重ね合わせることができます。

また、骨の中を通っている血管や神経は手術中に骨の外からは見えないため、これまでは術者が画像データを頭の中に入れて、血管や神経を傷つけないよう避けながら手術を行っていました。ARを使えば、血管や神経の位置も術野に重ね合わせられるため、より安全で精度の高い手術を行うことができるようになります。

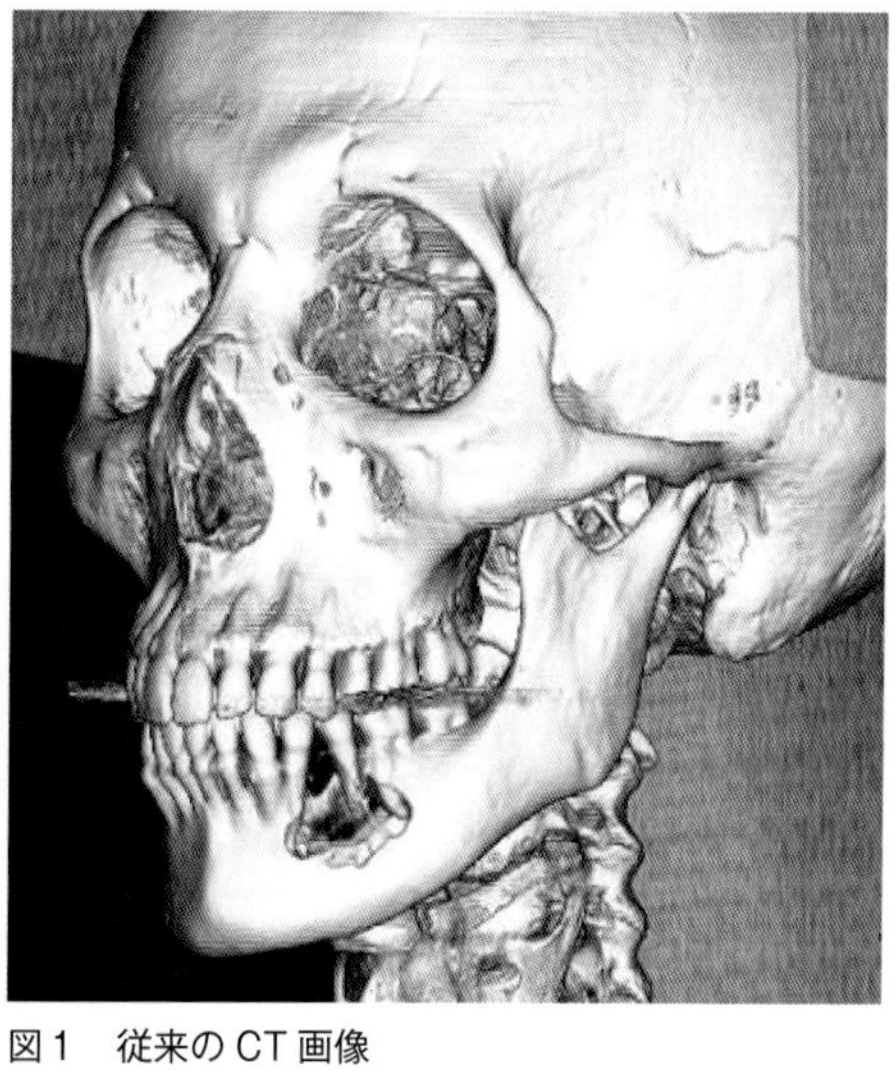

図1　従来のCT画像

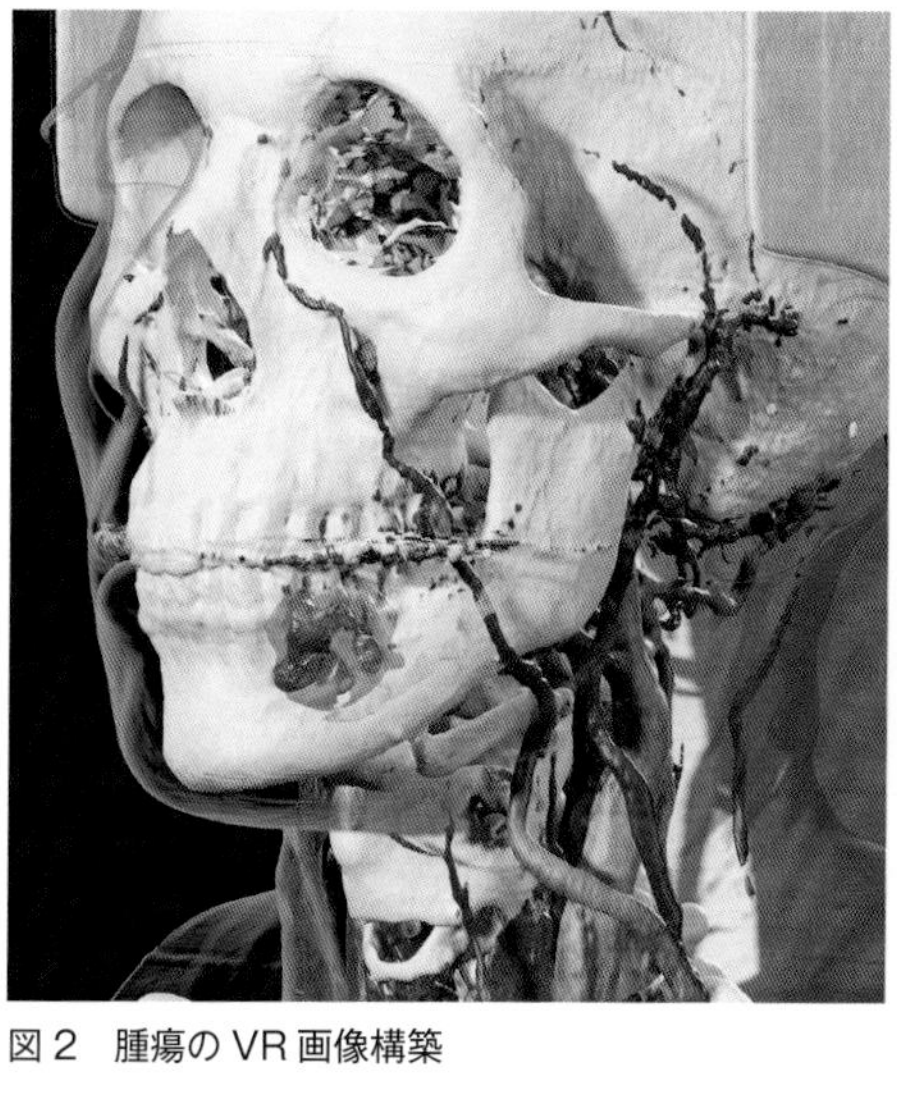

図2　腫瘍のVR画像構築

特集②

日進月歩で進化するがん治療

厚生労働省の「人口動態統計」によると、2021年にがんで亡くなった人は38万1,505人に上り、第2位の心疾患（高血圧性のものを除く）の21万4,710人を大きく引き離して死亡原因の第1位を占めています。まさにがんの克服は喫緊の課題であるわけですが、その治療法は近年、日進月歩で進化を遂げている現状があります。従来の外科手術、抗がん剤治療、放射線治療の向上に加え、内視鏡治療やゲノム医療などの進歩は目覚ましいものがあります。

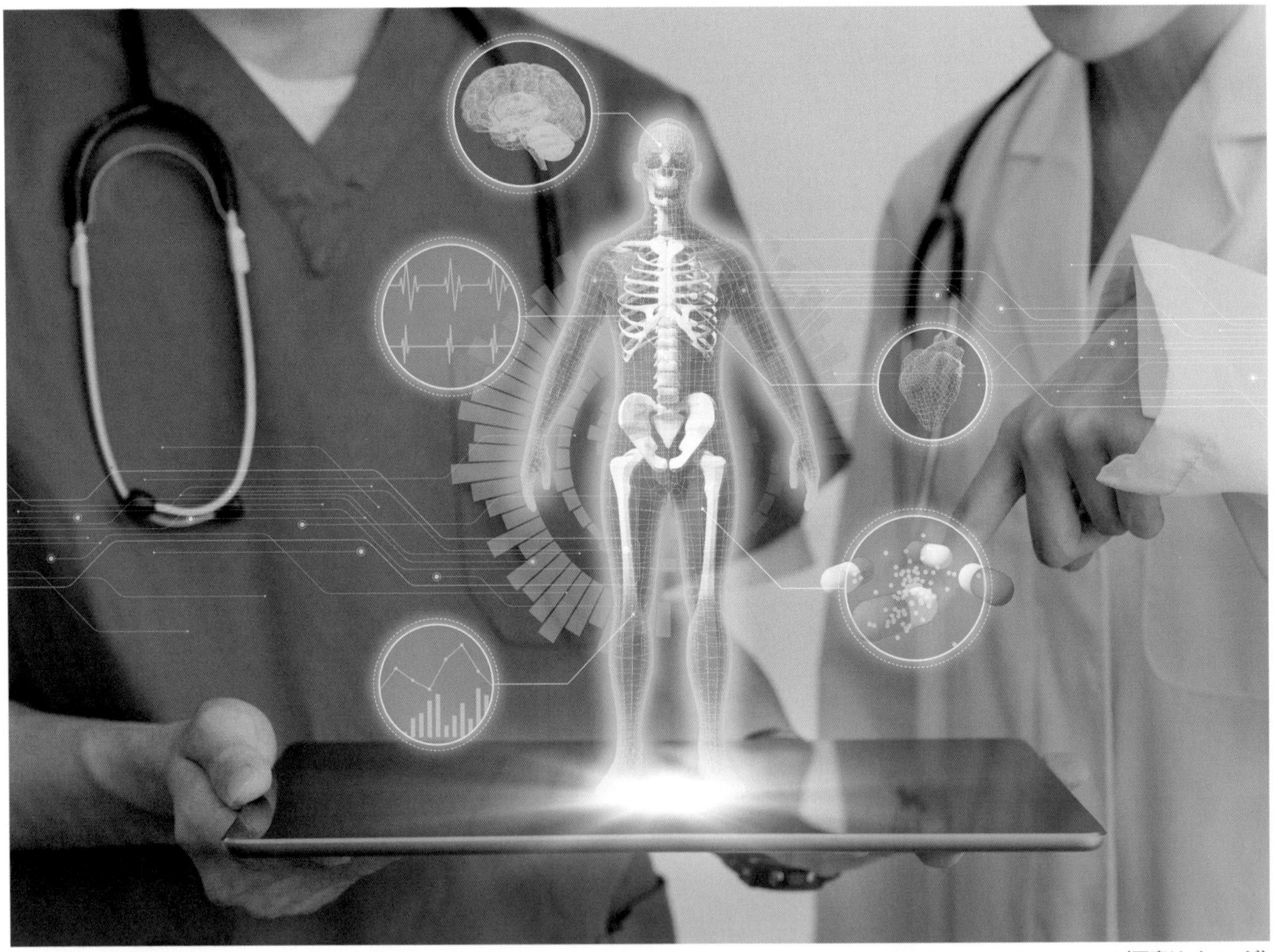

（写真はイメージ）

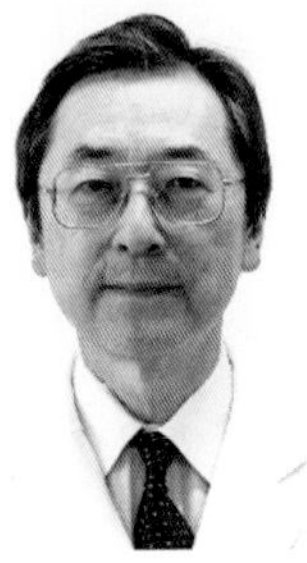

消化器内科
診療科長・教授
高山 哲治
（たかやま てつじ）

1986年札幌医大卒業。札幌医大第四内科に22年間勤務し、2007年から徳島大学消化器内科に着任。1991～1993年米国ニューヨーク州アルバートアインシュタイン医科大学に留学。徳島大学病院でがん遺伝子パネル検査を立ち上げた。中国四国がんプロフェッショナル養成プランの徳島大学責任者（2021～）。日本消化器病学会理事（2017～2023）、日本臨床腫瘍学会理事（2018～現在）。第22回日本臨床腫瘍学会学術集会（神戸市2025.3）を開催予定。

3人に1人ががんで亡くなる時代

がんはわが国の死亡原因の第1位を占め、およそ2人に1人ががんにかかり、3人に1人ががんで亡くなっています。

2023年に発表されたわが国の「がんの統計」では、悪性腫瘍による死亡原因の第1位は肺がん、第2位は大腸がん、第3位は胃がんです（表1）。男性では肺がんが最も多く、女性では大腸がんが最も多いがんです。罹患者数では（男女計）、大腸がん、肺がん、胃がんの順となっています（表2）。

	第1位	第2位	第3位	第4位	第5位
男性	肺	大腸	胃	膵臓	肝臓
女性	大腸	肺	膵臓	乳房	胃
男女計	肺	大腸	胃	膵臓	肝臓

「がんの統計 2023」をもとに作成

表1　わが国における部位別がん死亡者数

	第1位	第2位	第3位	第4位	第5位
男性	前立腺	大腸	胃	肺	肝臓
女性	乳房	大腸	肺	胃	子宮*
男女計	大腸	肺	胃	乳房	前立腺

*子宮体がんと子宮頸がんを含む　「がんの統計 2023」をもとに作成

表2　わが国における部位別がん罹患者数

がんは、進行度合いにより臨床病期（ステージ）Ⅰ～Ⅳ期に分類されます。どこのがんも、Ⅰ期で発見されれば内視鏡手術、縮小手術、放射線治療などにより、ほとんどの症例で完治します。Ⅱ期では、手術（大部分は手術のみで）、放射線治療、化学療法（抗がん剤治療）により約3分の2以上は治りますが、なかには再発する例もあります。Ⅲ期では、手術、放射線治療、化学療法により、がんを取り除くことができますが、後々3分の1以上では残念ながら再発します。

Ⅳ期のがんは、基本的には切除不能とされ化学療法や放射線療法で治療しますが、大部分の症例では完治は難しいとされてきました。しかし、化学療法においては、新しい※1分子《ぶんし》標的《ひょうてき》治療薬《ちりょうやく》や※2免疫チェックポイント阻害薬《そがいやく》が開発され、2019年にがん遺伝子パネル検査が承認され、治療成績が大幅に改善しています。

例えば、Ⅳ期のがんでも10～20年以上生きる例や、化学療法によってがんが縮小してⅠ～Ⅱ期となり、切除できるようになる例も少しずつ増えてきています。また、化学療法を受けて少しでも長く生きていれば、新しい治療薬が承認されることがしばしばあります。

※1　分子標的治療薬／がん細胞に特有の標的分子を狙い撃ちすることで効果を示す薬

※2　免疫チェックポイント阻害薬／免疫ががん細胞を攻撃する力を保つ薬

徳島大学病院における新しいがん治療

この特集②では、以下の5つのテーマについて当院の新しい取り組みを紹介します。

1）進化する胃がんの内視鏡治療

検診などにより早期の段階で発見されたがんは、内視鏡でがんの部分のみを切除して完治することができます。その代表例として、早期胃がんに対する内視鏡治療について説明します。

2）肺がんに対する薬物療法

従来肺がんは予後（今後の見通し）の悪いがんといわれていましたが、分子標的薬と免疫チェックポイント阻害薬の登場により大きく治療成績が改善しました。他のがんでも同様に、これらの薬剤によって長く生きられる例が少しずつ増えてきています。

3）最適化された高精度放射線治療

放射線治療も大きく進歩しています。特に乳がん、頭頸部《とうけいぶ》がん、子宮頸《しきゅうけい》がん、前立腺がん、食道がんなどでよく行われます。

4）早期乳がんの新しい放射線治療

早期乳がんでは、乳房の美しさを保ったまま放射線治療により完全に治せるようになってきました。

5）がんのゲノム医療

がんの遺伝子パネル検査が承認されてから、その件数は全国的に毎年増加しており、当院でも増えています。

2023年現在、がんの遺伝子パネル検査を受けて、実際に有効な治療薬が見つかり、その治療を受ける患者さんはわずか約10％といわれています。しかし、新しい分子標的治療薬が次々に開発（承認）され、その割合は年々少しずつ増加しています。

以上のように、がん治療法は日進月歩で進化を遂げています。Ⅳ期のがんでもあきらめないで、医療機関を受診して相談することをおすすめします。

進化する胃がんの内視鏡治療～ESDの登場で大きく変化

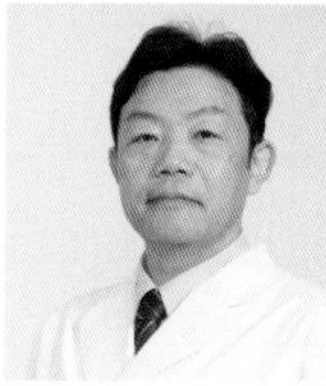

講師
岡本 耕一
（おかもと こういち）

胃がんの内視鏡治療とは

早期胃がんの治療は大きく分けて、内視鏡治療と腹腔鏡手術《ふくくうきょうしゅじゅつ》を含む外科治療の2つに分かれます。内視鏡治療は簡単にいえば、お腹《なか》を切らずに治す治療です。

大部分の胃がんは小さいうちに早期で発見できれば、内視鏡治療で完全に治すことが可能です。内視鏡治療は消化管の粘膜下層《ねんまくかそう》（粘膜の下にある比較的浅い層）から切除する局所治療（その部分だけに行う治療）です。内視鏡治療の対象は、リンパ節《せつ》転移のない早期がんであり、進行がんやリンパ節転移の可能性が高いがんは対象になりません。

胃がんは通常、粘膜層《ねんまくそう》という胃のもっとも表層の部分から発生しますが、大きくなると次第に胃の壁の深い方へと根を張るように増殖していきます（これを浸潤といいます）。早期胃がんとは、がんの浸潤が粘膜下層にまでにとどまっているがんのことをいい、粘膜内《ねんまくない》がんと粘膜下層がんに分けられます。

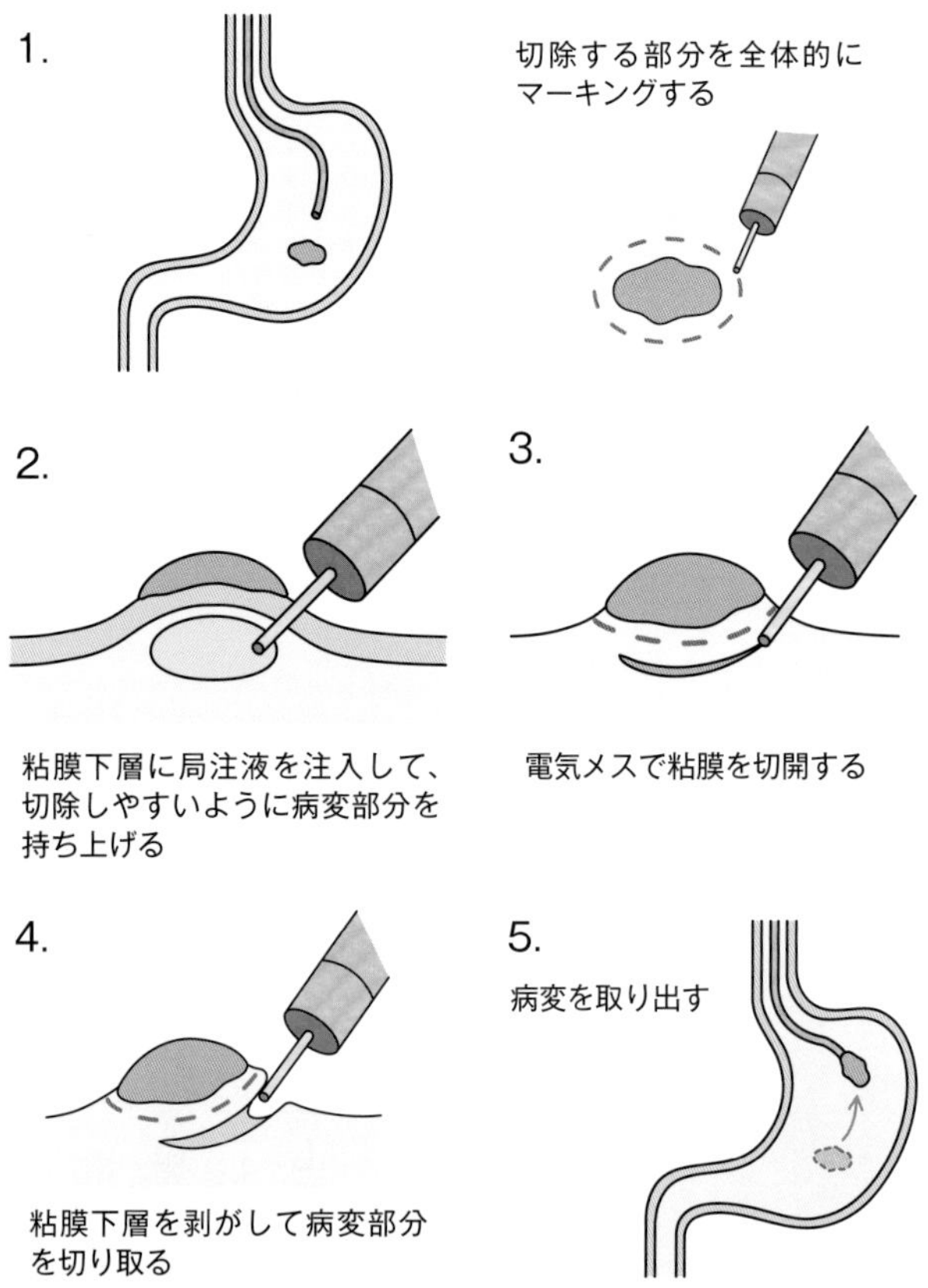
1.
切除する部分を全体的にマーキングする
2.
粘膜下層に局注液を注入して、切除しやすいように病変部分を持ち上げる
3.
電気メスで粘膜を切開する
4.
粘膜下層を剥がして病変部分を切り取る
5.
病変を取り出す

図　胃 ESD（内視鏡的粘膜下層剥離術）

胃の内視鏡治療は、口から内視鏡を入れて、胃の内側から行う治療ですので、胃壁の深い層まで浸潤《しんじゅん》（がんが周りに広がっていくこと）するがんやリンパ節などの胃の外の部分までは治療できません。そのため、早期胃がんの中でも比較的浅く、リンパ節転移やほかの臓器に転移していないものが内視鏡治療の対象となります。粘膜内がんでは転移がないことが知られており、内視鏡で切除することでがんが完全に切除できれば、追加の治療は必要ありません。

一方、粘膜下層がんの場合はリンパ節に転移している可能性があり、慎重な対応が必要となります。内視鏡で切除されたがんは病理検査（顕微鏡で細胞を詳細に見る検査）によって、がんの性質や深さなどを調べ、リンパ節転移の危険性を評価します。内視鏡治療のあとに、総合的にリンパ節転移の可能性が高いと判断された場合には、リンパ節郭清《かくせい》を含めた外科的手術[※1]による追加治療を行います。

※1　リンパ節郭清／がんを取り除くだけでなく、がんの周辺にあるリンパ節を切除すること

内視鏡治療の方法について

消化器内視鏡治療は、近年ESD（内視鏡《ないしきょう》的《てき》粘膜《ねんまく》下層《かそう》剥離《はくり》術《じゅつ》、図、写真1）という手術法の登場で大きく変化しました。

以前から広く行われている治療はEMR（内視鏡的粘膜切除術）といって、内視鏡の先から出した、投げ輪状の電気メス（スネア）を腫瘍《しゅよう》にかぶせ、締め上げるようにして高周波電流を通して切り取る方法でした。

この方法は簡単で、とても効果のある治療なのですが、スネアの中に入らないような大きな病変（病気による生体の変化）では一括切除（まとめて切り取ること）が難しいという問題がありました。

一括切除ができないと、病変が残ったり、再発しやすくなったりするほか、悪性か良性かの判断などが正確に行えないという問題が起こります。そこで考えられたのがESDという方法です。

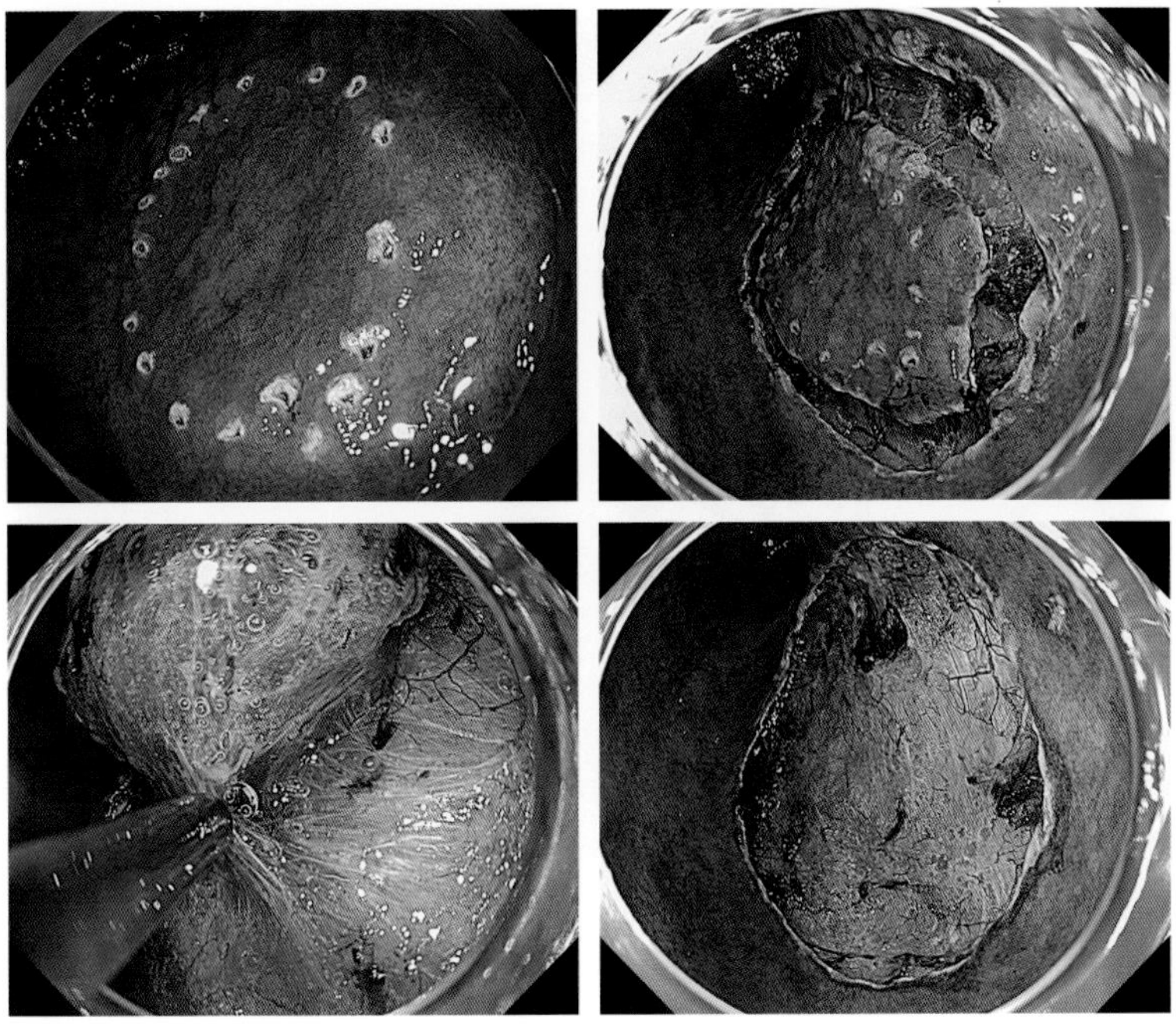

写真１　胃ESD（内視鏡的粘膜下層剥離術）

ESD（内視鏡的粘膜下層剥離術）は内視鏡の先からさまざまな形の電気メス（写真2）を出して、病変の周囲を切開し、粘膜下層を剥《は》がしていくことで、大きな病変でも一括切除が可能になります。ESDは難易度の高い手技なので、当院のような高次医療機関で行われています。

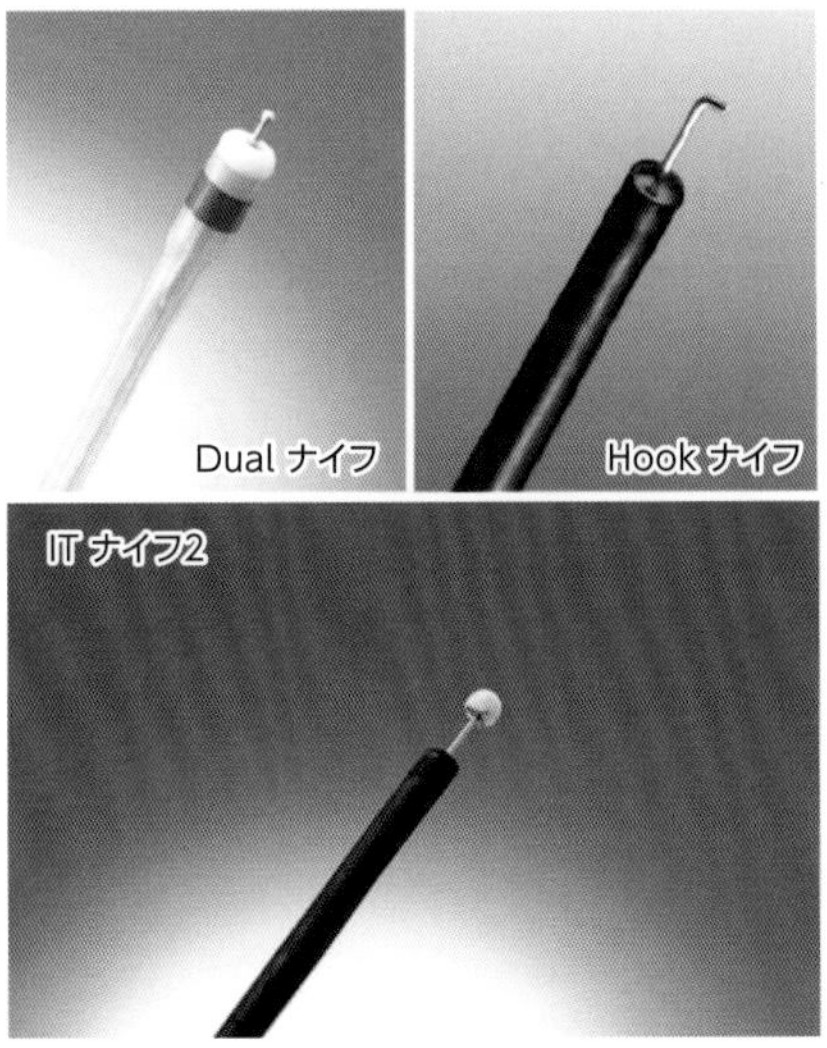

写真２ 胃ESDに使用されるナイフ

検診や人間ドックで内視鏡検査を

がんの早期発見のためには、定期的に検診を受けることが重要です。

ちなみに徳島県は検診の受診率が全国的にみても低い県で、多くの方に受診してほしいと思います。

検診、人間ドックの受診や近くの内科・消化器内科の先生に相談し、内視鏡検査を積極的に受けることをおすすめします（写真3、4）。

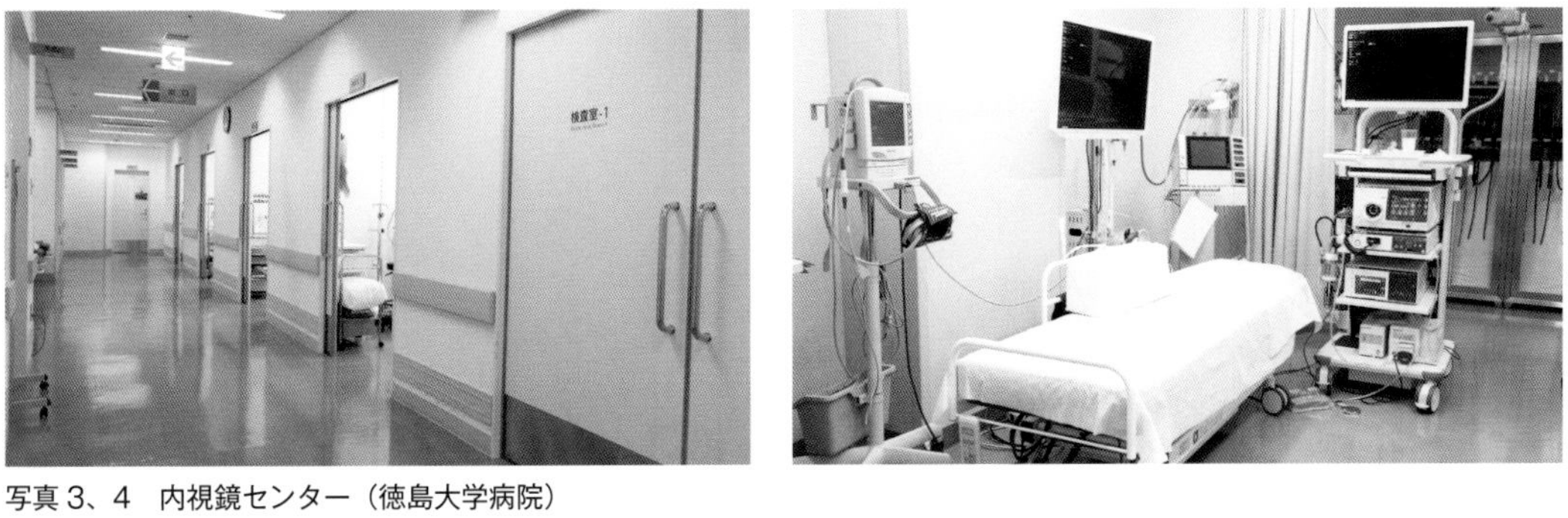

写真３、４　内視鏡センター（徳島大学病院）

呼吸器・膠原病内科

世界をリードする肺がん薬物療法の開発

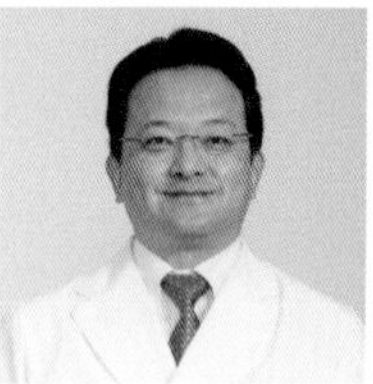

診療科長・教授
西岡 安彦
（にしおか やすひこ）

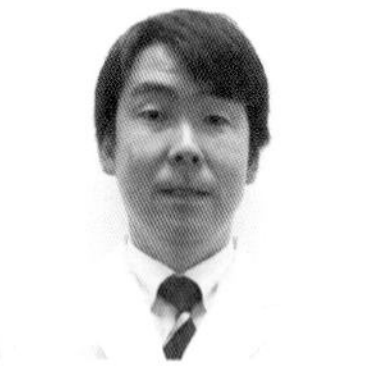

講師
荻野 広和
（おぎの ひろかず）

進歩を続ける肺がん診療

肺がん薬物療法は、新たな仕組みで効果を発揮する新薬が次々と登場し、治療成績が向上しています。一例として、分子標的治療薬《ぶんしひょうてきちりょうやく》があげられます。

非小細胞肺《ひしょうさいぼうはい》がんの患者さんの一部は、何らかの遺伝子が変異することで発がんにつながっています。遺伝子変異が認められた患者さんに対して、分子標的治療薬は変異した遺伝子を狙い撃ちすることで効果を発揮します。

免疫チェックポイント阻害薬も代表的な新薬です。がん患者さんの体内では、本来がん細胞を退治する役割を担う免疫細胞が、がん細胞の表面に存在するタンパク質からの信号を受け、その働きが止められています。この薬は、免疫細胞にブレーキをかける仕組みを解除することで効果を発揮します。

また肺がん診療では、薬物療法だけでなく診断技術の進歩も多くみられます。

まず、診断のためには、確実にがん組織を取る必要があります。そのときに行う気管支鏡検査では、※1ガイドシース併用気管支内超音波断層法を用いることで、確実にがん組織に到達したことを確認してから生検することができ、診断率の向上につながっています。

非小細胞肺がんの場合は、得られたがん組織を使って遺伝子変異があるかないかを調べます。このとき、次世代シークエンスと呼ばれる最先端の遺伝子解析技術を用いることで、多くの遺伝子変異の有無を一度に調べることができます。

これらがん細胞の詳しい情報、がんの広がり（ステージ）、患者さんの状態を総合的に評価し、内科・外科・放射線科医が集まる肺がん合同カンファレンス（検討会）で意見を出し合って、最適と考える治療を提供します。

※1 ガイドシース併用気管支内超音波断層法／病変まで達しているかを超音波で確認してから器具を入れて生検を行う方法

国際共同治験を軸に最先端の肺がん治療を

当科の特徴として、国際共同治験（新薬の効果を検証する製薬企業を主体とした臨床試験）を多く実施していることがあげられます。

免疫チェックポイント阻害薬の治験であるMYSTIC試験やNEPTUNE試験に始まり、最近ではMK－3475－A86試験、MK－7684A－003試験、PACIFIC－9試験などのほか、分子標的治療薬や制吐薬《せいとやく》（嘔吐を抑えるために処方される薬）に関する治験を多く実施するなど、総合臨床研究センターの支援を得て当院における治験を推し進めています。

国際共同治験に参加することで、国際標準の肺がん薬物療法※2プロトコールを学ぶことができ、普段の診療でも国際標準レベルの考え方で肺がん薬物療法を提供できるようになると考えています。今後も新しい治療法を患者さんに届けるため、また診療のレベルを上げるため、治験治療を進めていきたいと考えています。

※2 プロトコール／あらかじめ定められている手順や治療計画などのこと

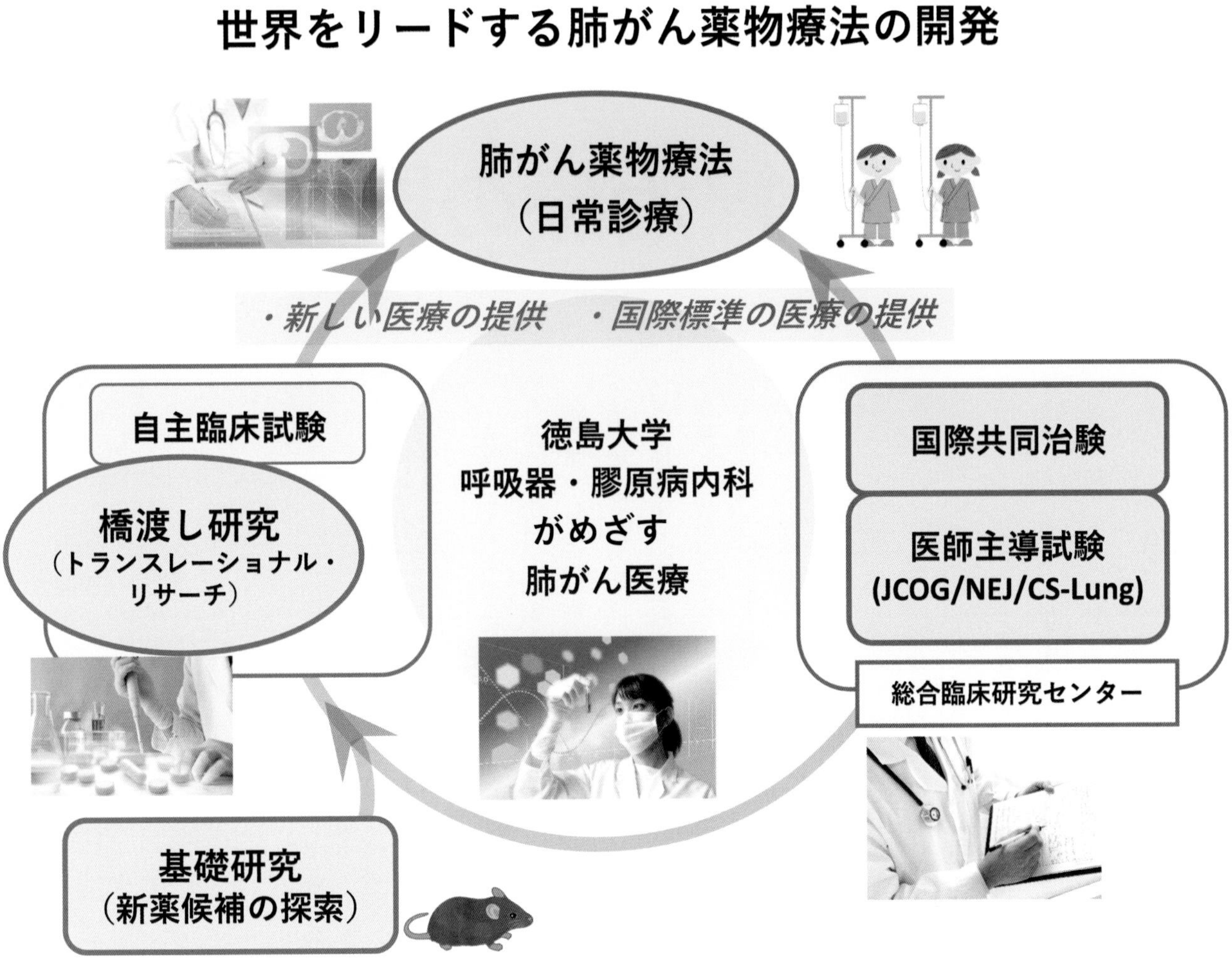

図　最先端治療の提供および次世代治療創出をめざした取り組み

当科では積極的に基礎研究に取り組み、得られた知見に基づいた新たな治療法の開発をめざし、橋渡し研究を推進しています。また国際共同治験や全国規模での医師主導試験を通して診療レベルを向上させることで、最先端治療の提供および次世代治療の創出をめざして取り組んでいます。

次世代の肺がん薬物療法の創出に向けて

肺がん薬物療法にはいまだ多くの課題が残されており、当科では次世代の肺がん薬物療法を生み出せるようさまざまな取り組みをしています。

全国規模の臨床試験グループである日本臨床腫瘍研究グループ（JCOG）や北東日本研究機構（NEJ）、中四国を中心としたCS-Lungなどに参加し、医師が主導する臨床試験を実施しています。

また、医薬品安全性や医薬品開発を管理する医薬品医療機器総合機構（PMDA）への国内留学を通して、質の高い臨床試験を行っていくことをめざしています。

さらに、新たな肺がん薬物療法の開発をめざして積極的に基礎研究に取り組み、『Nature Communications』や『Cell Reports』などの学術雑誌への発表や、日本医療研究開発機構（AMED）の橋渡し、研究戦略的推進プログラムの支援のもと、臨床応用を目指して橋渡し研究（トランスレーショナル・リサーチ）（図）を進めています。

最適化された高精度放射線治療の展開

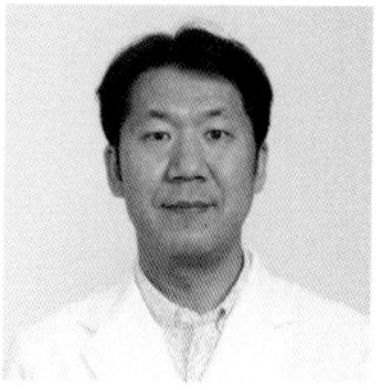

副診療科長・准教授
川中 崇
(かわなか たかし)

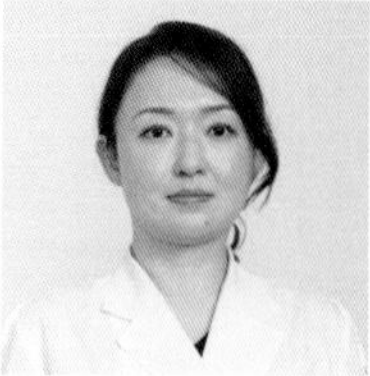

外来医長・講師
久保 亜貴子
(くぼ あきこ)

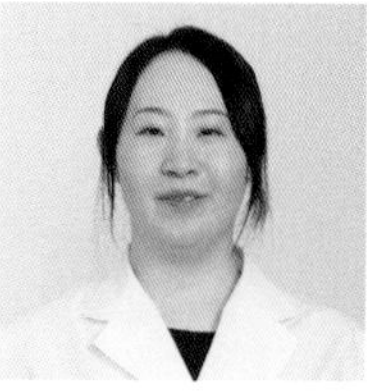

総務医長・助教
外礒 千智
(とのいそ ちさと)

定位放射線治療 画像診断に基づく個別化がん治療

定位放射線治療(Stereotactic Radiotherapy)は、精密な放射線を腫瘍《しゅよう》のみに集中して狙い撃つ、最先端の治療法です。この方法は、正確な位置決めと画像ガイドを組み合わせることで、腫瘍への放射線を集中させ、周囲の正常な組織への影響を最小限に抑えます。

治療は通常、数回に分けて行われ、1回当たり数分から数十分程度です。患者さんは治療中、動かないよう特別な装置で固定されますが、痛みや不快感はほとんどありません。体の負担が少ないため、外来での治療が可能です。

定位放射線治療は、脳腫瘍や小さな肺がん、肝臓の腫瘍など、内視鏡などが届きにくい位置にある腫瘍に対して特に有効です。そのため、手術が難しい、または手術ができない患者さんに行われることが多くなっています。

肺や肝臓の腫瘍に対する治療では、呼吸によって動く部位の場合、呼吸同期息止め法を用いています。この技術は、患者さんの呼吸に合わせて放射線の照射タイミングを調節し、より正確にすると同時に、正常な肺組織や他の器官への影響を小さくします。

最新の研究によると、定位放射線治療は特定の状況のもとで、これまでの放射線治療と比べて生存率を高める可能性があることが示されています。特に初期の肺がんでは、治療後5年の生存率が手術と同じくらいか、それ以上であると報告されています。

治療開始前には、放射線治療専門医が詳しい画像診断を行い、腫瘍の正確な位置と大きさを特定します。その後、一人ひとりの患者さんの状況に合わせた最適な治療計画を立てます。

次世代放射線治療装置 ヘリカルCT技術の統合

当院では2020年に新たな高精度外部放射線治療装置を導入しました(写真)。この装置は※1ヘリカルCT技術を応用して開発されており、主に強度変調放射線治療に用いられます。

これまでの放射線治療装置では、一度に治療できる範囲は最大で40㎝程度でしたが、新たな装置では寝台を動かしなが

※1 ヘリカルCT技術／らせん状に撮影データを連続収集し、広範囲を高速に撮影できる技術

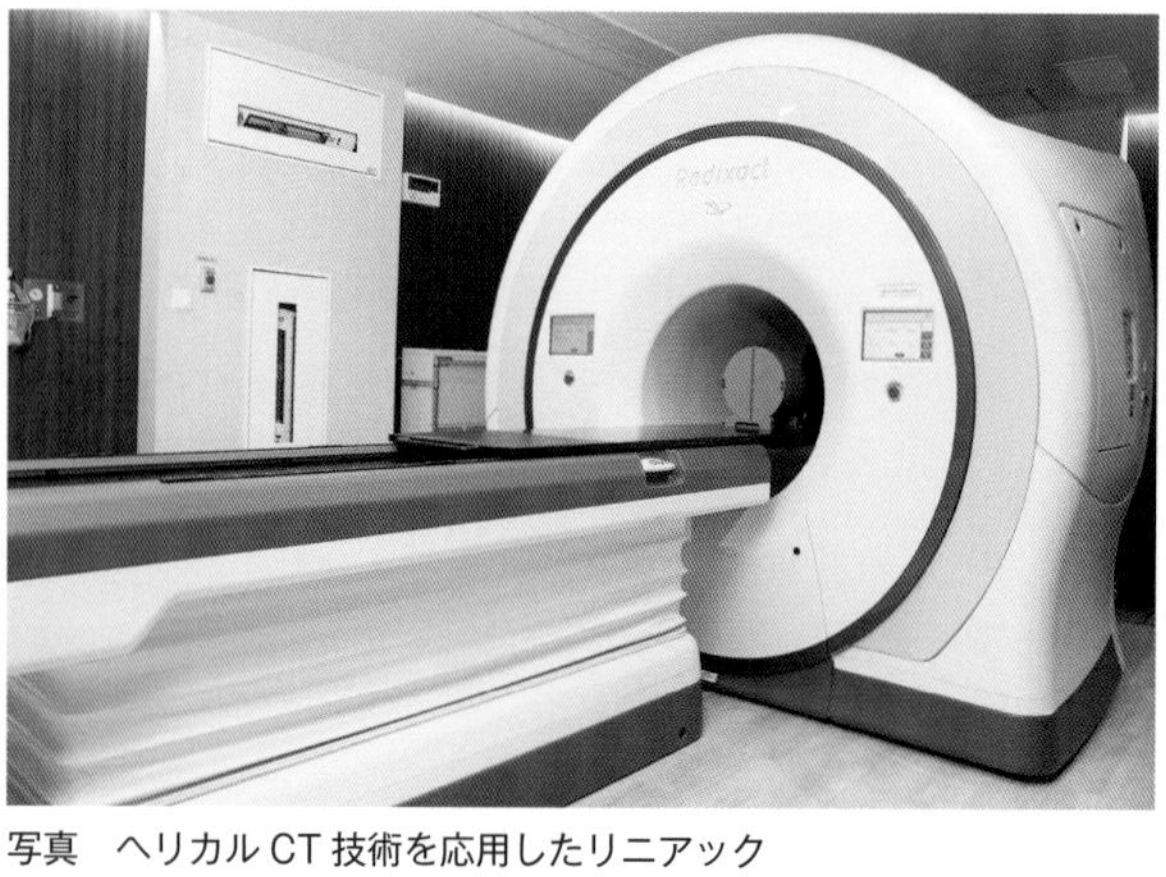

写真　ヘリカルCT技術を応用したリニアック

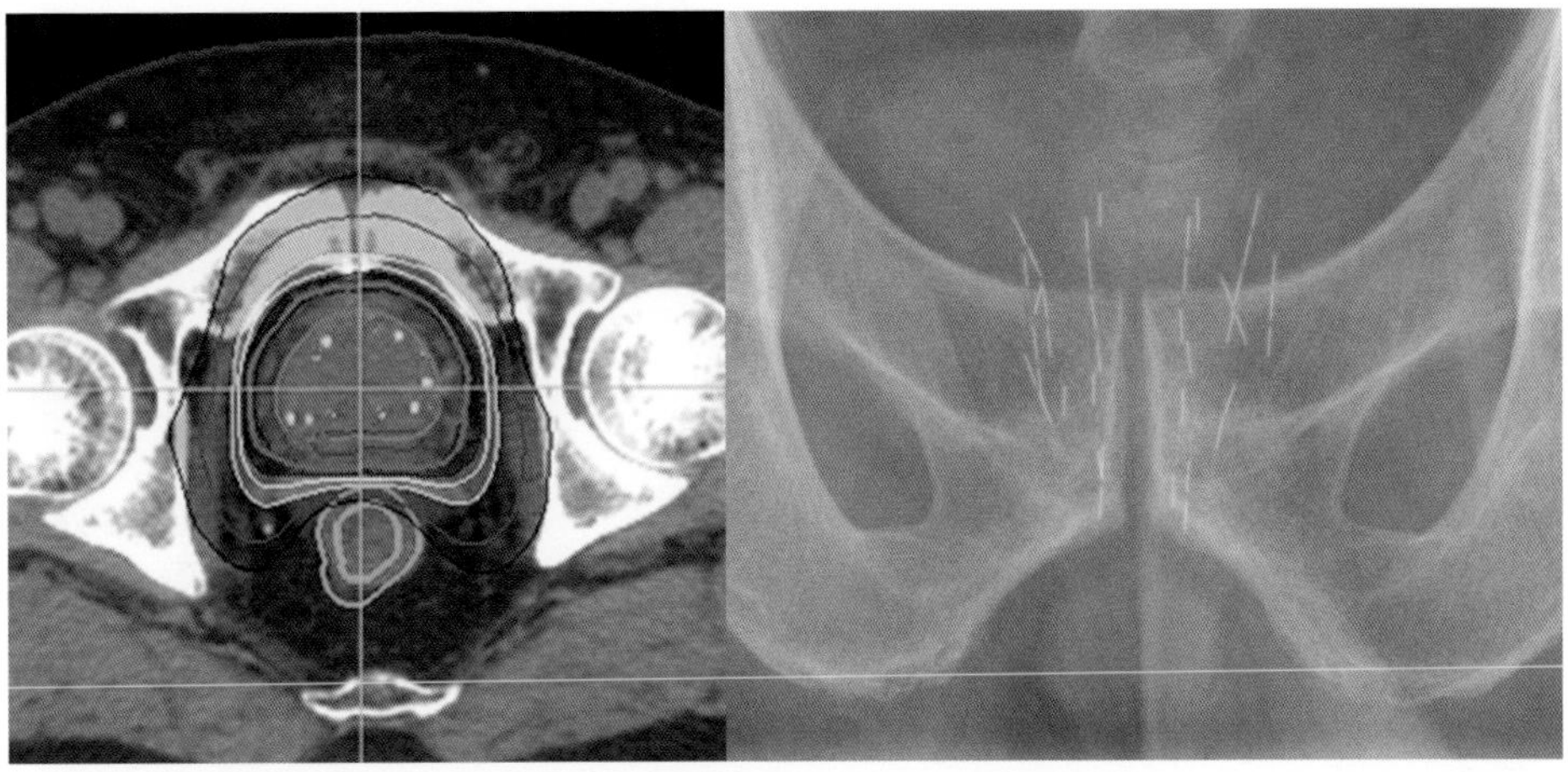

図1　前立腺がんに対するトリモダリティ治療

高リスクの前立腺がんに対して、生化学的非再発率の向上をめざして、小線源療法にIMRTと一定期間のホルモン療法を併用する方法。当院では2012年に開始している。

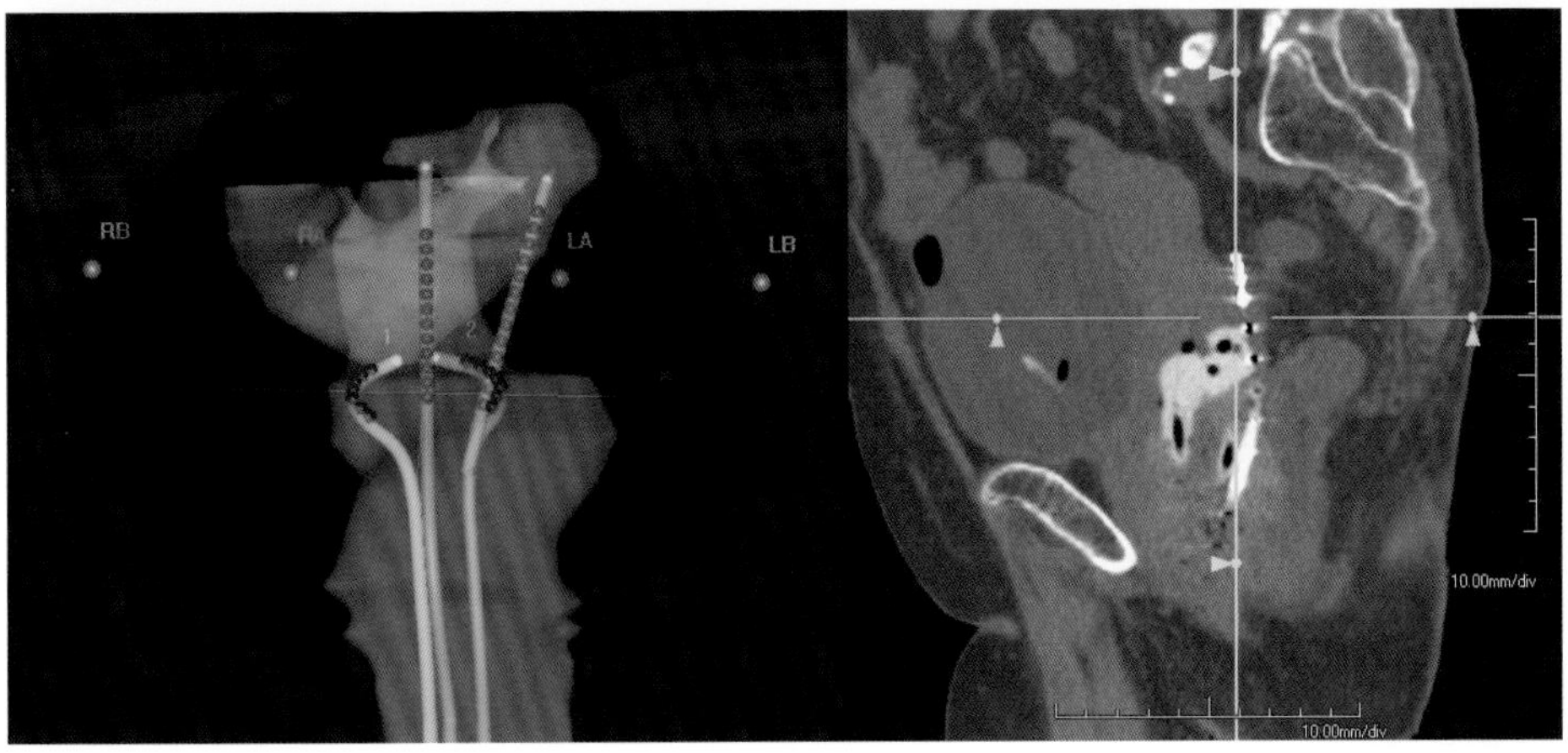

図2　子宮頸がんに対するハイブリッド治療

子宮頸がんに対して、通常の子宮の中から放射線を当てる腔内照射に加え、腫瘍に直接針を刺す組織内照射の併用が可能になるアプリケータを導入。腔内照射でカバーできない部分に組織内照射で線量を追加できるなどの利点がある。

ら照射を行うことで最大で135㎝まで治療できるようになりました。

例えば、頭頸部《とうけいぶ》がんと食道がんの同時重複がんの場合、以前はそれぞれ照射プランを作成してつなぎ合わせることで治療を行っていました。しかし、プランのつなぎ目となる部分に病変がある場合では十分な線量が照射できなかったり、つなぎ目部分の線量が不安定になったりする可能性がありました。

一方、新たな装置では頭頸部から腹部までひとつながりの照射野《しょうしゃや》として治療ができるため、現在ではより高精度でスムーズな治療が行えるようになっています。また全脳全脊髄照射《ぜんのうぜんせきずいしょうしゃ》と呼ばれる頭部から臀部までの広範囲の照射も、つなぎ目をつくることなく実施できるようになりました。

ハイブリッド放射線治療とは?

当院では強度変調放射線治療(IMRT)と密封小線源治療《みっぷうしょうせんげんちりょう》を組み合わせた治療や、腔内《くうない》照射に組織内照射《そしきないしょうしゃ》を組み合わせた治療(ハイブリッド治療)も積極的に行っています。

ハイブリッド治療の目的は、これまでの放射線治療よりも病変に対して高い放射線を当てることによる治療成績の向上です。限局性前立腺《げんきょくせいぜんりつせん》がんの根治的治療である永久挿入密封小線源療法《えいきゅうそうにゅうみっぷうしょうせんげんりょうほう》は2003年に日本で開始され、当院でも2004年11月に開始し、すでに多くの患者さんがこの治療を受けています。

さらに、治療抵抗性(標準的な治療を行っても病気が改善しないこと)である高リスク前立腺がんに対しては、生化学的非再発率(治療後にPSA検査〈前立腺がんの可能性を調べる検査〉上で再発と診断されない確率)の向上をめざして、小線源治療にIMRTと一定期間のホルモン療法を併用するトリモダリティ治療(図1)も2012年に開始し、現在までに良好な治療成績が得られています。

婦人科の領域では、子宮頸がんに対して、通常の子宮の中から放射線を当てる腔内照射に加えて、腫瘍に直接針を刺す組織内照射が併用できるアプリケータを2020年に導入しました。

このハイブリッド治療のメリットは、腔内照射でカバーできない部分に組織内照射で線量を追加できることと、近くの正常臓器の線量増加を回避しつつ、病変にしっかり放射線を当てられることです(図2)。

乳房の美しさを保つ 早期乳がんの 新しい放射線治療

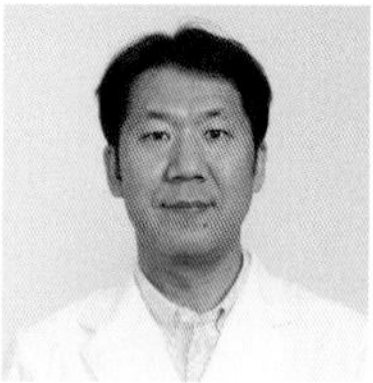

副診療科長・准教授
川中 崇
（かわなか たかし）

乳房温存療法 ～全摘から温存へ

乳がんは、女性にとって大きな脅威となる疾患の一つです。幸いにも、定期的な検診の普及によって、乳がんは早期に発見されることが増えてきました。

早期発見により治療の成功率が高まり、生存率や制御率を良くすることができます。以前は早期乳がんであっても治療として乳房全摘術《にゅうぼうぜんてきじゅつ》、つまり乳房をすべて取り除く手術が一般的でした。しかし、この手術はがん治療としては効果的である一方で、乳房を失うことになってしまいます。乳房は多くの女性にとって重要な自己イメージの一部であり、失うことは大きな心理的負担が生じます。その結果として自己肯定感の低下や身体イメージの変化につながり、心理的な幸福感にも影響を及ぼすことも知られています。

近年では、早期乳がんに対しては乳房を残しながら治療を行う「乳房温存療法《にゅうぼうおんぞんりょうほう》」が主流となってきました。この方法では、乳房内のがんのある部分だけを取り除く手術(乳房部分切除術)を行った後、乳房全体に放射線治療を施します。これにより、乳房を残しつつ早期乳がんを効果的に治療できるようになり、乳房全摘術と同等の治療効果が得られるようになりました。

部分照射のメリット ～APBIによる 乳がん治療の進化

乳房部分切除術《にゅうぼうぶぶんせつじょじゅつ》では、乳腺外科医の創意工夫により手術技術が進歩しています。美しい乳房の形態を保つために再建手術も同時に行うことで、より自然な乳房の形態を維持することが可能になってきています。

しかし、部分切除術後に行われる放射線治療は、長らく乳房全体に放射線を照射する全乳房照射《ぜんにゅうぼうしょうしゃ》しかありませんでした。乳房全体への放射線照射により、放射線の影響で乳房全体の皮膚の硬化や乾燥、引き攣《つ》れが現れやすくなり、乳房の変形や色調の変化が起こりやすくなります。また、隣接する肺にも当たる範囲が広くなり、放射線肺《はい》臓炎《ぞうえん》のリスクもあります。

近年の研究により、狭く限られた範囲の早期乳がんであれば、乳房全体に放射線を照射せずがん病巣を切除した部分だけに放射線を照射する方法が有効であることが分かってきました。

放射線照射の範囲が狭くなることから体への負担が減りますので、1回に照射する放射線の量を多くすることができ、その結果として治療の回数を少なくすることができます。これを加速《かそく》乳房部分照射《にゅうぼうぶぶんしょうしゃ》（accelerated partial breast irradiation：ＡＰＢＩ）と呼びます。

ＡＰＢＩは乳房に部分的に照射することで放射線の皮膚や肺への影響を最小限に抑え(図1)、美しい乳房を残しながら治療効果も得られる新しい放射

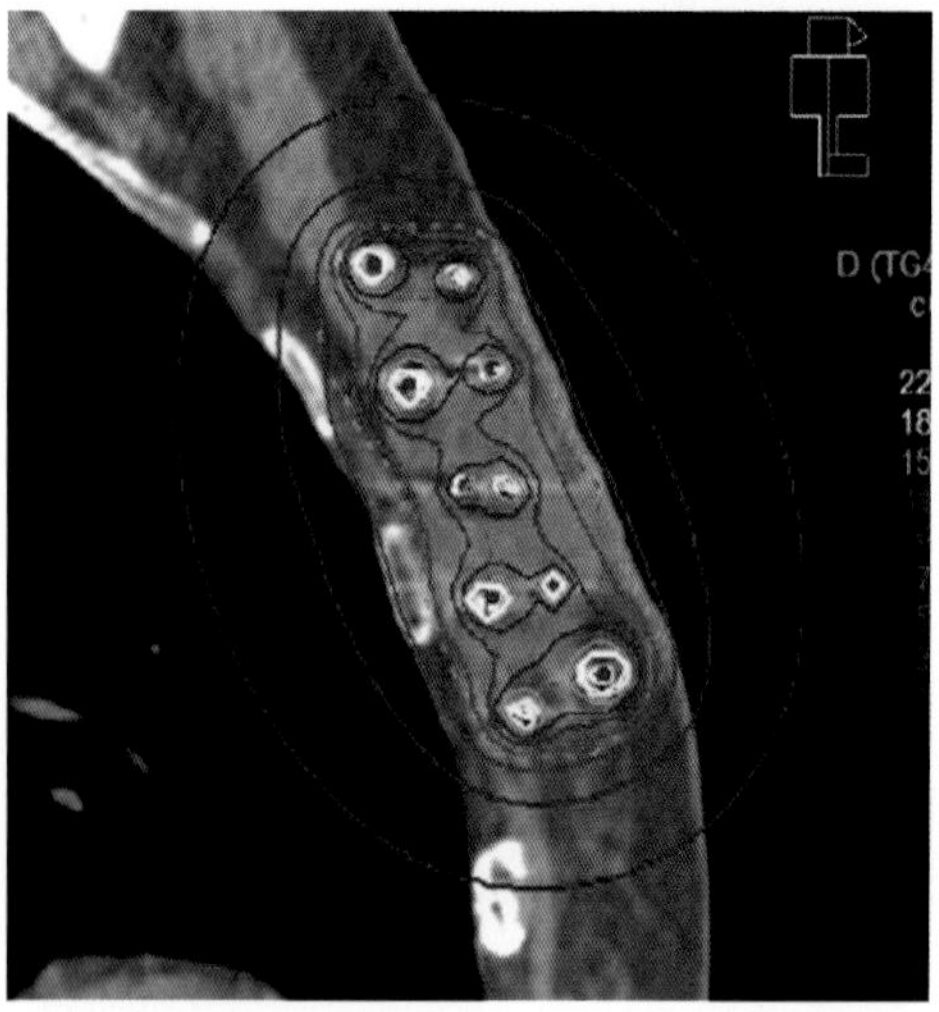

図1　APBIの良好な線量分布

線治療の方法です。乳がんに対する治療の効果も全乳房照射と変わらない、最新の乳がん診療ガイドラインでも推奨されている放射線照射の新しい技術になります。

通常の放射線治療では、体の外から放射線を照射する放射線外照射《がいしょうしゃ》が一般的で、全乳房照射でも外照射で行われます。当院で行うAPBIでは、小線源治療を用いた組織内照射を利用しています。

この方法は、放射線を照射する乳房にカテーテルを挿入し、そのカテーテルの内部から放射線源となるIr-192を用いて放射線照射(図2)を行います。乳房の内部から放射線を当てることで、腫瘍があった部分にはしっかりと放射線を当てることができますが、皮膚や肺への放射線の量を緻密な線量計算を行い低減することができるので、副作用を減少させることができます。その結果、乳房の変形や色調の変化が起こりにくい放射線治療を行うことができ、美しい乳房を残すことができるのです。

通常の全乳房照射では標準的には約6週間の外来通院が必要です。一方、当院でのAPBIは4日間の入院で全て完了し(図3)、その中でわずか3回の放射線治療を受けるだけです。短期間での治療ながら、その効果はこれまでの方法と変わりません。

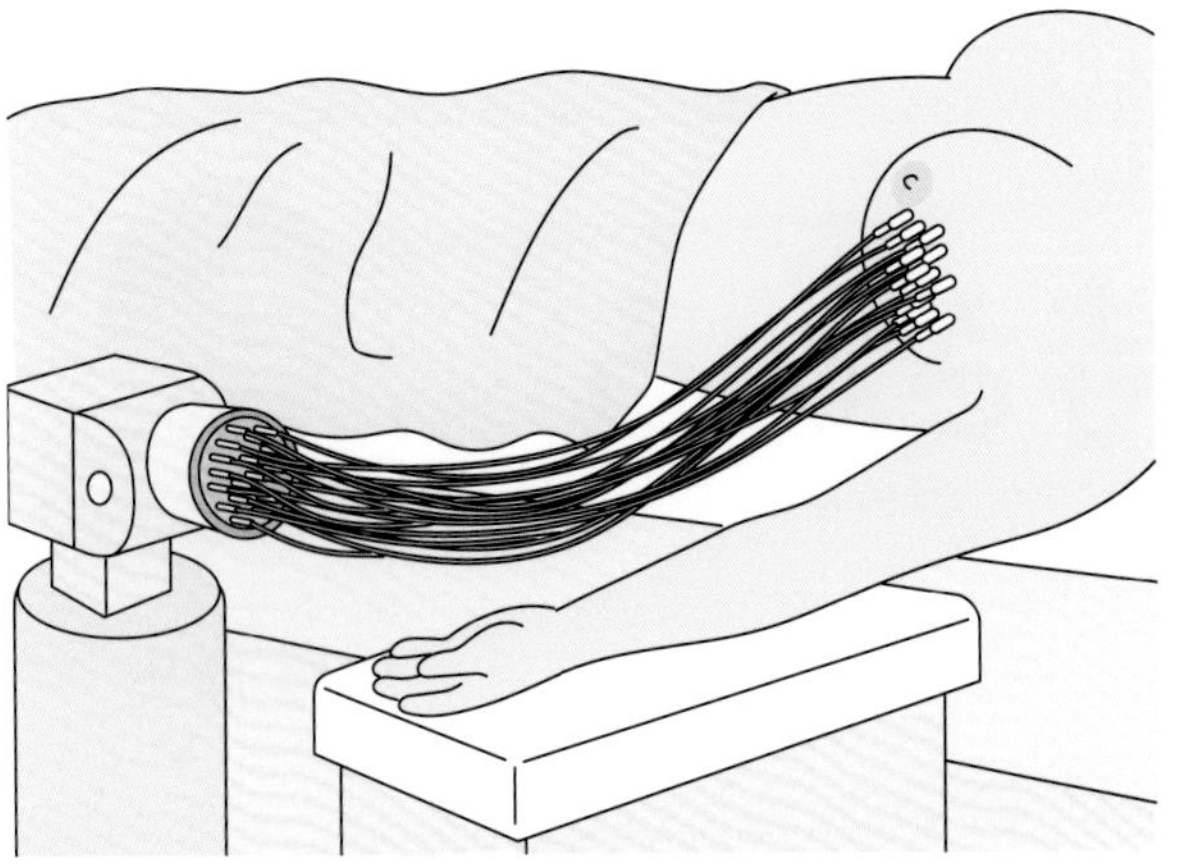

図2　カテーテルを用いた組織内照射

	火曜日	水曜日	木曜日	金曜日
AM	入院	治療計画	照射②	退院
PM	カテーテル挿入	照射①	照射③ カテーテル抜去	

図3　APBIの入院スケジュール例

個別治療へ ～新たな希望の提供

さらに、APBIは地域医療においても重要な役割を果たしています。

徳島県内では放射線治療の装置が徳島市やその近郊に偏っており(図4)、放射線治療のために長距離かつ長期間の通院が難しい地域にお住まいの患者さんの中には、乳房温存療法が選択できるにもかかわらず、乳房切除術を選択される方もいました。

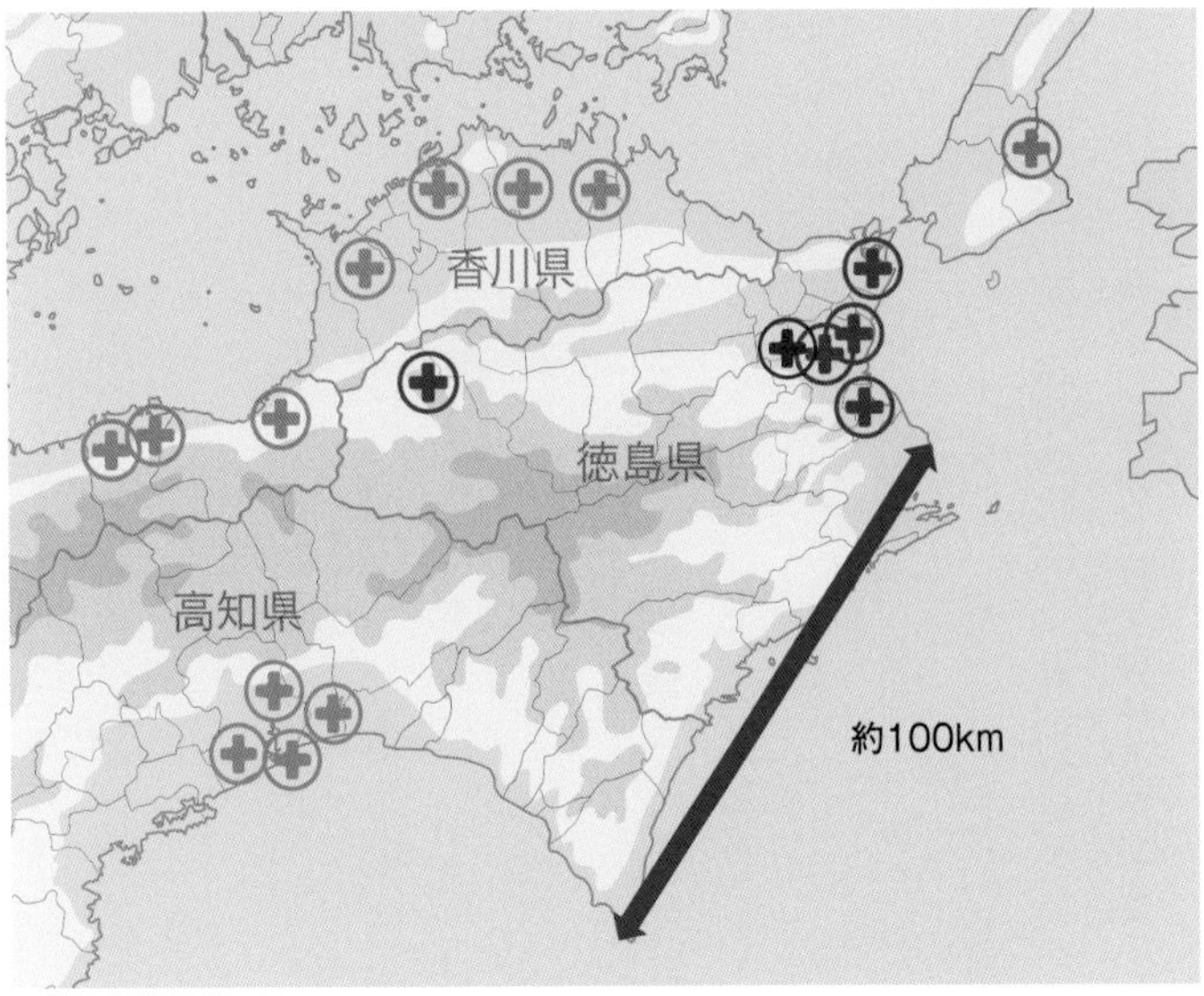

図4　徳島県とその周辺の放射線治療施設の分布（赤が徳島大学病院）

APBIなら高い治療効果を短期間で得られるため、通院が難しい方でも短期間の入院で治療が受けられ、乳房を美しく残すことができることから、新たな治療の選択肢となり得ます。

また、働きながら治療を続けている患者さんも、最短の入院期間で治療を終えることができ、退院したらすぐに仕事復帰することも可能です。

乳がん治療は、一人ひとりの状態に合わせて最適な方法を選択することが重要です。APBIはその新しい選択肢の一つとして、多くの患者さんに希望をもたらしています。

特に乳房への負担が少なく傷跡も残りにくいMulti-catheter法によるAPBIは高度な技術が要求される治療方法ですが、当院は全国でもトップクラスの実績を持っています。ちなみに現在(2024年1月)、西日本において、この方法が部分切除後の治療としていつでも選択できる施設として、当院放射線治療科は確固たる存在となっています。

さらなる進化が期待されるがんのゲノム医療

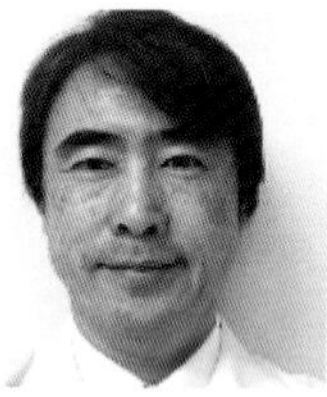

特任教授
佐藤 康史
（さとうやすし）

がんゲノム医療（がん遺伝子パネル検査）とは

がんゲノム医療とは、がんの遺伝子を調べて、その人に合った治療法を選ぶ医療です。

がんは、遺伝子が傷つくことで起こります。遺伝子には、体の働きを決めるタンパク質を作る情報が書かれています。遺伝子に傷が入ると、タンパク質の作り方が変わってしまい、細胞が正常に働かなくなります。すると、がん細胞ができてしまうのです。

がんゲノム医療では、がん細胞の遺伝子を検査して、どの遺伝子に傷が入っているかを調べます。この検査を「がん遺伝子パネル検査」と呼びます（図1）。

この検査では、100種類以上のがんに関係する遺伝子を一度に調べることができます。検査の結果、遺伝子に傷が見つかった場合、その傷に合わせた薬を使うことで、治療効果が高まる可能性があります。このような薬を分《ぶん》子《し》標的《ひょうてき》治療薬《ちりょうやく》と呼びます。

分子標的治療薬は、特定の遺伝子の傷に対して効くように作られた薬です。がん細胞だけを攻撃するため、一般的な抗がん剤よりも副作用が少ないという特徴もあります。

がん遺伝子パネル検査を受けるには

がんのゲノム医療を受けることができる人は、以下の条件を満たす人です。

がんの種類は、臓器にできる固形がんであること。血液のがんは対象外です。治療の状況は、標準治療がないか、終了したか、終了見込みであること。全身状態は、良好であること。主治医が判断する基準を満たしていること。

これらの条件を満たす場合には、保険診療でがんのゲノム医療を受けることができます。

保険診療では、がん遺伝子パネル検査の費用は3割負担で16・8万円です。条件を満たさない場合でも、自由診療でがんのゲノム医療を受けることも可能です。

自由診療では、がん遺伝子パネル検査の費用は40万～100万円程度かかります。また、検査結果をもとに選ばれた治療薬も自由診療になる場合が多いです（図2）。

ちなみに、がんのゲノム医療を受けることができる病院は、当院を含め、全国に253か所あります（2023年11月現在）。

がん遺伝子パネル検査を受ける際の注意点

がんゲノム医療は万能ではありません。検査を受けても、遺伝子に傷が見つからない場合や、見つかっても使える薬がない場合もあります。また使える薬があっても、必ずしも効果があるとは限りません。

現在、保険診療で行えるのは、標準治療が終わったり効かなくなったりした場合だけです。その場合でも、治験や先進医療などの臨床研究に参加する必要があることもあります。今のところ、がん遺伝子パネル検査を受けて、自分に合う薬の使用（臨床試験を含む）に結びつく人は全体の10％程度といわれています。

また、がん遺伝子パネル検査によって、がんになりやすい遺伝子を持っていることが分かる場合があります。これを「二次的所見」と呼びます。

二次的所見は、今すぐに病気になるというわけではありませんが、将来の健康に影響する可能性があります。二次的所見は、知りたくない人もいるかもしれません。その場合は、結果を聞かなくても大丈夫です。一方、知りたい人もいるかもしれません。その場合も、結果をよく理解できるように、病院の専門家が相談に乗ってくれます。

がんゲノム医療は、まだ新しい医療です。今後はより多くの遺伝子やゲノムを調べることで、より精度の高い診断や予後予測が行われることや、より多くの分子標的治療薬や免疫チェックポイント阻害薬などの新しい治療法が開発されることが期待されています。

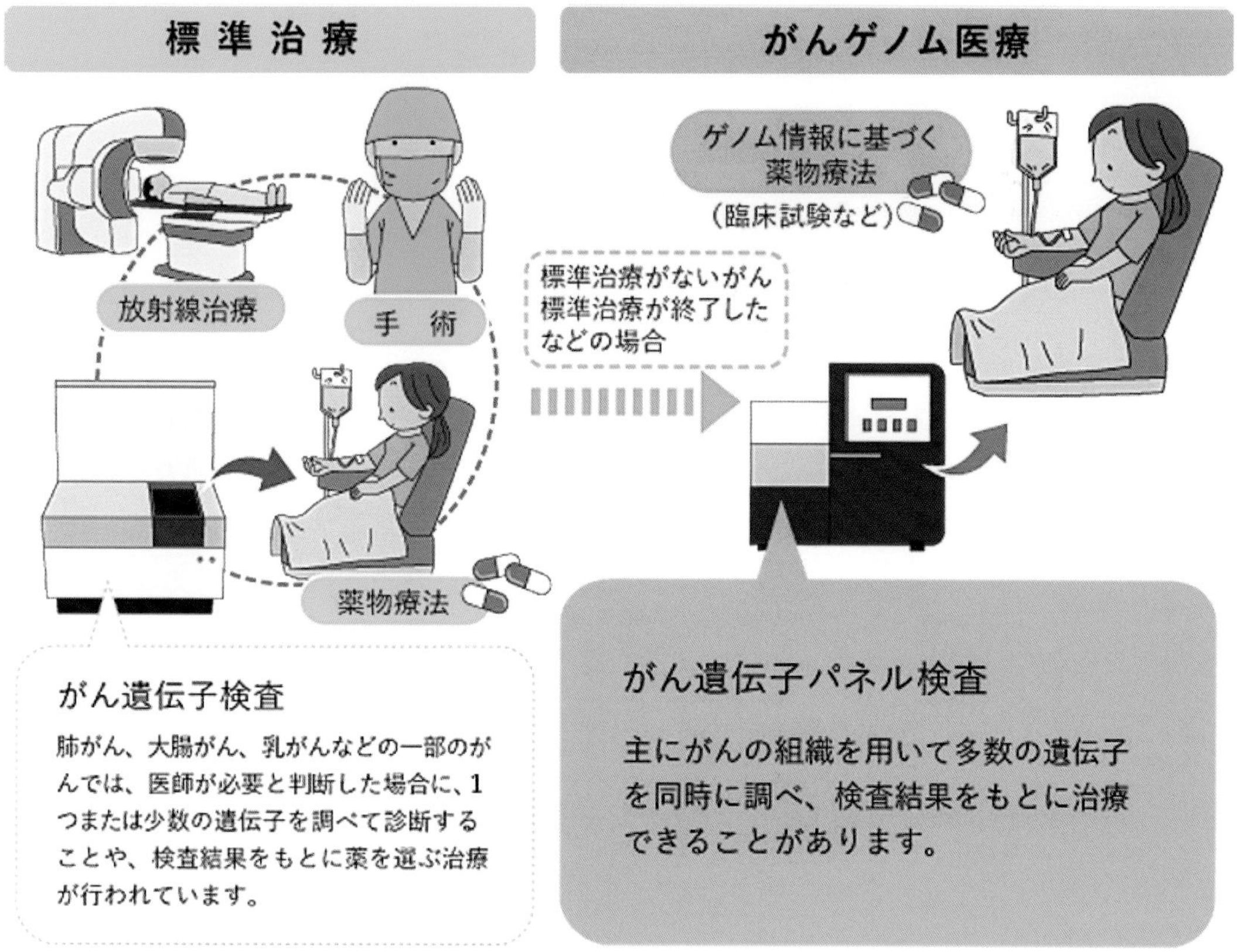

図1　がんゲノム医療としてのがん遺伝子パネル検査　　出典／国立がん研究センターがん情報サービス

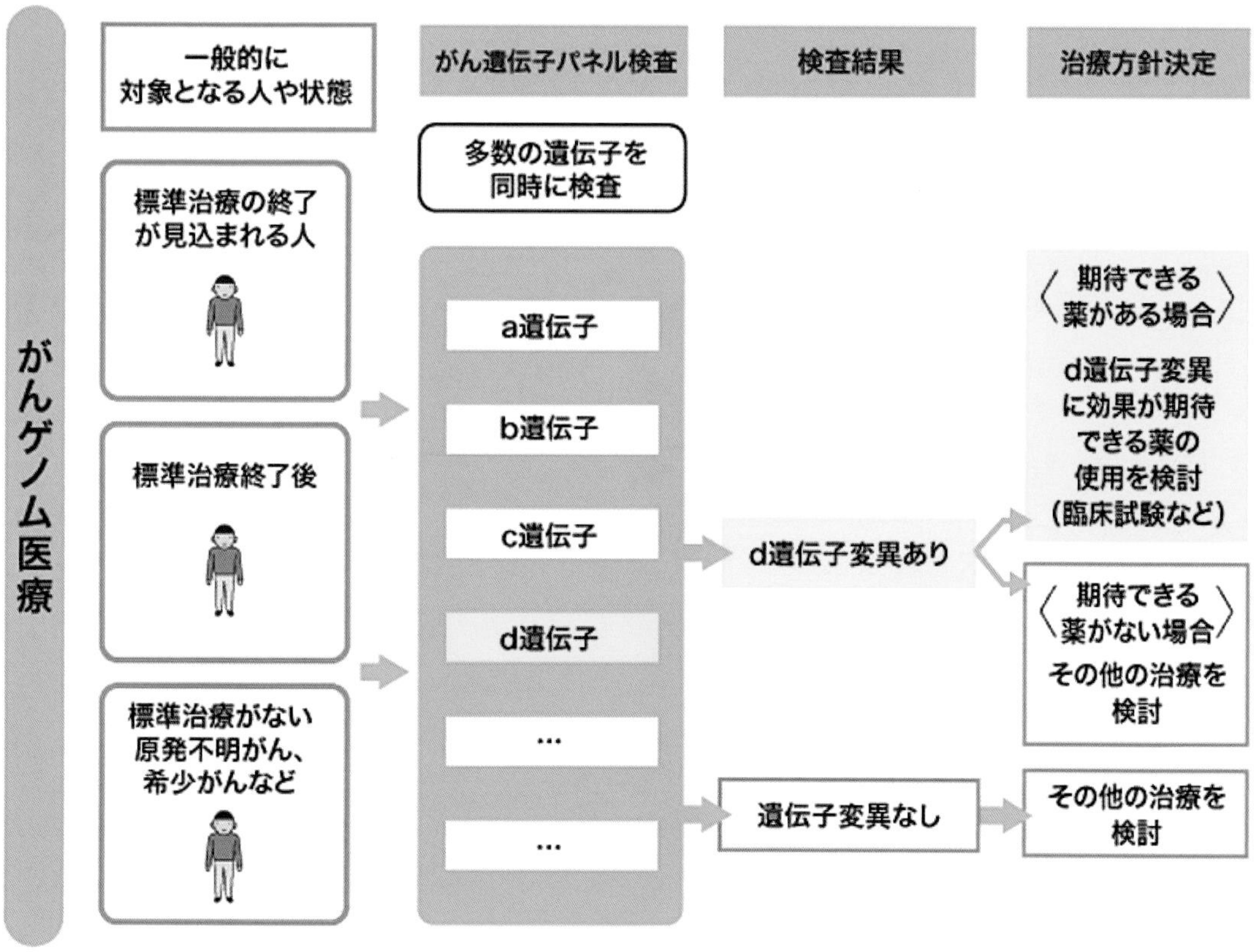

図2　がん遺伝子パネル検査（がんゲノム医療）　　出典／国立がん研究センターがん情報サービス

特集③

ロボット支援手術の導入と発展

外科手術は、今やロボット支援の時代へと移行しつつあります。患者さんにとって、より体への負担が少ない手術を提供できるものとして積極的に導入が進んでいます。3Dカメラを備え、アームの先端には人間の手首に相当する関節を持ち、先端を自由に曲げることができる手術支援ロボットのメリットはどのようなものか。またロボット支援手術は、実際にどのような疾患に対して行われているのか。この特集で紹介します。

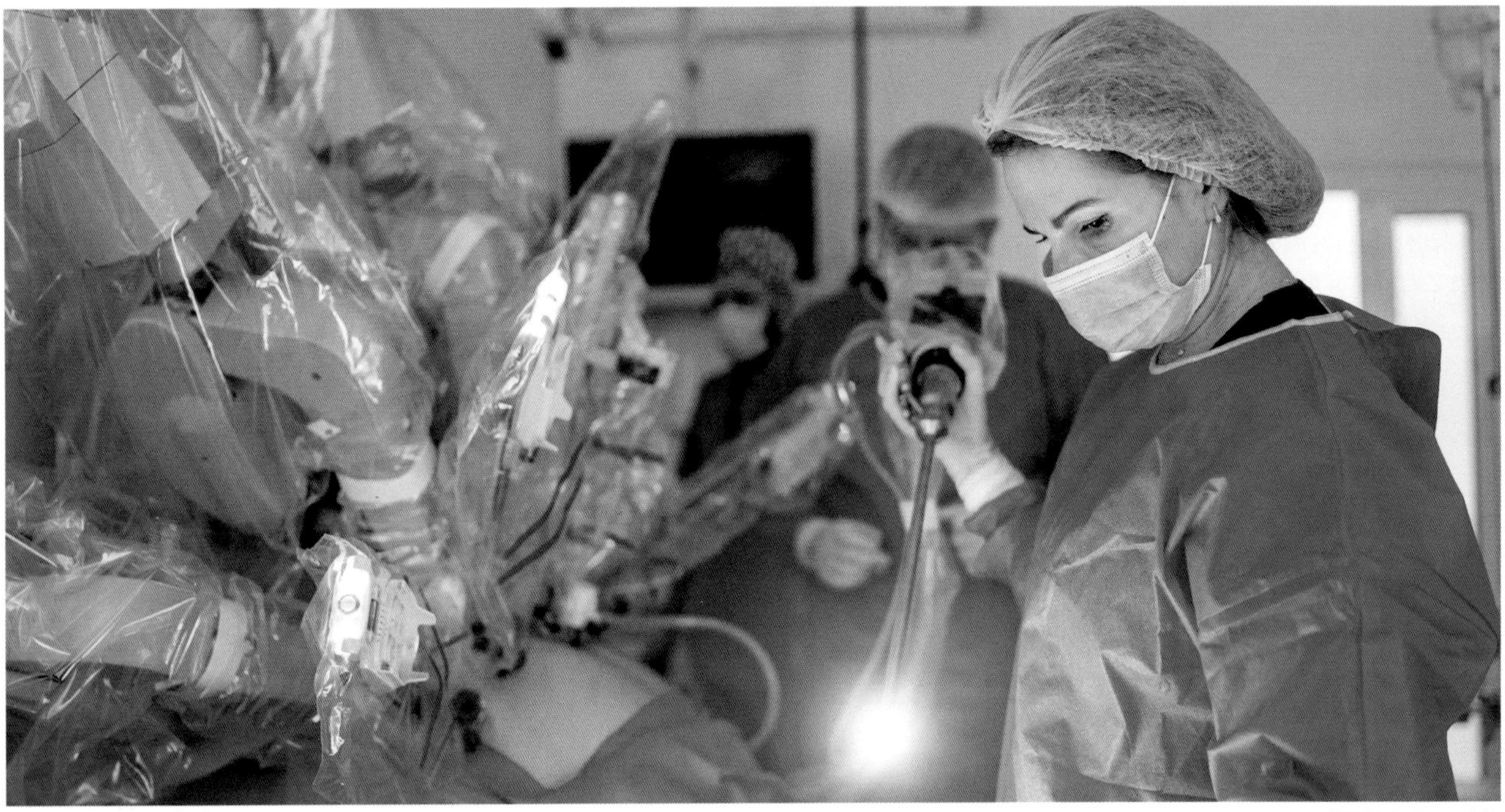

（写真はイメージ）

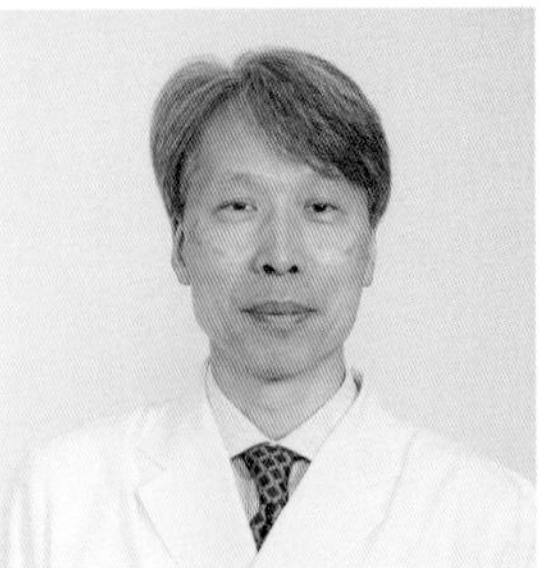

泌尿器科
副診療科長・准教授
高橋 正幸
（たかはし まさゆき）

平成3（1991）年3月徳島大学医学部医学科卒業（専門医）日本泌尿器科学会専門医・指導医、日本泌尿器内視鏡・ロボティクス学会泌尿器腹腔鏡技術認定医、日本内視鏡外科学会技術認定医、泌尿器ロボット支援手術プロクター、日本がん治療認定医、日本小児泌尿器科学会認定医、日本透析医学会専門医（学会役職）、日本泌尿器科学会代議員、日本癌治療学会代議員、日本泌尿器内視鏡・ロボティクス学会評議員、腎癌研究会理事、日本小児泌尿器科学会評議員、西日本泌尿器科学会評議員

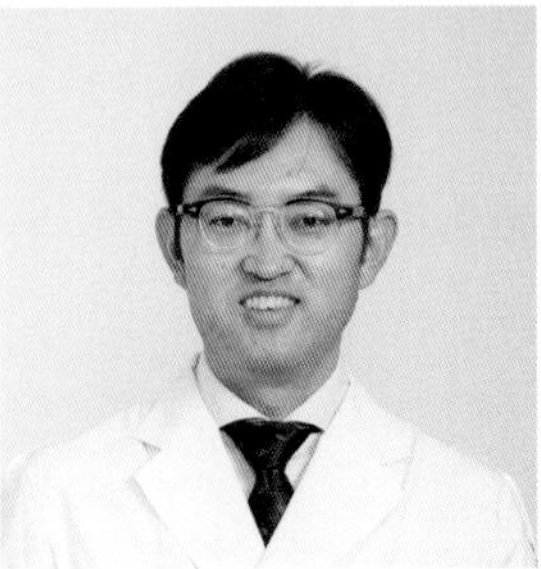

整形外科
副診療科長・准教授
浜田 大輔
（はまだ だいすけ）

平成12（2000）年徳島大学医学部医学科卒業　平成17年徳島大学大学院医学研究科修了 【資格】日本整形外科学会専門医、日本リウマチ学会専門医・指導医・日本人工関節学会認定医 【学会役職】日本リウマチ学会評議員、日本人工関節学会評議員、日本膝関節学会評議員、中部日本整形外科災害外科学会評議員、中国四国整形外科学会代議員

胸腹骨盤部における精密なロボット支援手術

これまでは多くの手術が、大きく切開する開胸手術や開腹手術でした。体への負担は大きく、出血量も比較的多く、術後の痛みが強いためになかなかベッドから起き上がれないことが多くありました。その後、皮膚に小さな傷を開けて、ポートという筒状のものを体に埋め込み、このポートを通してカメラを体の中に入れて手術を行う胸《きょう》腔鏡手術《くうきょうしゅじゅつ》や腹腔鏡手術《ふくくうきょうしゅじゅつ》が導入されました。

この鏡視下手術《きょうしかしゅじゅつ》は、傷が小さく、通常、出血量や痛みも少なく、手術後の回復は早いというメリットがあります。しかし、まっすぐで曲がらない長い器具は操作がしにくく、高い技術が必要です。特に体の中での縫合には、さらに難しい操作が必要になります。

その後、２０１２年にダビンチ（写真１）を用いたロボット支援手術が前立腺がんに対して保険適応になりました。このロボット支援手術には、多くの優れた特徴があります。まず、高精度のカメラを通して、お腹《なか》の中の様子が３Ｄ（３次元）で、最大約15倍も拡大され、非常に細かなところも立体的に鮮明に観察できます。

また手術器具には関節機能があり、まるで手首のように動くことで、繊細に器具を操作することができます。さらに手が震えてもその手ぶれを防止する機能があり、手を３㎝動かしても器具（鉗子《かんし》）は１㎝しか動かないように設定できるため、手術は繊細で、体の奥深いところにもカメラや器具が届き、糸で縫うような複雑な操作も精密にできます。

このロボット支援手術は当院では２０１１年に導入していますが、全国的にも急速に普及し、肺、縦隔《じゅうかく》、食道、胃、膵臓、直腸、前立腺、腎臓、膀胱、子宮の悪性疾患、心臓の弁の形成、骨盤の臓器が脱出する疾患に対する手術が保険承認されています。

このダビンチは現在、世界70か国で使用されています。また、国産ロボットのhinotori（ヒノトリ：写真２）が開発され、当院にも導入され、さまざまな手術が保険で認められています。そのほかにも新しいロボットが開発され、ロボット手術はますます普及、発展していくものと思われます。

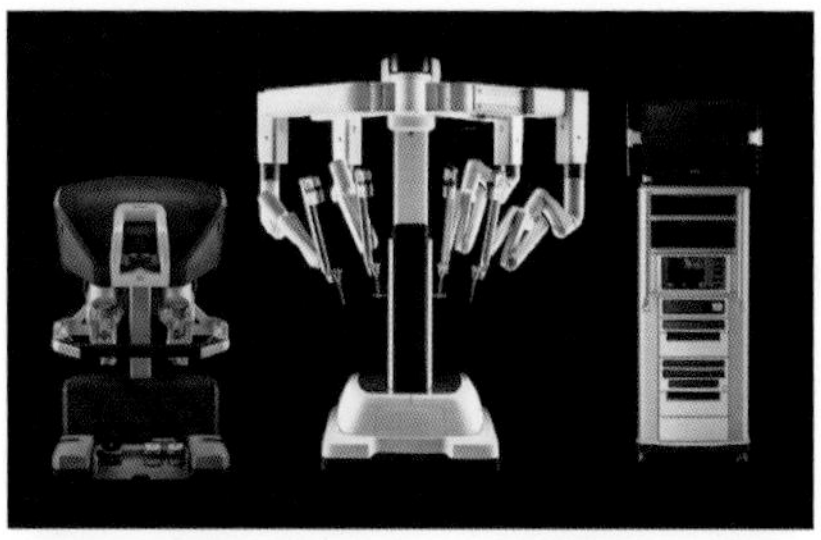
写真１　ダビンチ本体　©2024 Intuitive Surgical

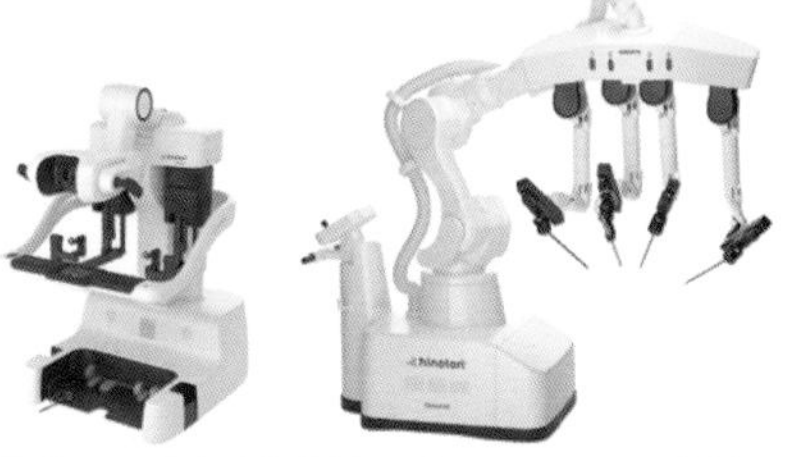
写真２　国産手術支援ロボットhinotori本体
提供：株式会社メディカロイド

術者の意図した手術をロボットがサポート

整形外科の領域では、人工関節や脊《せき》椎《つい》の手術などに手術支援ロボットが導入されています。これらの手術では、人工関節のインプラントや脊椎を固定するためのスクリューを入れる位置や方向が成績を左右するため、とても重要ですが、これまでは術者の経験に頼る部分がありました。

現在、当院に導入されている人工股《じんこうこ》関節置換術《かんせつちかんじゅつ》、人工膝関節置換術《じんこうしつかんせつちかんじゅつ》の支援ロボット（写真３、４）は以前から使われてきたナビゲーションと同等以上の精度を持ちながら、ロボット支援によるより精度の高い骨切りに加え、靭帯《じんたい》バランスの評価や微調整まで可能となり、その成績が期待されています。

また脊椎用ロボット（写真５）ではナビゲーションとは異なり、スクリューを入れるときにその方向をロボットが誘導することで、より正確で安全な手術が期待されています。

２０２４年１月現在、当院は人工股関節、人工膝関節、脊椎手術すべての手術支援ロボットが導入されている国内唯一の国立大学病院です。この特集では、各分野のスペシャリストがその詳細を解説していきます。

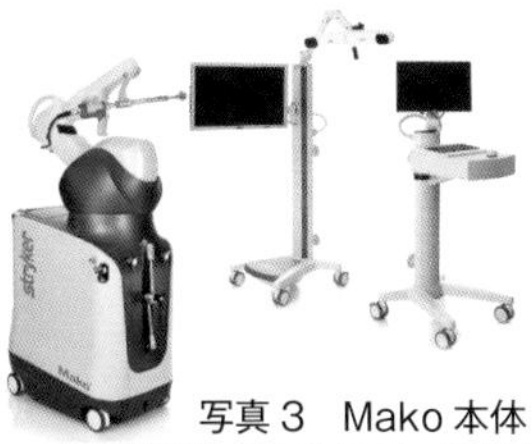
写真３　Mako本体
資料提供：日本ストライカー株式会社

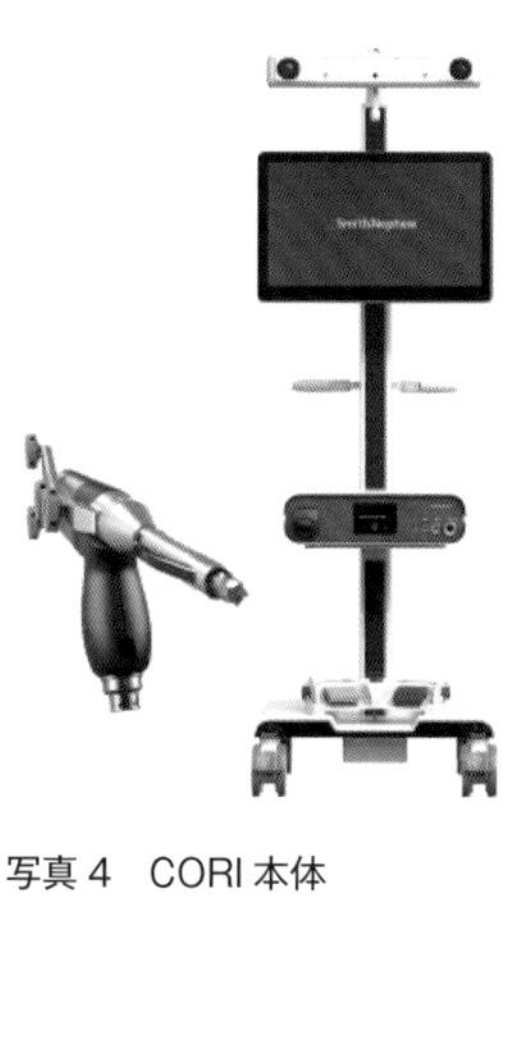
写真４　CORI本体

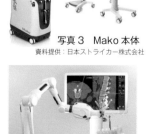

写真５　Cirq

消化器がんに対するロボット支援手術

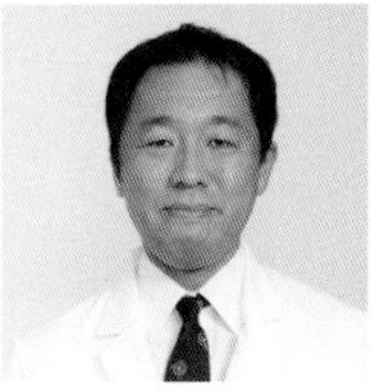

助教
西 正暁
（にし まさあき）

内視鏡下手術の利点をさらに向上

２０００年代から消化器外科の領域では、これまでの開腹手術と比べて負担の少ない腹腔鏡手術《ふくくうきょうしゅじゅつ》が急速に増加してきました。

さらに近年、手術支援ロボットの登場によりロボット支援手術が消化器外科手術の中心的な役割を果たすようになってきています。２０１８年に胃がん・大腸がんに対するロボット支援手術が保険適用になり、当科では同年より本格的にロボット手術を導入しています(写真1)。

ロボット支援手術は、今までの内視鏡下手術の利点をさらに向上させることができる、次世代の医療改革の一端を担った分野です。３次元による正確な画像情報を取得することができ、手振れ防止機能の付いた鉗子《かんし》操作により、より精細な手術操作が可能です。これまでの手術よりも精度の高い、安全で侵襲《しんしゅう》（体への負担）の少ない手術ができるようになります。

当科には現在８名の日本内視鏡外科学会技術認定医、うち４名のロボット外科学会専門医、日本内視鏡外科学会認定プロクター（指導医）が所属し、ロボット手術を担当しています。

胃がん・大腸がんに対するロボット支援手術

２０１８年の保険適用以降、現在（２０２４年１月）までに約１７０例のロボット支援胃がん手術を行ってきました。当初、早期がんを対象として導入し、進行がんや、胃の機能を温存することをめざした機能温存手術《きのうおんぞんしゅじゅつ》、より難易度の高い術前化学療法《じゅつぜんかがくりょうほう》後の手術や、コンバージョン手術、残胃がん、食道胃接合部がんについてもロボット手術の適応としています。

これまでに、従来の腹腔鏡手術との比較でロボット手術の有用性を報告しており、手術手技としてはロボットの左手に超音波凝固切開装置《ちょうおんぱぎょうこせっかいそうち》を用いるLeft-handed LCS techniqueを確立しました(写真2)。

近年、ピロリ菌の除菌により上部胃がんが増えていますが、上部胃がんの噴門側胃切除《ふんもんがわいせつじょ》・胃全摘においては胃脾《いひ》間膜処理《かんまくしょり》や再建が難しいとされています。当科では、胃脾間膜処理をより安全、簡便にする挟み撃ち法（Pincer approach）を開発しました。再建には、狭窄《きょうさく》・逆流の少ない食道残胃吻合《しょくどうざんいふんごう》法《ほう》を行っています。

これまで手術支援ロボット・ダビンチを用いた手術を行ってきましたが、２０２３年９月からは国産ロボットhinotoriを用いた胃がん手術を開始しています（写真３、４）。消化器外科領域の手術に新たな手術支援ロボットが使用できるようになれば、選択肢が増え、患者さんにより安全で高度な医療を提供することにつながります。

大腸がんについては、現在（同）までに結腸がん、直腸がんを合わせて２２０例に対してロボット手術を実施してきました。特に難しいとされてい

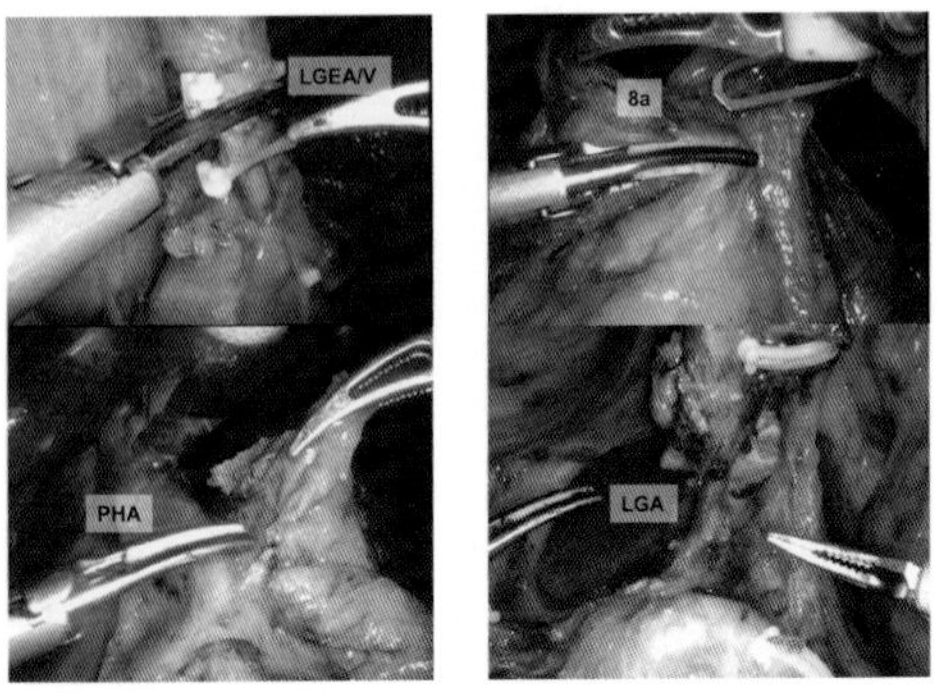

写真２　Left-handed LCS technique
（Nishi M, et al. Advantages of the Left-handed Ultrasonic Shears Technique for Robotic Gastrectomy. Surg Laparosc Endosc Percutan Tech. 2021）

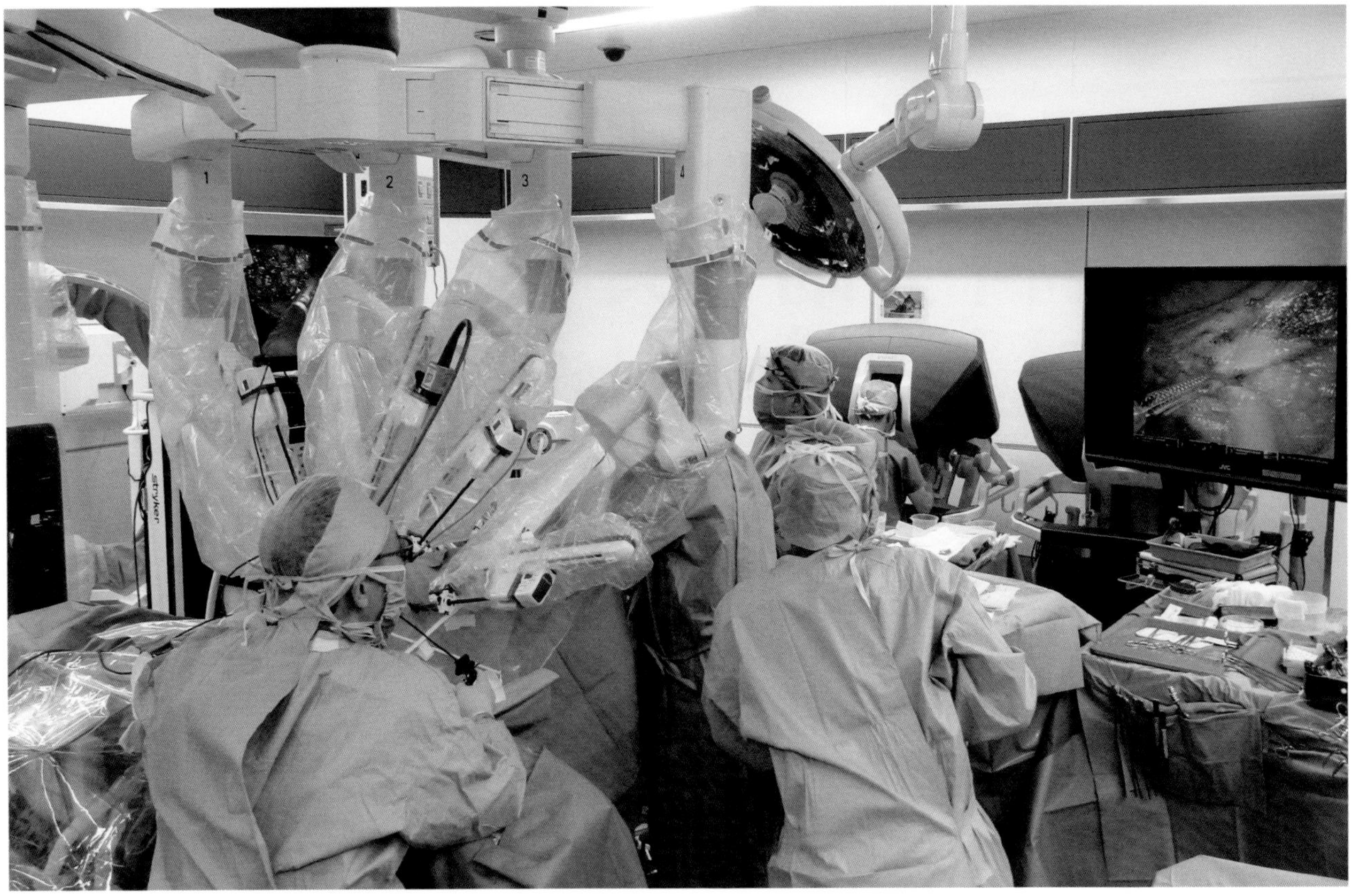
写真１　ロボット支援手術の手術風景（ダビンチ）

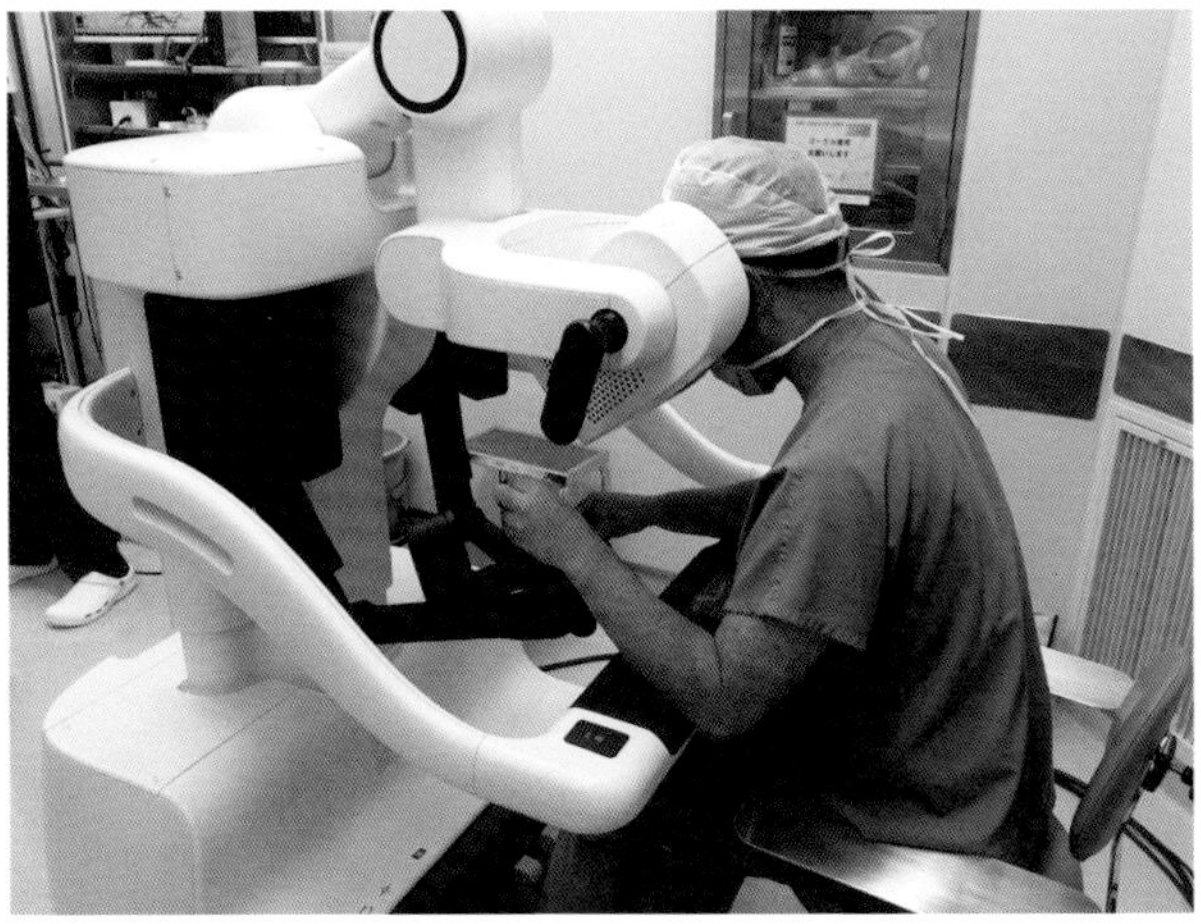
写真３　ロボット支援手術の手術風景（hinotori）

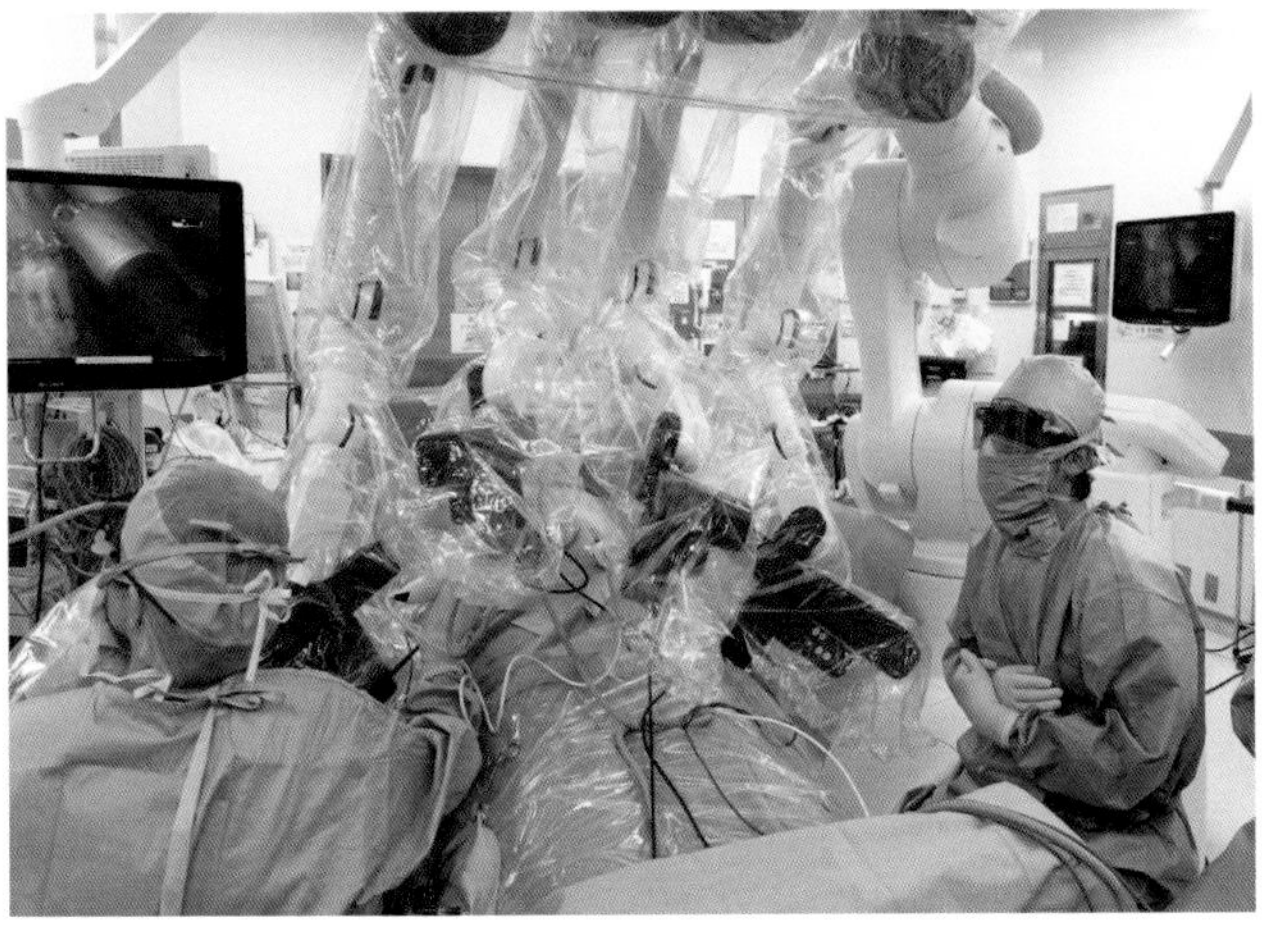
写真４　ロボット支援手術の手術風景（hinotori）

る肛門に近い直腸に発生した下部直腸がんに対して、当科では経肛門直腸間膜切除術《けいこうもんちょくちょうかんまくせつじょじゅつ》（TaTME）とロボット手術を同時に行うハイブリッド手術を実施しています。

また、前立腺や膣に広がった局所進行《きょくしょしんこう》下部直腸《かぶちょくちょう》がんに対するロボットを用いた拡大手術にも積極的に取り組み、骨盤内臓全摘術や、前立腺・膣合併切除《ちつがっぺいせつじょ》を行い良好な成績を収めています。

肝胆膵がんに対するロボット支援手術

当科では、肝胆膵《かんたんすい》高度技能指導医・専門医5名を配し、年間平均約60～80例、年間平均約20～40例の膵切除術《すいせつじょじゅつ》を行い、近年は腹腔鏡下肝切除《ふくくうきょうかかんせつじょ》、膵切除を標準治療として実施し、良好な成績を報告してきました。

２０２３年からは肝腫瘍、膵腫瘍を対象としてロボット支援肝切除・膵切除を導入しています。

ロボット手術の導入によって、より安全で体に負担の少ない手術が可能となることが期待され、今後は難度の高い症例についても適応を拡大していく予定です。

いっそう安全で正確な整形外科手術を実現する手術支援ロボット

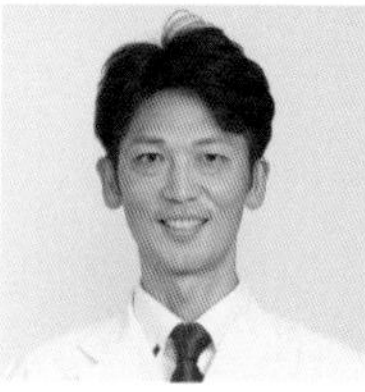

外来医長・特任准教授
山下 一太
(やました かずた)

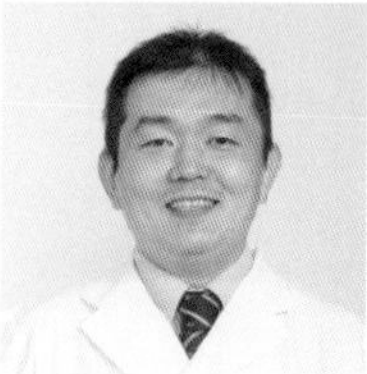

特任准教授
和田 佳三
(わだ けいぞう)

ロボット支援でさらに安全な脊椎手術を

脊椎《せきつい》疾患の治療では、安静や内服治療(薬を摂取する治療法)などの保存療法で効果がない場合、よりよい背骨の形に矯正して固定する手術を行うことがあります。背骨の曲がりやズレが強くなってしまった場合、そのまま放置すると神経の障害などが原因で立ったり歩いたりすることが難しくなるため、脊柱矯正固定術《せきちゅうきょうせいこていじゅつ》という手術が必要となります。

特に、子どもの脊柱変形を扱う脊椎外科医は全国的に少ないこともあり、当院には徳島県内だけでなく、四国はもとより、九州などからも患者さんが来院されています。

脊柱矯正固定術は曲がった背骨の一つひとつにスクリュー(ボルト)を設置し、それをロッド(金属の棒)に締結することで正常な位置・角度に矯正して固定するものです。当科では、2022年4月より背骨にかかる手術に手術支援ロボットアームCirq(サーク)を導入しており、脊椎手術に用いています(写真1)。

サークは、スクリューを設置するための骨孔《こっこう》(骨に開ける穴)を開ける手助けをしてくれます(写真2)。背骨の周辺には、脊髄や大動脈が通っているとともに、手術を要する骨には変形が見られることもあり、難易度の高い手術です。

特に子どもの骨は小さいため、さらに注意が必要です。これまで手の感触を頼りに手術していたところを、CTで術中の実際の画像を見ながら手術支援ロボットのアームを使うことで、手ぶれがなくナビゲーションガイドで狙った位置に骨孔を開けられるようになり、より安全・確実に手術を行うことが可能となっています(写真3)。

正確な人工関節手術を可能にする手術支援ロボット

股関節《こかんせつ》や膝関節《しつかんせつ》の痛みに悩まされる人は多いですが、その痛みの原因として最も多いのが変形性関節症《へんけいせいかんせつしょう》です。

変形性関節症とは、関節のクッションの役割をしている軟骨が、加齢による筋肉量の低下や使い過ぎによってすり減り、痛みが生じる病気です。内服治療やリハビリテーションを行っても痛みが治まらなくなると人工関節に入れかえる手術の適応になります。手術支援ロボットは、人工関節の「正確な設置」をサポートします。

人工股関節の「正確な設置」は、術後に股関節が外れてしまう脱臼を防ぐために非常に重要です。日本で初めて承認された整形外科ロボティックアーム手術支援システムMako(メイコー)は、術前にCT検査で得られたデータに基づいて、人工関節を設置する位置

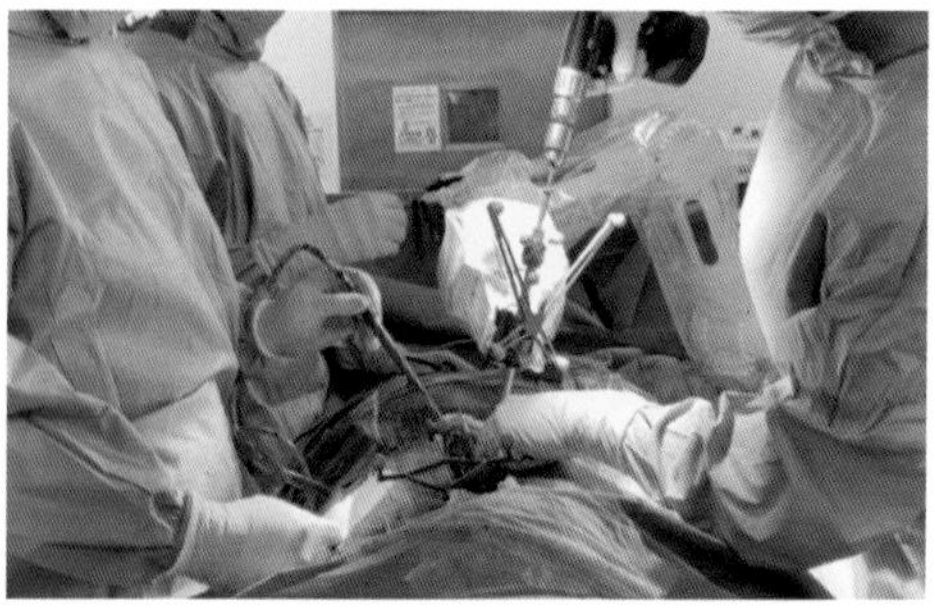

写真2　ロボット支援下スクリュー挿入の術中風景

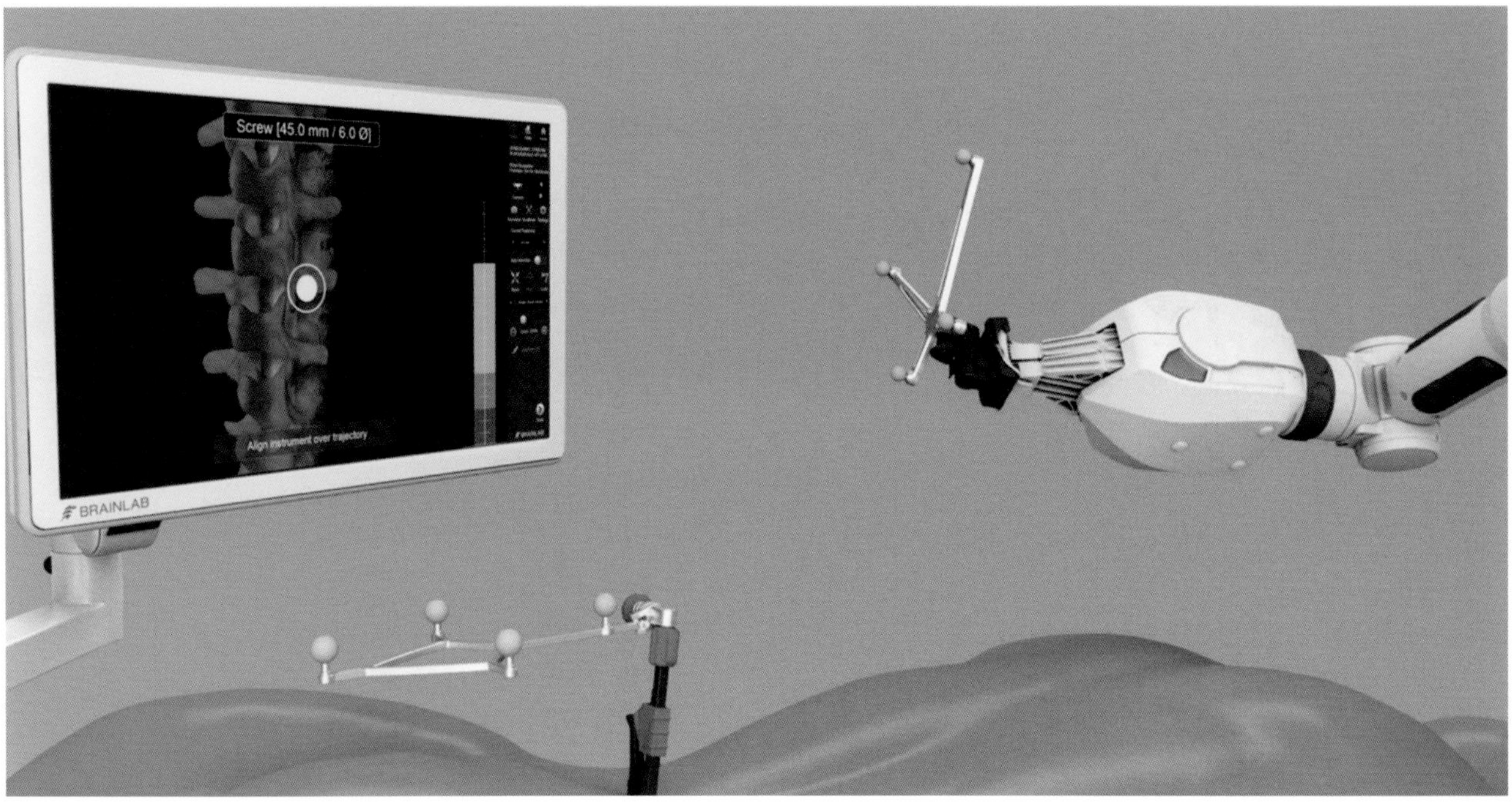

写真1　手術支援ロボットアームCirq(サーク)　　(BLAINLABホームページより)

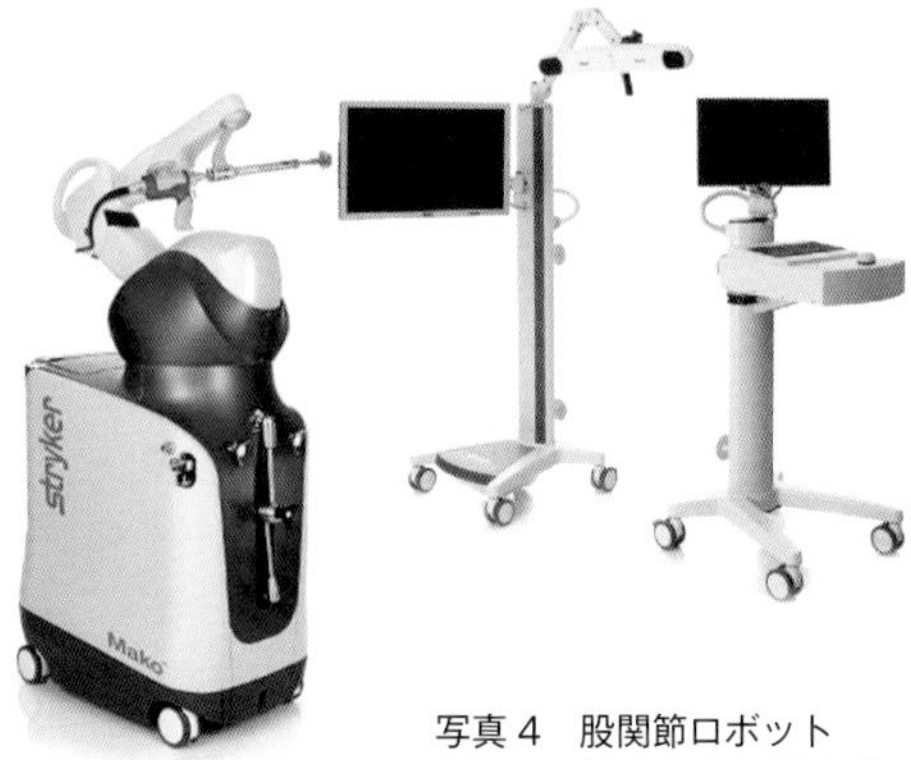

写真4　股関節ロボット
Mako(メイコー)

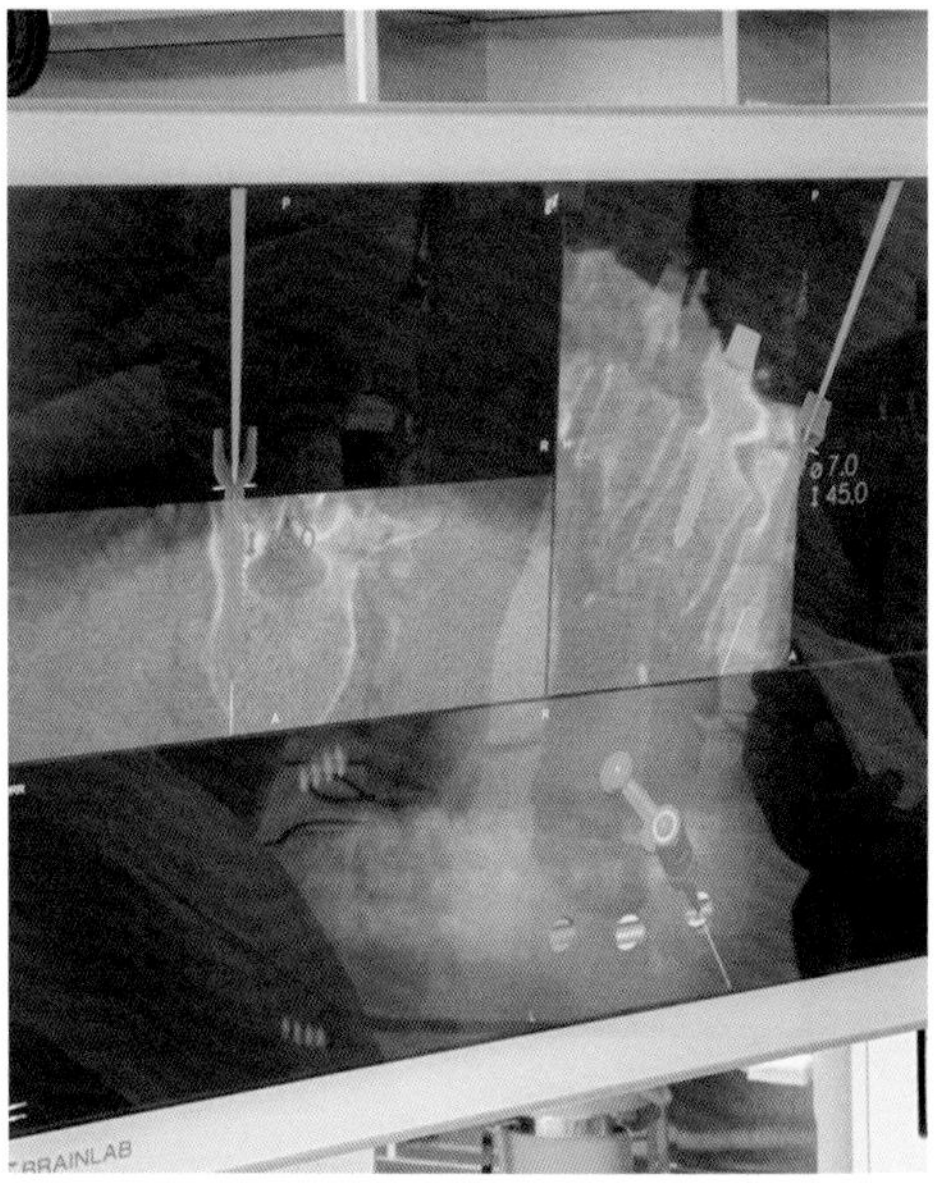

写真3　術中CTナビゲーション プランニング画面

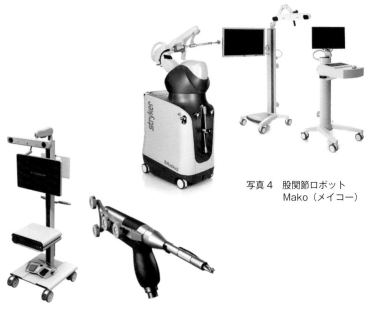

写真5　膝関節ロボットCORI(コリ)

やサイズ、骨を削る深さなどを3次元的(立体的)に計画することを可能にします(写真4)。

メイコーのロボティックアームは、傷んだ骨を削るときや、人工関節を設置するときに人の手のようにぶれることがなく、正確に動き、また止まることができ、計画通りの安全で「正確な設置」を可能にします。

人工膝関節の手術は国内外で多く実施されていますが、膝の動きに違和感や痛みが残ることが問題とされ、これまでの研究で「正確な設置」が術後の満足度に関連することが報告されています。

CORI(コリ)はナビゲーションシステムの技術を応用し、赤外線カメラを使用して手術中に骨や靭帯《じんたい》の位置情報をスキャンし、人工関節を設置する位置や角度だけでなく、関節を支える靭帯のバランスを数値化することで、患者さん一人ひとりに合わせた人工膝関節の「正確な設置」を行うことを可能にします(写真5)。

さらに、骨を削るためのドリルは、削る予定のない部分に差しかかると回転をストップさせたり、ドリル先をガードの中にしまったりして、安全な手術を実現します。

手術支援ロボット・ダビンチによる肺がん、縦隔腫瘍手術

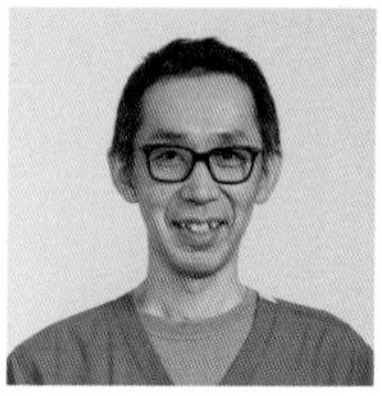

副診療科長・准教授
鳥羽 博明
（とば ひろあき）

肺がん・縦隔腫瘍手術をダビンチで

当科では、肺がん・※1縦隔腫瘍《じゅうかくしゅよう》の手術の80％以上を胸腔鏡下《きょうくうきょうか》の手術で行っています。呼吸器外科での通常の胸腔鏡手術《きょうくうきょうしゅじゅつ》は、1つの傷が3～4㎝程度までで、3～4か所の傷からカメラと器具を挿入して手術を行います。傷が小さく、胸壁《きょうへき》・筋肉・肋間《ろっかん》へのダメージが少ないため、体への負担が少ない手術です。

※1　縦隔腫瘍／心臓や食道、気管や大動脈、胸腺などの器官がおさまる空間である縦隔内に発生した腫瘍のこと

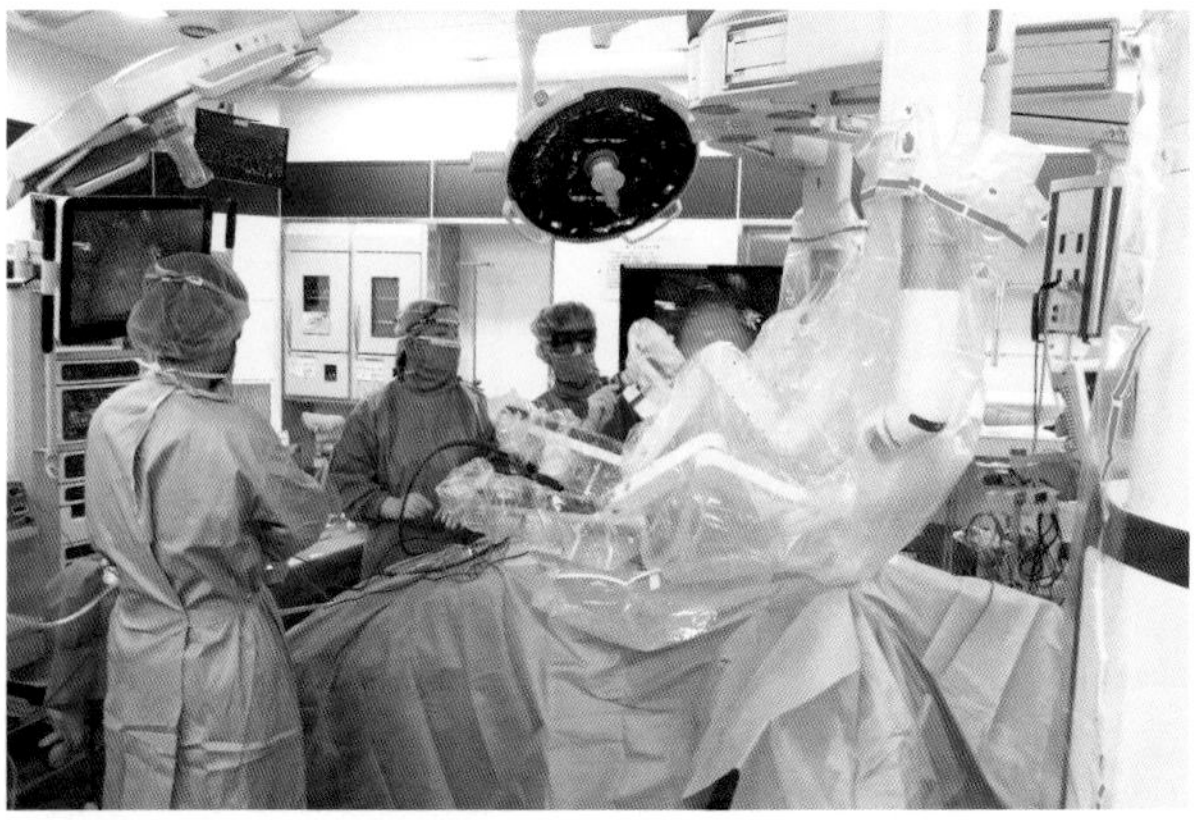

写真1　ダビンチ手術の風景

手術支援ロボット・ダビンチを用いた手術も胸腔鏡手術に含まれますが、ダビンチを用いた肺がん・縦隔腫瘍手術は2018年に保険適用になり、全国的には、2020年に4000例以上（手術症例の約10％）のダビンチによる手術が行われ、年々増加しています（写真1）。

当科でも2018年10月から開始し、これまで肺がん・縦隔腫瘍を合わせると約100例と、着実に実績を積み重ねています。

ダビンチ手術では、1㎝前後の3～4か所の傷と、切除した肺や腫瘍を取り出すための2～3㎝の傷1か所で手術を行います。傷の数は若干多いですが、一つひとつの傷は小さく、通常の胸腔鏡手術と同等、もしくはより精密な手術が可能になっています（写真2）。

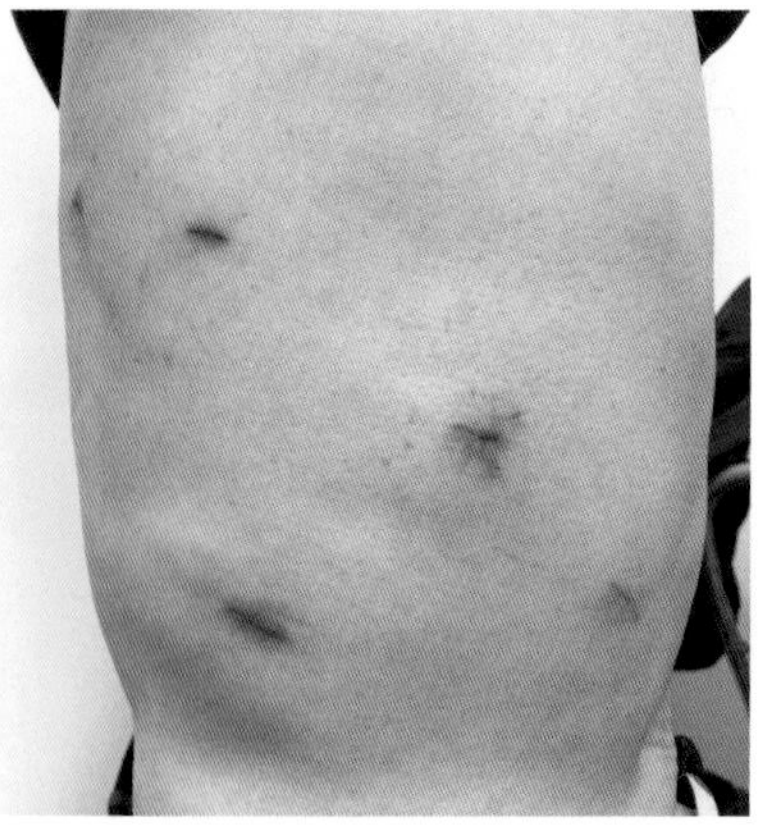

写真2　ダビンチ手術の傷

ダビンチ手術は、最近になって長期予後（病状についての長期間での見通し）も通常の胸腔鏡手術と比べて同等と報告され、長期的にもその有効性が証明されてきています。

ダビンチの良いところ

ダビンチ手術の良いところは、次のような点があげられます。

①3次元画像で拡大された視野で見られること、②誰にでも起こる手の震えがないこと、③人間の手関節と同じように動く関節のある鉗子《かんし》（組織などを挟む手術器具）を用いて、狭い胸腔内で質の高い手術ができること（通常の胸腔鏡手術では，直線的な鉗子を使用するため、操作の制限がある）、④肋《ろっ》間神経《かんしんけい》の圧迫が少なく、痛みが少ない可能性があること、などです。

当科では、このような利点を持つダビンチ手術を、通常の胸腔鏡手術と同じクオリティで安全に、新しい選択肢として患者さんに提供することができるようになっています。

泌尿器科

前立腺がんから始まったロボット支援手術のさらなる発展

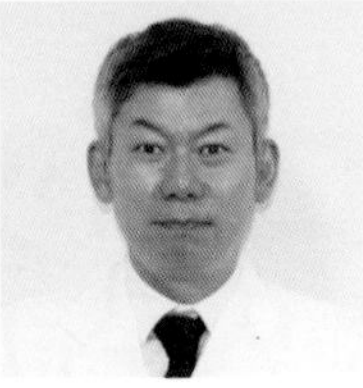

診療科長・教授
古川 順也
（ふるかわ じゅんや）

泌尿器がんに対するロボット支援手術

2012年にロボット支援手術が前立腺がんに対して保険適応になりました。当院では保険適応になる前の2011年にダビンチを導入し、前立腺がんに対する手術を開始しました。

多くの優れた特徴により、前立腺がんのロボット支援手術は、開腹術よりはるかに出血量が少なく、輸血をすることはほとんどなくなりました。また前立腺を除いた後、骨盤の最も奥深くにある膀胱《ぼうこう》と尿道をつなぐとき(吻合《ふんごう》)も精密に縫合《ほうごう》できます(図1)。

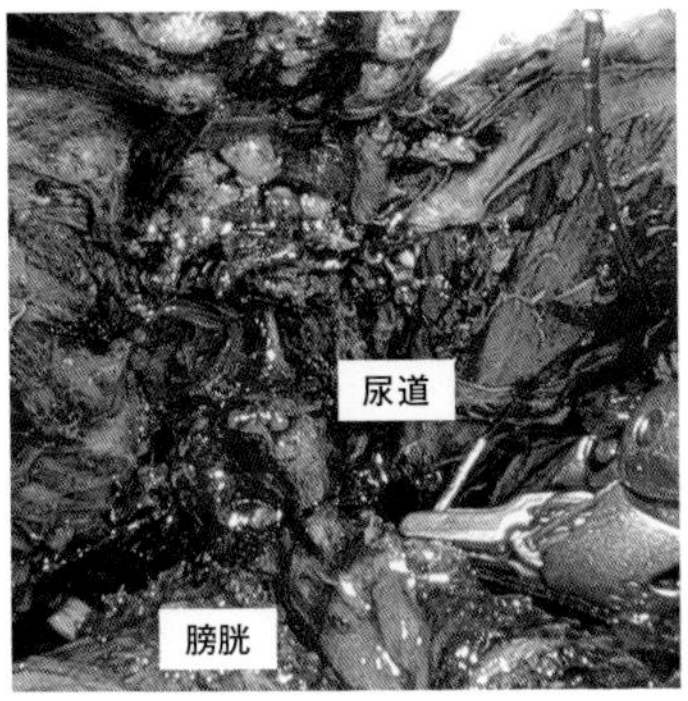

図1　膀胱と尿道の吻合

このロボット支援前立腺全摘除術《ぜんりつせんぜんてきじょじゅつ》は、当科ではすでに800例を超え、安定した手術が行われています。また腎がんは、腫瘍が小さい場合に、腎臓の機能を温存するために、腫瘍とその周囲の正常な部分のみを切り取る腎部分切除術が行われています。

この手術は、腫瘍を切除した後は、その切開した面を糸で縫い合わせて閉じ、その後、腎臓自体も縫い合わせます。その間、腎臓の動脈を止めているために、残る腎臓にはダメージ（機能の低下）が起きます。ロボット支援手術では、腹腔《ふくくう》鏡手術《きょうしゅじゅつ》よりも動脈を止めている時間が短く、精密に切ったり、縫い合わせたりすることができるため（図2）、術後の合併症も少なくなっています。当科では年間約30例のロボット支援による腎部分切除術を行っています。

膀胱がんは、膀胱を摘出する場合には、腸管などを用いて尿が流れる道すじを変えます。ロボット支援膀胱全摘《ぼうこうぜんてき》除術《じょじゅつ》では、開腹術と比べて出血量はかなり少なく、体への負担も少ないため、術後は早いうちに歩行や食事を開始できます。手術の負担が大きい80歳を超える患者さんでも、体調を考慮したうえでこの手術は可能です。現在、当科では年間約15例の手術を行っています。それ以外にもロボット支援腎摘《じんてき》除術《じょじゅつ》やロボット支援副腎摘除術《ふくじんてきじょじゅつ》もすでに導入しています。

泌尿器良性疾患に対するロボット支援手術

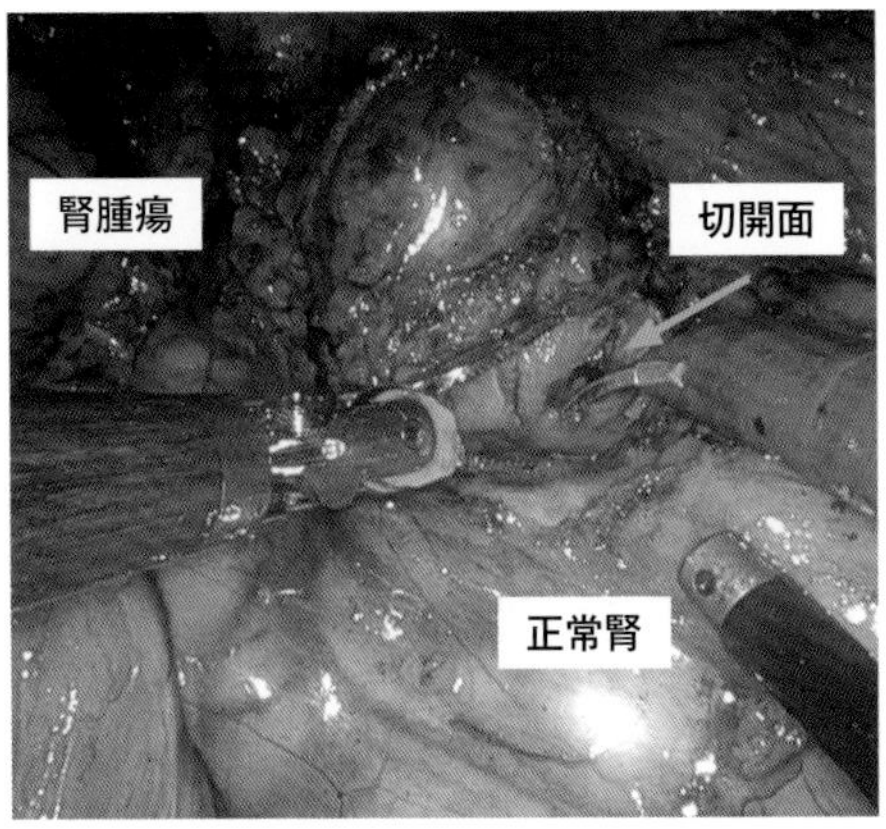

図2　腎部分切除

高齢の女性などでは、子宮、膀胱、直腸などが、陰部から垂れ下がってしまう病気があります。この病気に対し、腟を骨盤にメッシュで固定して、骨盤内の臓器が体から脱出しないようにするロボット支援仙骨腟固定術《せんこつちつこていじゅつ》も当科で導入しています。手術時間が短縮され、治療後の経過も非常に良好です。

また尿管に狭い部位があり、痛みや腎臓の働きが悪くなる腎盂尿管移行《じんうにょうかんいこう》部狭窄症《ぶきょうさくしょう》という病気に対しては、尿管の狭い部分を切除して、腎盂と尿管を繊細に縫合できるロボット支援腎盂形《じんうけい》成術《せいじゅつ》も導入しています。

ロボット支援手術で脳に電極や針を正確に入れる

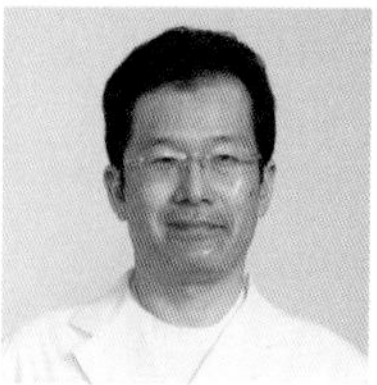

特任講師
多田 恵曜
（ただ よしてる）

てんかんや脳腫瘍などの脳の病気について

てんかんは脳神経細胞が興奮することによって、突然意識がなくなったり、手足が痙攣《けいれん》したりするてんかん発作を繰り返す脳の病気です。抗てんかん発作薬による適切な薬物治療を行うことによって70%の方がてんかん発作を抑制することができますが、残り30%の方は薬物治療のみでは発作が抑えきれない薬剤抵抗性てんかんとなります。

薬剤で抑えきれない場合には、手術によって発作を抑制、または緩和することができますが、てんかんの原因となっている焦点が脳のどこにあるか詳しく調べる必要があります。てんかん焦点がどこにあるかを確認する方法として、細い電極を脳内へ複数本留置する定位的頭蓋内脳波植込術《ていいてきずがいないのうはうえこみじゅつ》（SEEG）という手術があります。

脳腫瘍《のうしゅよう》に対しては病変を取り除く摘出術と化学療法や放射線治療がありますが、その治療方針を決めるために腫瘍の一部を採取する生検術《せいけんじゅつ》を行うことがあります。

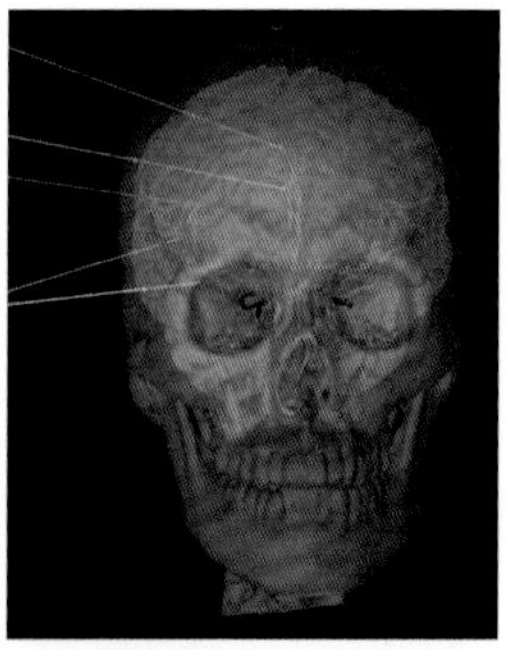

図2　脳の血管を避けた電極の留置場所を計画する

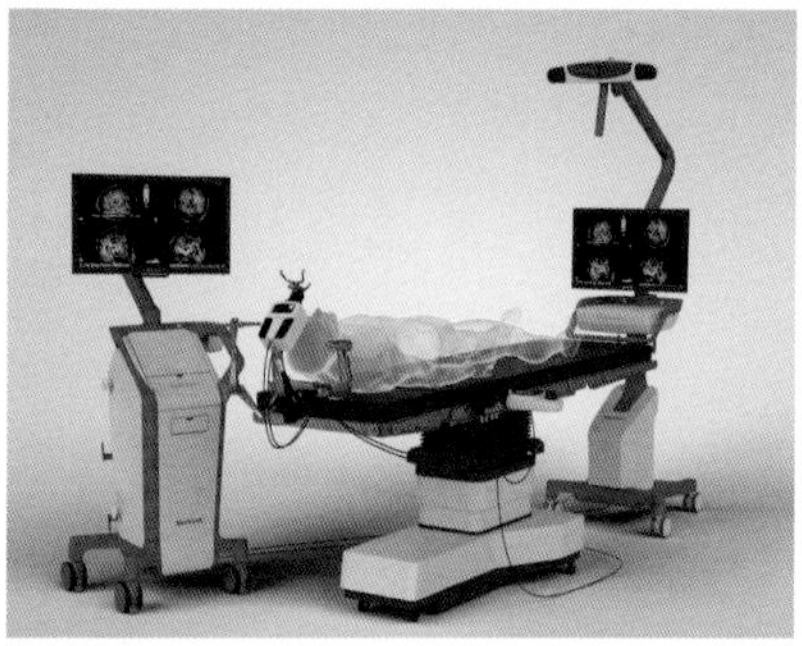

図1　ロボティックシステム（Stealth Autoguide）
（写真提供／日本メドトロニック株式会社）

ロボット支援による脳神経外科の最先端手術

ロボティックシステム（Stealth Autoguide）を用いることによって（図1）、てんかんの原因となっている焦点を明らかにするために行う定位的頭蓋内脳波植込術（SEEG）や、脳腫瘍のごく一部だけを採取することを目的とする生検術を、より安全で正確に行うことが可能になります。

手術を実施する前に撮影したCTやMRI画像をもとに手術計画を立てます。車の運転をサポートするカーナビゲーションのように、ナビゲーションシステムと連動することで、細い電極や脳腫瘍の一部を採取するための細い針を脳内へ正確に入れることが可能です。

脳には多くの血管があり、それらを傷つけないように、手術前から電極や針が通るルートに血管がないことを確認して、手術計画を立てます（図2）。

（写真）は実際の手術風景です。また、これまでより非常に細いドリルを用いて頭の骨に穴を開けるため、皮膚の切開もこれまでよりも小さく済み、患者さんの負担も軽くなります。

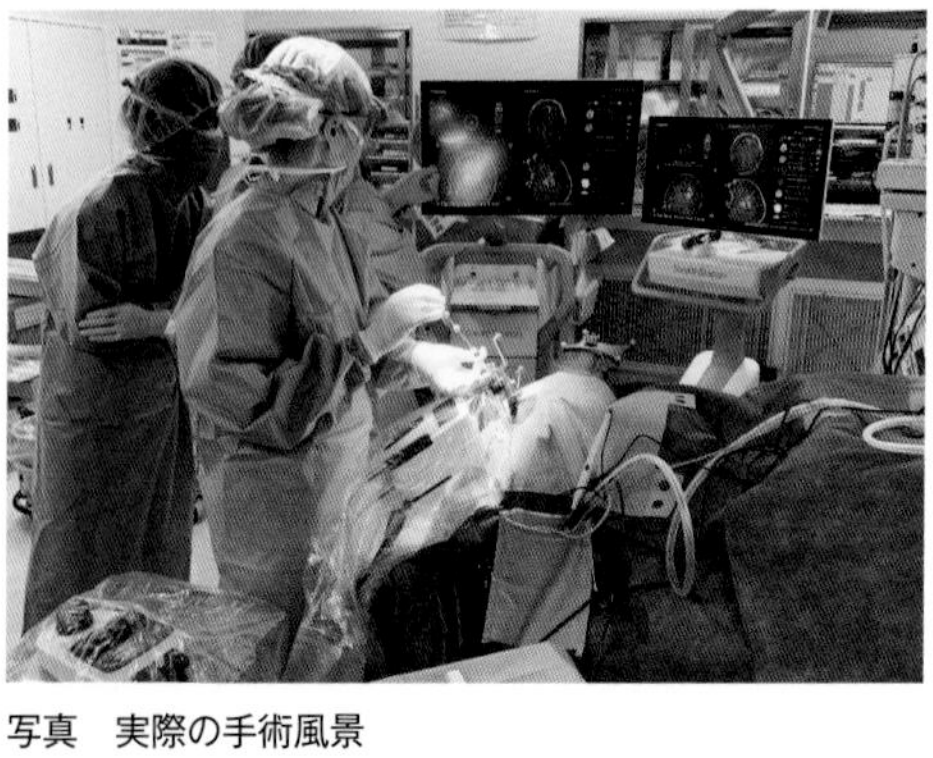

写真　実際の手術風景

産科婦人科

回復が早く美容面にも優れたロボット支援手術

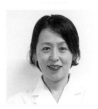

総務医長・講師
吉田 加奈子
（よしだ かなこ）

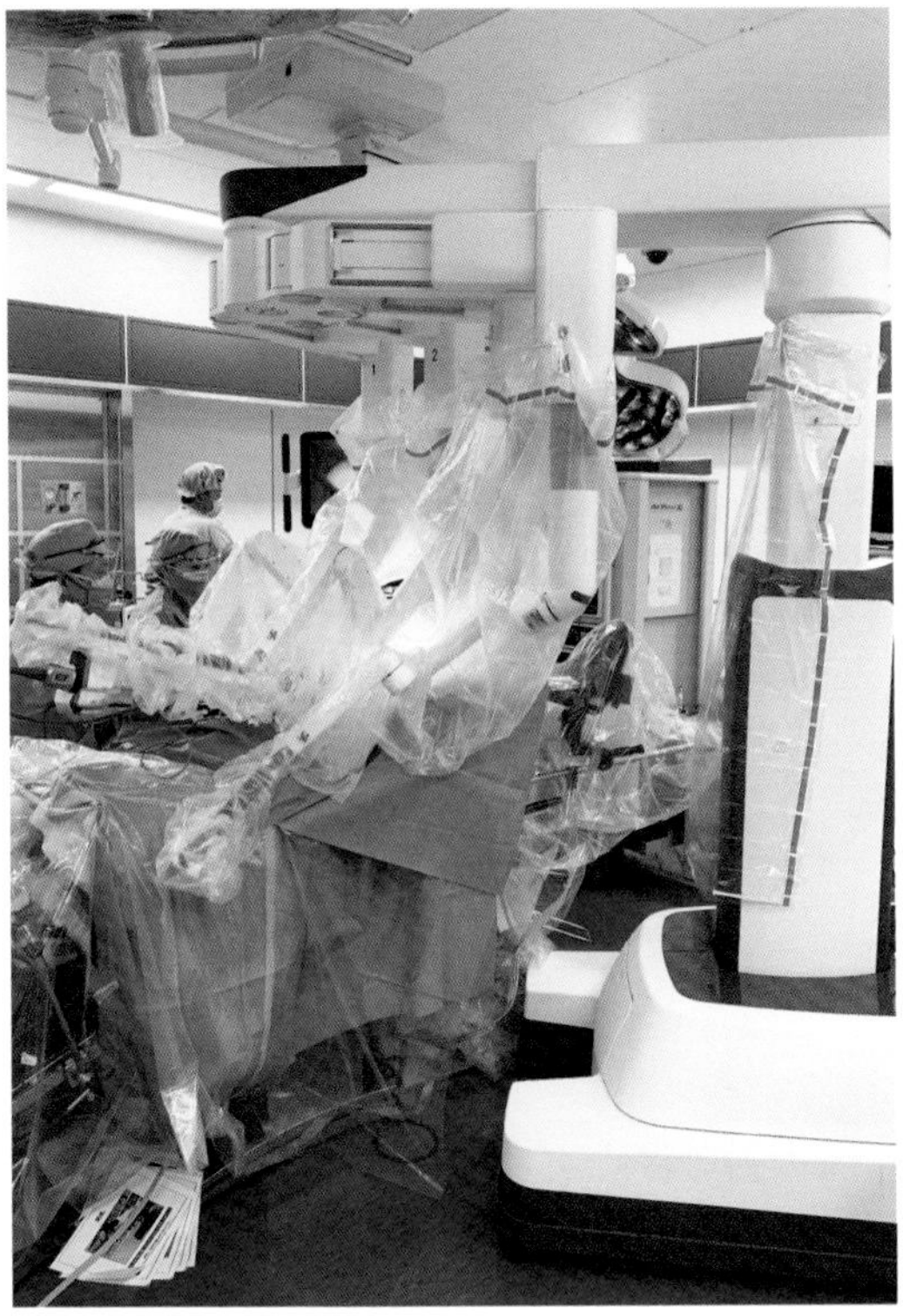

写真　婦人科疾患に対するロボット支援手術

婦人科良性疾患、骨盤臓器脱、早期子宮体がんに対するロボット支援手術

日本では2023年現在、保険診療として子宮筋腫《しきゅうきんしゅ》・子宮腺筋症《しきゅうせんきんしょう》などの婦人科良性疾患に対するロボット支援下《しえんか》子宮全摘術、子宮や膀胱《ぼうこう》などが下垂する骨盤臓器脱《こつばんぞうきだつ》に対するロボット支援下仙骨膣固定術《せんこつちつこていじゅつ》、早期子宮体がんに対するロボット支援下子宮悪性腫瘍手術を行うことが認められています。当科では、適応の基準を満たす患者さんに対して、これらのすべての手術を行うことが可能です。

当科ではこれまで、婦人科良性疾患に対する腹腔鏡下子宮全摘術《ふくくうきょうかしきゅうぜんてきじゅつ》、骨盤臓器脱に対する腹腔鏡下仙骨膣固定術《ふくくうきょうかせんこつちつこていじゅつ》など、女性特有の病気に対して体への負担が少ない腹腔鏡手術を積極的に取り入れてきました。

ロボット支援手術では、3Dイメージの拡大視野で操作でき、鉗子《かんし》（組織などを挟む手術器具）に関節があり細かい操作が可能です。そのため、腹腔鏡手術では難しい骨盤の狭い部分で手術操作を要する場合、例えば仙骨膣固定術や高度の癒着《ゆちゃく》や肥満のある患者さんの手術に適しているといえます。当科では2021年よりロボット支援手術を開始し、2023年時点で約110件行いましたが、大きな合併症はなく安全に実施できています（写真）。

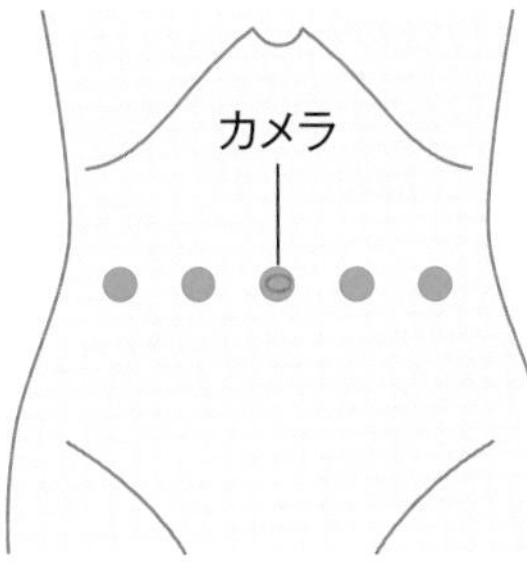

図　手術創（手術のあと）

婦人科領域におけるロボット支援手術のメリット

ロボット支援手術では、お臍《へそ》を中心に腹部に計5個の小さい穴（8～12㎜）を開けて、専用の鉗子を入れます（図）。鉗子はロボットのアーム（腕）とつながっています。このロボットアームは、術者がコンソールと呼ばれる場所に座って操作します。これまでの開腹手術のように、お腹《なか》を大きく切る必要がないため、美容面で優れていること、患者さんの体への負担が少なく回復が早いことが特徴です。

特に婦人科の領域では、大きな子宮筋腫やひどい癒着がある場合、高度肥満など骨盤内の狭いスペースでの操作が必要な手術においては、より安全に正確に行えるというメリットがあります。

特集④

これからのゲノム医療

ゲノム解析技術が飛躍的に進歩して、多くのゲノム情報が蓄積されてきています。2022年、ついにヒトのゲノムが完全に解読され、ゲノム情報に基づく医療（ゲノム医療）がより加速することが期待されています。当院では、他に先駆けてゲノム医療に取り組んでおり、診断だけでなく治療においてもゲノム情報を最大限に活用した医療を提供しています。

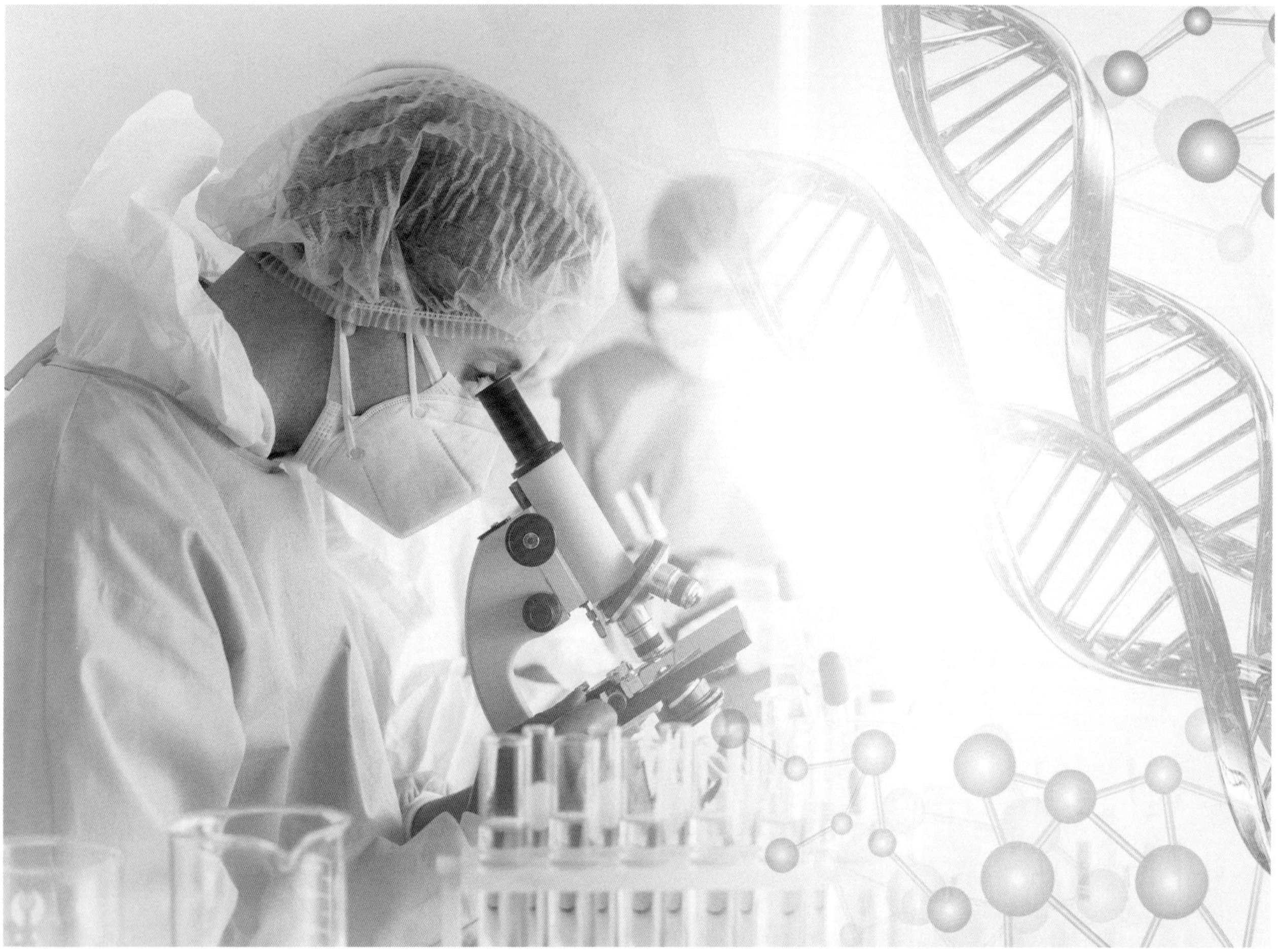

（写真はイメージ）

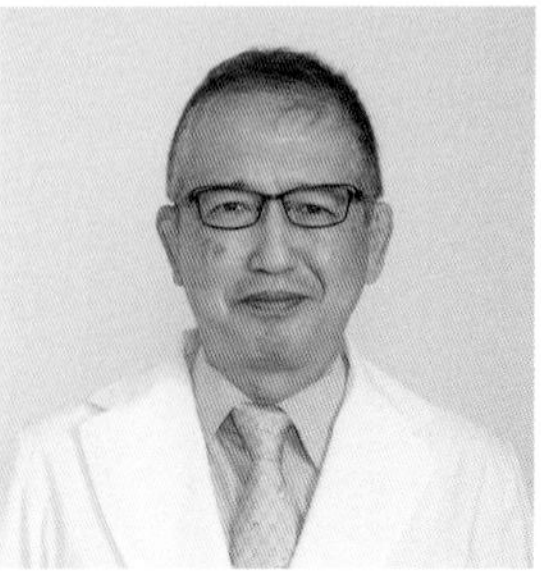

脳神経内科
診療科長・教授
和泉 唯信
（いずみ ゆいしん）

1989年北海道大学理学部数学科卒業。1995年徳島大学医学部医学科卒業。広島大学病院、住友病院神経内科などでの研修を経て2001年徳島大学病院神経内科に勤務。2020年から徳島大学大学院臨床神経科学分野教授。専門は神経難病（特に筋萎縮性側索硬化症）と認知症。所属学会：日本神経学会（専門医、代議員、理事）、日本認知症学会（専門医、代議員、理事）、日本神経病理学会（代議員、理事）日本脳卒中学会（専門医、代議員）、日本頭痛学会（専門医、代議員）など。

難病患者に対するゲノム医療とは？

厚生労働省の指定する難病には340以上の病気がありますが、原因はさまざまです。その一つに遺伝子異常によって親と同じ病気を子どもが発症する場合(顕性遺伝《けんせいいでん》)や、両親がいとこ婚をすることによって子どもが病気を発症する場合(潜性遺伝《せんせいいでん》)などがあります。

これらの多くはすでに原因遺伝子が解明され、遺伝カウンセリングも当院で長年にわたり実施しています。ゲノム解析技術の進歩によって、これまで未解明だった原因遺伝子が続々と明らかになっています。

さらに遺伝子異常がどのような仕組みで病気を発症させているかも解明されつつあり、いくつかの疾患ではその仕組みに合わせた治療法(遺伝子治療、核酸医薬)も開発されています。

神経筋の難病の中では、デュシェンヌ型筋ジストロフィーや脊髄性筋萎縮《せきずいせいきんいしゅく》症《しょう》の治療薬が保険適用になっています。さらに治療が難しい筋萎縮性側索硬化《きんいしゅくせいそくさくこうか》症《しょう》(ALS)の一部の遺伝子異常に対しても治療薬が海外では承認され、日本での保険適用が期待されています。

受精卵の段階で遺伝子検査を実施し、遺伝子異常のない可能性が高い受精卵を人工授精する方法を着床前診断《ちゃくしょうぜんしんだん》といいます。これまで着床前診断は原則として小児期から重い症状の出る病気についてのみ認められていましたが、現在は成人後に発症する病気にも対象が広がっています。

難病に限らず多くの病気は一つの遺伝子ではなく多くの遺伝子がかかわることで発症が決まっていることが分かってきました。今後は病気のなりやすさ、薬の効きやすさ、副作用の出やすさなども解明され、臨床の現場で役立つことが期待されています。

このように難病に関するゲノム医療のかかわりは多くの分野にわたりますが、当院のゲノム医療センターは各診療科と連携して幅広いニーズに対応しています(図)。

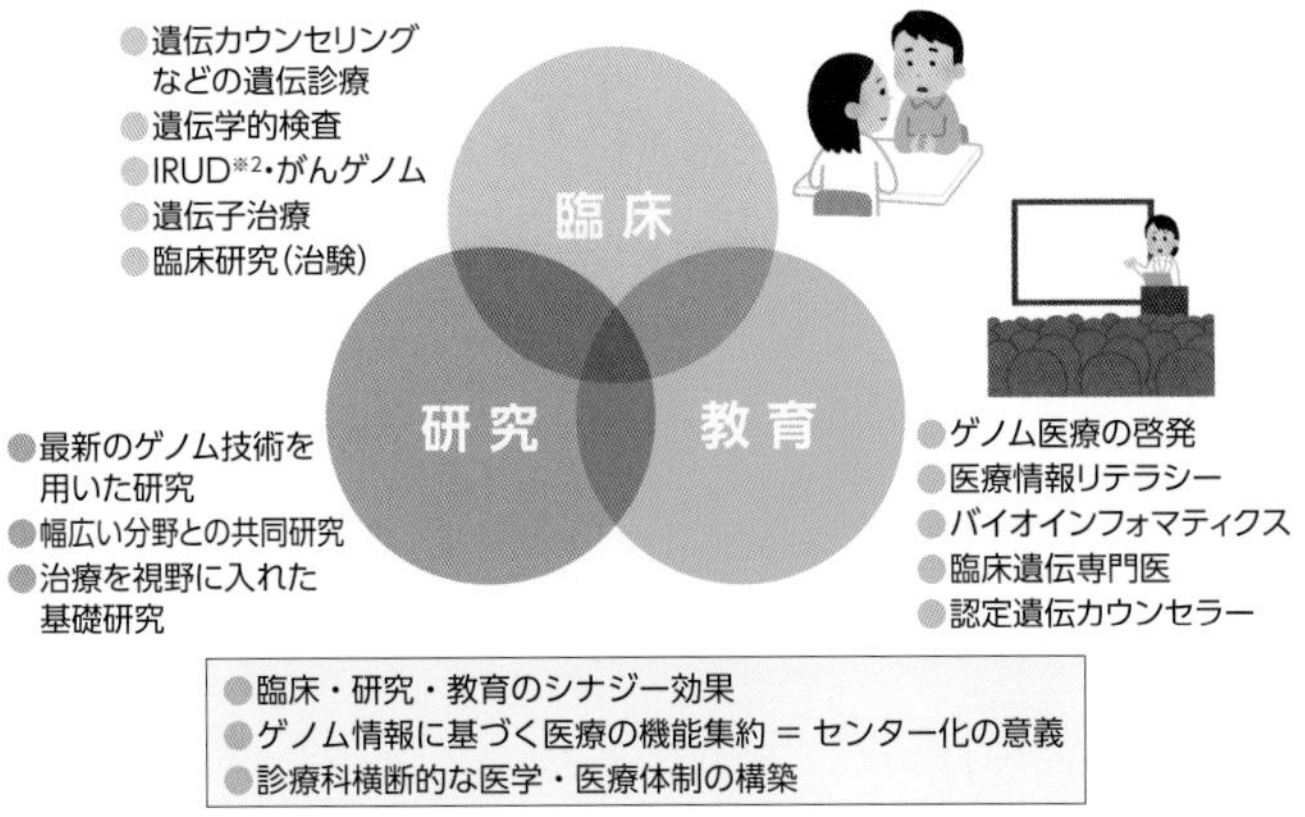

図　徳島大学病院ゲノム医療センターの役割

がん患者に対するゲノム医療とは？

がんに対するゲノム情報の活用はここ数年で急速に普及しました。遺伝するがん(遺伝性腫瘍《いでんせいしゅよう》)では、患者さん本人だけでなく、その家族も対象としてゲノム情報が解析され、早期診断や発症リスクの評価が行われ、がんを発症したときには治療法の選択にも大いに役立てられています。

がんをただ単に、ある臓器のある細胞が無限に増殖するようになるという現象として捉えるのではなく、その根底にある病気の成り立ちを理解するうえでもゲノム情報が欠かせないものになってきています。その結果、さまざまながんにきわめて有効性の高い新しい治療薬が次々に開発されています。

遺伝しないがんも、突然変異で多くの遺伝子変異が段階的に生じていることが分かっていて、何の遺伝子に変異があるかによって、より効きやすい治療薬を選択できる時代になっています。

がんの遺伝子変異は、※1がん遺伝子パネル検査によって調べられます。一方で、見つかってくる遺伝子変異はとても多いため、がんに関連する変異なのか関係ない変異なのかを判断するのは難しい場合もあります。当院では、がん診療連携センターで定期的に専門家による判定会議(がんゲノムエキスパートパネル)を開いて、症例ごとに慎重に判断をしています。さらに、検査の結果、遺伝するがんの原因となる変異が見つかることもあります。その場合には、ゲノム医療センターで定期的に開く遺伝性腫瘍カンファレンスで詳しく検討しています。

このように、ゲノム情報に基づくがんの治療はきわめて有用ではありますが、それと同時に高い専門性を必要とします。当院では、がん診療連携センターとゲノム医療センターが中心となって、高度に先進的ながんゲノム医療を提供しています。

※1　がん遺伝子パネル検査／がん細胞に起きている遺伝子の変化を調べ、がんの特徴を知るための検査(32・33ページ参照)

※2　IRUD／未診断疾患イニシアチブ「難病克服プロジェクト」のもと推進される研究開発プログラム

循環器内科

遺伝子治療による血管再生療法

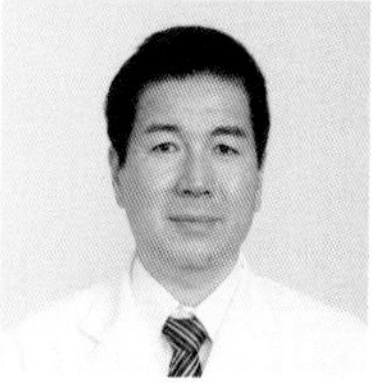

特任教授
八木 秀介
（やぎ しゅうすけ）

治療対象となる慢性動脈閉塞症とは？

血管の老化に伴う動脈硬化や血管炎症で、血管が狭窄《きょうさく》（狭くなる）・閉塞《へいそく》する（塞がる）慢性動脈閉塞症《まんせいどうみゃくへいそくしょう》と呼ばれる病気として、閉塞性動脈硬化症《へいそくせいどうみゃくこうかしょう》やバージャー病があります。

初期症状は、足の冷感やしびれから始まり、血管の狭窄が進行してくると歩くときにふくらはぎや太ももが重くなってきたり、痛みを感じたりするようになり、ひと休みすると症状が改善し、再び歩くことができる間欠性跛行《かんけつせいはこう》という症状が現れます。さらに病気が進行すると、安静時でも足の痛みが出て、痛みで眠れなかったり、足先に潰瘍《かいよう》ができて壊死《えし》に陥ったりすることもあります。

これまでの治療法としては、血液をサラサラにする抗血栓薬《こうけっせんやく》や血管を広げる血管拡張薬治療、カテーテルという細い管を用いて血管を風船で広げたり、ステントと呼ばれる金属の筒を用いて血管を広げたりする血管内治療、またバイパス手術で血管をつなげる治療法があります。しかし、これらの治療を行っても十分な効果が得られず、病状が進行してしまうと、足の潰瘍が悪化し、最悪の場合には足を切断しなければなりませんでした。

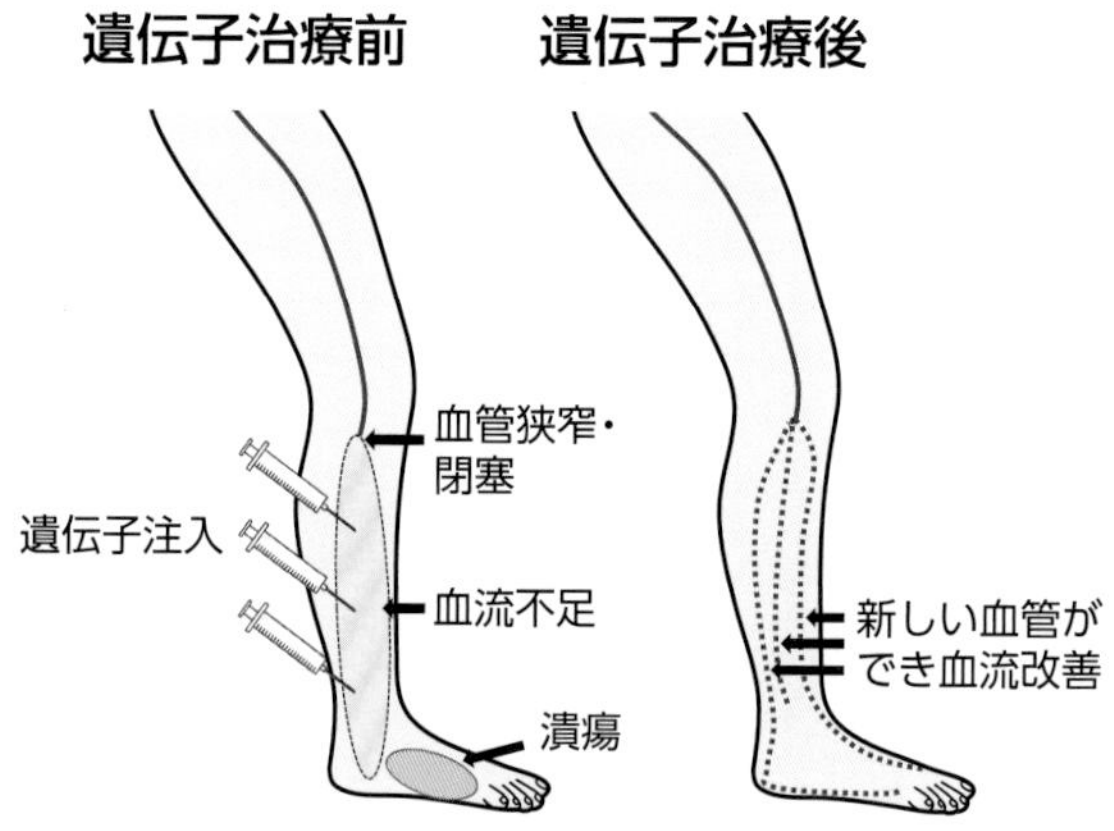

図　遺伝子治療の方法

新しい血管を作る遺伝子治療とは？

2020年から、これまでの治療を十分に行っても足先の潰瘍が治らない慢性動脈閉塞症に対して、日本初の遺伝子治療薬が限定的に使用できるようになりました。

治療方法としては、強力な血管新生作用（新しい血管が作られること）がある肝細胞増殖因子《かんさいぼうぞうしょくいんし》を作り出すDNAをプラスミドという遺伝子の運び屋に組み込んで、それを足に筋肉注射で投与します（図、写真）。筋肉細胞内に入り込んだプラスミドは肝細胞増殖因子の産生や分泌を促し、その筋肉で新しい血管を再生させます。つまりこの治療法は、血管再生を促す遺伝子を足に直接投与することで、足の血流を増加させ、血流不足で生じていた足の潰瘍を小さくして治すことをめざす治療法です。

この最先端の治療を行うことのできる施設は全国でも限られています。この治療を行うには適応条件がありますが、足の痛みや潰瘍が気になるときは、担当の先生と相談して専門病院を受診することをおすすめします。

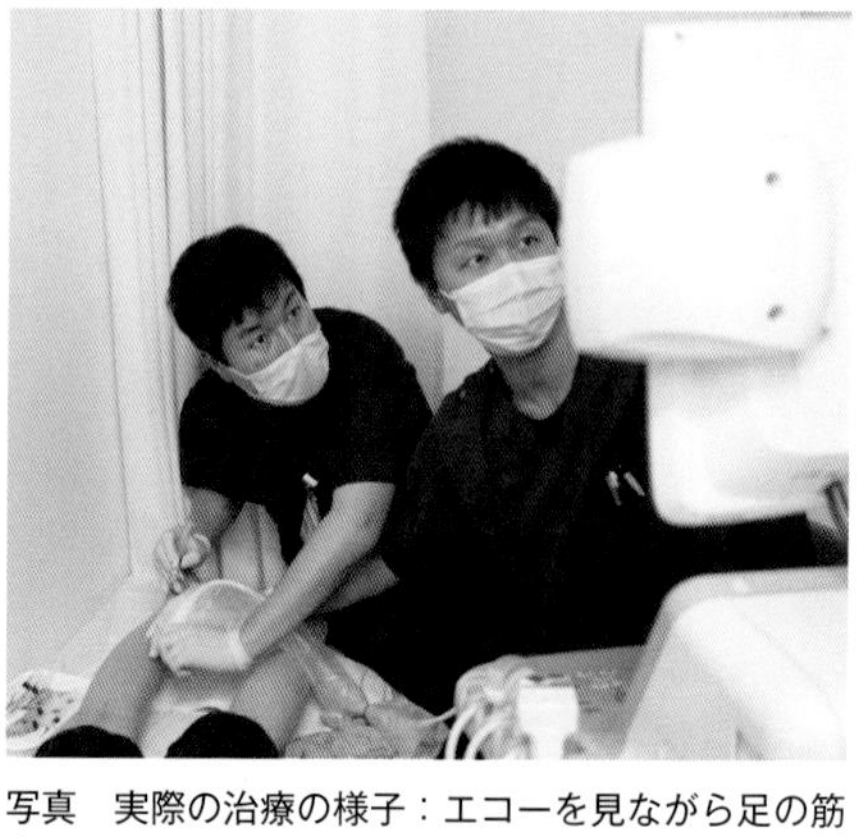

写真　実際の治療の様子：エコーを見ながら足の筋肉に注射する

脳神経内科

神経難病に対する新しい診断法と治療の開発に挑む

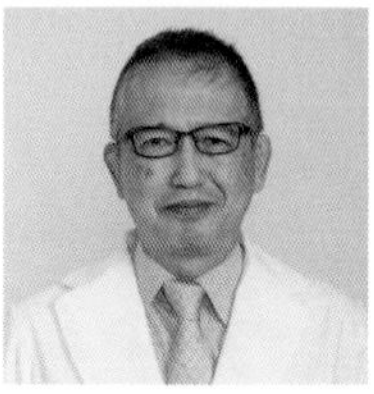

診療科長・教授
和泉 唯信
（いずみ ゆいしん）

筋萎縮性側索硬化症（ALS）の診断と新規治療

神経難病には多くの病気がありますが、その中には治療法が確立しているものと治療法が十分でなく開発中のものがあります。当院では確立している治療法を適切に実施するとともに、治療法が確立していない代表的な病気である筋《きん》萎縮性側索硬化症《いしゅくせいそくさくこうかしょう》（ALS）とジストニアの治療開発に力を入れています。

ALSは全身の筋萎縮・筋力低下が進行する病気で、全国に約1万人の患者さんがいます。ALSは診察所見と痛みを伴う筋電図や神経伝導検査を参考にして診断しますが、当科では痛みを伴わない超音波検査を活用することで患者さんの負担を軽くするとともに早期診断を実現しています（図1）。

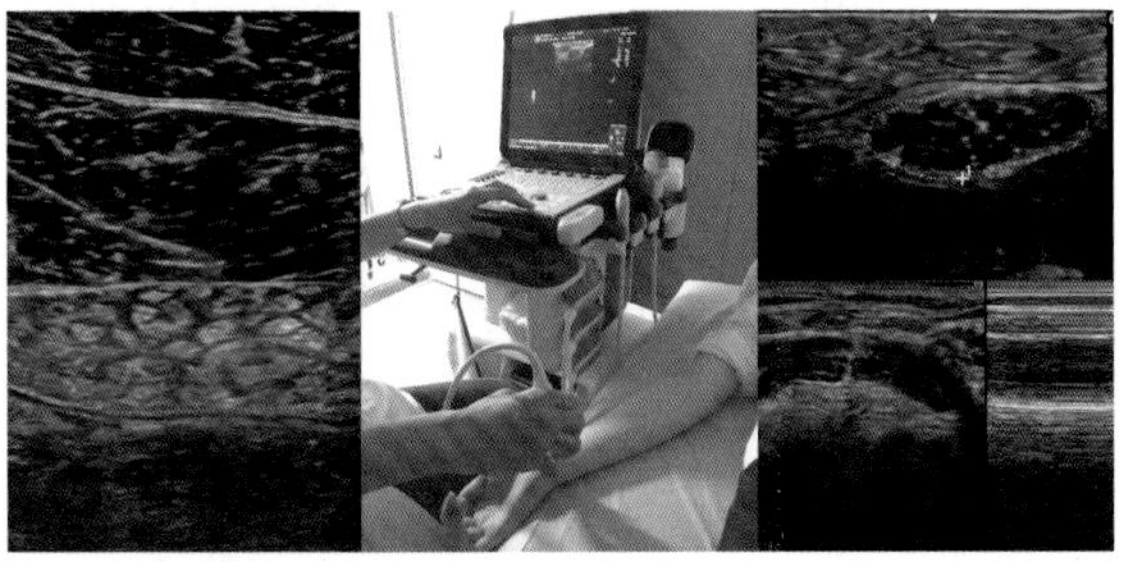

図1　神経筋超音波検査（イメージ）

ALSに対して現在承認されている薬の効果は限定的です。当科が中心となって実施した医師主導治験によって高用量ビタミンB12（メチルコバラミン）の有効性と安全性を確認しました（図2）。そのほかにも継続的に治験を実施するとともに、新規治療薬開発に取り組んでいます。

ALSの患者さんには長期の療養が必要になります。当科では各地域の多職種診療チームと連携して在宅支援、長期入院、※1レスパイト入院、施設入所などのお手伝いをしています。

ジストニアの診断と治療

ジストニアは、パターンを持つ体のねじれを特徴とする不随意運動《ふずいいうんどう》（体が意思とは関係なく動いてしまう状態）の一つであり、頻度の高いものとして、※2痙性斜頸《けいせいしゃけい》、※3眼瞼痙攣《がんけんけいれん》、※4書痙《しょけい》があります。ジストニアは特に専門家の少ない病気で、診断に至るまで長い時間がかかることが少なくありません。また、ジストニアの治療は難しいと考えられていますが、当科では長年にわたる豊富なジストニア診療経験をもとに、早期診断と治療を行っています。治療は※5ボツリヌス毒素注射と内服治療を軸にしながら、適切なタイミングで※6深部脳刺激《しんぶのうしげき》（DBS）を行うこともあります。また、当科は日本ジストニア・コンソーシアムを立ち上げ、全国の医師からのコンサルト（治療方針の相談）にも対応しています。

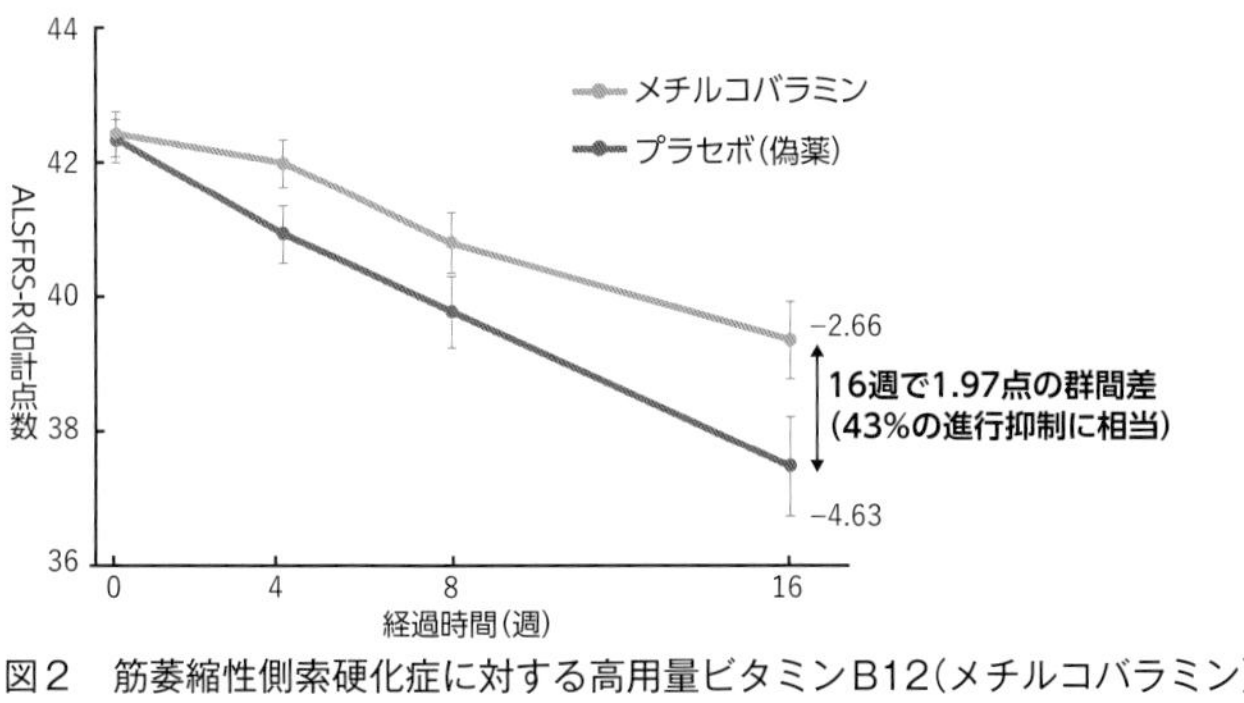

図2　筋萎縮性側索硬化症に対する高用量ビタミンB12（メチルコバラミン）の効果
発症早期の筋萎縮性側索硬化症患者に週２回高用量メチルコバラミンを筋肉内投与すると、その病状の進行がプラセボ投与に比べて抑制された。

※１　レスパイト入院／何かの事情で一時的に在宅介護が困難になったとき、入院してもらうこと
※２　痙性斜頸／首や肩の周囲の筋肉が収縮し、頭、首、肩などが不自然な姿勢になってしまう状態
※３　眼瞼痙攣／目の周囲の筋肉が痙攣して、瞼が開けにくくなる状態
※４　書痙／手の震えや痛みが発生し、字を書くことが難しくなる状態
※５　ボツリヌス毒素注射／食中毒の原因菌であるボツリヌス菌が作り出す天然のタンパク質を加工して有効成分とした薬を注射する治療法
※６　深部脳刺激／脳の特定の部位に細い電極を入れ、電気刺激することで症状を改善する治療法

ゲノム医療センター

ゲノム情報を活用した将来の医療

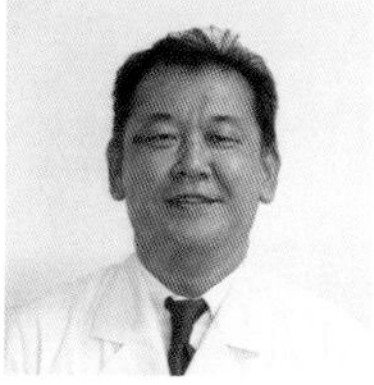

センター長・教授
森野 豊之
（もりの ひろゆき）

ゲノム医療の進歩

近年、ゲノム医療の進歩は著しく、腫瘍《しゅよう》や難病、周産期（出産前後の期間）・生殖分野などさまざまな領域で診断や治療に活用され始めています。

ゲノムというと難しいイメージを持つ方も多いかもしれませんが、ゲノム情報の個人差は「体質」と言い換えることもでき、現在ではケガや事故などの外傷を除いて、ほとんどの病気にこの「体質」がかかわっていることが分かっています。

ゲノム情報はとても膨大なので、それを解析して正確に評価するためには高度の専門的な知識が必要です。一方で、この膨大な情報をうまく医療に活用できれば多くのメリットが生じることも分かってきています。

ゲノム医療というのは、遺伝性疾患（遺伝する病気）だけでなく、がんや生活習慣病といったよく知られた病気にもゲノム情報を活用して、それぞれの患者さんに最適な選択肢を提供するこれからの医療です（図1）。

２０２３年６月16日には「ゲノム医療法」という法律が公布・施行され、今まさに国を挙げてこの新しい医療を普及しようとしています。

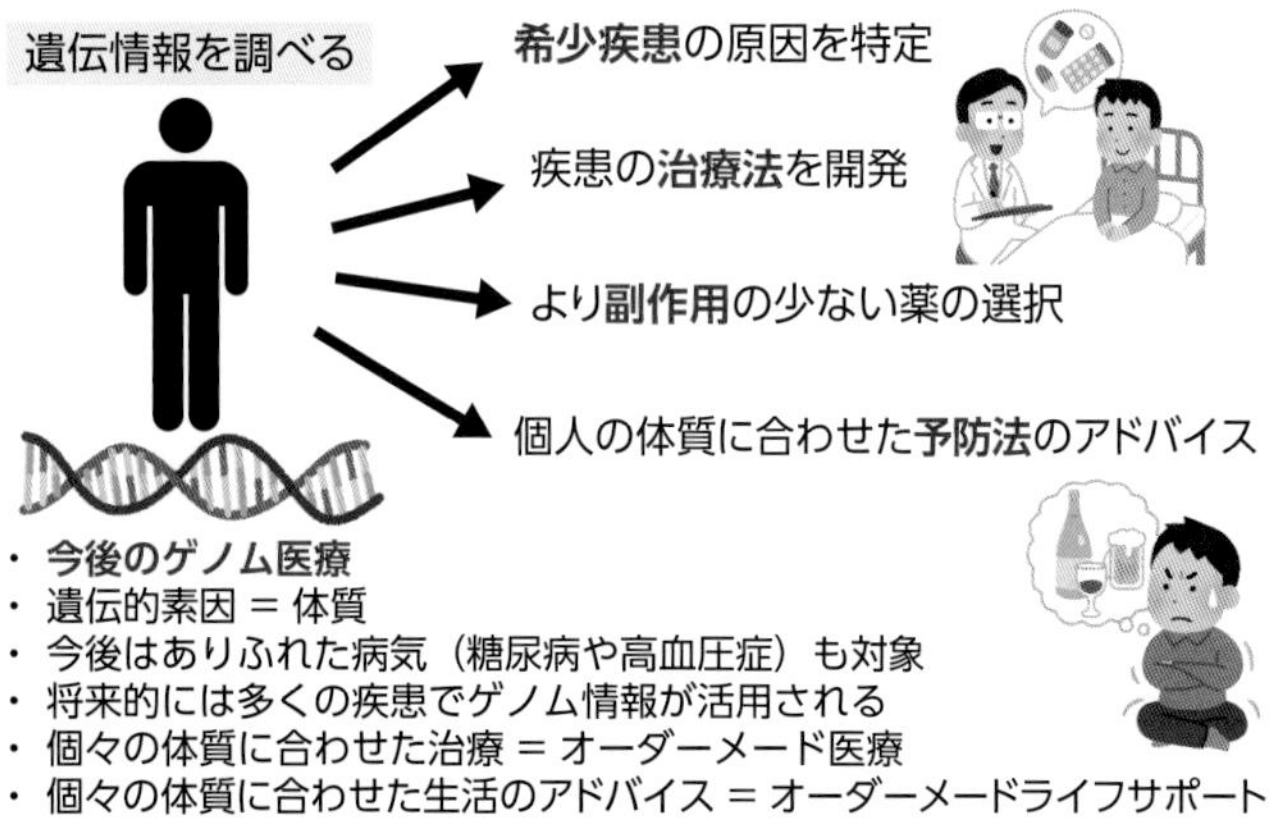

遺伝情報を調べる
希少疾患の原因を特定
疾患の治療法を開発
より副作用の少ない薬の選択
個人の体質に合わせた予防法のアドバイス
・今後のゲノム医療
・遺伝的素因 = 体質
・今後はありふれた病気（糖尿病や高血圧症）も対象
・将来的には多くの疾患でゲノム情報が活用される
・個々の体質に合わせた治療 = オーダーメード医療
・個々の体質に合わせた生活のアドバイス = オーダーメードライフサポート

図1　ゲノム医療とは

ゲノム医療に対する当院の取り組み

当院では、全国に先駆けて１９９９年10月に国のモデル事業（全国に3か所）として遺伝相談室が開設されました。その後、２０１６年4月に臨床遺伝診療部と改称され、さらに２０２２年12月には遺伝カウンセリング部門にゲノム解析部門、データ管理部門を加えた3部門体制が整えられ、ゲノム医療センターに改められました。

現在では年間４６０件以上の遺伝カウンセリングを行っており（図2）、対象も先天異常や神経の病気、耳鼻科の病気、整形外科の病気、遺伝性疾患の発症前・出生前の遺伝学的検査などさまざまです。さらに、明確な遺伝をしない病気や発症していない方も対象にしています。

これらの方々に正確な医学的知識を伝え、必要な検査や治療を提供する先進的な医療を行っています。ゲノム医療は急速に進歩している分野であり、今後もさらなる機能強化に努めていきます。

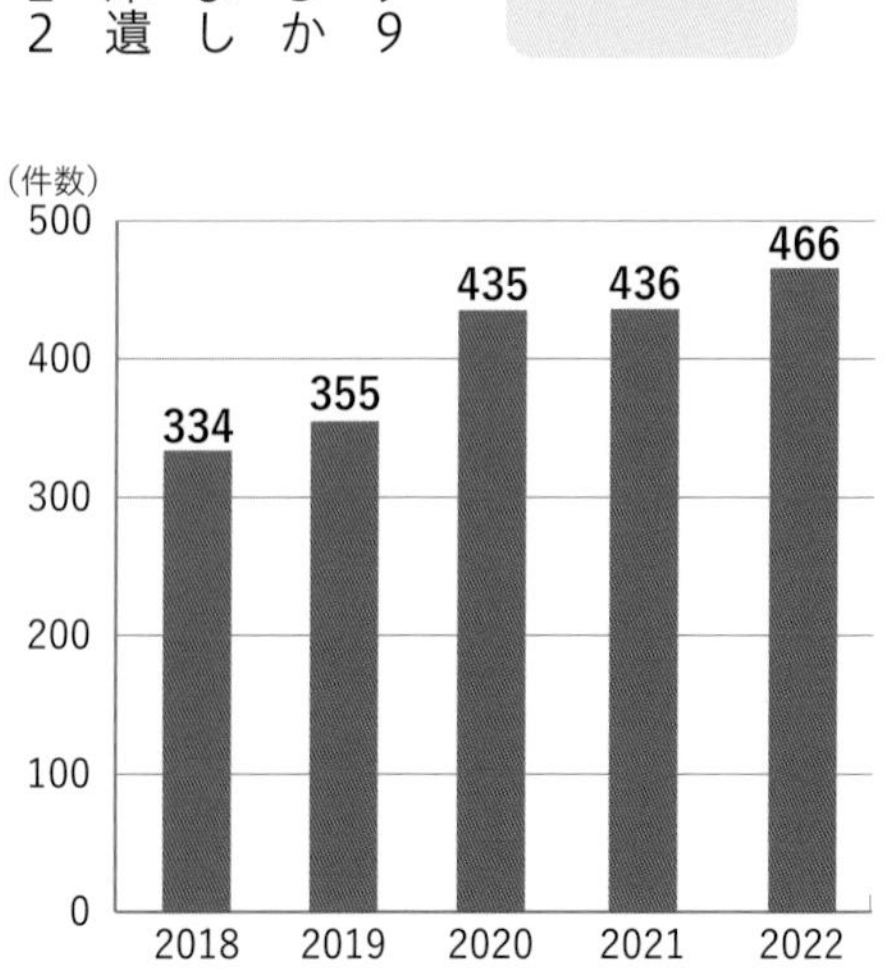

（件数）
500
400
300
200
100
0
334
355
435
436
466
2018
2019
2020
2021
2022

図2　遺伝カウンセリング件数の推移

小児科

ゲノム医療を駆使して小児医療はさらに進む

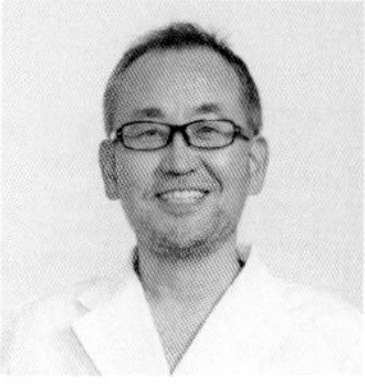

特任講師
須賀 健一
（すが けんいち）

ゲノム医療がもたらした小児疾患診断の革新

これまでの小児の遺伝性疾患は、家族の病歴や現れている症状、検査での結果をもとにして候補となる病気をあげて、その原因遺伝子や領域を一つひとつ確認し、その結果を統合して診断していました。一方でまれな疾患の場合には、病気の特定を絞り込めず原因不明とされていました。

最近は、まず網羅的な遺伝学的検査が行われ、染色体が部分的に欠けていたり、遺伝子配列に異常があるなどの変化があることから、疾患が絞り込まれて症状とも合うことで早期に診断ができるようになっています。この網羅的な解析技術としてマイクロアレイ染色体検査や次世代シークエンスがあります（図1）。

	解析対象	説明
染色体核型分析	染色体	染色体の数や構造異常の検出に優れる。微細な変化は検出不可能。
直接塩基配列決定（サンガー法）	特定のDNA配列	特定の遺伝子領域の配列を検出可能。網羅的な検出は困難。
FISH	特定のDNA領域のコピー数	特定のDNA領域のコピー数変化を検出できる。網羅的なコピー数変化の検出は困難。
マイクロアレイ	網羅的なDNA領域のコピー数	全ゲノム領域にわたり微細な領域のコピー数の変化を検出可能。さらに微小な変化は検出困難。
全エクソーム解析	網羅的なエクソン領域のDNA配列	タンパク質の設計図となるエクソン領域と呼ばれる領域の遺伝子配列を調べる。

図1　代表的な遺伝学的検査

マイクロアレイと次世代シークエンス

スライドガラスにはりつけたプローブにDNAをはりつけるマイクロアレイ検査が2021年10月に保険適応になり、高い解像度でコピー数の変化を検出することができ、核型分析では検出できなかった微細な欠失や増加をすべてのゲノムの領域にわたって検出できるようになりました。

さらに、遺伝子配列を高速かつ大量に解読する次世代シークエンスも行われるようになり、2015年から※1未診断疾患イニシアチブ（IRUD）によってすべての※2エクソーム解析が行われています。参加した診断のついていない患者さんの約6割に、診断が得られています（図2、3）。

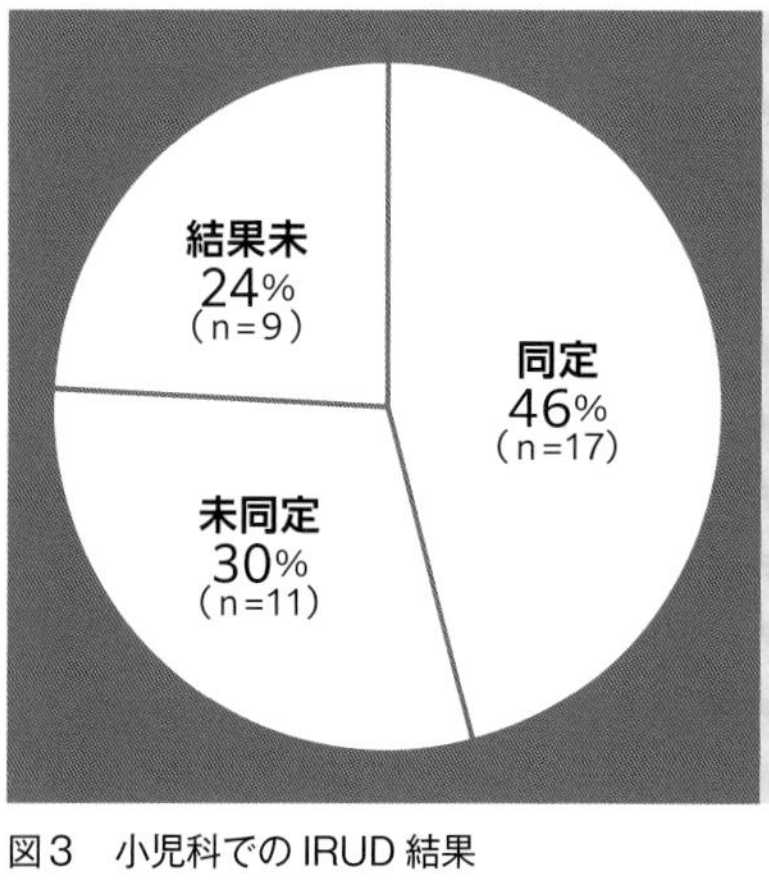

図3　小児科でのIRUD結果

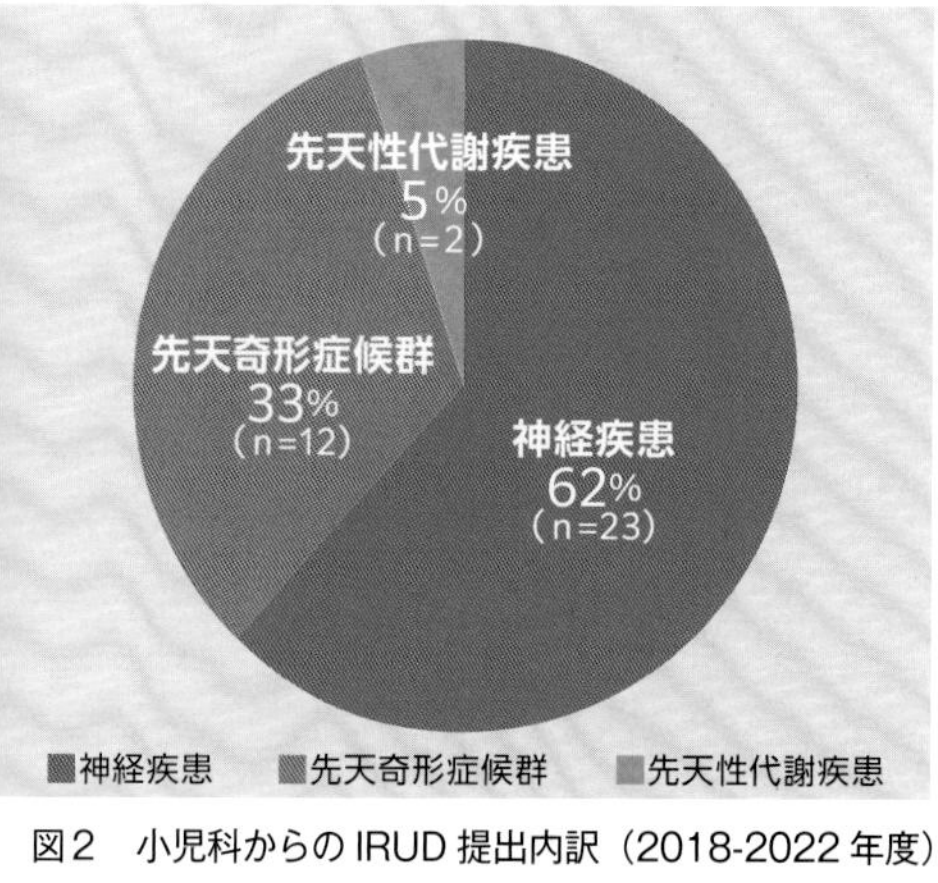

図2　小児科からのIRUD提出内訳（2018-2022年度）

当院はIRUD拠点病院としてこの取り組みに積極的に参加しています。早期診断により脊髄性筋萎縮症《せきずいせいきんいしゅくしょう》は遺伝子治療が可能となっており、ポンペ病などの先天性代謝異常症《せんてんせいたいしゃいじょうしょう》にも酵素《こうそ》補充療法《ほじゅうりょうほう》が可能となっています。今後も、子どもたちの病気を早期に診断して家族に安心してもらえるようにゲノム医療を行っていきます。

※1 未診断疾患イニシアチブ（IRUD）/ 希少な疾患や未診断の疾患に対して、先導的な新政策を実施する取り組みや研究（45ページ参照）
※2 エクソーム解析 / すべてのゲノムのうち、特定の配列（エキソン配列）のみを網羅的に解析する手法

周産期領域と婦人科領域におけるゲノム医療

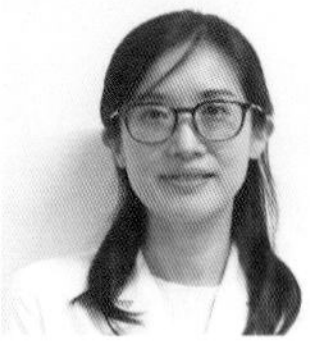

特任講師
峯田 あゆか
（みねだ あゆか）

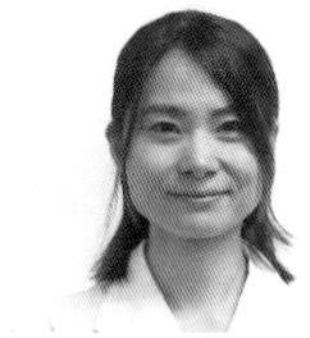

特任助教
湊 沙希
（みなと さき）

特任助教
新垣 亮輔
（あらかき りょうすけ）

総務医長・講師
吉田 加奈子
（よしだ かなこ）

当院で行われている着床前・出生前の検査

体外受精で発生した受精卵（胚《はい》）の遺伝学的情報を解析し、移植する胚を選択したり、移植の順番を決定したりする方法が着床前遺伝子診断（preimplantation genetic testing：PGT）です。

PGTは目的によって、遺伝子変異による重い遺伝病を防ぐ目的で行われるPGT-M、重い遺伝性疾患を持つ赤ちゃんを出産する可能性のある※1染色体構造異常の方や、※2均衡型染色体構造異常が原因の習慣流産に行われるPGT-SR、着床不全や習慣流産の原因となる※3染色体異数性を診断するPGT-Aに分類されます。現在は自費診療として行われていますが、今後先進医療を経て、保険診療になる可能性のある検査です。

母体血胎児染色体検査（NIPT）は、妊娠中の母親の血液中にあるDNA断片を調べることで、胎児が21トリソミー（ダウン症候群）、18トリソミー、13トリソミーなど※4染色体の数的異常がある確率が高いか低いかを判定する検査です。

患者さんの体の負担が少なく精度の高い検査ですが、これだけで診断が確定する検査ではなく、不安が解決しない場合もあることから、検査前後の遺伝カウンセリングが欠かせません。当院では2013年より実施しており、徳島県の基幹施設として、遺伝診療部の専門家と連携しながら妊婦さんが安心して相談できる体制を整えています（図）。

遺伝性乳がん・卵巣がんとリスクを減らす手術

遺伝性乳がん・卵巣がん（Hereditary Breast and Ovarian Cancer：HBOC）は、BRCA1またはBRCA2という遺伝子に生まれつき変異があり、一般の人より乳がんや卵巣がんの発症リスクが高いといわれています。このため、乳がんや卵巣がんを発症する前に乳房や卵巣を切除してリスクを下げる手術や、定期的な検診を行ってがんを早期に発見することに努めます。

リスク低減卵管卵巣摘出術《ていげんらんかんらんそうてきしゅつじゅつ》（RRSO）は、HBOCと診断された場合の卵巣がん・卵管がんの発症リスクを下げることを目的に行われます。2020年4月以降は、乳がんにかかったことがあり、HBOCと診断された方に対するRRSOに健康保険が適用され、当科で2023年10月までに19人の方が手術を受けました。

手術はお腹《なか》に小さな穴を開けて腹《ふく》腔鏡《くうきょう》というカメラを使って行っており、体の負担が少なくて済みます。RRSOによって多くの卵巣がんが予防されますが、腹膜《ふくまく》がんのリスクが残るため、手術の後も定期的に診ていくことが必要です。

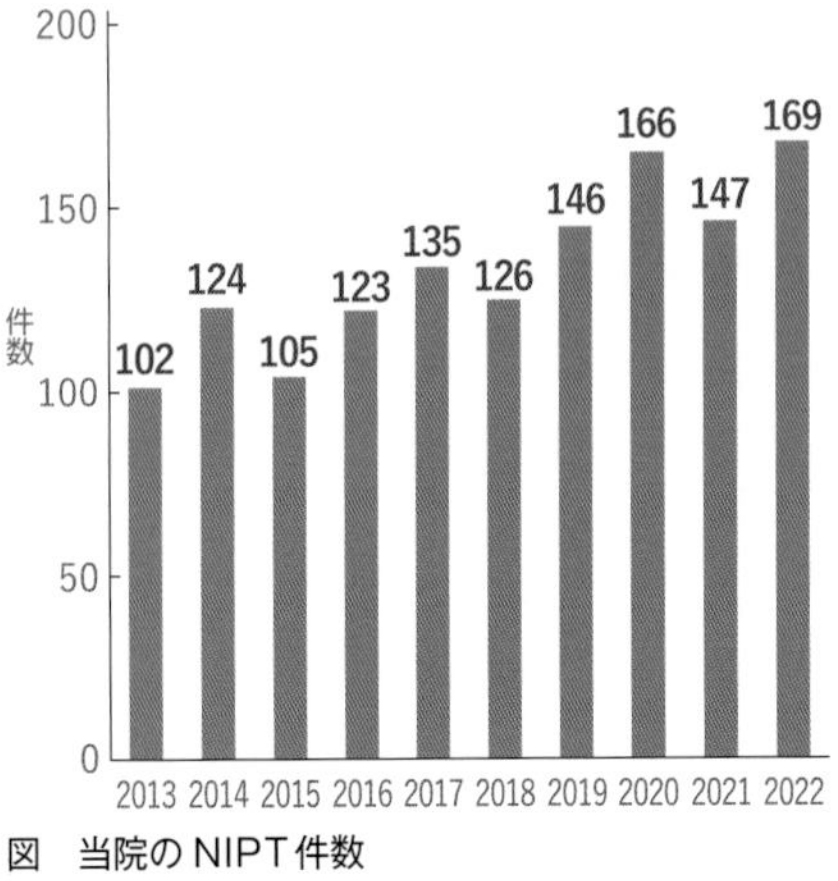

図　当院のNIPT件数

※1 染色体構造異常／染色体の構造の一部が変化している状態
※2 均衡型染色体構造異常／染色体構造異常の中で、染色体の量に問題のないもの
※3 染色体異数性／突然変異で一部の染色体の数が変異した状態のこと
※4 染色体の数的異常／本来2本ペアである染色体が3本に増えたり、1本に減ったりすることで生じる異常

放射線診断科

MRIを用いたゲノム情報の体にやさしい診断の最前線

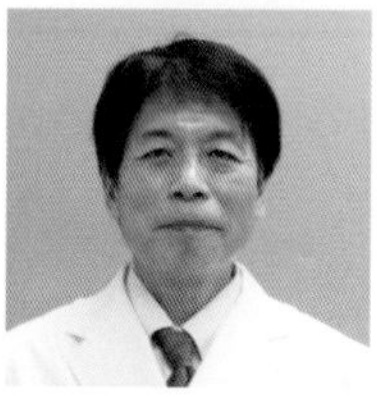

診療科長・教授
原田 雅史
(はらだ まさふみ)

脳腫瘍のゲノム情報診断への画像応用

脳腫瘍の組織を調べるとき、WHO(世界保健機関)の分類では組織の遺伝子情報が重要な因子です。特にIDH1／IDH2の変異があるかないかは、神経膠腫《しんけいこうしゅ》と呼ばれる原発性脳腫瘍《げんぱつせいのうしゅよう》において、最も頻度の高い腫瘍で重要な因子といえます。※1 IDHの遺伝子変異は脳腫瘍の組織を直接採取して遺伝子を調べる必要がありますが、組織診や手術を行う前に、体を傷つけずに知るための手段がいくつかあります。

その中で、MRI(磁気共鳴画像)の検査法の一つであるMR spectroscopy(MRS)を併用することで、診断精度が飛躍的に向上します(図1)。

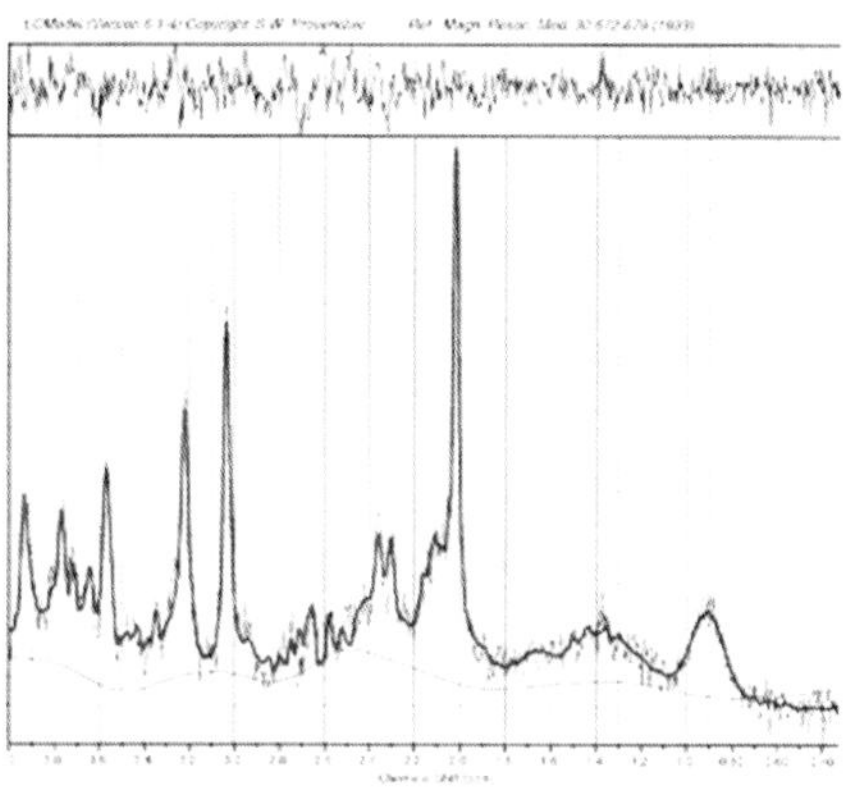

図1 MR spectroscopy(MRS)の正常例

MRSとは、MRIにおける解剖学的な情報に加えて、脳腫瘍などの組織の中の代謝物を測定できる方法ですが、実際の臨床に応用している病院はかなり限られます。当院の放射線診断科はMRSの経験がきわめて豊富であり、特に脳腫瘍のIDHの変異の診断においては、IDHの変異によって産み出される2-hydroxyglutarateを検出するためにMEGA-PRESS法と呼ばれるシークエンスを独自に開発し、解析のための特別なプログラムを利用して、高精度にIDHの変異の診断が可能です(図2)。これによって、手術を行う前にIDHの変異を予測することができ、手術後の治療法のスムーズな選択と患者さんの管理に役立てることができます。

※1 IDH／イソクエン酸デヒドロゲナーゼ。遺伝子の一つ

早期認知症のゲノム診断への画像応用

若年性アルツハイマー病の発症原因となる遺伝子として、APOE遺伝子の変異があることが知られています。特にAPOE-ε4アリルはアルツハイマー病を引き起こす要因であることが知られており、この変異がある場合、発症前から脳内の局所でミオイノシトール(mIns)と呼ばれる物質が正常な人より増加します。

このmInsは、MRSによって測定でき、当院の放射線診断科でも、早期認知症の診断をするとき、MRSを用いてmInsが上昇しているかどうかを調べています。mInsの変化を見つけ出すことでアルツハイマー病の早期診断が可能となり、今後保険適応となるアルツハイマー病の※2疾患修飾薬の選択や治療効果についても重要な情報となることが期待されます。

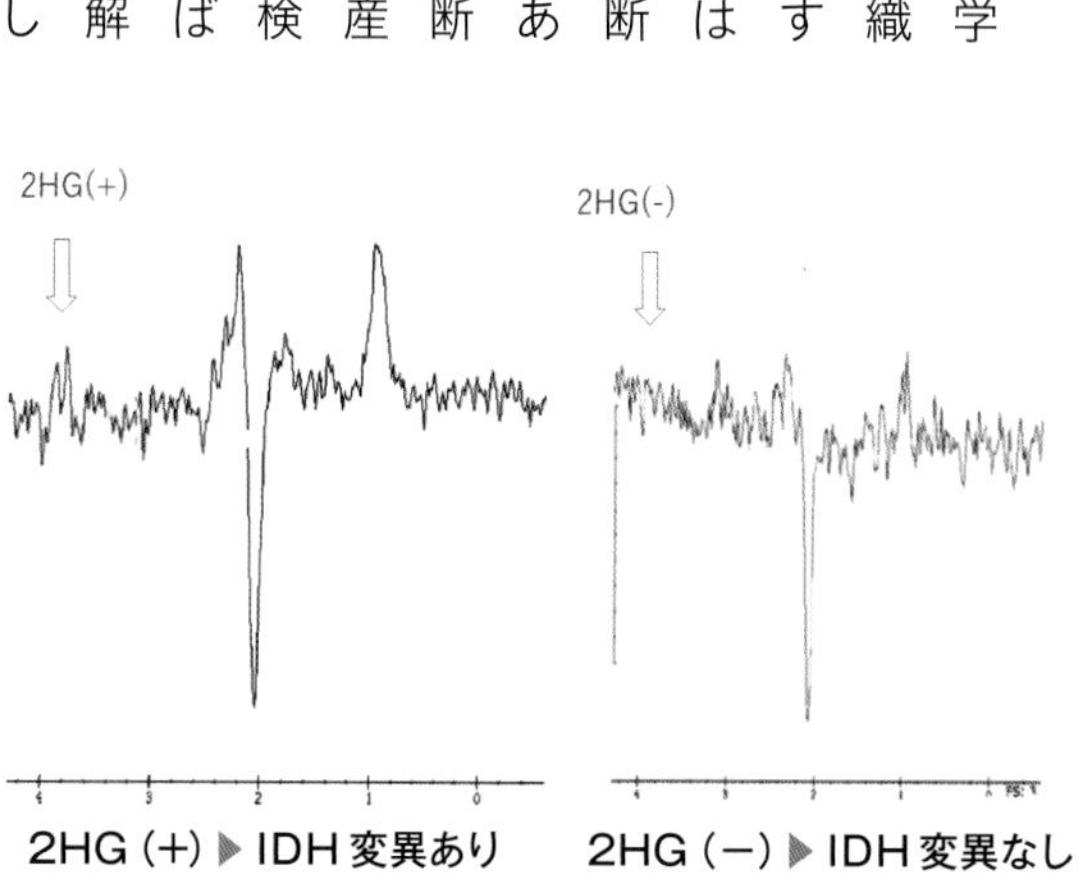

図2 IDH検出のための特別なシークエンス(MEGA-PRESS)による2-hydroxyglutarateの検出

※2 疾患修飾薬／病気の再発率を抑えたり、進行を遅らせたりする作用を持った薬

特集⑤

内視鏡・外視鏡・低侵襲手術

※低侵襲手術／体に負担の少ない手術

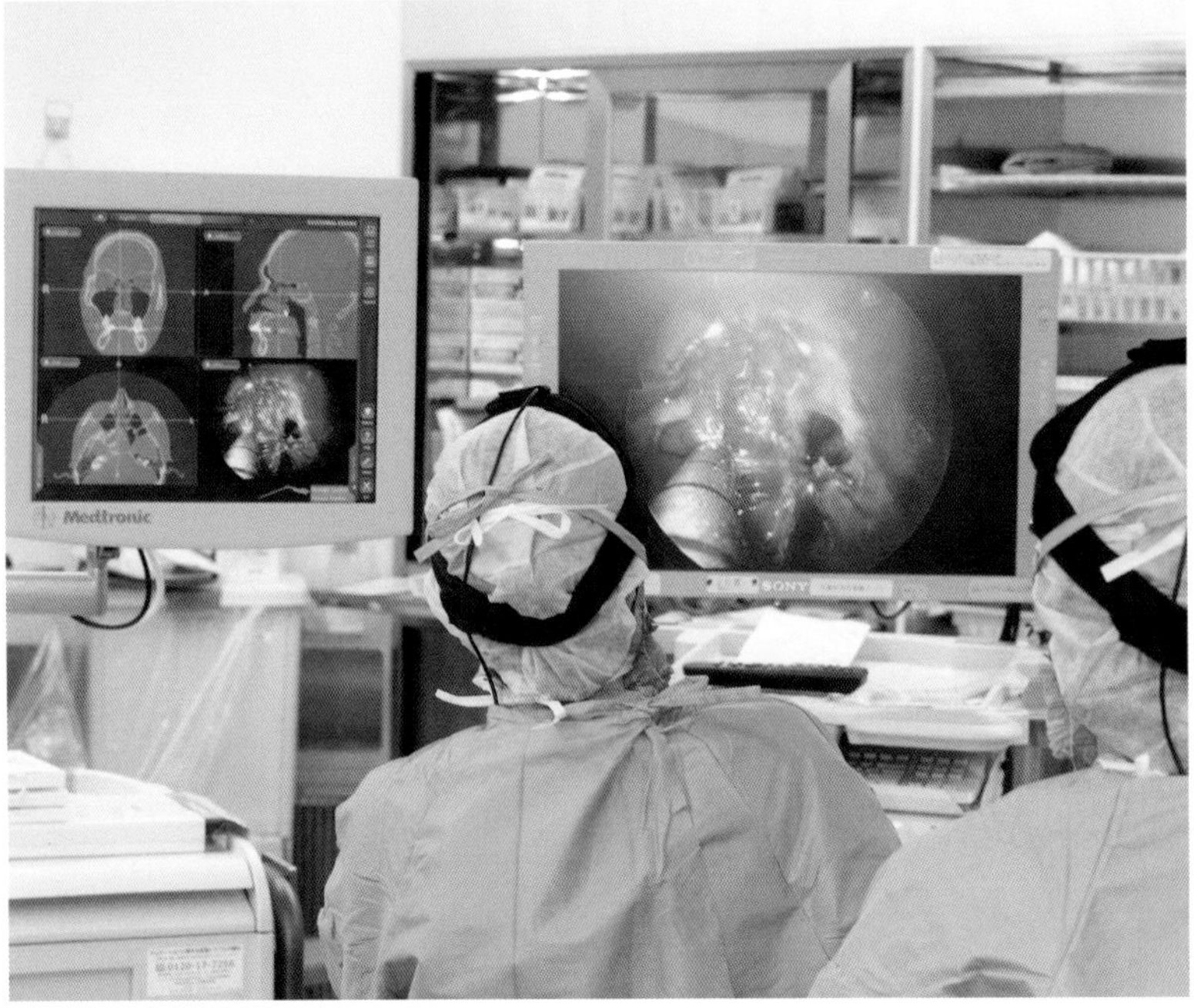

ナビゲーションを用いた内視鏡下鼻副鼻腔手術

内視鏡手術とは、内視鏡を体の中に挿入し、モニターを見ながら体内で行う手術です。外視鏡手術は外から手術を撮影し、大型のモニターに映しながら行います。そのほか、患者さんに負担をかけずに手術の質を上げることができる新たな方法を紹介します。

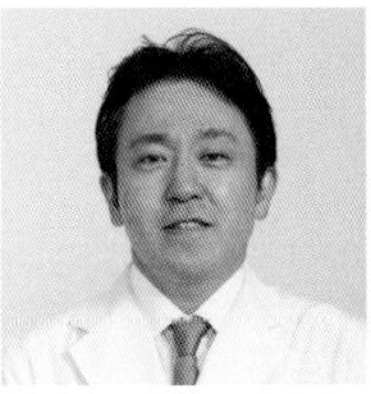

耳鼻咽喉科・頭頸部外科
診療科長・教授
北村 嘉章
（きたむら よしあき）

1997年に徳島大学医学部医学科卒業、1998年に徳島赤十字病院、2000年から徳島大学大学院へ。2004年に徳島大学医学部助手、2005年からJA高知病院に赴任。2007年アメリカ国立衛生研究所（NIH）に留学、2010年に徳島大学講師、2020年に徳島大学准教授となり、2022年に徳島大学耳鼻咽喉科・頭頸部外科学分野教授に就任。

4K内視鏡と手術ナビゲーション

当院では目や脳など重要な臓器が隣接している副鼻腔《ふくびくう》を安全な状態に保ち、適切な手術操作を行うために4K内視鏡システムと手術ナビゲーションシステムを導入しています。

4Kはフルハイビジョン（1920×1080）の約4倍の画素数があり、これまでのフルハイビジョンでは表現しきれなかった細部まで鮮明に描写できるため、繊細な手術を行うことが可能です。

また手術ナビゲーションシステムは、あらかじめ手術前に撮影したCTの画面上に、1㎜程度の誤差で内視鏡手術の操作部位をリアルタイムに表示できるため、目や脳などの危険な部位を確認しながら安全に手術を進めることができます。

4K内視鏡や手術ナビゲーション、シェーバー・ドリルシステムなど最新の手術支援機器の導入によって、体に負担の少ない内視鏡手術の範囲が広がり、以前は歯肉や顔面皮膚を切開して行われていた頭蓋底《ずがいてい》や涙嚢《るいのう》、眼窩《がんか》、翼《よく》口蓋窩《こうがいか》といった副鼻腔よりもさらに深い部位まで、鼻からの内視鏡のみで行うことが可能となりました。そのため手術後の顔面の腫れや痛みが少なく、入院期間も短くなっています。

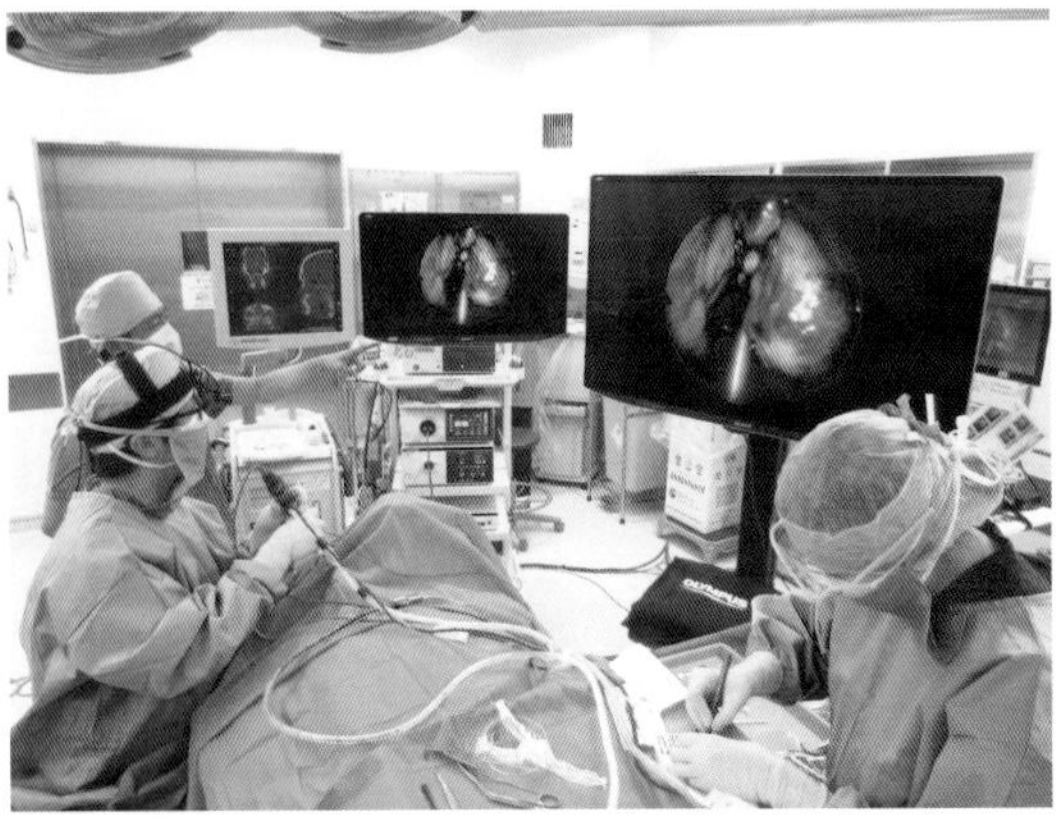

4KウルトラHD内視鏡手術

循環器内科

心臓カテーテルによる負担の少ない心臓手術

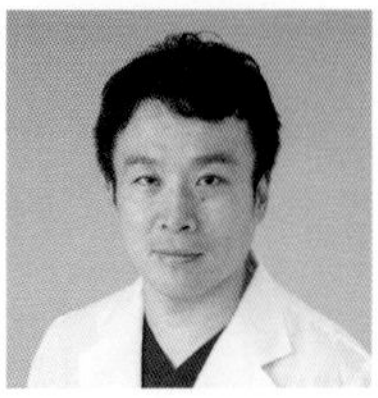

病棟医長・助教
伊勢 孝之
(いせ たかゆき)

カテーテルで治療できるようになった心臓病

当院ではこれまで胸を切開して行っていた心臓手術が、カテーテル(細い管)で行えるようになりました。カテーテルの手術は傷が非常に小さいため体への負担が少なく、手術リスクの高い患者さんにも実施でき、早期の社会復帰を実現できます。

当院で行っているカテーテル手術には、経カテーテル的大動脈弁《だいどうみゃくべん》置換術《ちかんじゅつ》(TAVI《タビ》)、僧帽弁《そうぼうべん》クリップ術《じゅつ》(MitraClip《マイトラクリップ》)、左心耳閉鎖術《さしんじへいさじゅつ》(WATCHMAN《ウォッチマン》)など最新の治療があります(図)。

TAVIは心臓弁膜症《しんぞうべんまくしょう》である大動《だいどう》脈弁狭窄症《みゃくべんきょうさくしょう》(大動脈弁という心臓の弁が狭くなる病気)に対する治療法で、カテーテルを用いて傷んだ大動脈弁を人工弁に置き換えます。

MitraClipは心臓弁膜症である僧帽《そうぼう》弁逆流症《べんぎゃくりゅうしょう》(僧帽弁という心臓の弁の閉まりが悪くなる病気)に対するカテーテル治療で、専用のクリップを用いて僧帽弁の前と後ろとをつなぎ合わせることにより、僧帽弁の逆流を少なくする治療法です。これらの弁膜症は、治療せずに放置すると心不全を起こし命にかかわります。

WATCHMANは心房細動《しんぼうさいどう》の患者さんにカテーテルを用いて左心耳《さしんじ》(左心房から飛び出た部分)を閉鎖する治療法です。血栓のできやすい左心耳を閉じることで脳梗塞《のうこうそく》を予防し、さらに血液をサラサラにする薬(抗凝固薬《こうぎょうこやく》)を中止することができます。いずれも足の付け根の血管からカテーテルを入れますが、非常に小さい傷で行うことができます。いずれのカテーテル治療も成績は良好で、短い入院期間で退院できます。

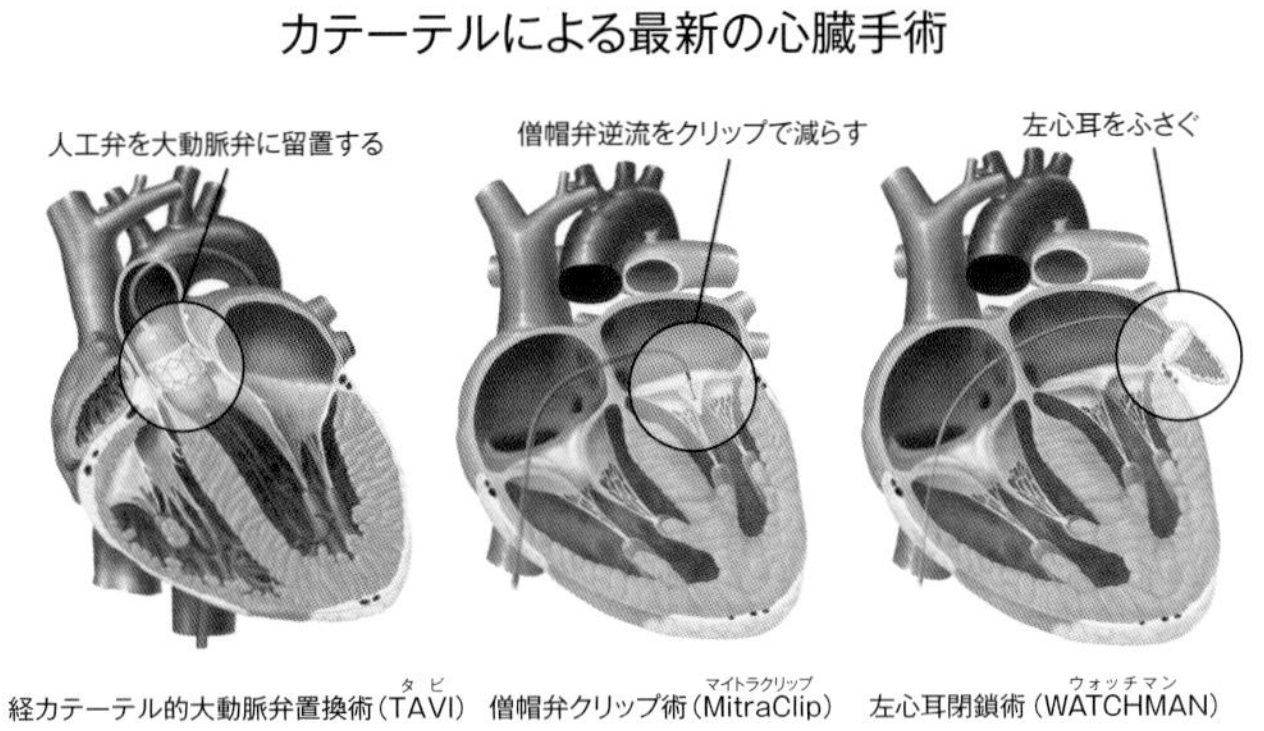

図　カテーテルによる最新の心臓手術
(「インフォームドコンセントのための心臓・血管病アトラス」より改変引用)

徳島大学病院の取り組み(施設認定 ハートチーム ハイブリッド手術室)

当院では、医師(循環器内科、心臓血管外科、麻酔科)、放射線部、臨床工学技士、リハビリテーション部で構成するハートチームで治療に取り組んでいます(写真)。また、手術は血管内(カテーテル)治療と外科手術が同時に行える特殊な手術室(ハイブリッド手術室)で行います。

当院は2017年にTAVIの実施施設となり、多くの経験を積み重ねたハートチームの実績が高く評価され、学会から「TAVI専門施設」の認定を受けています。

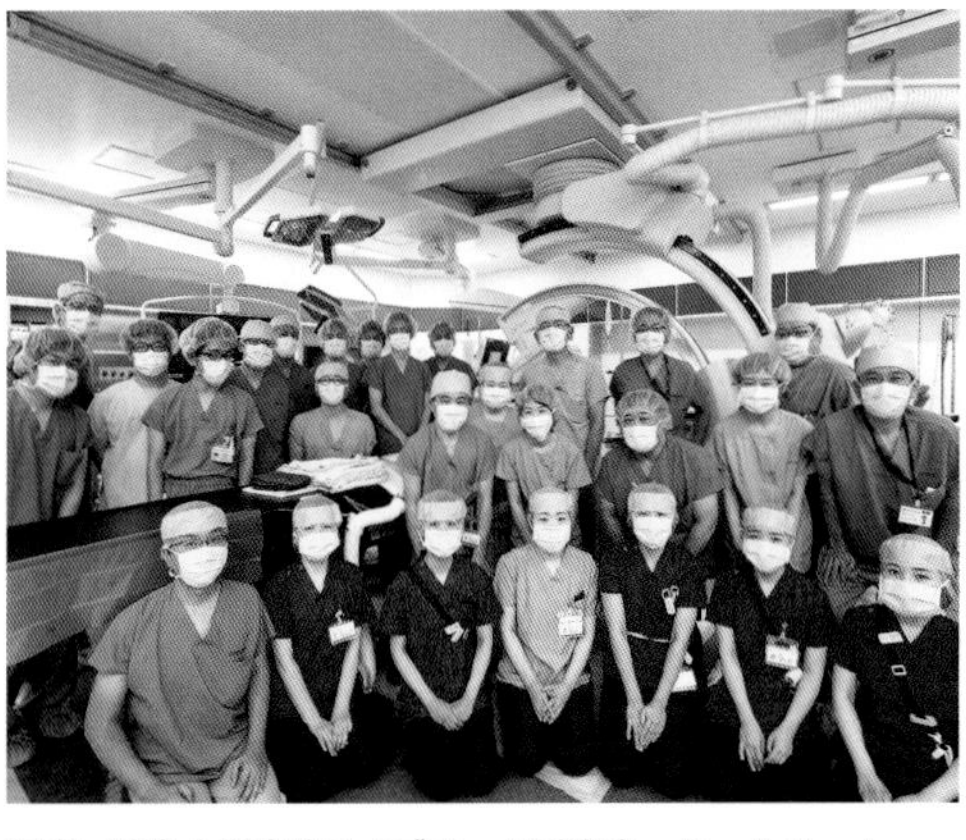

写真　徳島大学病院ハイブリッド手術室・ハートチーム

抗凝固薬フリーを可能にする完全内視鏡下心房細動手術

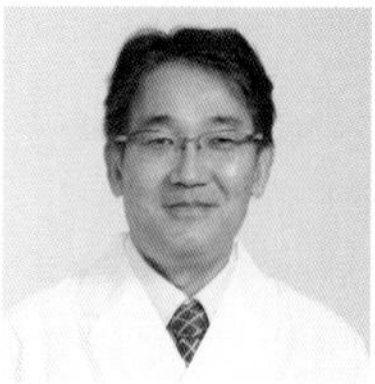

診療科長・教授
秦 広樹
（はた ひろき）

心房細動は脳梗塞の原因となる不整脈

脳梗塞《のうこうそく》のうち20～30％は、心臓内部にできた血栓(血の固まり)が血液の流れに乗り、脳の血管が詰まることで起きる心原性《しんげんせい》脳梗塞です。そのほとんどが心房細動《しんぼうさいどう》という不整脈が原因で、心房細動により心臓内で血液がよどむことで、主に左心耳《さしんじ》（左心房から飛び出た部分）という場所に血栓ができます。

このため、心房細動の患者さんは血液を固まりにくくする抗凝固薬《こうぎょうこやく》を飲んで血栓ができるのを予防しますが、それでも2～4（件／100患者・年）程度の脳梗塞発症率が残ります。また、抗凝固薬の内服によって出血性の合併症（脳出血や消化管出血など）が起きやすいという問題点もあります。

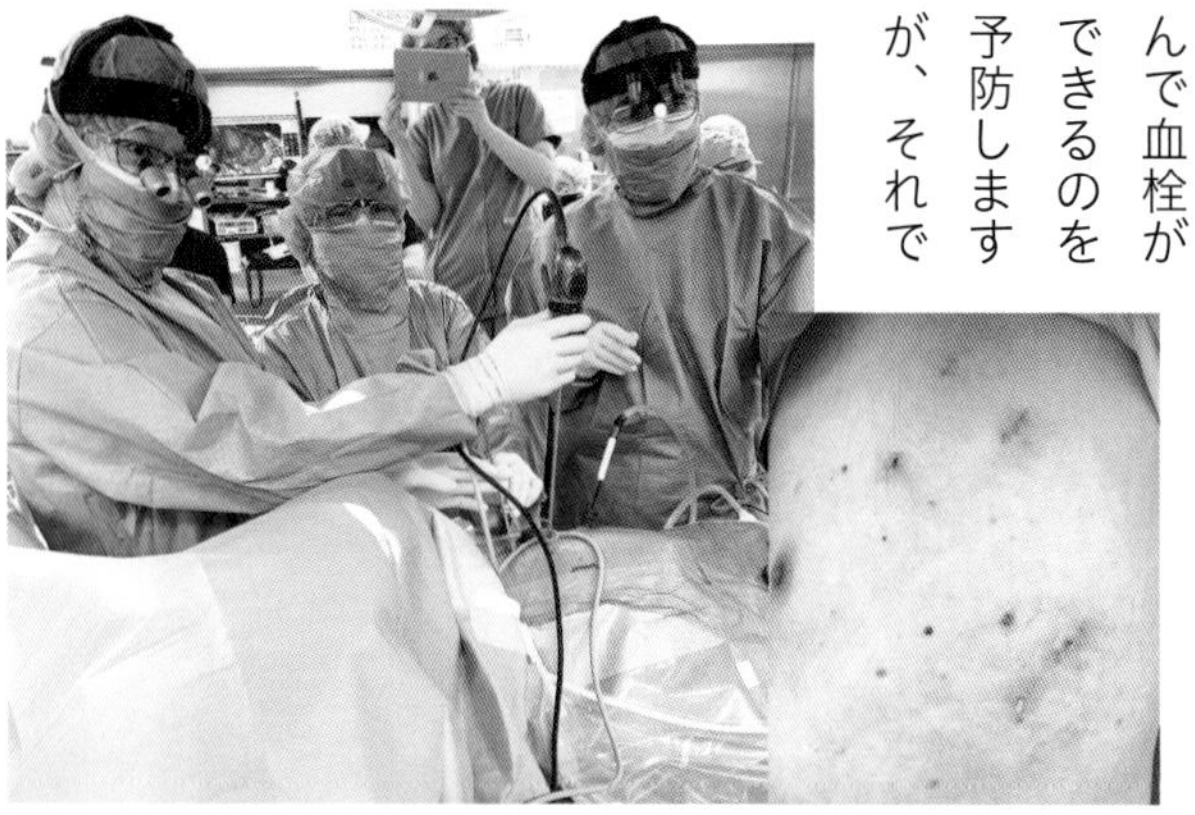

写真　手術中の風景（左）と術後の創部の様子（右）

左心耳切除のメリット

当院では心房細動の患者さんの脳梗塞発症予防を目的に、完全内視鏡下で左心耳切除を行う通称「ウルフ・オオツカ手術」を四国で初めて導入しました。左心耳をきれいに切除することで心内血栓形成のリスクがほぼなくなるため、ほとんどの方が抗凝固薬を飲む必要がなくなり、脳梗塞と出血性合併症の両方の心配がなくなります。ウルフ・オオツカ手術後に抗凝固療法を止めても、脳梗塞発生率は0・25（件／100患者・年）であったと報告されています。

また、手術で左心耳を切除したり縫い閉じたりした後に、糖尿病や脂質異常症の改善に働くホルモンの分泌量が増えたり血圧が低下したりしたという報告もあります。心房細動では左心耳の正常な機能は失われ、血栓が形成される場所となるリスクがあるだけなので、切除によるデメリットはなくメリットしかないといえます。

内視鏡を用いて行う体に負担の少ない手術

ウルフ・オオツカ手術は胸腔鏡《きょうくうきょう》という内視鏡を用いて行います。左心耳切除のみの場合、左のわきの下に5～10㎜ほどの小さな穴を4か所開けるだけでよく（写真）、手術時間は50分程度、術後約5日で退院が可能な患者さんの負担の少ない手術です。また心房細動になってからの期間が短い患者さんや、発作性心房細動の患者さんには心《しん》外膜《がいまく》アブレーション（肺静脈隔離《はいじょうみゃくかくり》）を追加し、脈拍の正常化を図りますが、その場合は右側にも同じような穴を開け、手術時間は2時間程度となります。

抗凝固薬を飲んでいても脳梗塞を繰り返す方、出血性合併症や社会的理由などにより抗凝固療法の継続が難しい方、※1カテーテルアブレーションができないといわれた方などがウルフ・オオツカ手術の対象です。特に年齢制限はありません。心房細動や抗凝固治療について悩みのある方は、お近くの専門医を受診しご相談ください。

※1　カテーテルアブレーション／カテーテルを足の付け根の血管から挿入し、心臓内の組織を焼く不整脈の治療法

食道・乳腺甲状腺外科

胸を開けずに行う食道がんの手術

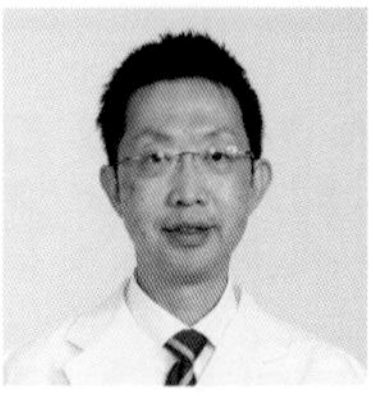

診療科長・講師
後藤 正和
（ごとう まさかず）

食道がんに対する縦隔鏡下食道切除術

食道がんはリンパ節《せつ》への転移が多く、治すのが難しい病気の一つです。食道は喉《のど》と胃をつなぐ管《くだ》状の臓器で、その大部分は胸の中にあるため、食道がん手術では通常胸を開けて手術（開胸手術）を行う必要があります。

開胸手術は体に与える負担が大きいため、高齢者や喫煙により呼吸機能が低下している患者さんでは体力的に手術に耐えられないか、または手術の後に起こる合併症（肺炎など）が問題となっていました。

胸の中の左右の肺に挟まれた空間のことを縦隔《じゅうかく》と呼び、食道のほかにも心臓、大血管、気管・気管支、胸腺、神経などが存在しています。

狭い縦隔の中で、食道はこれらの重要な臓器に囲まれています。縦隔内は実際に見ながら手術を行うのが難しい場所でしたが、内視鏡技術をこの縦隔内に導入することで精密で細かな画像をモニターで見つつ、安全に食道がん手術（縦隔鏡下食道切除術《じゅうかくきょうかしょくどうせつじょじゅつ》）を行うことができるようになりました（図1）。

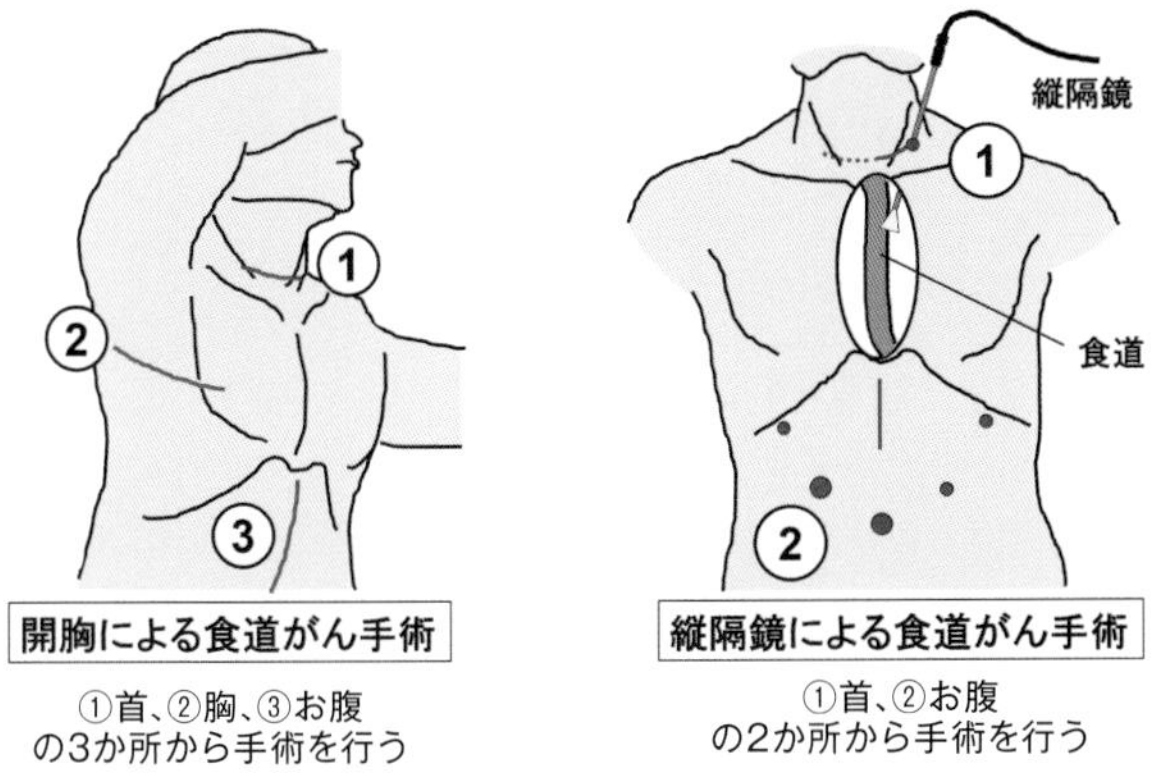

図1　開胸手術と縦隔鏡手術の違い

当科の縦隔鏡下食道切除術と取り組み

当科では2005年から縦隔鏡下食道切除術を開始し、開胸手術の困難な患者さん、身体機能の低下した高齢者や早期がんの患者さんを対象として、これまで実績を重ねてきました。

2017年からは気縦隔法《きじゅうかくほう》（縦隔内に炭酸ガスを送り込むことで手術操作を行う空間を広げる方法）を導入し、2018年にこの手術方法が保険適用になってからは、術後合併症がますます減ることをめざした手術方法の改良に取り組んでいます（図2）。

縦隔鏡下食道切除術は難易度の高い手術であるため、実施できる施設は限られています。当科では長年にわたって蓄積された手術経験を活かし、縦隔鏡手術をより発展させられるよう、日々努力を重ねています。

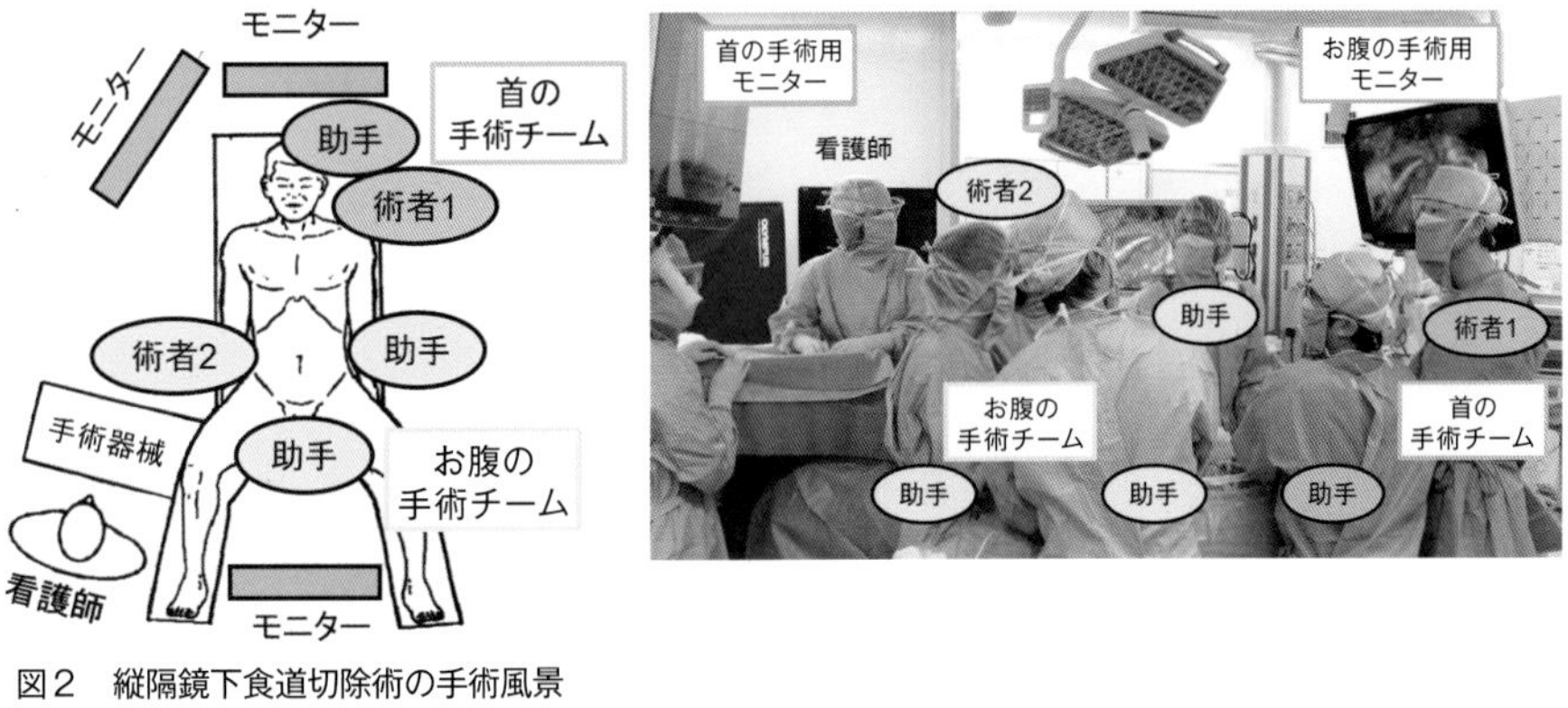

図2　縦隔鏡下食道切除術の手術風景

泌尿器科における内視鏡を用いた負担の少ない手術

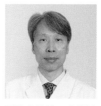

副診療科長・准教授
高橋 正幸
（たかはし まさゆき）

泌尿器腫瘍における内視鏡手術

当院泌尿器科では、腎がん、腎盂尿《じんうにょう》管《かん》がん、副腎腫瘍《ふくじんしゅよう》に対し、早期から腹《ふく》腔鏡手術《くうきょうしゅじゅつ》（図1）を導入しています。腹腔鏡手術は、開腹手術と比べて小さな傷で腹腔内（お腹《なか》の空間）にいくつかの筒（ポート）を留め置き、その中に内視鏡（カメラ）やハサミなどの器具を入れ、腹腔内で腎臓、尿管、副腎を周囲から剥《は》がし、袋に詰めた後、傷を最小限に伸ばして体外へと取り出します。出血量は少なく、手術後の痛みが少なく、回復は早いという利点があります。

まっすぐで曲がらない長い器具を用いて手術を行うことなど、開腹手術と異なる技術が必要になりますが、当院では合併症も少なく、安全にこれらの手術を行っています。

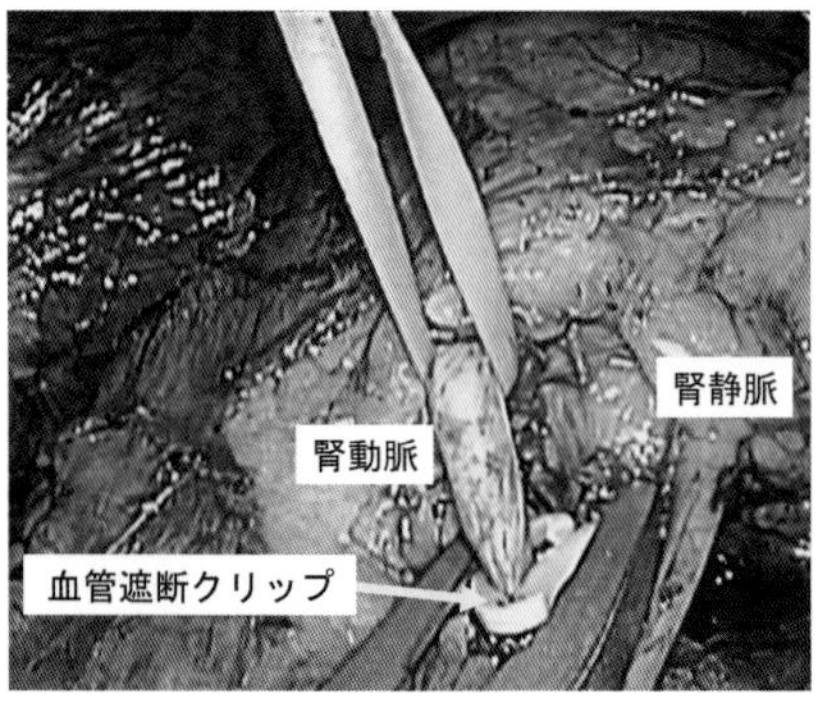

図1　腹腔鏡下腎摘除術

泌尿器良性疾患に対する内視鏡手術

腎・尿管結石《にょうかんけっせき》に対する内視鏡手術は、大きく進歩しています。経尿道的《けいにょうどうてき》尿管砕石術《にょうかんさいせきじゅつ》（図2）は、尿道からカメラを膀胱《ぼうこう》内に入れ、その後、誘導のための細い柔らかいワイヤーを尿管内に入れます。それをガイドに尿管鏡を尿管内に挿入しますが、より解像度が高く、先端を自由に曲げられる優れた尿管鏡の開発、結石を細かく砕くレーザー装置の進歩によって、より短時間に安全に腎・尿管の石を砕くことができるようになっています。

さらにレーザー装置については、レーザーの衝撃で結石が跳ねて細かく砕くのが難しい場合には、設定により結石の動きを最小限にしたり、また結石を塵《ちり》のように細かく砕き、潅流液《かんりゅうえき》（臓器や組織の洗浄などに使用される液体）で体外に排出させたりできるようになっています。

また、膀胱尿管逆流《ぼうこうにょうかんぎゃくりゅう》という病気では、尿が腎臓に逆流することで腎盂腎炎《じんうじんえん》が起こりやすくなり、高熱が出て、腎臓の機能が低下することがあります。

標準的には開腹して尿管と膀胱をつなぎ直す手術が行われていますが、当科では2015年から膀胱に直接ポートを挿入し、カメラを膀胱内に入れ、開腹手術と同じ手術を行うことで、術後の痛みや体の負担の少ない気膀胱下《きぼうこうか》尿管膀胱新吻合術《にょうかんぼうこうしんふんごうじゅつ》という手術（図3）を導入しています。

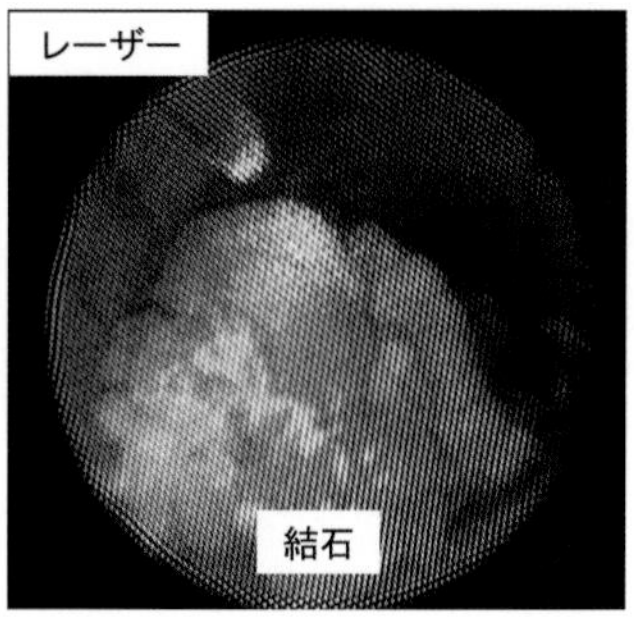

図2　経尿道的尿管砕石術

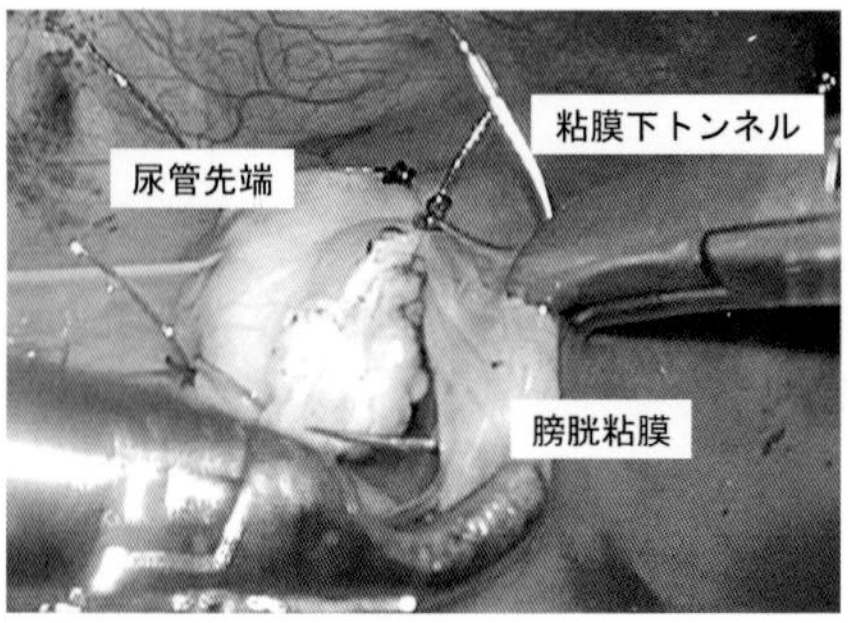

図3　気膀胱下尿管膀胱新吻合術

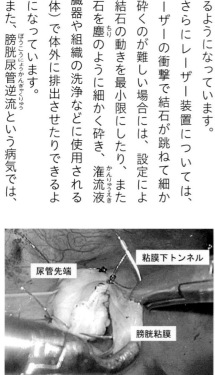

消化器・移植外科

経肛門アプローチによる新たな低侵襲直腸がん手術

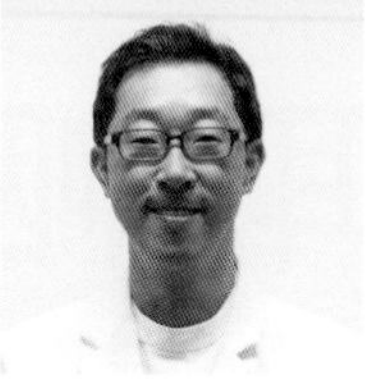

助教
徳永 卓哉
（とくなが たくや）

直腸がんに対する手術方法の移り変わり

直腸は骨盤という狭い空間の中にあり、さらに神経や重要な臓器（男性では精嚢《せいのう》や前立腺、女性では膣や子宮）に囲まれているため、それらを傷つけずに直腸にできたがんを切除するには高度な技術が必要です。

直腸がんに対する手術は、以前はお腹《なか》を大きく開ける開腹手術が行われていましたが、1991年に日本で初めてお腹に小さな穴を空けてカメラや鉗《かん》子《し》（手術を行う道具）を挿入して行う腹腔鏡手術《ふくくうきょうしゅじゅつ》が行われました。腹腔鏡手術は傷が小さく痛みが少ない、出血量が少ない、術後の回復が早い、などのメリットがあり急速に増加しました。

さらに2018年にはロボットを用いた腹腔鏡手術が保険適応となり、より繊細な手術が可能となりました。しかしこれまでのお腹から行う手術では、骨盤の狭い患者さんや腫瘍の大きな症例では骨盤の奥の操作が難しいという課題がありました。

そこで、当院では骨盤の深いところ（肛門に近いところ）にできた直腸がんに対して、お腹からだけではなく、肛門からも行きつく新たな方法（経肛門《けいこうもん》アプローチ）を導入しています。

経肛門アプローチの実際

通常のお腹からの操作に加え、肛門からもカメラと鉗子を挿入し、直腸を切除していきます（図）。

肛門に近い場所にできたがんは、肛門側から見れば非常に近い位置にあるため、よく見える状態で確実にがんとの距離を保って切除することが可能となります。

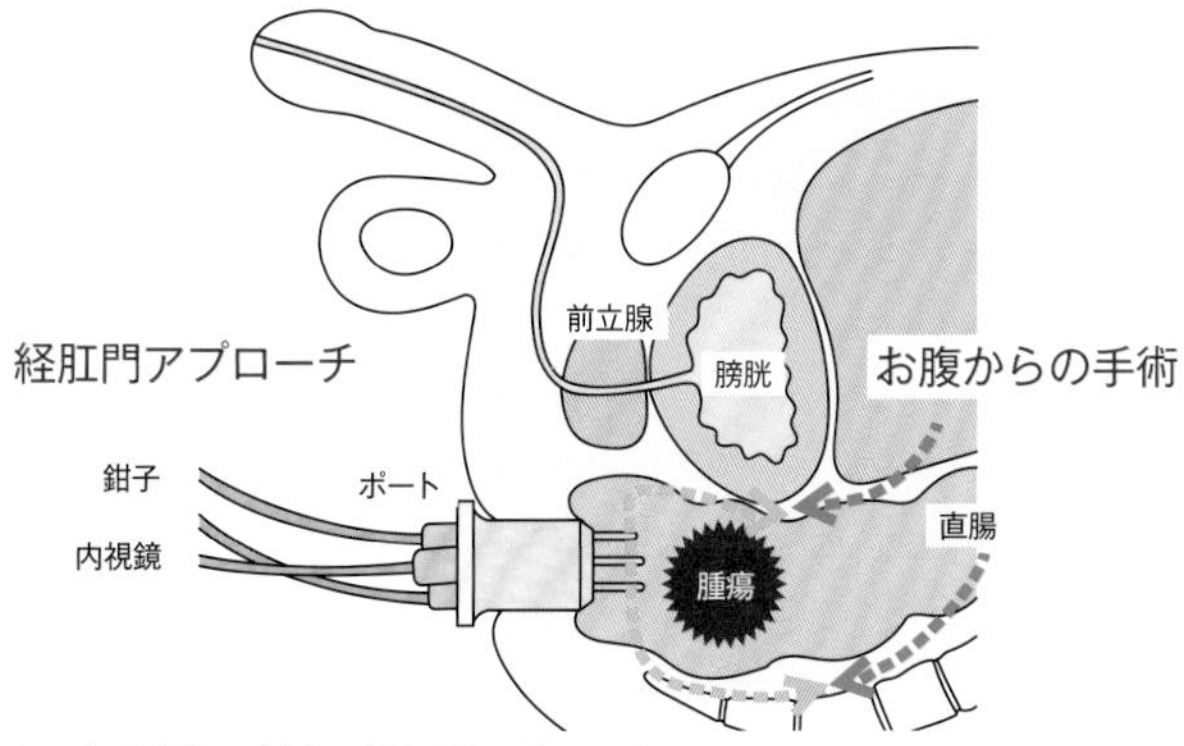

図　直腸がんに対する経肛門アプローチ

さらに肛門の筋肉や、周囲の神経もよく見えるため術後の肛門機能や膀《ぼう》胱《こう》機能を残すことが期待されます。また、お腹からと肛門からと同時に2チームで行うため手術時間を大幅に短縮することが可能となり、患者さんの負担を減らすことができます。

当院では2018年より経肛門アプローチを導入し、これまでに約180例行っており、全国でもトップクラスの症例数を誇っています。近年ではお腹の操作をロボット支援手術で行い、それに経肛門アプローチを併用することで確実にがんを切除し、より合併症の少ない低侵襲手術（患者さんに負担の少ない手術）が可能となっています（写真）。

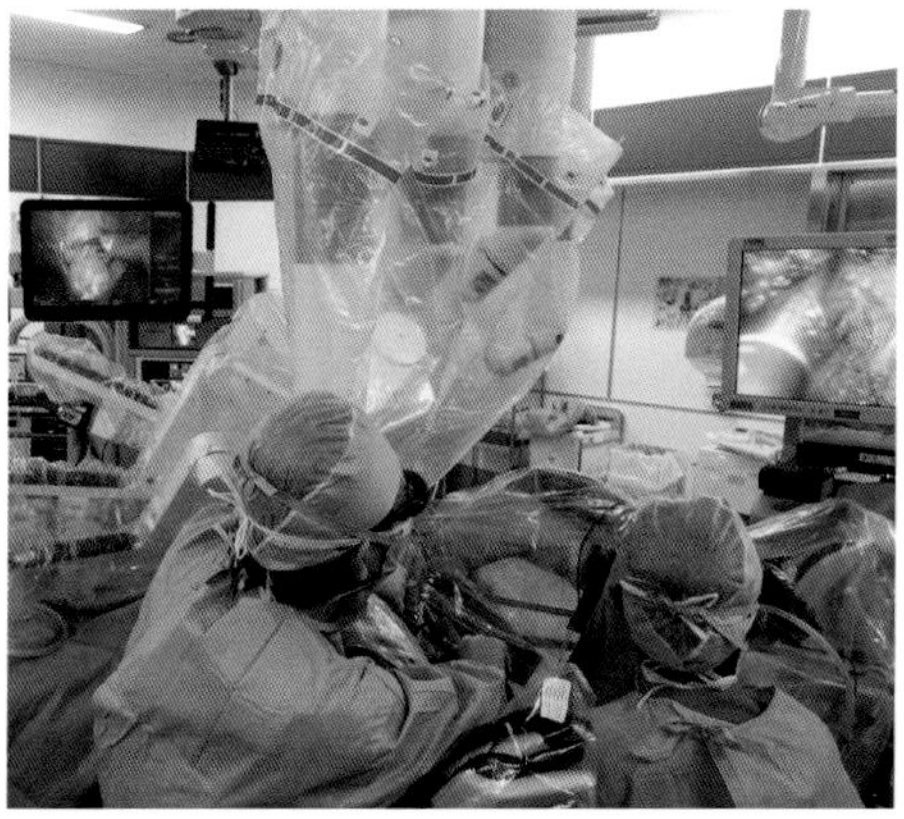
写真　経肛門アプローチを併用したロボット手術

耳鼻咽喉科・頭頸部外科の4K3D外視鏡手術と内視鏡手術

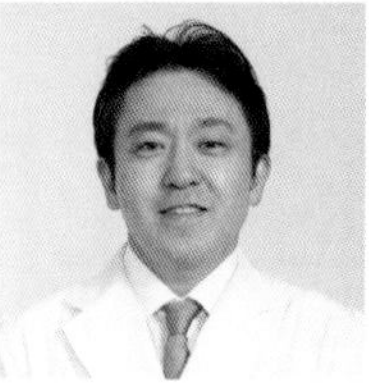

診療科長・教授
北村 嘉章
（きたむら よしあき）

4K3D外視鏡手術とは

4K3D外視鏡手術《がいしきょうしゅじゅつ》は体の外に設置した小型カメラで撮影した高精細な画像を、55インチの大画面モニターに映し、医師は3Dメガネを着けてモニターを見ながら手技を行う新しいコンセプトの手術です。レンズやカメラなどが小型高性能化し、3D画像技術が発達したため可能になりました。

外視鏡手術はモニターを見ながら頭を上げて手術操作を行うため、外科医の姿勢の負担が軽減されます。小さなカメラは観察方向や角度を自由に調整でき、手術を行う部位が水平方向や見上げる方向であっても、医師は常にモニターを見るため頭の位置や姿勢を変える必要がありません。同時に患者さんも首に負担のない姿勢を取ることができます。外科医の姿勢負担と疲労の軽減は、より繊細で正確な手術につながるものです。

当科ではいち早く4K3D外視鏡を導入し、これまで顕微鏡や肉眼で行っていた手術に対し、積極的に外視鏡を用いて、より緻密な手術を行っています（写真1）。また4K3D大画面モニターにより外科医だけでなく手術室のスタッフ全員が手術情報を共有できるため、安全性の向上に寄与しています。

さらにNarrow Band Imaging（NBI）、Infra - Red、Blue Lightなどの特殊光観察機能が備わっているため、人の目では認識できない情報を外視鏡から得ることができ、より安全で確実な手術を行えるようになりました。

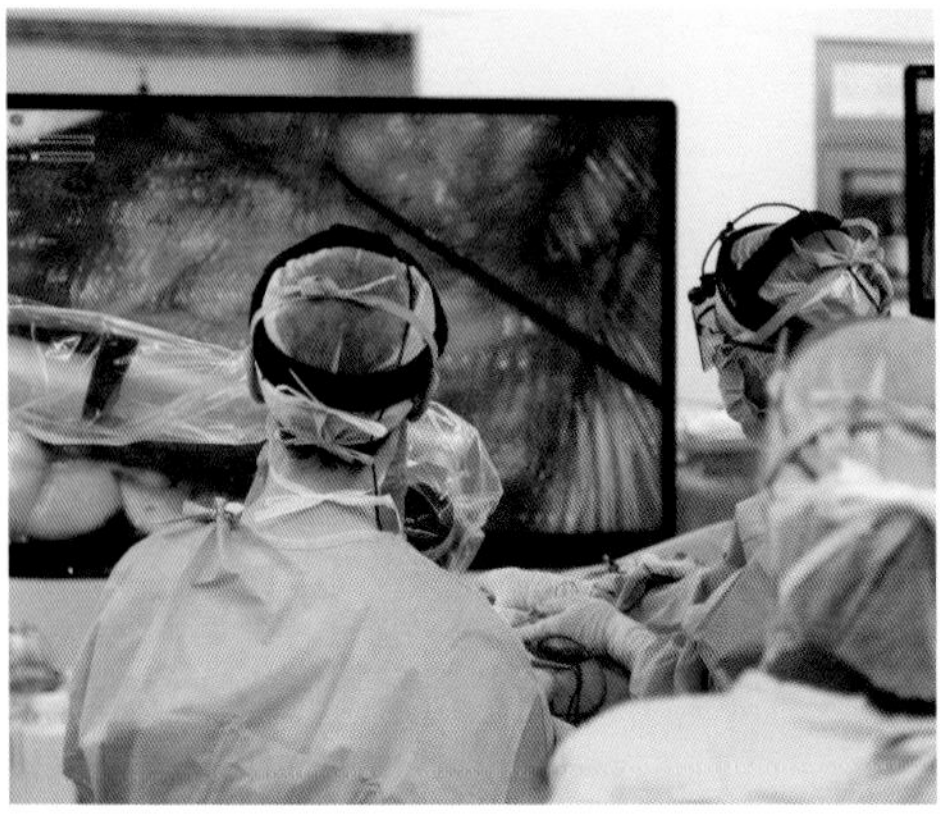

写真１　4K3D 外視鏡手術

より患者さんの体にやさしい内視鏡手術

当科では咽喉頭《いんこうとう》がんに対して、患者さんの体にやさしい経口腔的内視鏡下《けいこうくうてきないしきょうか》咽喉頭手術《いんこうとうしゅじゅつ》を行っています（写真2）。

近年の内視鏡の進歩により、早期に咽喉頭がんを診断し治療することが可能となりました。特にNBIを用いることで、立体的で複雑な構造のため診断が難しかった咽喉頭部のわずかな病変を早期に発見し、首の皮膚を切開することなく内視鏡手術で切除できます。

また、耳科手術でも体にやさしい内《ない》視鏡下《しきょうか》耳科手術《じかしゅじゅつ》を行っています。以前は耳の後ろを切開し、骨を削って鼓膜《こまく》の奥の手術を行っていましたが、内視鏡手術により耳の後ろを切らずに耳の穴から鼓膜の奥の手術を行うことができるようになりました。そのため、手術後の痛みの軽減や、入院期間の短縮につながっています。

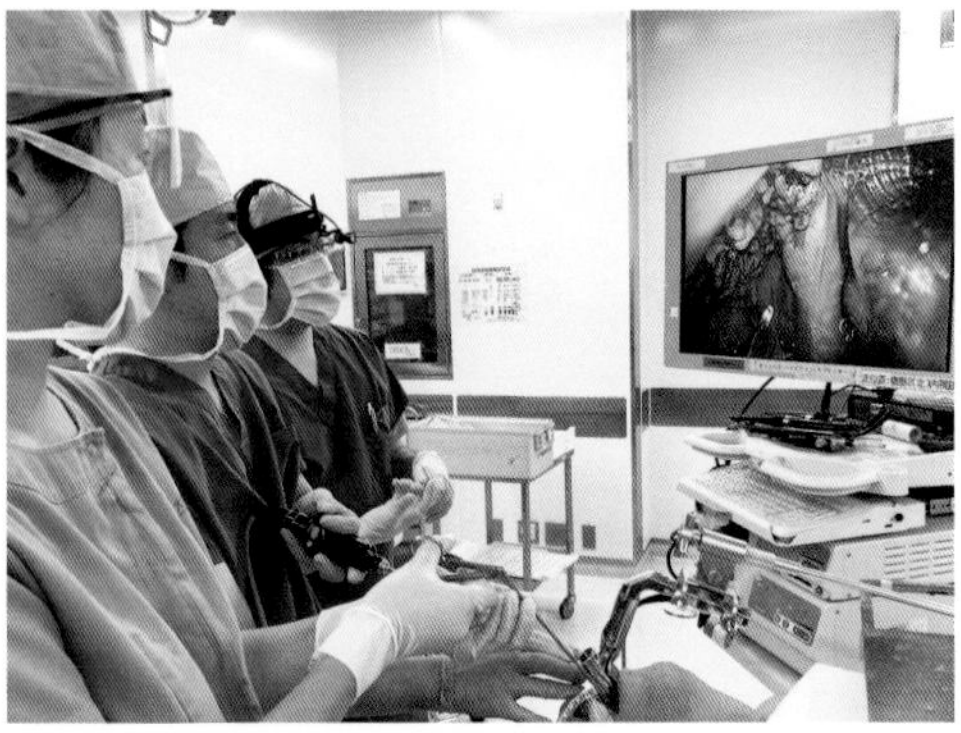

写真２　経口腔的内視鏡下咽喉頭手術

整形外科

きわめて身体にやさしい 高齢者向け脊椎全内視鏡手術

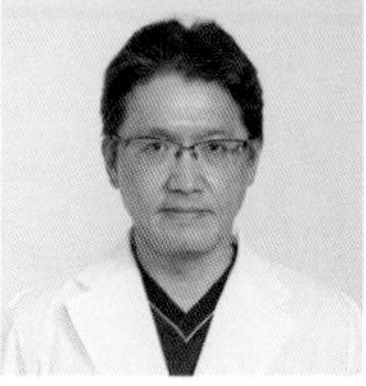

診療科長・教授
西良 浩一
(さいりょう こういち)

椎間板ヘルニアから狭窄症へと進む技術革新

腰痛治療できわめて体の負担が少ない手術治療は、局所麻酔で行う全内視鏡で8㎜の大きさです。図1がその切開創です。中央にあるのがこれまでの腰椎《ようつい》手術の傷跡で、比べると小さな切開で行われていることが分ります。

当初は椎間板《ついかんばん》ヘルニアのみが対象でしたが、当院では技術を進化させ、高齢者の腰部脊柱管狭窄症《ようぶせきちゅうかんきょうさくしょう》に応用しています。腰部脊柱管狭窄症には椎間孔《ついかんこう》狭窄《きょうさく》、陥凹部狭窄《かんおうぶきょうさく》、中心《ちゅうしん》性狭窄《せいきょうさく》の3種類があります。このうち、陥凹部狭窄と中心性狭窄に対する局所麻酔・全内視鏡手術は徳島大学病院が世界で初めて行いました。

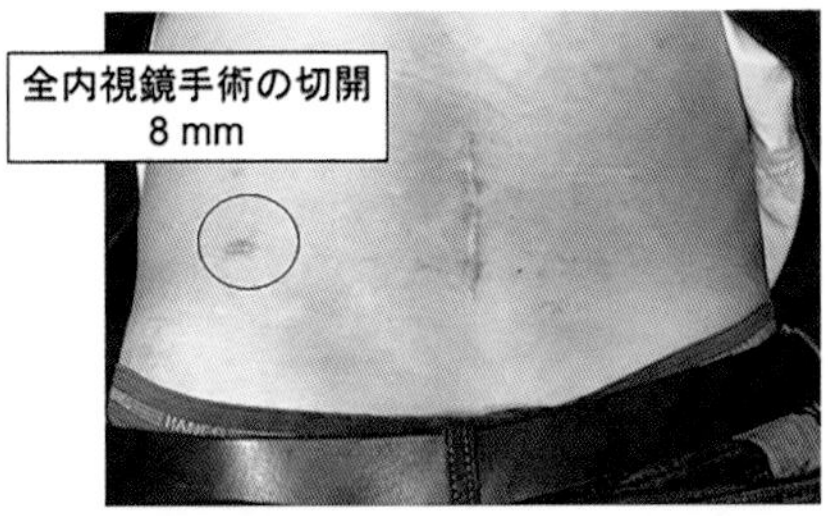

図1 手術切開創部

局所麻酔で傷が小さく超高齢者でも可能

図2はMRI(磁気共鳴画像)です。左の陥凹部狭窄症で、強い左下肢痛《ひだりかしつう》があります。黄色の丸印が狭窄部分です。90歳と高齢で、心肺機能も悪く全身麻酔がかけられませんでした。局所麻酔で会話をしながら、手術を行いました。術中の内視鏡画像でも圧迫がなくなった神経根《しんけいこん》が明瞭です。

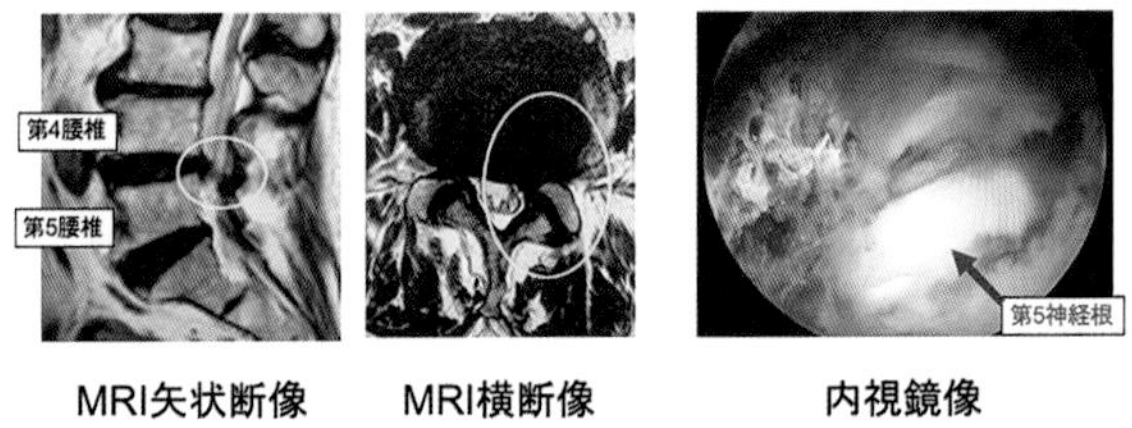

図2 狭窄症のMRIと除圧後内視鏡所見

図3が手術前後のCT画像で、狭くなった骨が完全に削られていることがわかります。手術後2時間で、痛みもなく歩行が始められました。

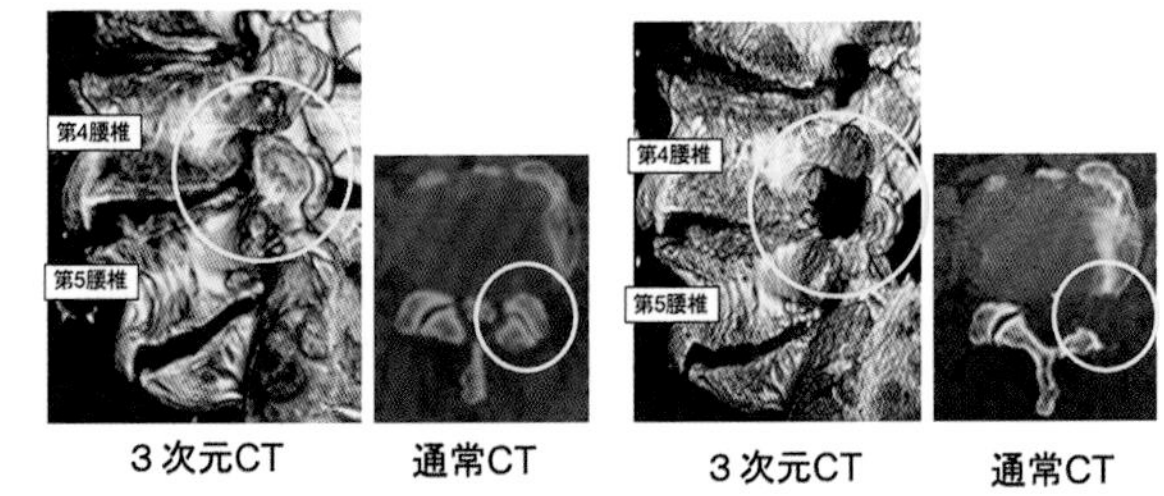

図3 狭窄症手術:術前後CTの比較

固定術も内視鏡を使えば小さな切開で可能

すべり症や側弯症《そくわんしょう》を伴う場合、固定術が行われます。通常、背筋を大きく切開しますが、当院では全内視鏡を使用して体にやさしい固定術を行っており、KLIF手術と呼んでいます。図4のような小さい5か所の切開で固定術が可能です。4本のスクリューと椎間板内ケージを小さく切って入れ固定します。これは現時点で世界最小といってもよい侵襲脊椎固定手術《しんしゅうせきついこていしゅじゅつ》です。

MRI画像でもすべり症が改善するとともに、脊髄《せきずい》神経の圧迫が改善しています。

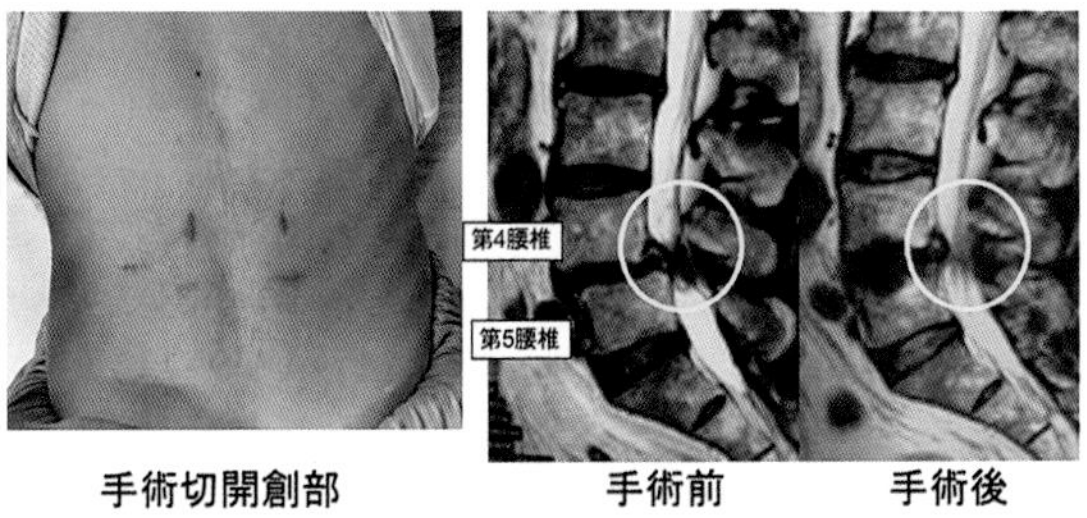

図4 すべり症の内視鏡手術

脳神経外科

４K大画面の内視鏡を用いた神経内視鏡手術

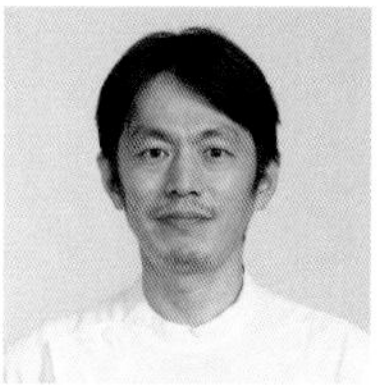

教育医長・講師
中島 公平
（なかじま こうへい）

脳腫瘍に対する神経内視鏡手術

脳腫瘍《のうしゅよう》は、頭蓋骨《ずがいこつ》内にできる腫瘍の総称で、脳だけでなく脳を包む膜や神経などさまざまな場所から発生し、良性腫瘍と悪性腫瘍を含めて１００種類以上に分類されます。画像検査や病理検査、遺伝子検査を行うことで診断し、その診断結果や個々の状態に応じて治療法を決定します。

脳腫瘍の主な治療法として手術があげられますが、手術方法として、頭蓋骨を開け顕微鏡を見ながら腫瘍を摘出する開頭腫瘍摘出術《かいとうしゅようてきしゅつじゅつ》と、内視鏡を用いた神経内視鏡手術《しんけいないしきょうしゅじゅつ》があります。神経内視鏡手術として代表的なものが、経鼻《けいび》的下垂体腫瘍摘出術《てきかすいたいしゅようてきしゅつじゅつ》です。

経鼻的下垂体腫瘍摘出術の対象となる脳腫瘍は、下垂体腺腫《かすいたいせんしゅ》、ラトケ嚢胞《のうほう》、頭蓋咽頭腫《ずがいいんとうしゅ》などです。経鼻的下垂体腫瘍摘出術は、鼻から頭の中心にある下《か》垂体部《すいたいぶ》へ到達し、内視鏡を用いて腫瘍に接していき、拡大して確認しながら摘出することができる体に負担の少ない手術方法です（図）。

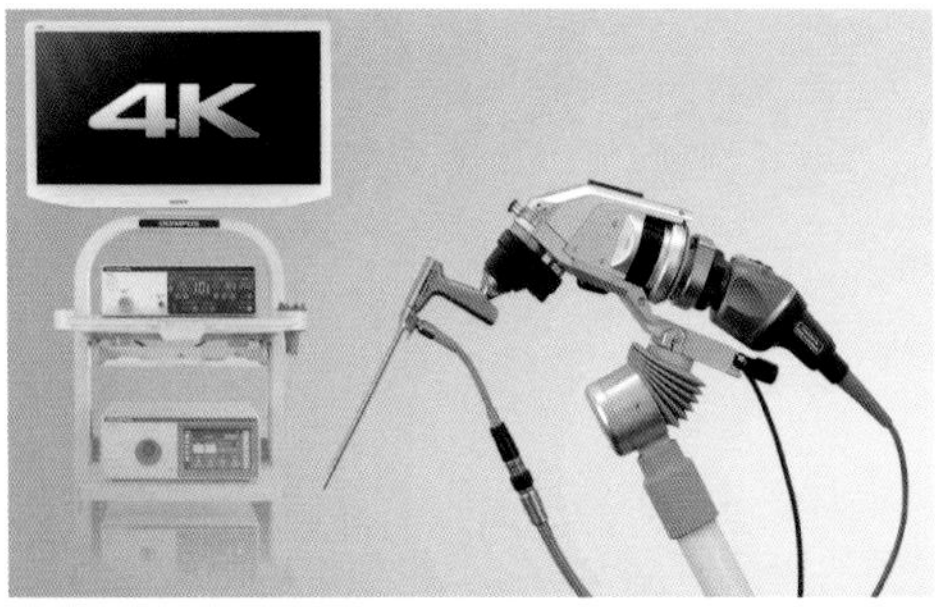

写真１　4K 神経内視鏡システム
（オリンパスマーケティング株式会社 提供）

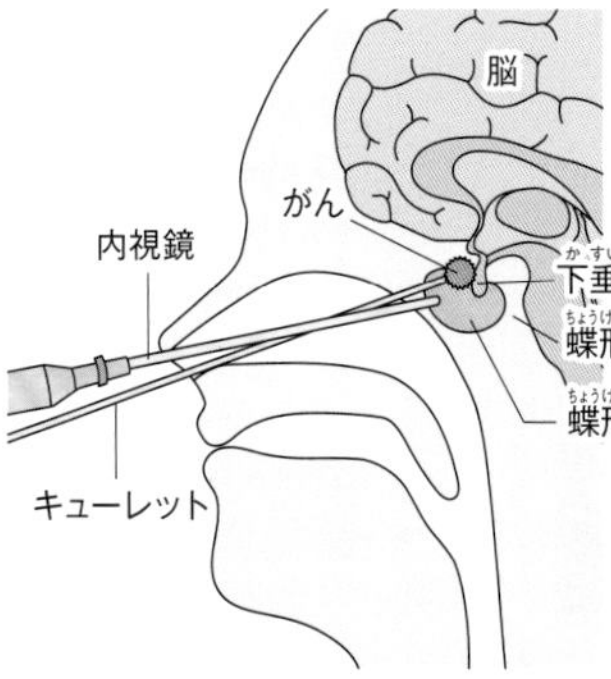

図　経鼻内視鏡手術のイメージ
（参考：がん情報サイト）

経鼻的下垂体腫瘍摘出術の実際

経鼻的下垂体腫瘍摘出術の手術前には、３D画像解析ソフトを用いてCTやMRIなどの検査画像を合わせて、腫瘍とその周囲にある血管や神経・副《ふく》鼻腔《びくう》との関係を把握しながら術前シミュレーションを行います。

手術時はこれらの画像を手術用ナビゲーションシステムに取り込むことで、自動車のナビゲーションと同様に、実際に操作している場所がどこであるか、近くに重要な血管がないかどうかなどを把握することができます。

また、当院で用いている神経内視鏡は４Kシステム（写真１）を採用しており、高精度な画像を大画面で見ながら手術を行うことができます。実際の手術場では、術者はナビゲーションシステムの画像、４K内視鏡の画像を大画面で確認しながら手術操作をしています。これらのシステムを利用することで、体に負担が少ない安全な手術を行っています（写真２）。

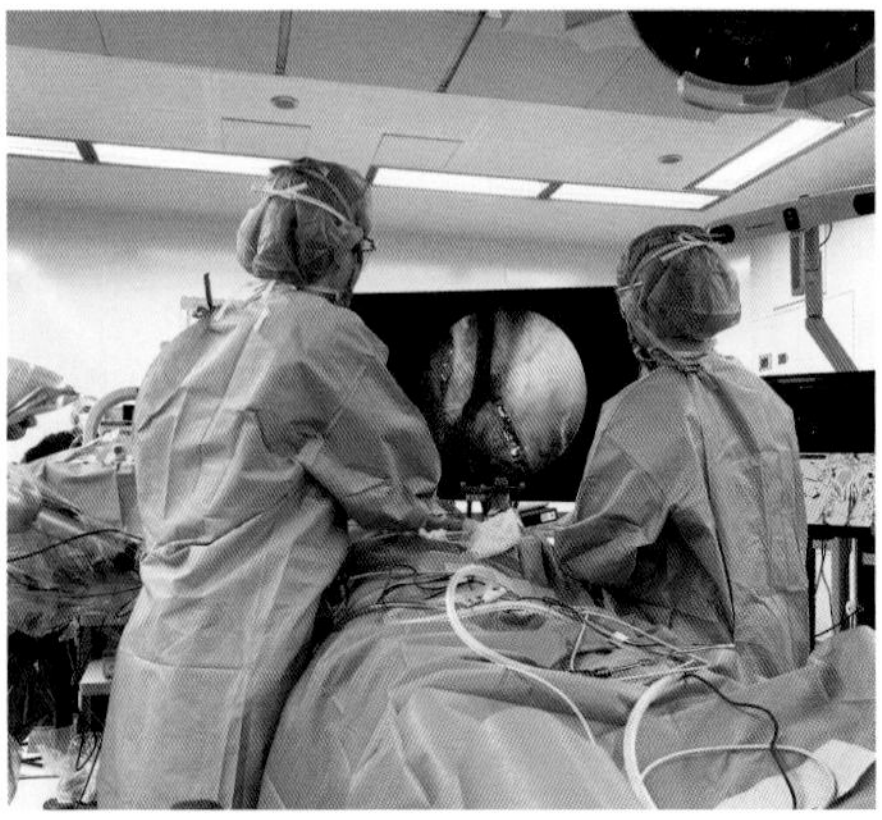

写真２　経鼻的下垂体腫瘍摘出術の様子

放射線診断科

切らずに針で刺して行う凍結治療とラジオ波焼灼療法

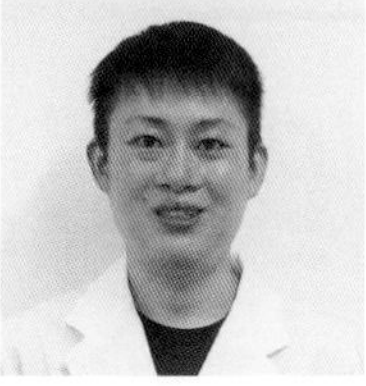

病棟医長・講師
新井 悠太
（あらい ゆうた）

超低温にして凍らせて治す凍結治療とは？

凍結療法とは、皮膚から1・5㎜ほどの細い針を刺し、針を超低温にし、凍結して腫瘍《しゅよう》を破壊する治療法です。転移した骨の腫瘍、肺がん、肝臓がん、乳がん、前立腺がん、良性の骨や血管の病気に対して効果が報告されています。現在保険が使用でき、当院で行われている腎臓の悪性腫瘍について紹介します。

凍結療法が行われるのは、4㎝以下の小さな腫瘍で、発生場所によっては治療が難しい場合もあります。腎臓の機能が悪い、遺伝性の病気などで複数または両側に腎腫瘍がある、腎臓が片方しかないといった方が対象となります。

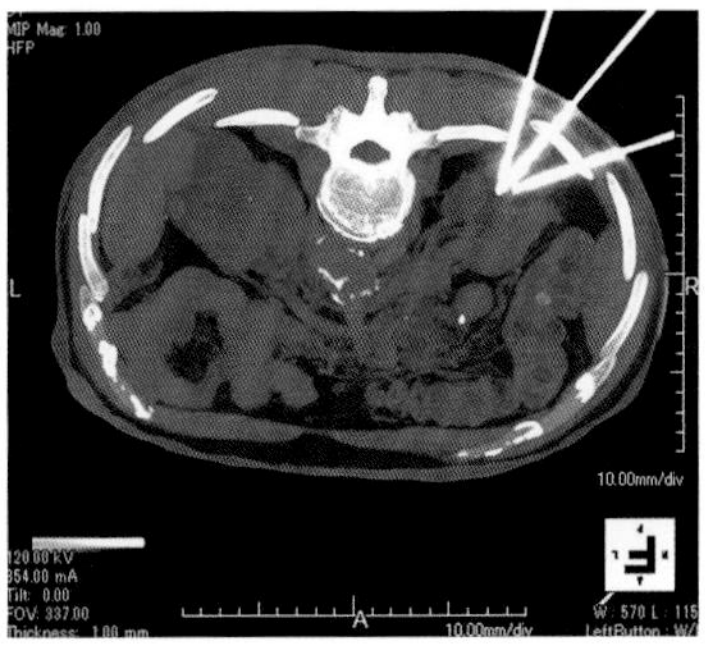

図　凍結療法時のCT画像

CTで腫瘍の位置を確認しながら、背中の皮膚から針を入れ、専用の機械で凍結します。1本の針で凍結できる範囲は決まっており、腫瘍の大きさにより複数の針を使用します（図）。通常、所要時間は1時間半から2時間程度です。

この治療は局所麻酔で行い、意識のある状態ですが、痛みを感じることはほとんどありません。他の病気の治療中、高齢などの理由で手術が難しい方も受けられる、体にやさしく負担の少ない治療です。腎臓の機能が保てること、手術時間や入院期間が短いことも長所です。治療後は軽い発熱や血尿がみられますが、ほとんどの方が1週間以内で退院しています。重い合併症は、経験豊富な施設で行えばほとんどありません。

熱を加えて焼いて治すラジオ波焼灼療法とは？

ラジオ波《は》焼灼療法《しょうしゃくりょうほう》は腫瘍の中に電極という直径1・5～2㎜の針を挿入し、腫瘍の内部にラジオ波を発生させ、熱で病変を焼く治療法です（写真）。肝臓の治療に用いられてきましたが、2021年12月に腎臓や骨などほかの臓器にも保険が使えるようになりました。

前述した腎腫瘍の治療のほかには、骨やその周りの組織にできた悪性腫瘍や類骨骨腫《るいこつこつしゅ》という良性の腫瘍による痛みの治療（ただし、放射線治療や手術などの標準治療が困難または効果が不十分な方）を当院では対象としています。針を刺す手順や体への負担、手術時間や入院期間は凍結療法と似ています。痛みに対する治療効果は終了直後から期待できます。

これらの治療は基本的に局所麻酔で行いますが、薬剤を適切に使用し、痛みや不安の軽減に努めています。

泌尿器科、整形外科など複数の科の先生方と協力して適切に治療できるよう、連携して診療しています。まずは、かかりつけ医や主治医に相談してみてください。

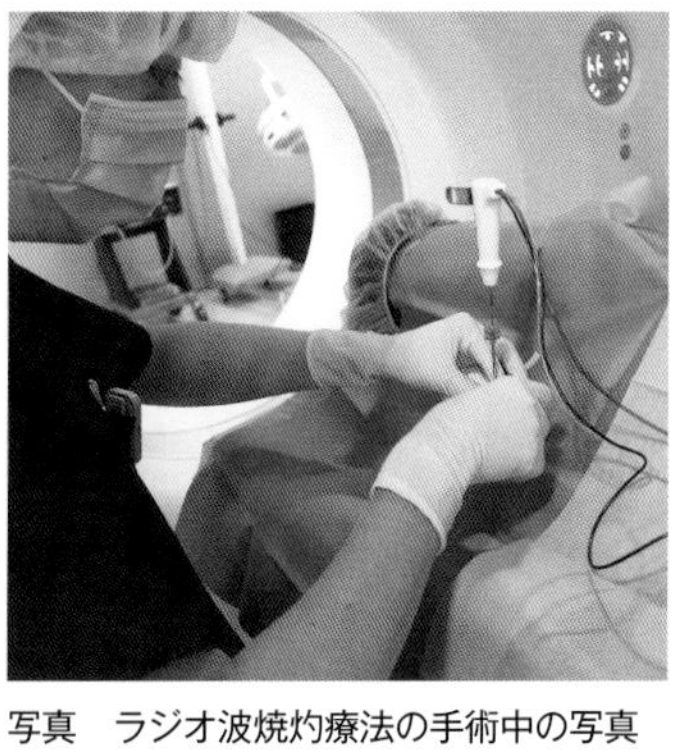

写真　ラジオ波焼灼療法の手術中の写真

低侵襲の最新むし歯治療 ~コンポジットレジン接着治療

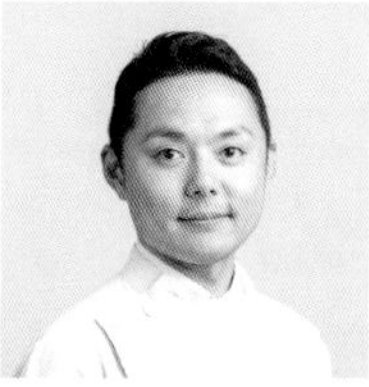

診療科長・教授
保坂 啓一
（ほさか けいいち）

健康な歯を最大限に保存する接着治療法

むし歯の予防と治療において、「ミニマルインターベンションデンティストリー（低侵襲《ていしんしゅう》歯科医療）」という考え方は、患者さんの負担を軽減し、歯を健康に保つ方法として有効で、世界的にも広まっています。

中でも、健康な歯を最大限に保存可能な、コンポジットレジン（歯の色に似たセラミックスとプラスティックの複合材料）を用いた接着治療が近年注目されています。優れた接着材を利用することで、健康な歯の部分を削ることなく失われた歯を再建し、機能と見た目をその日のうちに回復することができます。多くの場合で麻酔の注射も不要です。

コンポジットレジン接着治療は今では、典型的なむし歯だけでなく、歯のすり減り、少数の歯を失ったときのブリッジ、ケガなどによる歯の欠けなどにも応えることができるようになっています（図1）。

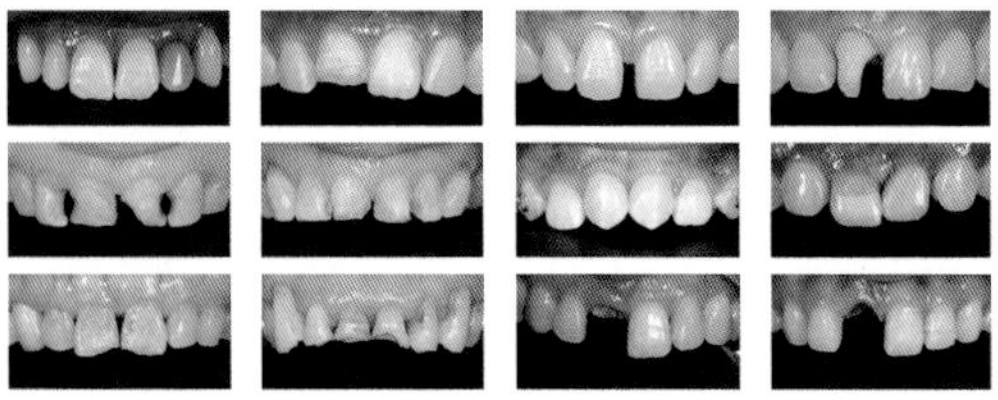

図1A　コンポジットレジン修復による前歯の治療（術前）
さまざまな前歯の治療（術前の様子）。歯の変色、隙間、形態不良、すりへりなどが生じた欠損が認められる。

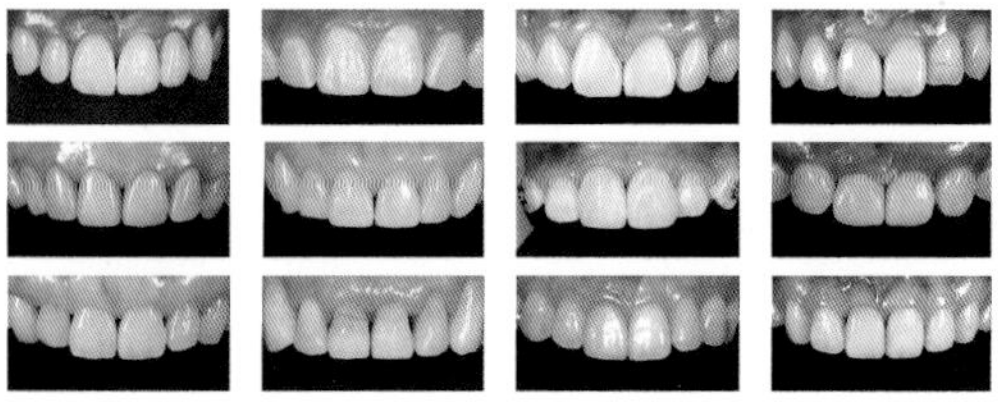

図1B　コンポジットレジン修復による前歯の治療（術後）
さまざまな前歯の治療（術後の様子）。コンポジットレジン修復によって即日のうちに低侵襲に再建された。

精密治療とデジタル治療への新展開

コンポジットレジン修復の成功のためには、肉眼では見えないレベルの高い精度が要求されます。万が一、むし歯の取り残しや、詰め物の隙間などが生じれば、むし歯の再発のリスクが高まります。

当科では、歯科用顕微鏡などの治療設備を整え治療の精度を高め、専門医を中心に患者さんの安心を実現する診療に努めています（図2）。

さらに、口腔内スキャン、CAD、3Dプリンティングなどの近年発展著しい、デジタル技術に関する研究成果をもとに、さらなる治療のスマート化、高度標準化を世界に先駆けて行っています（図3）。

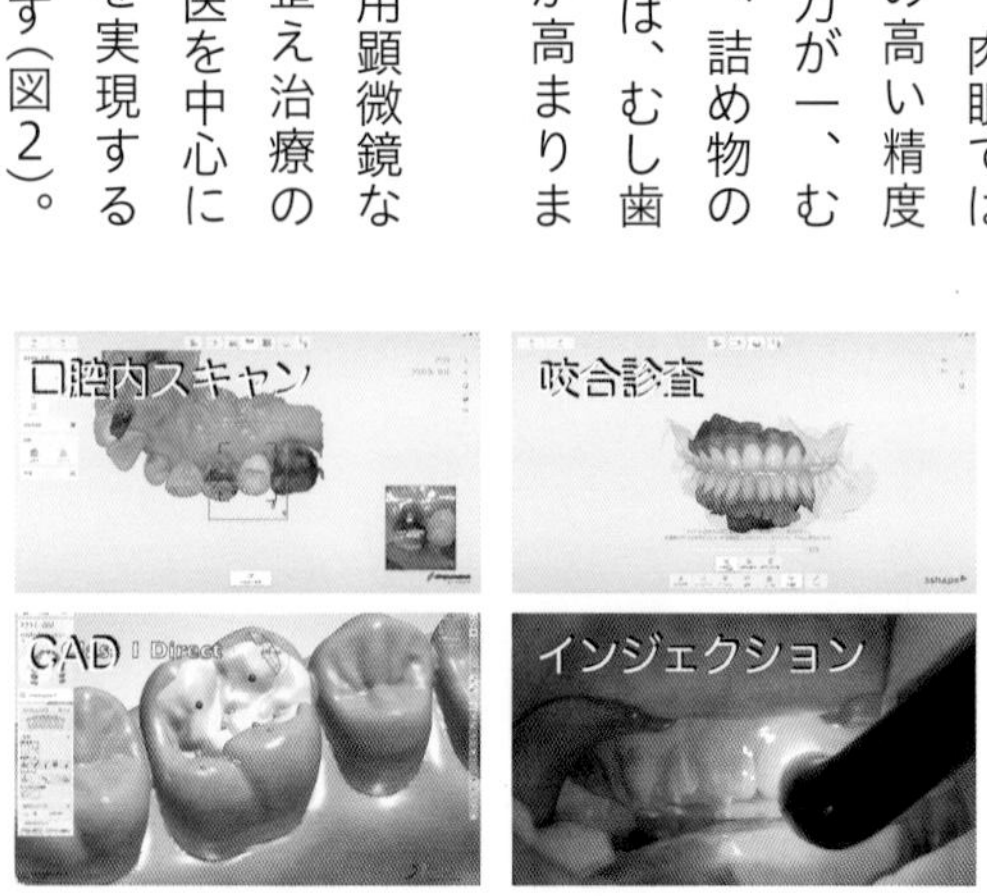

図3　デジタル技術を活用したコンポジットレジン修復治療
左上：歯列情報のコンピューターへの取り込み。右上：コンピューター上での咬み合わせの診査分析。左下：コンピューター支援による最終修復形態のデザイン。右下：デザインから製作した透明な型枠を利用しコンポジットレジンを流し込み、光により硬化させている。

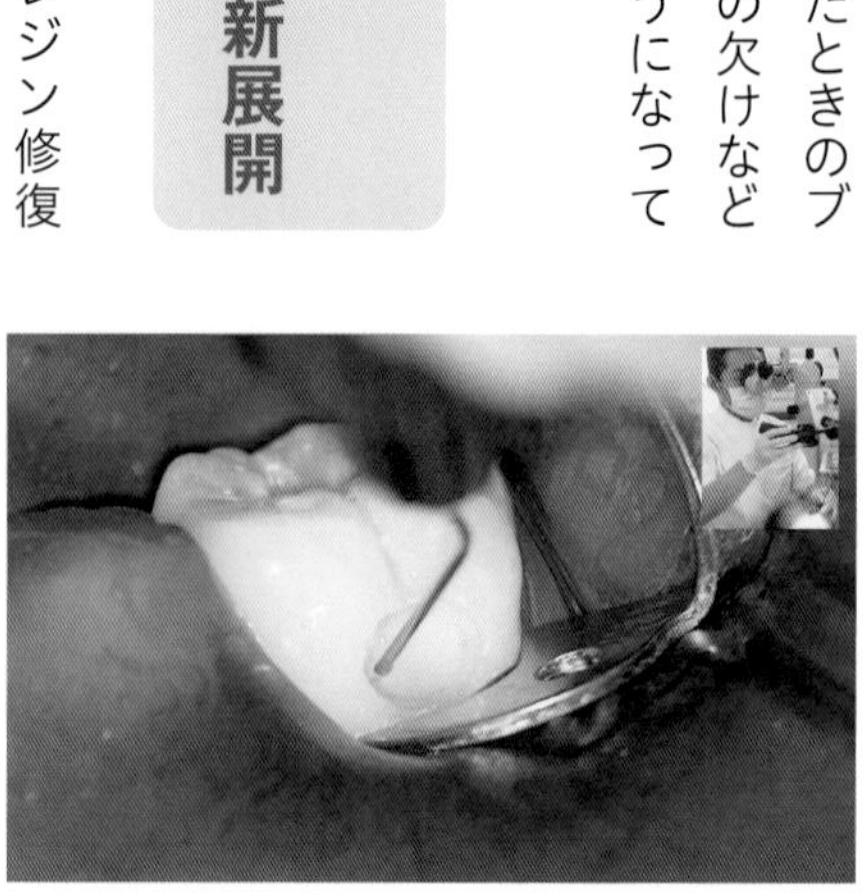

図2　歯科用実体顕微鏡を使ったコンポジットレジン修復治療の様子
歯科用接着材を塗布した後、細い針状の器具の先端から、むし歯により失われた歯の欠損部にコンポジットレジンを流し込んでいる。

歯周病科

進行した歯周病を治す最新の歯周再生治療

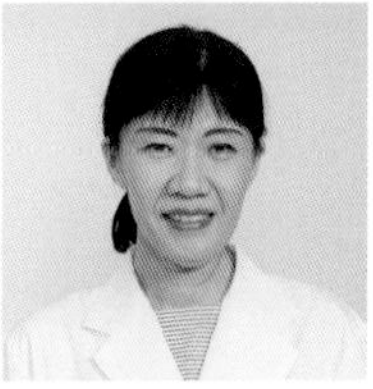

外来医長・助教
二宮 雅美
（にのみや まさみ）

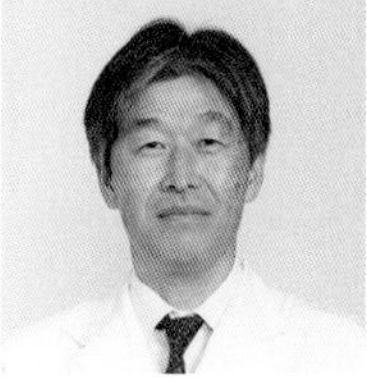

診療科長・教授
湯本 浩通
（ゆもと ひろみち）

最新医療機器を使った手術技術が進歩

歯周病は、歯の周囲を支える歯肉や歯槽骨《しそうこつ》などの歯周組織が、歯周病原細菌《ししゅうびょうげんさいきん》によって引き起こされた炎症によって破壊される病気です。

歯周病は日本人が歯を失う一番の原因であり、厚生労働省の令和4年度歯科疾患実態調査によると、中高年で進行した歯周病がある人の割合は50％を超えていると報告されています。また、10～30歳代の若い年齢で歯周病が進行している患者さん（侵襲性歯周炎《しんしゅうせいししゅうえん》）もいます。

一昔前には、歯周病で骨が破壊されてしまうと、残念ながら抜歯となっていました。しかし近年、再生医薬品や医療材料、歯科用マイクロスコープ（歯科用顕微鏡）やレーザーなどの最新医療機器を使った手術技術の進歩によって、歯周組織を健康な状態に近づけられるようになり、歯を残すことが可能になってきました。

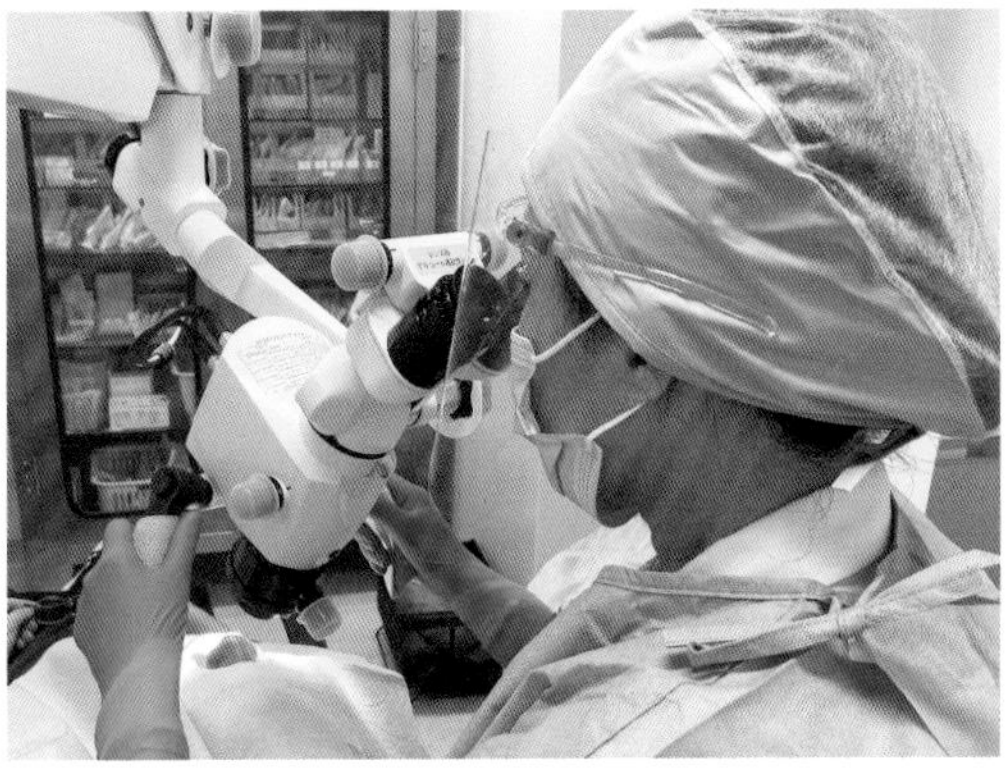

写真１　歯科用マイクロスコープによる高精度な手術

歯科用マイクロスコープを使った精密な治療

歯周病の治療は、歯周組織の検査を行った後に、ブラッシング指導から始まり、基本治療として、歯根面《しこんめん》に付いている歯垢《しこう》や歯石《しせき》を取り除きます。軽度の歯周病であれば、これらの治療で症状の改善がみられます。

しかし、歯周ポケット（歯と歯茎の溝）が深くなり、中等度から重度に骨が溶けている場合は、基本治療では改善しにくく、歯周外科治療が必要な場合があります。当科では、歯周外科治療を行う際は、歯科用マイクロスコープ（写真1）による高倍率での観察を行い、骨欠損《こつけっそん》（骨が欠けた状態）のある患部のみをマイクロサージェリー用メスで小さく切開し、歯根に付いた歯石やダメージを受けた組織を細かいところまで取り除く治療を行っています。

また、体の負担の少ない手術を行うために当科では、歯周外科治療を行う際に、従来の器具（スケーラーやグレーシーキュレット）に加えてEr.YAGレーザーも使用しています（写真2）。さらに、骨の欠けた部分には日本で開発された歯周組織再生医薬品「リグロス®」や「骨補填材《こつほてんざい》」を使うことで良好な効果を得ており、直近の5年間で約250症例の再生治療を行ってきています。

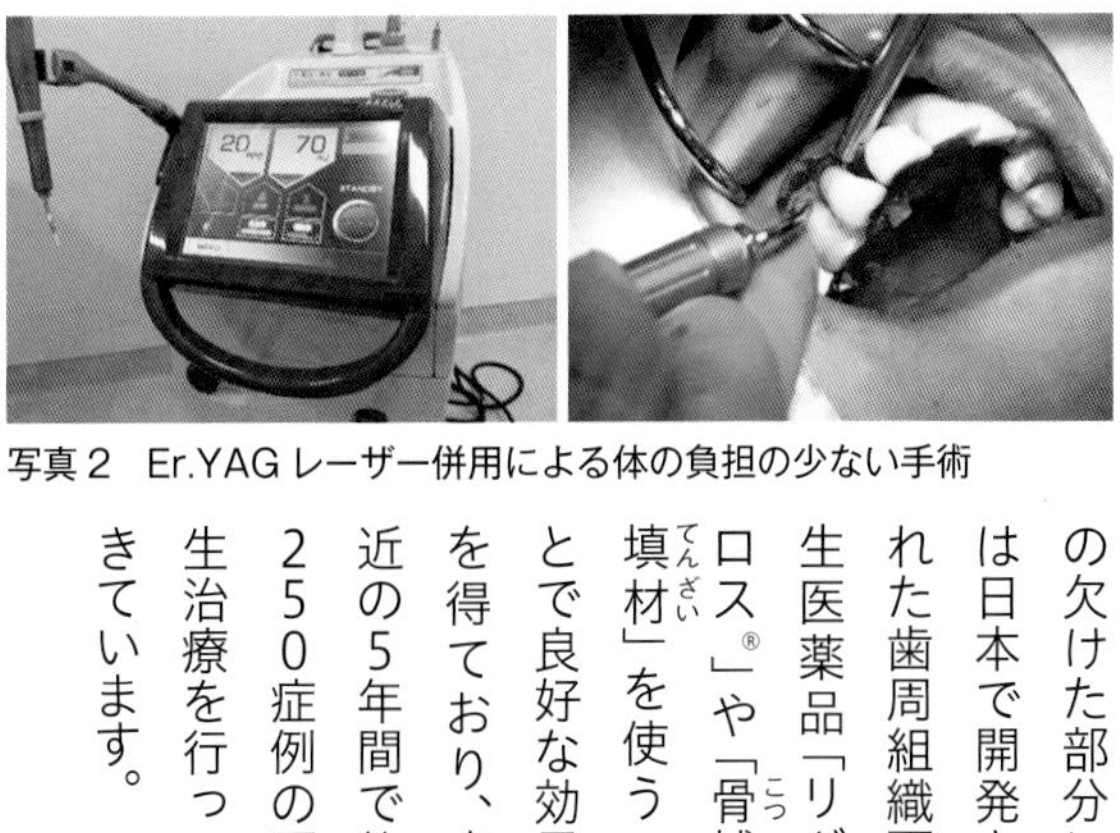

写真２　Er.YAG レーザー併用による体の負担の少ない手術

特集⑥

フレイル・ロコモ・サルコペニアの診断と治療（健康寿命の延伸）

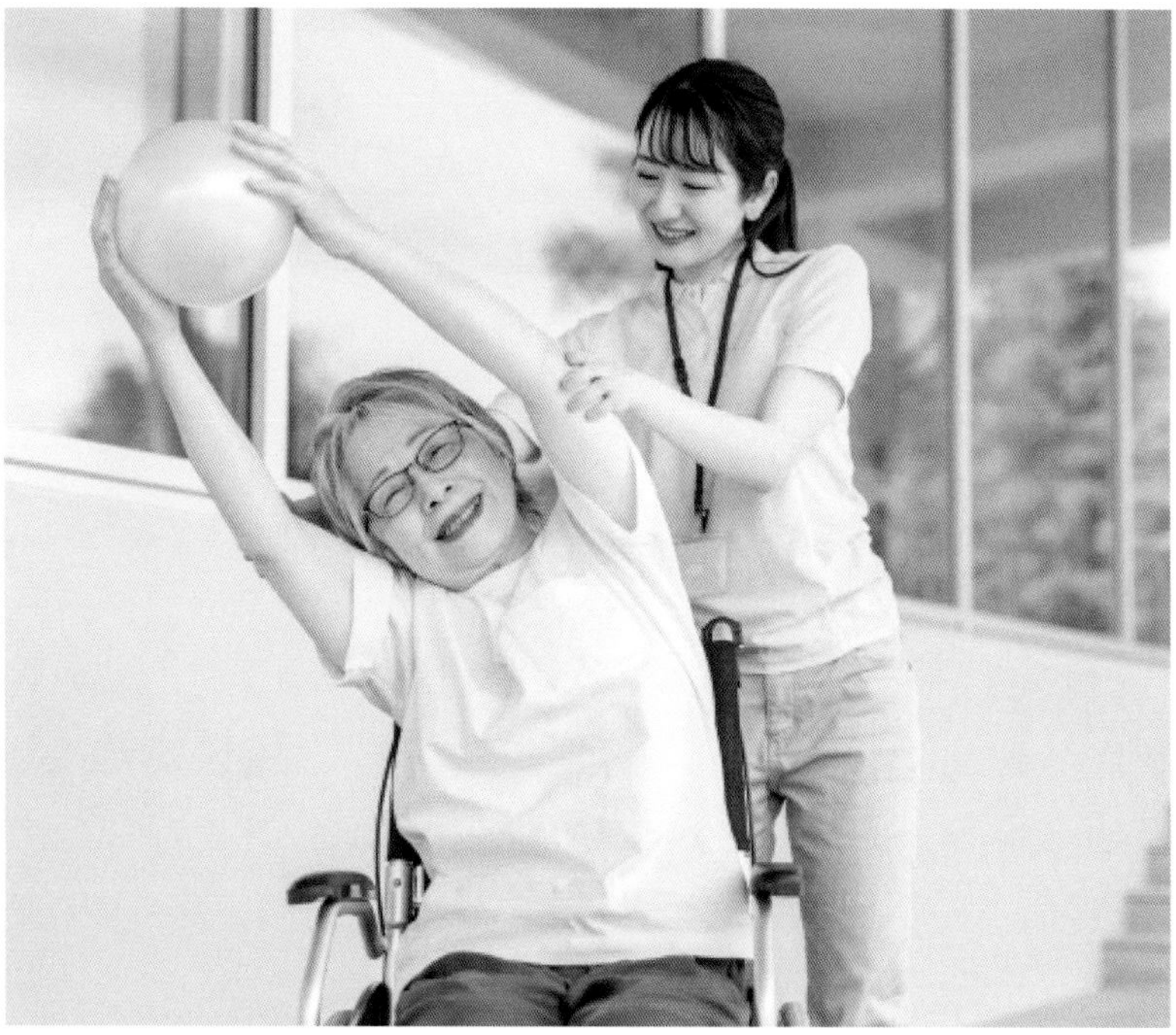

（写真はイメージ）

超高齢化時代といわれる今、大切なテーマとなるのが健康寿命の延伸です。当院では日常生活を制限なく過ごしていただくための医療を提供しています。

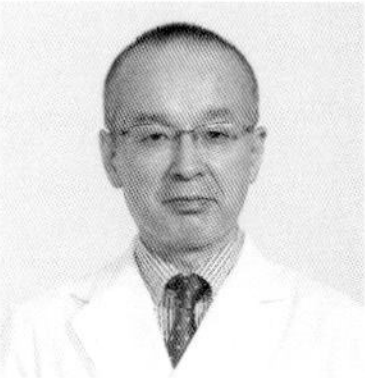

内分泌・代謝内科
特任教授
粟飯原 賢一
（あいはら けんいち）

1991年徳島大学医学部医学科卒、医学博士。現徳島大学大学院医歯薬学研究部 実践地域診療・医科学分野（寄附講座）特任教授。日本糖尿病学会・日本内分泌学会・日本高血圧学会・日本動脈硬化学会の各学会専門医・指導医。

フレイル・ロコモ・サルコペニア・（ダイナペニア）とは

「フレイル」は、加齢とともに運動機能や認知機能などが低下した状態のことで、要介護の予備軍に当てはまります。

「ロコモ」は「ロコモティブシンドローム」の略称です。ロコモでは、筋肉・骨・関節などの運動器障害により、バランス能力や筋力・移動能力などが衰え、寝たきりになる可能性が高まります。

「サルコペニア」は筋肉量減少と筋力低下が同時に生じることで、身体能力が衰えた状態をいいます。また、筋肉量が正常でも筋力低下が生じる「ダイナペニア」も、寿命や生活の質の低下をきたします。これらの病態は、互いに密接な関係にあります（図）。

当院では、体成分分析装置（写真1）を用いて筋肉量や体脂肪量などの計測と筋力評価を行い、ダイナペニアやサルコペニアの診断を行っています。

また当院では、栄養指標や専用の測定器（写真2）で測れる※1終末《しゅうまつ》糖《とう》化《か》産《さん》物《ぶつ》（AGEs）などの新規代謝指標がこれらの病態にかかわることを見つけ出し、診断予測バイオマーカーの探索のほか、デジタルデバイスやIoT技術の導入による運動や食事栄養療法の開発を行っています。

※1 終末糖化産物（AGEs）／タンパク質と糖が加熱されてできる物質で、老化を進める原因物質とされている

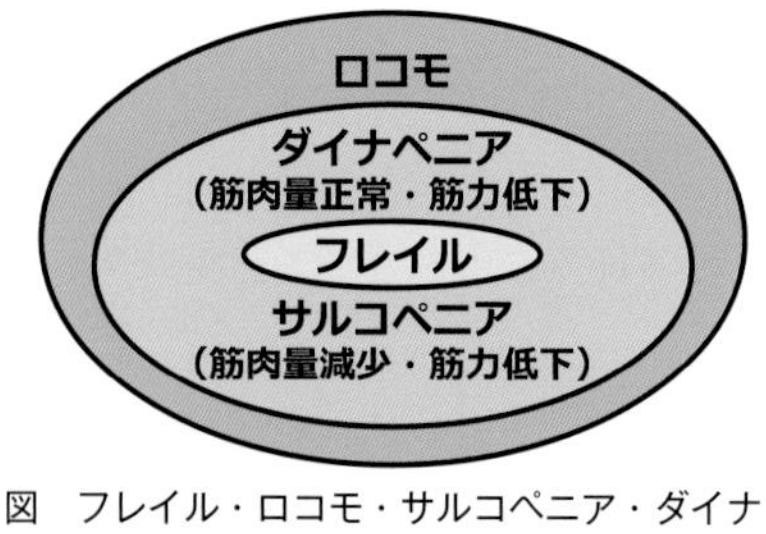

図　フレイル・ロコモ・サルコペニア・ダイナペニアの関係

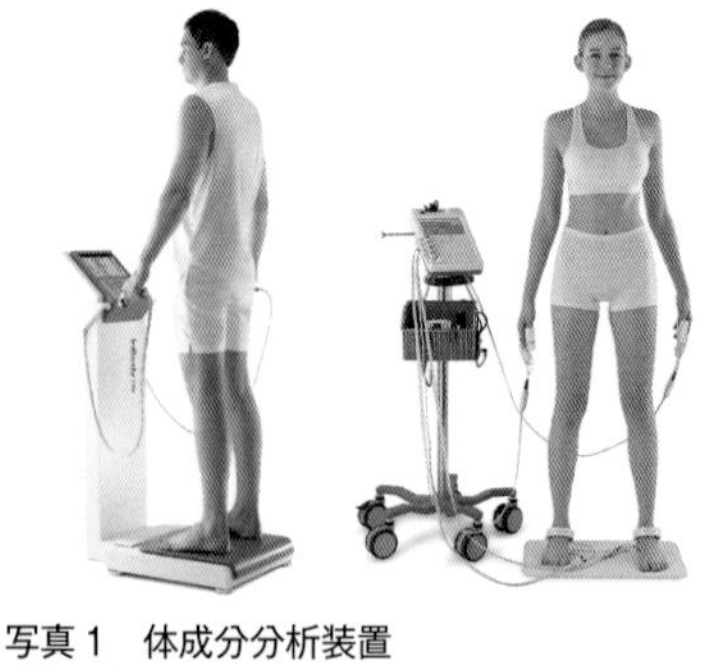

写真1　体成分分析装置
（株式会社インボディ・ジャパン）

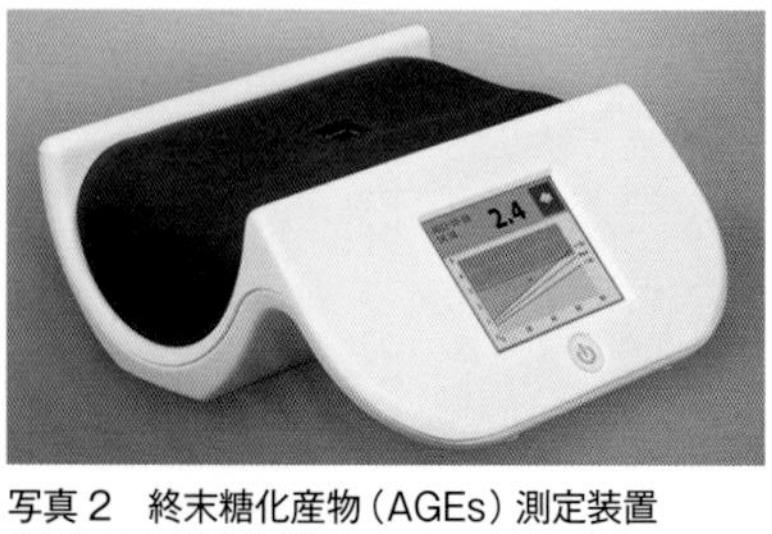

写真2　終末糖化産物（AGEs）測定装置
（セリスタ株式会社）

内分泌・代謝内科

フレイル・ロコモ・サルコペニアを進行させないために

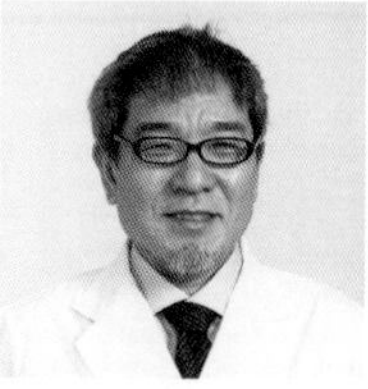

診療科長・教授
遠藤 逸朗
（えんどう いつろう）

フレイル・ロコモ・サルコペニアは治療できる?

フレイル・ロコモ・サルコペニアはそれぞれ関係しています（図1）。これらの状態にある患者さんは加齢により増加し、骨折や筋力低下などで要介護状態になりやすく、さらに進行すると死亡リスクも上昇します。進行させないためには、栄養状態の改善指導や運動機能の維持・改善を目的としたリハビリなどが行われますが、内科的なケアや治療によっても進行防止や改善が見込める場合があります。

例えば、多くの薬を飲んでいる方の処方の見直しや、併存する糖尿病などの生活習慣病の治療は、フレイル・ロコモ・サルコペニアの進行を抑えるのに有効であると考えられています。さらに、ロコモの原因となる骨粗《こっそ》しょう症《しょう》に対する薬物治療は、骨折リスクを減少させるとともに、患者さんのQOL（生活の質）も改善できることが示されています。

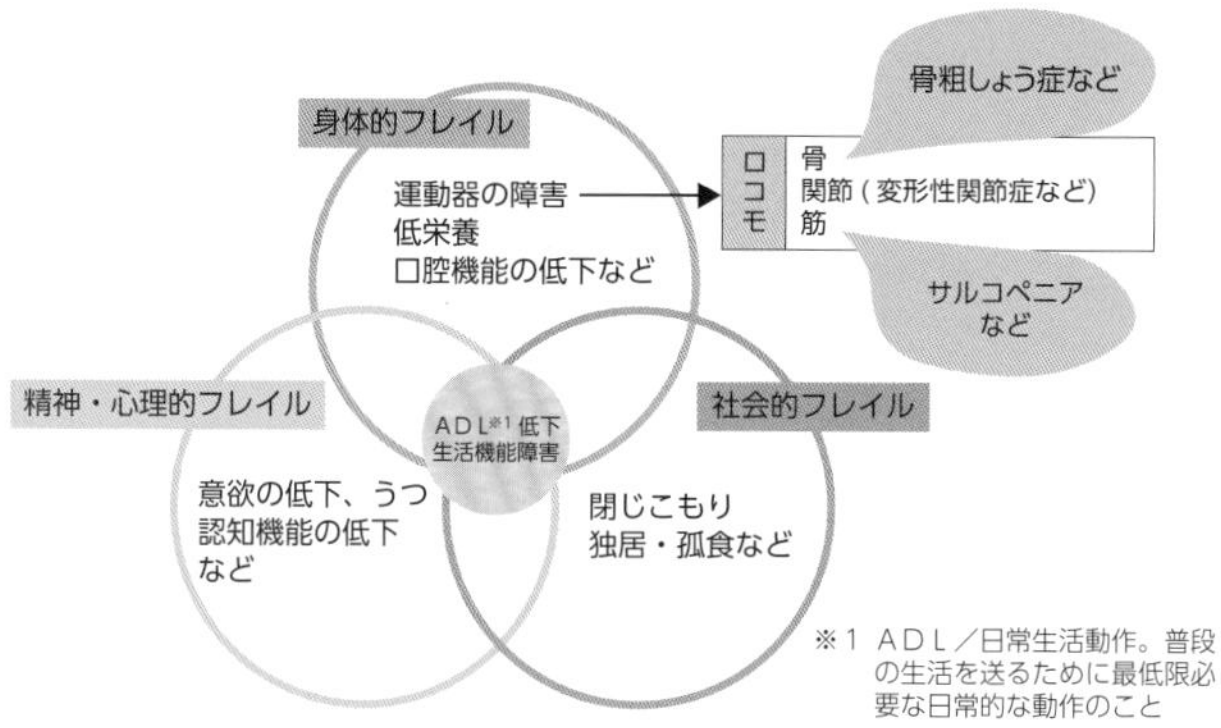

※1 ADL／日常生活動作。普段の生活を送るために最低限必要な日常的な動作のこと

図1 フレイル・ロコモ・サルコペニアの関係

鈴木隆雄：日本サルコペニア・フレイル学会誌 2(1):6-12, 2018を引用改変

生活習慣病とフレイル・ロコモ・サルコペニア

ロコモの原因となる骨粗しょう症やサルコペニア、そしてフレイルを構成する認知機能の低下は、糖尿病、動脈硬化性疾患、慢性腎臓病などの生活習慣病と密接に結びつき、それぞれ互いの病気の悪化に関係しています（図2）。

例えば、糖尿病でみられる振れ幅の大きい血糖の変動は、認知機能の低下、骨格筋量減少と筋力低下（＝サルコペニア）や転倒骨折のリスクとなります。また、糖尿病治療薬の中には骨格筋量の減少や骨折リスクの上昇に関係するものがあります。認知機能の低下があると薬を飲む習慣が乱れ、血糖コントロールや骨粗しょう症の治療に悪影響がみられることもあります。

さらに、骨粗しょう症骨折や認知機能低下があると、身体機能の低下や骨格筋量の減少につながり、これらは糖尿病のコントロール悪化とさらなる骨折リスク上昇をもたらす可能性があります。高齢の方は（図2）にあるような病態を複数持っていることが多く、これらを総合的に診断し、治療することが重要です。当科は、糖尿病、動脈硬化性疾患、慢性腎臓病などを含む生活習慣病と骨粗しょう症の診療を専門とし、フレイル・ロコモ・サルコペニアの進行を抑えることにも力を入れています。

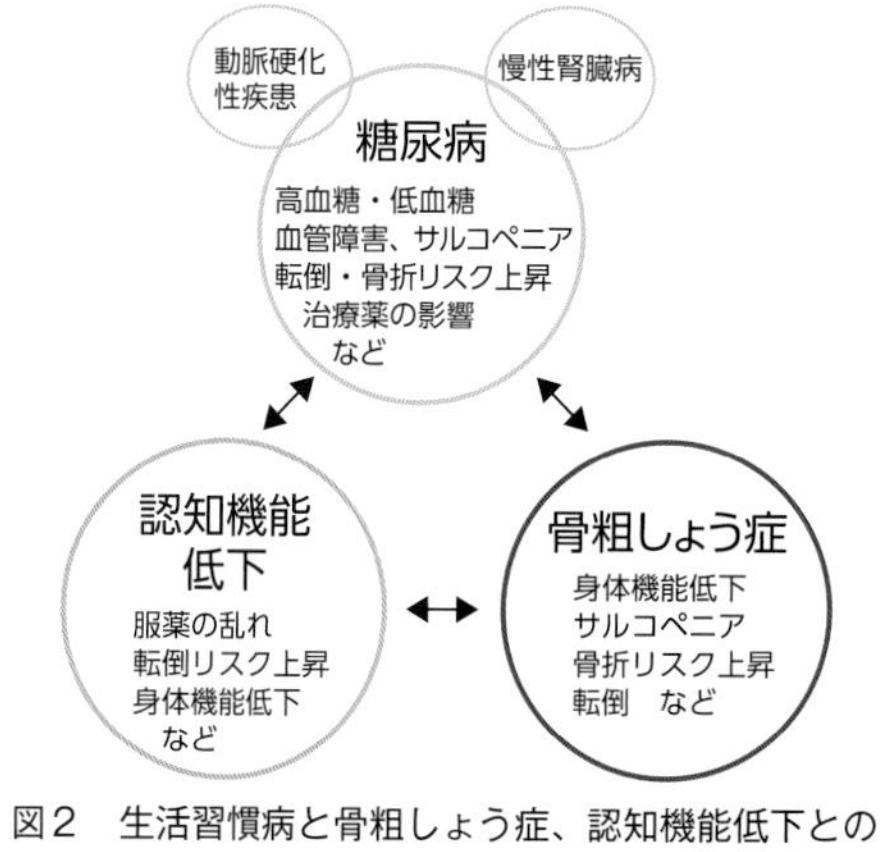

図2 生活習慣病と骨粗しょう症、認知機能低下との相互連関 筆者作成

歯周病の治療で健康寿命を伸ばす

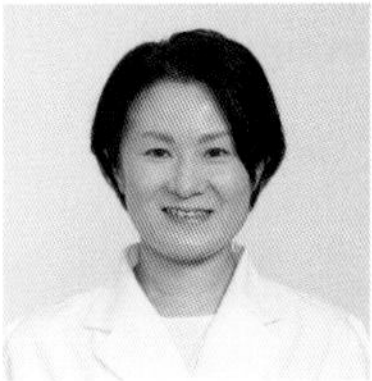

助教
板東 美香
（ばんどう みか）

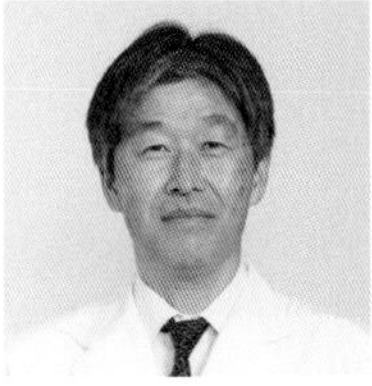

診療科長・教授
湯本 浩通
（ゆもと ひろみち）

歯周病がフレイルのカギになる

栄養不足あるいは日常的な運動量が不足すると、「サルコペニア」という筋力減少の状態に陥ります。人とのかかわりが薄くなって〝出不精〟になると、さらに運動量が落ちるという悪循環に陥るといわれています。つまりフレイル予防には、「栄養」「運動」「社会参加」の3つの柱が重要となります。

歯周病は、歯周病の原因となる細菌（歯周病原細菌《ししゅうびょうげんさいきん》）により、歯茎《はぐき》（歯肉《しにく》）の炎症や歯を支えている骨（歯槽骨《しそうこつ》）が失われていく病気で、大人が歯を失う原因の第1位となっています。

歯がないと食べられない＝低栄養、口臭や歯を失った見た目から人と会いたくない＝社会参加の低下、そして歯周病原細菌感染が骨格筋の代謝異常を引き起こす（サルコペニアにつながる可能性）＝運動量の減少というように、まさしく歯周病がフレイルのカギとなることが分かります（図）。

歯周病治療でオーラルフレイル予防

オーラルフレイルとは、フレイルの前段階として起こる、口の中の健康への関心の低下や口の機能（口腔機能）の衰えを指します。

オーラルフレイルを抱えた人は将来、身体的フレイル発生リスクが2・4倍、要介護状態認定が2・4倍、死亡率が2・1倍となることが報告されています。2018年から「※1口腔機能《こうくうきのう》低下症《ていかしょう》」が医療保険病名として採用され、口腔機能の衰えを評価し、歯科医院で診断する基準ができました。

オーラルフレイルの段階での早期発見・早期介入がフレイルや要介護状態の予防につながります。歯周病治療により、口の中の健康への関心を持ってもらい、口の中を清潔に保ち、口の中のささいな変化を見逃さず、歯を失う本数を減らし、残った歯をいかに機能・維持させるかがとても大事になります。

そのためにも、歯を失ったところを入れ歯や被せ物で補う補綴《ほてつ》治療や生活習慣病のコントロールなど、歯周病科以外の歯科・医科との連携も必要になります。

オーラルフレイルやフレイル予防のため、まずは自分の口の中に興味を持つこと、「かかりつけ歯科医」を持つことをおすすめします。

※1　口腔機能低下症／加齢によって、口腔内（口の中）の感覚や咀嚼《そしゃく》・嚥下《えんげ》・唾液分泌などの機能が少しずつ低下していく症状

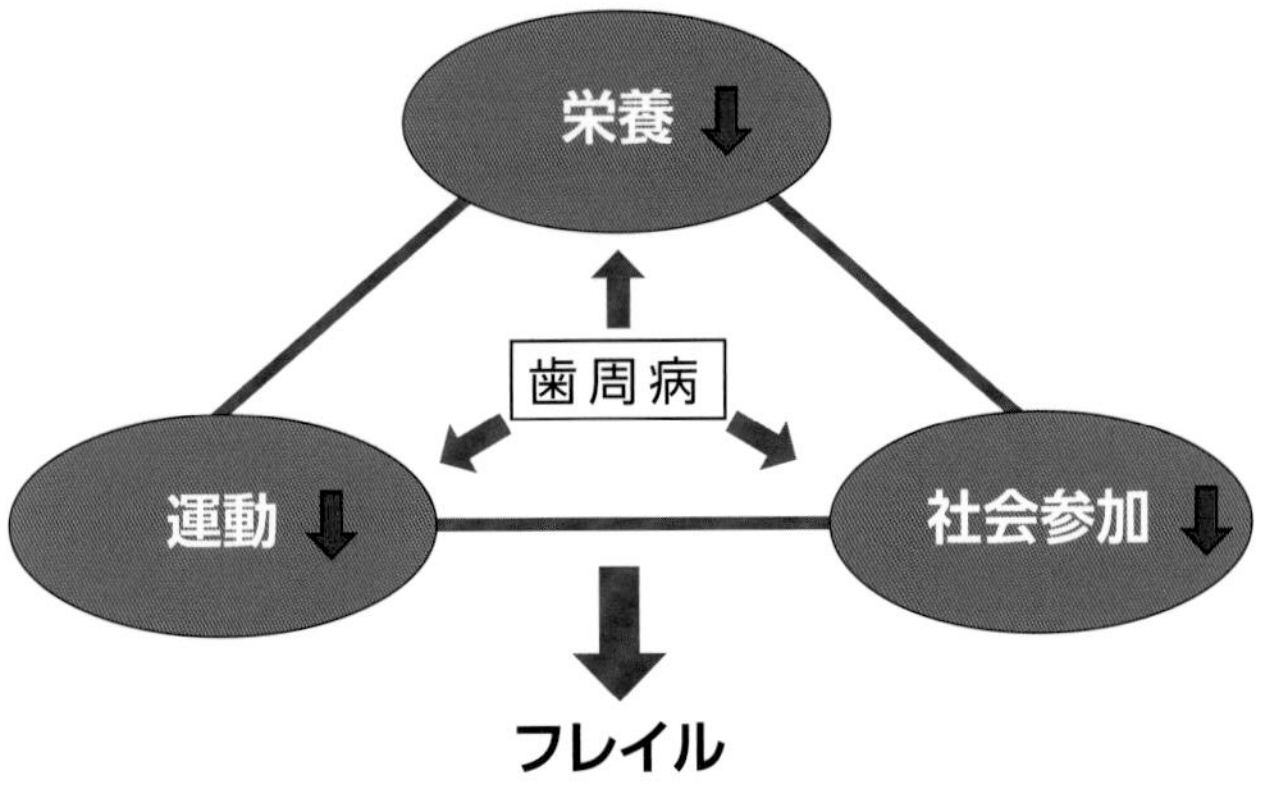

図　歯周病とフレイルの関係

そしゃく科

口腔健康管理から始めるフレイル予防

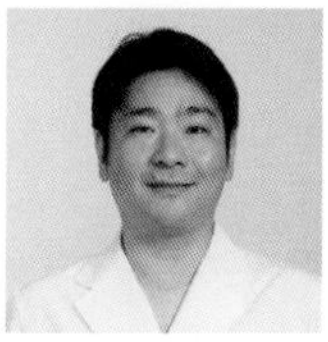

助教
後藤 崇晴
（ごとう たかはる）

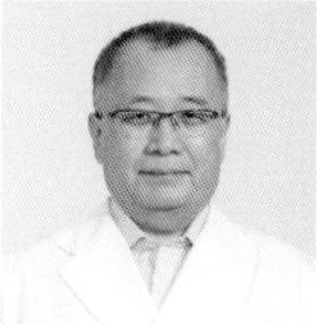

副診療科長・病院教授
永尾 寛
（ながお かん）

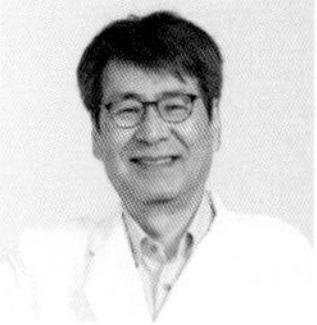

診療科長・教授
市川 哲雄
（いちかわ てつお）

口腔の働きとフレイルとの関係

フレイルとは「生理的予備能力（心身や社会性のダメージを受けたときの回復力）が低下し、身体障害に陥りやすい状態」です。これに食欲低下による食事摂取量の減少、栄養不足といった要因が重なって悪循環に陥ることをフレイルサイクルと呼びます。歯科も食べ物や栄養の摂取、誤嚥性肺炎《ごえんせいはいえん》の予防といった観点から、このフレイルサイクルに大きくかかわっており、フレイル状態の悪化を防ぐためにも口腔《こうくう》（口の中）の管理はとても重要になります（図1）。

私たちの研究でも、咀嚼《そしゃく》（食べる）、嚥下《えんげ》（飲み込む）、発音（しゃべる）といった口腔の働き、そしてオーラルフレイル（口腔の働きのわずかな衰え）とフレイルとの関連に着目しています。その関連を検討する際の重要なキーワードとして、「口腔健康管理」があります。

「口腔機能低下症《こうくうきのうていかしょう》」と口腔機能低下症は、オーラルフレイルに対応した病名で、口腔健康管理とは、上下の歯を整える（歯列管理）、口をよく動かす、よくかむ、よくしゃべる（機能管理）、口の中をきれいに保つ（衛生管理）という3つの管理を含む考えです。当科では、この口腔健康管理の考えを30年以上前から取り入れ、臨床と研究を行っています。

口腔健康管理への取り組み

口の中にある歯や入れ歯や被せ物、詰め物の材料の表面にはバイオフィルムという微生物の固まりが付いており、それがむし歯や歯周病だけでなく、誤嚥性肺炎などのさまざまな全身の病気に関連していることが知られています。

当科では、このバイオフィルムをより短時間で、より効率的に落とすことのできる入れ歯洗浄剤や洗口液《せんこうえき》の研究を行ってきました（図2）。また、口腔衛生管理のためのATP（アデノシン三リン酸）拭き取り検査による口の中や入れ歯の汚れの数値化、口腔機能管理のための超音波診断装置を用いた舌の評価の開発などを進め、治療や患者さんの指導に役立てています。

今後も口腔健康管理がフレイルを予防するという考えのもと、オーラルフレイルの早期発見と対応、QOL（生活の質）の向上、健康寿命を伸ばすための取り組みなどを進めていきます。

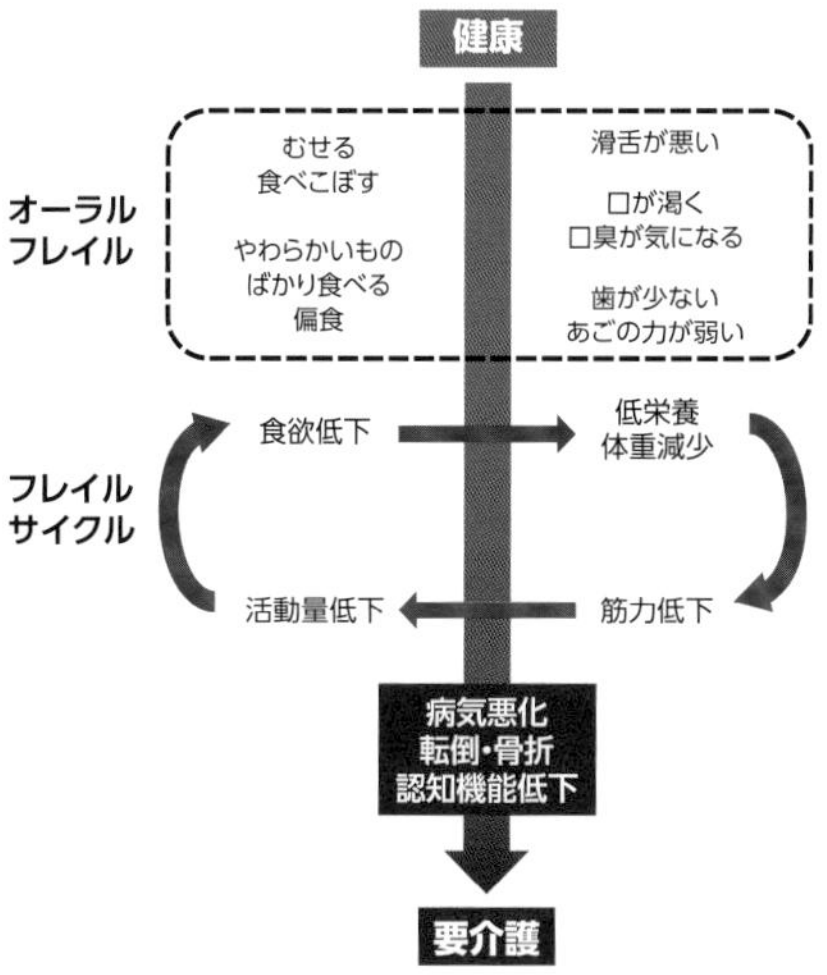

図1 フレイルとオーラルフレイル

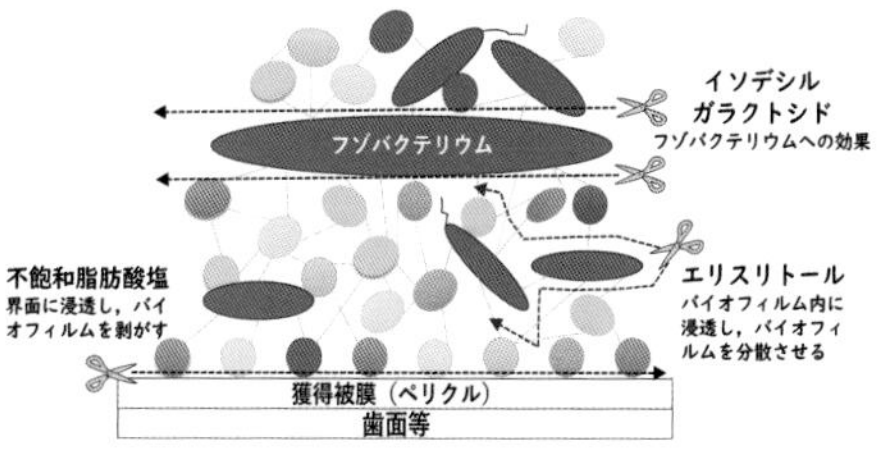

図2 口腔のバイオフィルムへの効果を示す有効成分（花王との共同研究）

P.E. Kolenbrander, et al. Communication among oral bacteria/Microbiol. Mol. Biol. Rev., 66 (2002), pp. 486-505 をもとに作成

リハビリテーション部

運動療法の一つとしてのピラティスとは

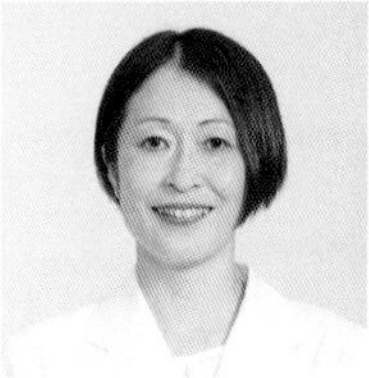

副部長・特任講師
佐藤 紀
（さとう のり）

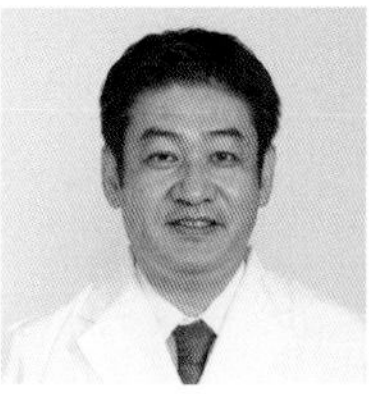

部長・教授
松浦 哲也
（まつうら てつや）

国立大学病院で初となる試み

高齢者では、ロコモ（骨、筋肉、関節、神経などの〝運動器〟の障害により移動しづらくなった状態）から、フレイル（加齢による心身の活力低下）やサルコペニア（加齢による筋肉量の減少や筋力の低下）につながっていくと考えられています。そのため、高齢になっても元気でいるには、若い頃からの「ロコモの予防」がカギとなります。

ロコモの原因には、脊椎疾患、関節疾患、骨粗《こつそ》しょう症《しょう》などがあります。ロコモの予防には、運動療法が重要です。当院では運動療法の一つとして、体の使い方を学ぶピラティスに着目し、国立大学病院で初めてピラティスを導入しました。

当院におけるピラティスの強み

ピラティスでは、日常生活の中での体の使い方、コントロールの方法を学びます。例えば日常生活のさまざまな動作で、腰に負担がかかることがあります。高い所にある物を取ろうとした際、肩の動きが悪い患者さんの場合、代わりに腰をそらせて物を取ろうとします。このような動きを続けていると、腰に負担がかかり、腰痛の原因となってしまうことがあります。

そこで、なるべく腰に負担をかけないようにするために、できるだけ腰を動かさず安定化させたうえで、その他の部位（胸の背骨、胸郭、肩関節、股関節など）の動きを良くするようにします。このように、患者さん一人ひとりの動きの評価を行い、体の動かし方のどこを修正すれば良いのかを把握し、プログラムづくりをします。

退院後に自宅でも継続することができるようにマット上で行うピラティスエクササイズ（写真1）の指導から、機器を用いた動的な動きの中で行うピラティスエクササイズ（写真2）まで、仕事復帰やスポーツ復帰などの目標に向けて、一人ひとりに合ったオーダーメイドの運動療法を行っています。

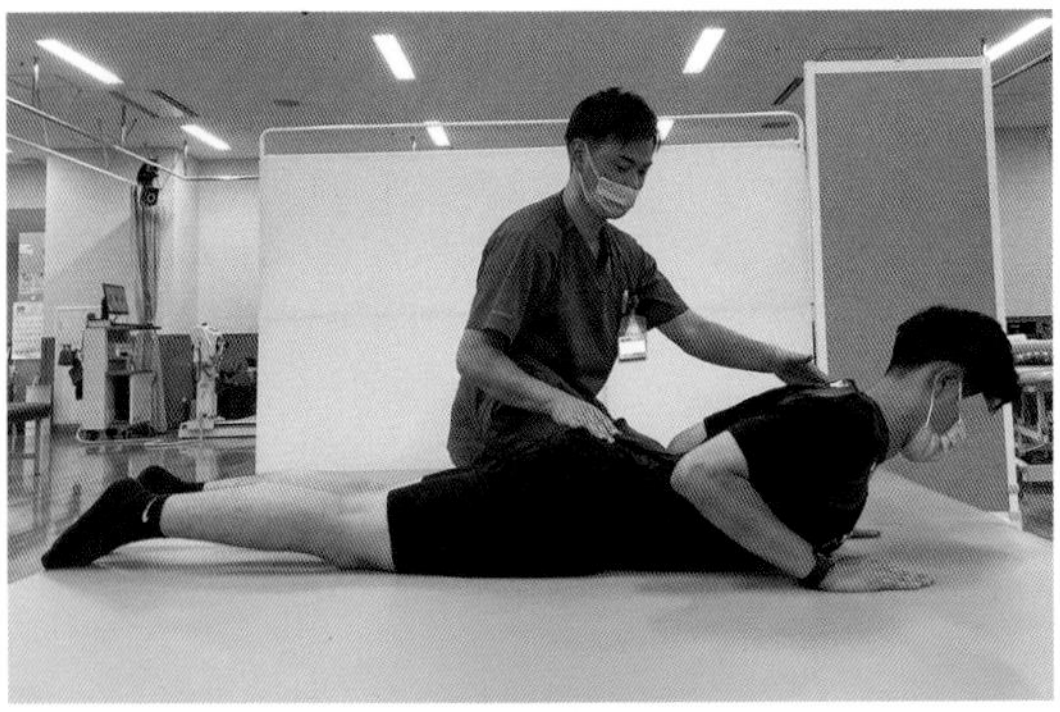

写真1　マット上で行うピラティスエクササイズ

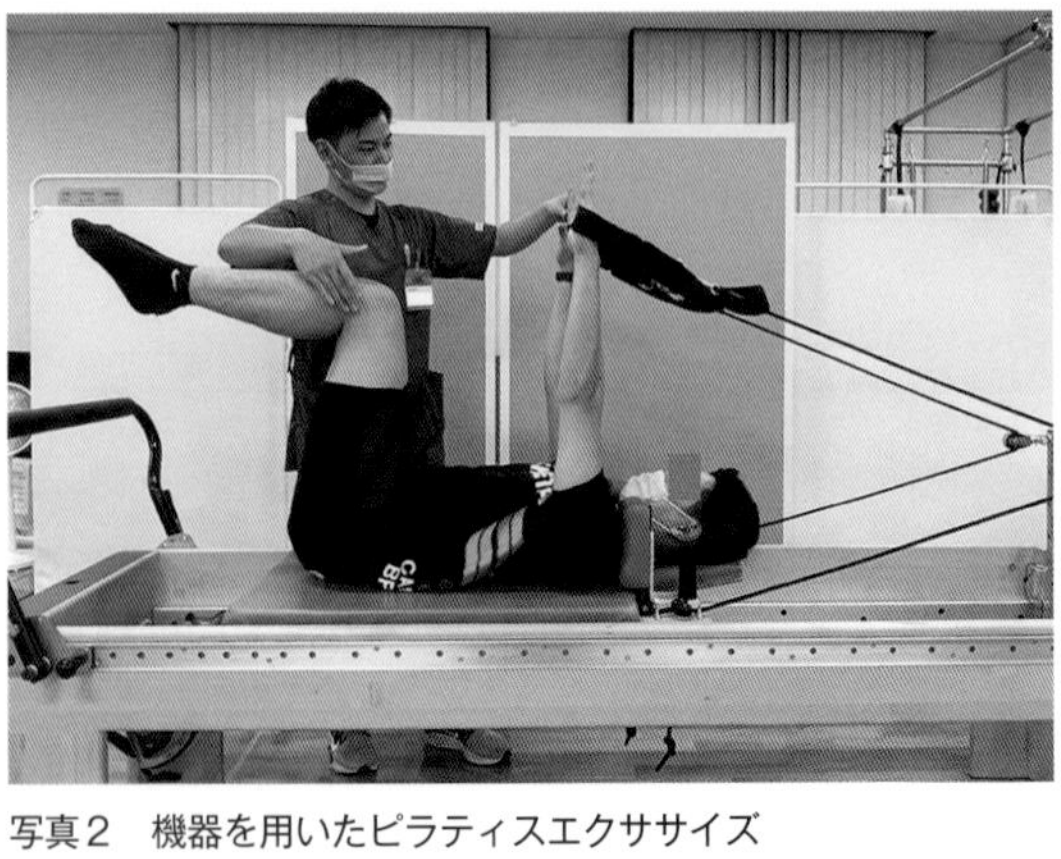

写真2　機器を用いたピラティスエクササイズ

特集

世界に誇れる最新医療
徳島大学病院
診療科Q＆A

循環器内科

Q 01

動脈硬化から患者さんを守るための新しい治療

動脈硬化性疾患とは？

日本人において悪性腫瘍《しゅよう》に次ぐ死因の第2位は心臓の病気で、その約半数を動脈硬化性疾患の代表ともいえる狭心症や心筋梗塞《しんきんこうそく》などの虚血性心《きょけつせいしん》疾患《しっかん》が占めるといわれています。虚血性心疾患とは、心臓を鼓動させている筋肉に栄養や酸素を送る冠動脈《かんどうみゃく》に、動脈硬化などの血管障害が生じ、血液が十分に行かなくなる病態です。高脂血症や高血圧、糖尿病、喫煙などの生活習慣による危険因子により血管が細くなり、身体的または精神的ストレスがきっかけで血管の閉塞《へいそく》が起こると考えられています。

Q 動脈硬化性疾患の治療方法を教えてください

A 冠動脈の狭窄《きょうさく》（血管が細くなること）が高度に進行すると、体を動かしているときの胸部症状が現れます。

動脈硬化の治療としては、循環器内科医が行うスタチンを中心とした薬物療法とカテーテル治療があります。また、心臓血管外科医が行う冠動脈バイパス手術もカテーテル治療が適さない病変(病気による生体の変化)に対しては有効な手段です。

過去の報告では、LDLコレステロール(悪玉コレステロール)を高度に低下させると、動脈硬化の病変に対する安定化は得られますが、狭窄の度合いの改善はわずかであり、高度に進行した冠動脈の病変に対しては薬物治療とカテーテル治療が必要になります。

2013年からはバルーン(狭くなった血管を押し広げるための風船状の器具）に再狭窄抑制物質を塗った「薬剤塗布バルーン」（図1）が使用できるようになり、良好な臨床成績も確認されています。

また※1石灰化病変に対しては、「ロータブレータ」というドリルのようなもので冠動脈内石灰化を切削(切り削る)していましたが、石灰化の削りカスが末梢塞栓《まっしょうそくせん》を起こしたり、偏心性《へんしんせい》の病変に対してはうまく削れなかったりすることがありました。

数年前から「ダイヤモンドバック」という、後方にもダイヤモンドチップを搭載した「偏心性石灰《へんしんせいせっかい》化切除《かせつじょ》カテーテル」（図2）が使えるようになっています。さまざまな道具を病変に応じて使い分け、安全で効果的な手技をめざしています。

※1 石灰化／組織にカルシウムが沈着すること

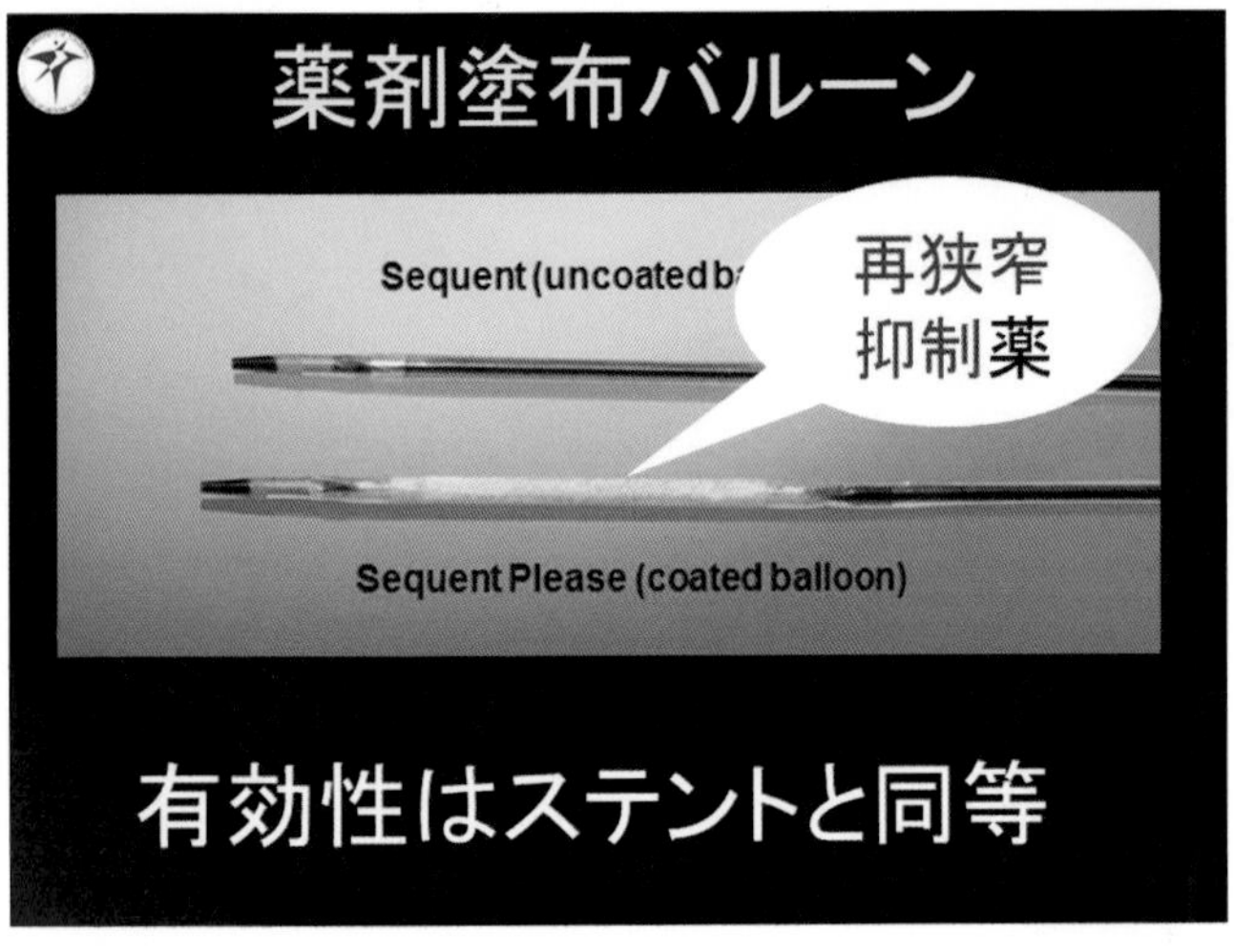

図1　薬剤塗布バルーン

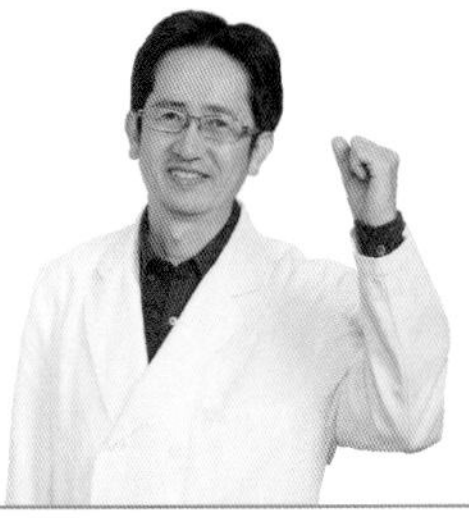

総務医長・講師
山口 浩司
（やまぐち こうじ）

Q カテーテルで治療できるのは狭心症や心筋梗塞だけですか?

A カテーテル治療とは、カテーテルと呼ばれる細い管を、足の付け根などにある動脈から挿入し、病変部まで到達させて治療する方法です。1977年に世界で初めて行われたカテーテル治療は、これまでに大きな進歩を遂げました。現在では、外科手術と比べて患者さんの体に負担の少ない治療として活用されています。

近年の超高齢化社会において、弁膜《べんまく》症《しょう》（大動脈弁狭窄症《だいどうみゃくべんきょうさくしょう》や僧帽弁閉鎖不全《そうぼうべんへいさふぜん》症《しょう》）を有する患者さんは年々増加傾向にあります。

これまでの大動脈弁狭窄症や僧帽弁閉鎖不全症に対する治療は開胸による外科的手術療法が原則でしたが、「経カテーテル的大動脈弁置換術《べんちかんじゅつ》」（TAVI《タビ》、図3）やMitraClip《マイトラクリップ》（僧帽弁クリップ術）が実施されるようになり、良好な成績が得られています。

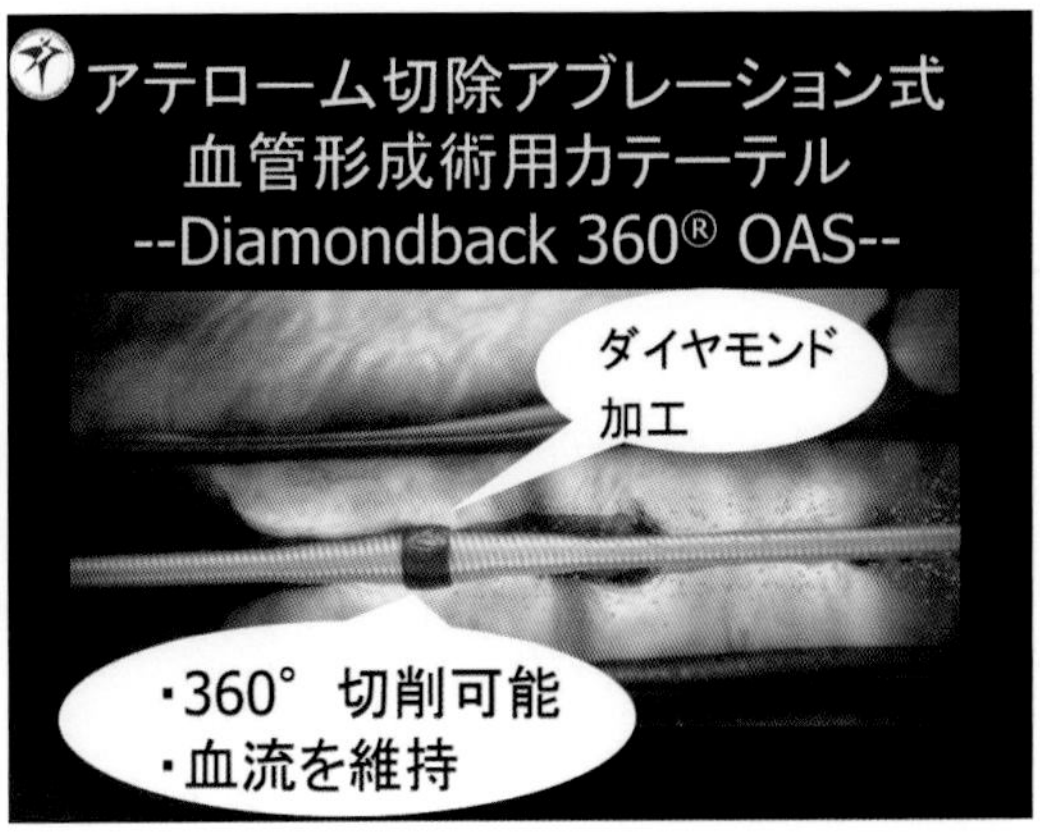
アテローム切除アブレーション式
血管形成術用カテーテル
--Diamondback 360® OAS--
ダイヤモンド
加工
・360° 切削可能
・血流を維持
図2　偏心性石灰化切除カテーテル

Q 心筋梗塞のカテーテル治療が終わったあと気をつけることは?

A カテーテル治療が終わったあと注意すべきこととしては、まずは抗血小板薬《こうけっしょうばんやく》（血液をサラサラにする薬）について、定められた量を、指示のあった期間きちんと内服することが重要です。

最新のガイドラインでは、抗凝固薬《こうぎょうこやく》（血液を固まりにくくする薬）の内服の有無と血栓リスク（血が固まりやすいかの指標）によって、抗血小板薬を2剤続ける期間が決定されます。少し複雑でもあり、担当の先生と相談して飲み方を守ってください。

予定されていた期間より早く薬を止めるとステント血栓症が生じる可能性があり、注意が必要です。以前は抜歯の際に中止していましたが、最近は中止せずに抜歯できることも多いです。自己判断で中止せずに必ず担当の先生にご相談ください。

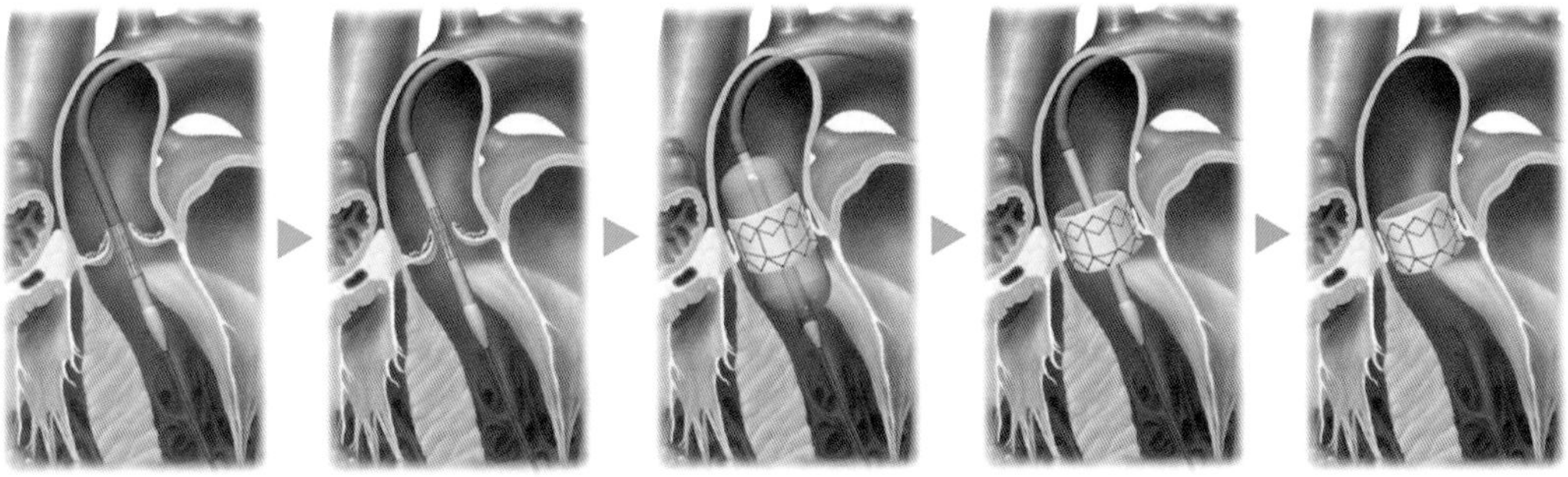
図3　経カテーテル的大動脈弁置換術（TAVI）の概要　出典：トーアエイヨー株式会社、インフォームドコンセントのための心臓・血管病アトラスより
足の付け根などからカテーテルという管を挿入して心臓まで到達させ、傷んだ大動脈弁の中に、新しい人工弁を植え込みます。

当科の特徴　循環器内科

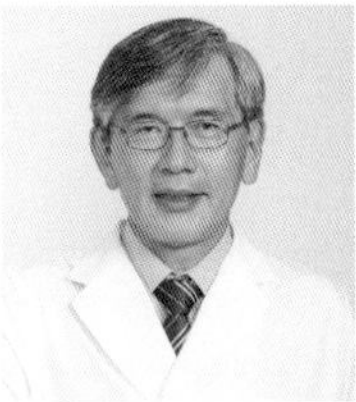
診療科長・教授
佐田 政隆

▶特色

現在、日本で認可されている最高水準での循環器診療を行っています。詰まった血管のカテーテル治療（風船で血管を押し広げる治療）、不整脈のカテーテル治療、ペースメーカー、植え込み型除細動器、超音波検査、CT、MRI による画像診断など、熟練医師が最新の機器を用いて行います。

2022 年度診療実績／冠動脈造影検査 713 件、冠動脈カテーテル治療 216 件、アブレーション（カテーテルによる不整脈治療）181 例、ペースメーカー植え込み 49 件、植え込み型除細動器 9 件、心臓再同期治療 9 件、末梢血管カテーテル治療 40 件、経カテーテル的大動脈弁置換術 64 件。

▶主な対象疾患

心筋梗塞、狭心症、不整脈、大動脈弁狭窄症、僧帽弁閉鎖不全症、心不全、肺高血圧、高血圧、心筋症など

参考 URL
https://www.cv.clin.med.tokushima-u.ac.jp/index.html

呼吸器・
膠原病内科

Q 02

間質性肺炎の最新治療 〜国際共同治験から抗線維化薬の開発まで

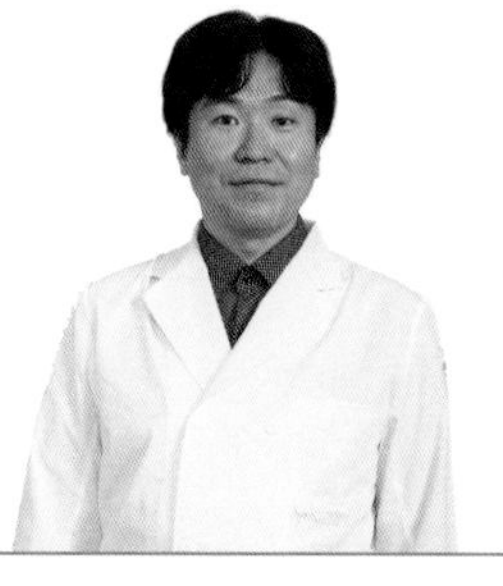

副診療科長・准教授
佐藤 正大
（さとう せいだい）

間質性肺炎とは？

肺は、「肺胞《はいほう》」と呼ばれるブドウの房のような小さな部屋がたくさん集まってできています。私たちが吸った空気が、気管や気管支を通って肺胞に運ばれると、肺胞の壁（間質《かんしつ》）の中にある血管に酸素が取り込まれ、同時に二酸化炭素が排出される「ガス交換」が行われます。これを「呼吸」といいます。間質性肺炎《かんしつせいはいえん》とは、さまざまな原因から間質に炎症や損傷が起こることで、厚く硬くなり（線維化）、ガス交換がうまくできなくなるために、咳《せき》が出たり息苦しくなったりする病気です。

Q 間質性肺炎はどんな症状ですか？

A 主な症状は「咳」と「労作時呼吸《ろうさじこきゅう》困難《こんなん》」です。咳は「乾性咳嗽《かんせいがいそう》」（図1）という、痰《たん》の出ない乾いた咳（空咳）になります。

「労作時呼吸困難」（図2）は、階段や坂道を上ったときに息切れを感じることから始まります。病気が進行すると、わずかな距離を歩いたり、着替えなどの日常的な動作を行ったりするだけでも息切れを起こすようになります。

そのほかにも、「倦怠《けんたい》感」や「体重減少」「ばち指」などの症状が現れることがあります。

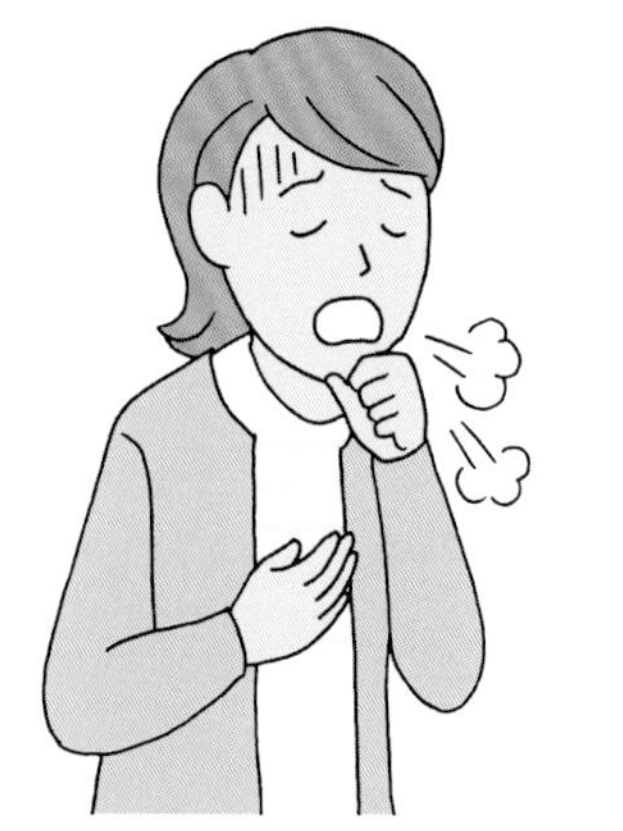

図1　乾性咳嗽

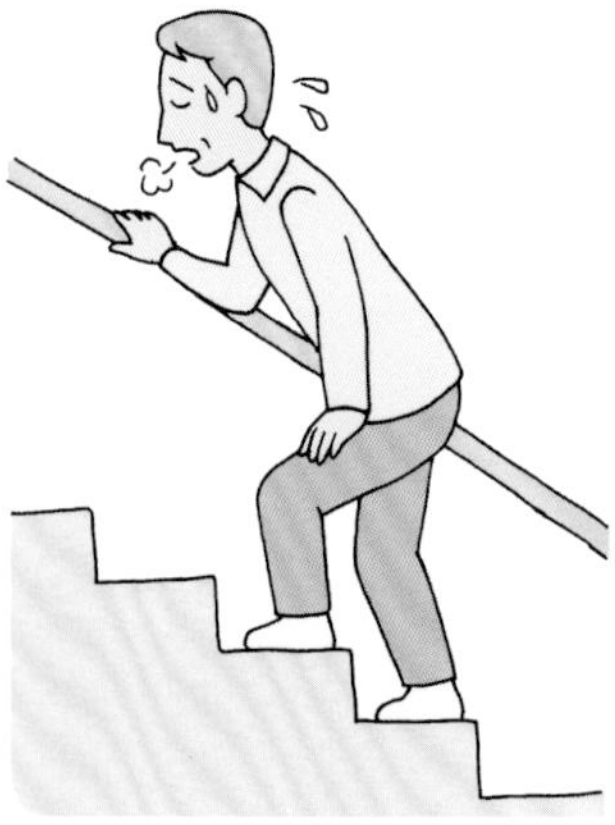

図2　労作時呼吸困難

Q 間質性肺炎の検査・診断方法は？

A 間質性肺炎は原因の有無や病気の型（病型）によって、治療方針が大きく変わります。よって、間質性肺炎の検査は、「どの病型か」を見分けて判別することが主な目的になります。

① 呼吸機能検査

肺活量や、※1ガス交換能を調べる検査です。

② 血液検査

進行度と相関する「間質性肺炎マーカー」や、膠原病《こうげんびょう》の存在を示す自己抗体などを検査します。

③ 気管支鏡検査（写真、図3）

生理食塩水で肺の一部を洗浄する「気管支肺胞洗浄」と、肺の一部を少量採取する「経気管支肺生検《けいきかんしはいせいけん》」があります。

④ 胸腔鏡下肺生検《きょうくうきょうかはいせいけん》

肺組織を外科手術で採取します。

※1　ガス交換能／呼吸器官によって体内に酸素を取り入れ、体内から二酸化炭素を排出するしくみ

このような検査結果に問診や身体所見を組み合わせて、間質性肺炎の病型

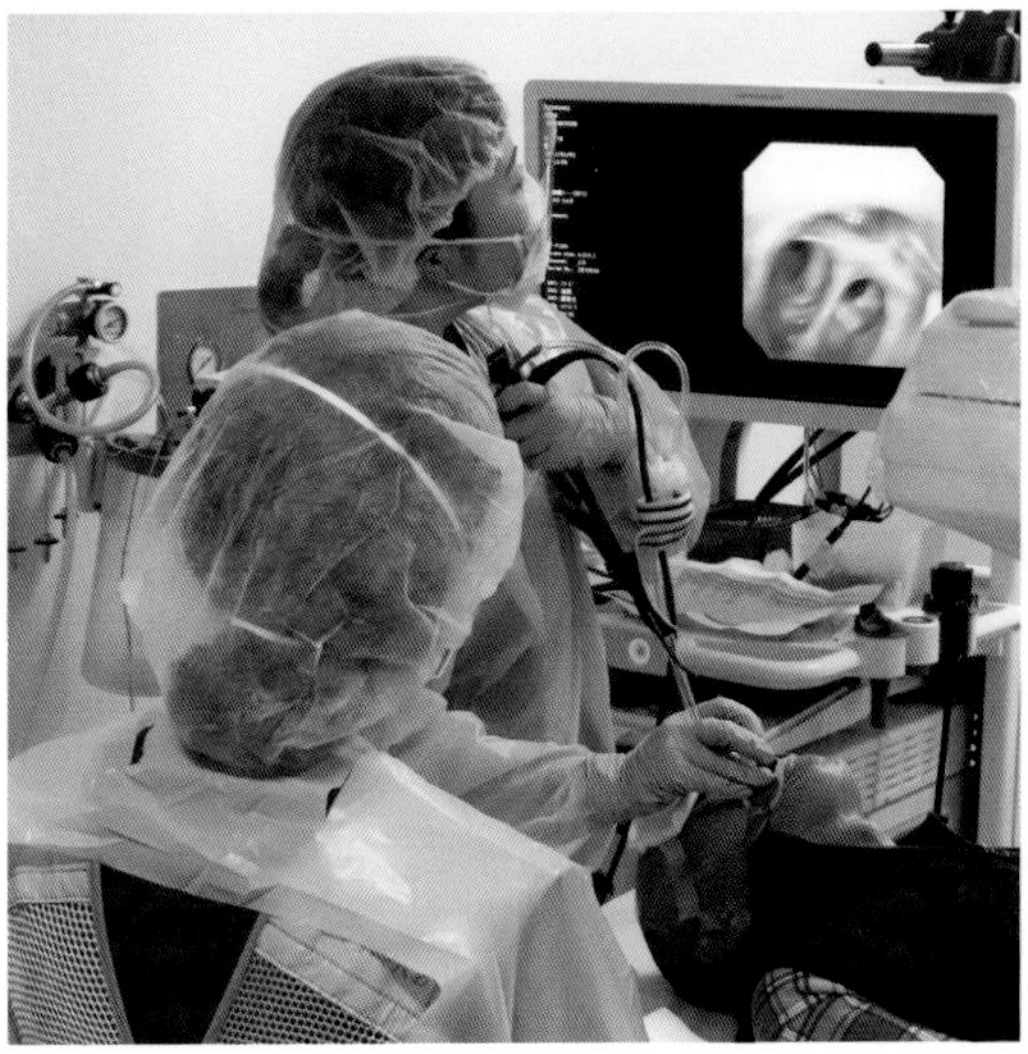

写真　気管支鏡検査

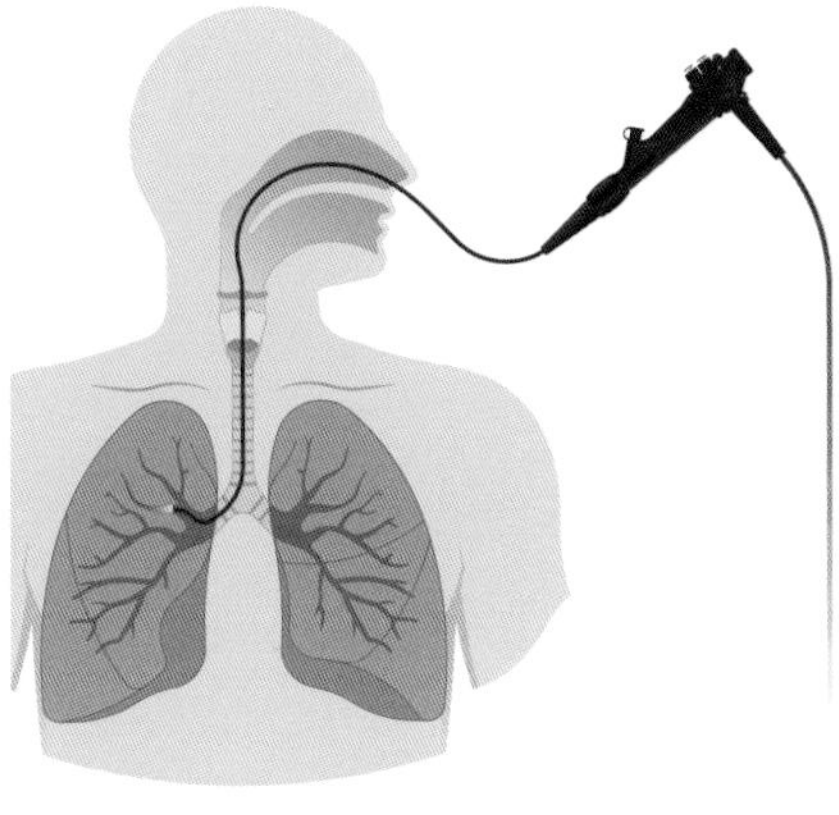

図３　気管支鏡検査のイメージ

の診断を行います。

また当科では、より進歩した診断方法の開発をめざす臨床試験を数多く行っています。

特発性間質性肺炎に対する多施設共同前向き観察研究（JIPS REGISTRY）という、間質性肺炎の診断と治療、病気の経過のデータを全国から集めて再検討する臨床試験に参加しています。

この臨床試験では、同時に血清を患者さんから集めて解析することで、病気を見つけるのに有用な新しい血液検査項目を見つけようとする研究も行っています。

そのほか、多分野での合議による間質性肺炎診断に対する多施設共同前向き観察研究（PROMISE STUDY）に参加しています。

これは、診断に際して呼吸器内科医・放射線科医・病理医が合議を行う集学的検討を全国的な規模に発展させようとする研究です。

日本全体が一つになって、こうした検討を行えるような環境を構築し、さらには集められたデータをもとに、診断に有用なＡＩの開発をもめざす臨床試験です。

Q 間質性肺炎の治療方法は？

A 原因が明らかな間質性肺炎に対しては、原因となる物質や病気のもとに対する治療が行われます。

治療薬の中心となるのは抗炎症薬（ステロイドや免疫抑制剤）と抗線維化《こうせんいか》薬《やく》です。

原因を特定できない特発性《とくはっせい》間質性肺炎の場合は、病型によって治療方針が変わります。抗炎症薬で治療可能な病気の型もありますが、最も治療が難しいのは「特発性肺線維症《とくはっせいはいせんいしょう》（ＩＰＦ）」です。特発性肺線維症には抗炎症薬が無効なため、抗線維化薬であるピルフェニドンやニンテダニブが使用されます。しかし、これらの抗線維化薬はあくまで病気の進行を抑えることが目的であり、病気を完治できるものではありません。

そこで私たちは、ＩＰＦに対する臨床試験や治験に積極的に取り組んでいます。厚生労働省が主催する研究事業の「びまん性肺疾患調査研究班」に分担研究者として参加し、全国あるいは国際共同臨床試験に参画することで、積極的に新しい薬剤や診断法の開発に貢献しています。

最近ではＩＰＦの新規治療薬候補であるＴＡＳ－１１５の第Ⅱ相臨床試験、同じくＩＰＦの新規治療薬候補であるＢＩ－１０１５５５０の第Ⅲ相臨床試験に参加しています。

当科の特徴

呼吸器・膠原病内科

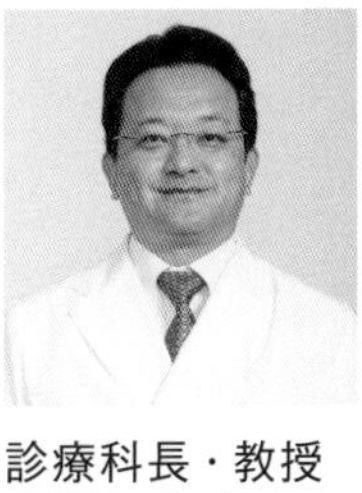

診療科長・教授
西岡 安彦

▶特色

呼吸器専門医、リウマチ専門医に加え、感染症専門医、アレルギー専門医、がん薬物療法専門医など、あらゆる領域の専門医が在籍しており、臓器横断的に内科診療が可能です。
基礎研究および臨床研究に積極的に取り組んでおり、国際共同治験や自主臨床試験など臨床研究にも多数、参画しています。外来再来患者数は約 2,000人 / 月、外来化学療法数は約 2,400症例 / 年、気管支鏡検査件数は約 300件 / 年。

▶主な対象疾患

間質性肺炎、COPD、肺がん、感染症、喘息《ぜんそく》、アレルギー、関節リウマチ、膠原病《こうげんびょう》など

参考 URL
https://plaza.umin.ac.jp/sannai/

消化器内科

Q 03

肝細胞がんの現状と最新の治療について

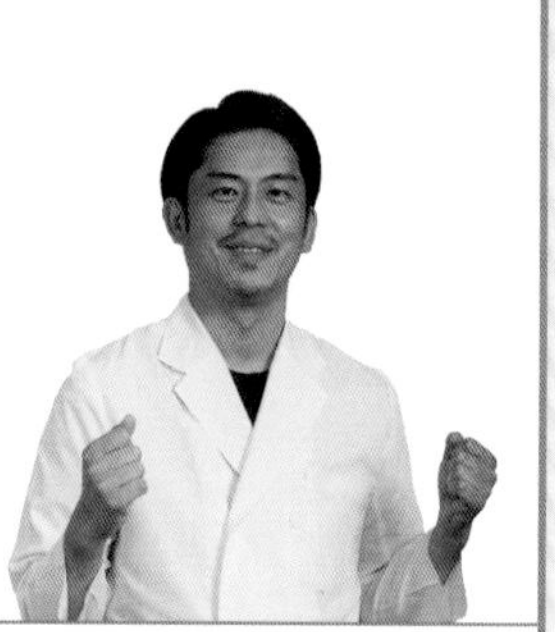

講師
友成 哲
（ともなり てつ）

肝細胞がんとは？

肝細胞がんは、肝臓の主な細胞である肝細胞ががん化したものです。世界のがんで亡くなられた方の原因として第5位の疾患であるといわれており、まだまだ多くの患者さんが患っている病気です。
肝臓が元気な方には通常出現しないがんであり、ウイルスやアルコール飲酒、脂肪肝などによる慢性的な炎症が原因で発症することが知られています。早期発見のためには、肝機能の異常が発見された場合にしっかりと原因を調べて対処する必要があります。

Q 肝細胞がんはどんな症状ですか？

A 肝臓は「沈黙の臓器」と呼ばれており、肝細胞がんを発症しても、早期の段階ではほとんど症状がありません。

進行した状態になると、肝臓の働きを低下させ、黄疸《おうだん》や腹水《ふくすい》がみられるようになり、さらには意識がもうろうとしたり、出血を起こしやすくなることが知られています。進行がんで見つかった場合には、もはや治療ができない状態になっている場合がありますので、早期発見が重要です。

早期発見できた場合には、肝切除や※1ラジオ波焼灼《しょうしゃく》術、※2マイクロ波凝固《ぎょうこ》療法（写真1）などの治療を用いることで、完全にがんをなくすことが可能です。

※1 ラジオ波焼灼術／ラジオ波によって生じる熱で、がん細胞を死滅させる治療
※2 マイクロ波凝固療法／がんの周囲に電極針を刺してマイクロ波を流し、熱によってがんを死滅させる治療

Q 肝細胞がんの検査・診断方法は？

A 肝細胞がんは基本的に画像で診断されますので、造影CTや、造影MRI、造影超音波などが重要な検査となります（写真2）。

AFPやPIVKA-2といった血液を用いて調べることができる腫瘍《しゅよう》マーカーも、肝細胞がんができているかどうかの判断材料となりますが、あくまで補助的な検査となります。

診断が難しいときには細い針を使って、直接肝臓がんから組織を採取して確認することで診断を行う場合もありますが、肝臓は血液が豊富な臓器であり、危険を伴う検査になりますので、必ず行う検査ではありません。

Q 肝細胞がんの治療方法は？

A 肝細胞がんの治療は肝細胞がんの進行度と、肝臓の体力で決まります。

肝臓が元気な状態で、腫瘍の数や大きさが限られている場合は、肝切除や、ラジオ波焼灼術やマイクロ波凝固療法を用いたがんを完全になくす治療が可能ですが、がんが肝臓の中に無数に出現した場合にはカテーテルを用いてがんの栄養血管を遮断する肝動脈化学塞栓《そくせんじゅつ》術が行われます。

さらに肝動脈化学塞栓術が効かなくなった場合や、肝臓の外へ肝細胞がんが転移してしまったときには分子標《ぶんしひょう》

的治療薬《てきちりょうやく》や、免疫チェックポイント阻害薬を用いたがん薬物療法で治療が行われることになります。

特に、近年のがん薬物療法の進歩は目覚ましく、次々と新たな薬が登場しており、これまでの薬では治療が期待できなかった患者さんに対する治療効果が期待されています。

また、がん薬物療法と肝動脈化学塞栓術との組み合わせなども高い治療効果が報告されており、新たな治療法として徐々に確立されつつあります。

Q 肝細胞がんの予防方法は？

A 肝細胞がんは通常、もともと肝臓に病気がない方には発生しませんので、B型肝炎ウイルスやC型肝炎ウイルス、アルコール摂取、脂肪肝などによる慢性肝炎がある方に、しっかりと検査に通ってもらうことが予防につながります。

肝臓がんを含む肝疾患は病気にかかっても、ほとんど症状がありませんので、体が元気だから心配ないとはいえない病気です。

2023年に開催された第59回日本肝臓学会総会で、血液検査でALT値（肝臓の機能低下を表す指標）が30を超える患者さんに対しては、慢性肝臓病を早期発見するために専門医への受診をおすすめする「奈良宣言2023」が提唱されました。もし健康診断などの血液検査でALT値が30を超えていたら、肝臓専門医の診察を受けることをおすすめします。

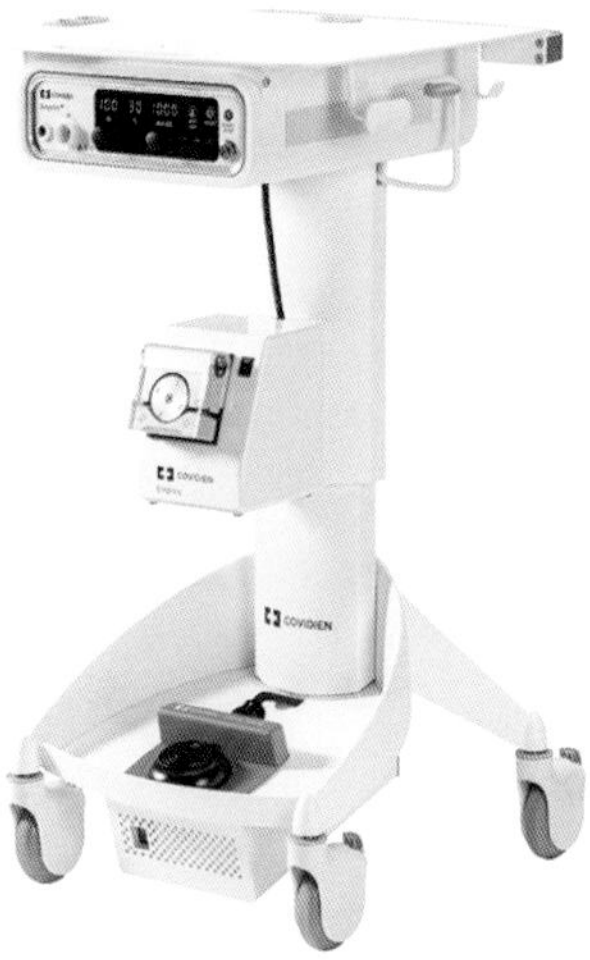

写真１　次世代のマイクロ波凝固療法エンプリント
当院ではマイクロ波を使ったエンプリントを導入しています。エンプリントではラジオ波よりも短時間で、きれいな球状にがんを焼灼することができます。

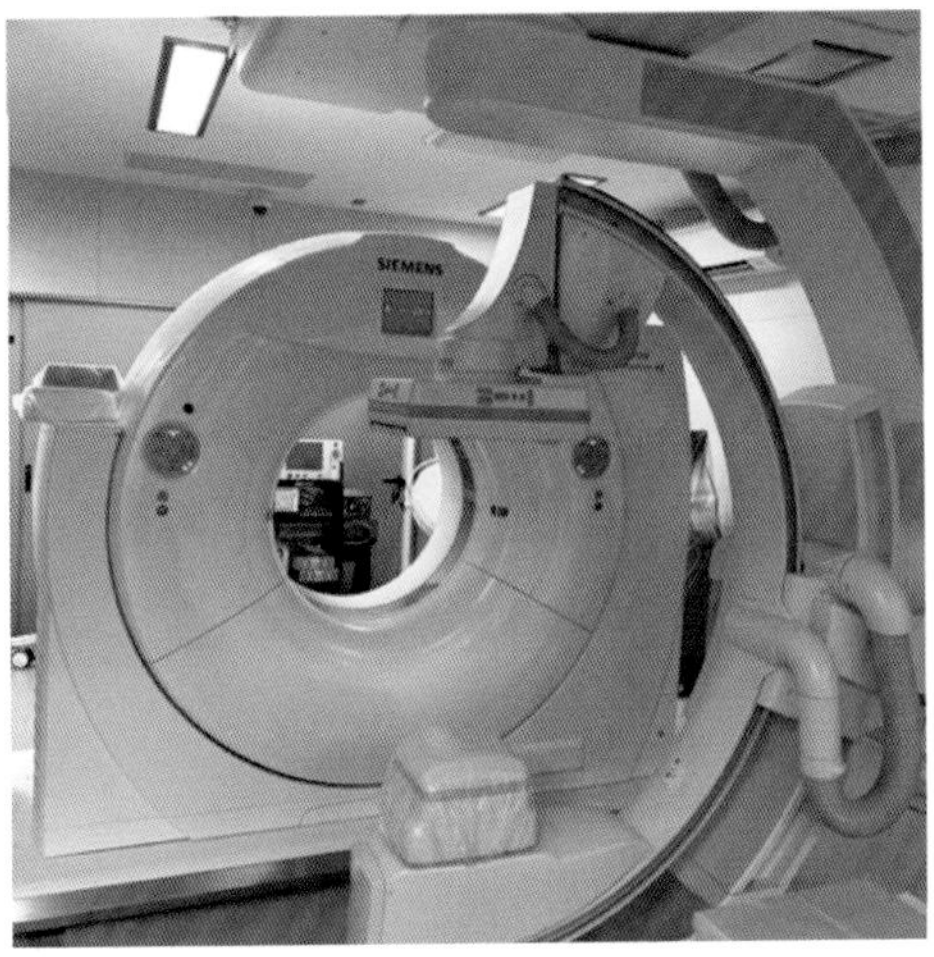

写真２　IVR-CTを用いた精度の高い肝がん検査と治療
当院では、血管造影や塞栓治療を行いながら同時にCT撮影を行うことができるIVR-CTを導入しており、より精密な検査や治療が可能です。

当科の特徴　消化器内科

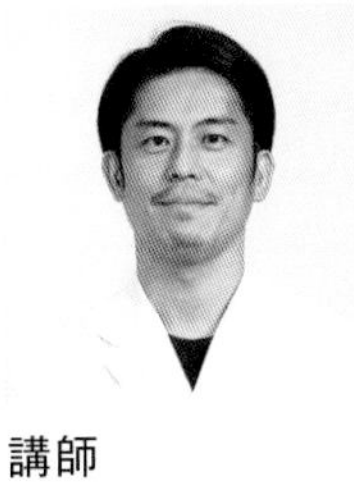

講師
友成 哲

▶特色

当科ではできるだけ患者さんの体に負担をかけない治療を心がけています。肝臓がんの治療としては、腫瘍の数が少ない場合には細い針を使って腫瘍を治療する経皮的ラジオ波焼灼療法、マイクロ波焼灼療法などを行いますが、治療後に大きな問題がなければ３泊４日で退院が可能です。
また肝臓の中にたくさん散らばったようながんに対しては、カテーテルを用いた肝動脈化学塞栓術が治療選択肢となりますが、１週間ほどで退院することができます。
さらに、カテーテル治療が効かなくなったがんや、肝臓の外にがんが転移してしまった場合には抗がん剤治療を使った治療が中心となりますが、最近では副作用が少なく、腫瘍を小さくできる抗がん剤が登場しており、これまで治療が難しかったような患者さんに対しても有効な治療ができるようになっています。当科では、経皮的焼灼術や肝動脈化学塞栓術、抗がん剤治療などすべての診療実績が国内でも有数の施設であり、国内だけでなく世界に向けた学会発表や論文報告も積極的に行っています。

▶主な対象疾患

肝がん治療だけではなく、肝がん発生の原因となるＣ型肝炎ウイルスやＢ型肝炎ウイルス、また最近話題となっている脂肪肝や脂肪肝炎（NASH）に対する治療も積極的に行っています。
まずは肝がんを発生させないことが重要ですので、肝臓の数値が高い方は肝臓専門医を受診することをおすすめします

参考 URL
https://www.tokushima-hosp.jp/department/circulatory.html?rank_code=unit&belong_code=2

腎臓内科

Q 04

トータル・ネフロロジー ～慢性腎臓病のすべてを 診て・治して・寄り添って

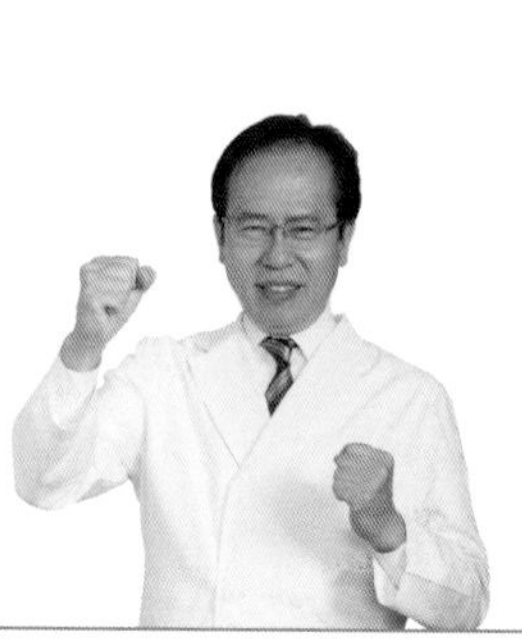

診療科長・教授
脇野 修
（わきの しゅう）

慢性腎臓病とは？

慢性腎臓病という言葉はこの20年で広まりました。腎臓は沈黙の臓器といわれ、働きが少し悪くなっても症状が出ません。症状が出た状況ではすでに末期腎不全《まっきじんふぜん》という状態であることが少なくありません。慢性腎臓病では早期の予防、治療が重要になります。

末期腎不全では腎代替療法《じんだいたいりょうほう》すなわち血液透析《けつえきとうせき》・腹膜透析《ふくまくとうせき》・腎移植《じんいしょく》に頼らざるを得なくなります。それぞれの治療法は格段に進歩し、今では70歳や80歳のご高齢の方でも元気に治療を受けています。

Q 慢性腎臓病はどんな症状ですか？

A 腎臓は機能が弱っても、初期のうちはそれを補う働き（代償する働き）が強く出て、無症状です。ここが沈黙の臓器たるゆえんです。しかしながら、この補う働きが十分でなくなると症状が現れます。

慢性腎臓病の初期症状は全身倦怠《けんたい》、食欲不振、夜間多尿などですが、特徴的なものはありません。これが、代償できない時期になると末期腎不全という状態で、浮腫《ふしゅ》（むくみ）、尿が少なくなる、呼吸困難、不整脈、かゆみ、悪心、嘔吐《おうと》など症状は多岐にわたります。これらの症状が薬で管理できなくなると、腎代替療法（血液透析・腹膜透析・腎移植）が必要となります。

Q 慢性腎臓病の検査・診断方法は？

A 腎臓の傷害の最初のサインは検尿における尿タンパク、血尿そして尿産生能《にょうさんせいのう》（尿を作る能力）の低下です。尿産生能の低下は、eGFRという腎臓が尿を作る能力を示す数値の低下で診断します。早期に慢性腎臓病を診断し、原因を明らかにして対策を立てることが重要です。

慢性腎臓病はこの2つの指標（検尿所見とeGFR）を目安にその傷害の程度を診断します（表）。尿タンパクの程度で、A1からA3、eGFR低下の程度でG1からG5まであり、数値が若いほど軽症です。G3そしてA2のころに詳しい診断をし、管理、治療を始めることが重要です。

私たち腎臓内科医は腎臓病の原因の追究にあたり、まず問診では、腎臓病に関連のある薬の常用、喫煙、家族歴などをお聞きします。採血ではeGFRの判断のもとになる血清クレアチニン値を検査するとともに、慢性腎臓病の原因となり得る病気が潜んでいないかを検索します。

原疾患		蛋白尿区分		A1	A2	A3
糖尿病		尿アルブミン定量 (mg/日)		正常	微量アルブミン尿	顕性アルブミン尿
		尿アルブミン/Cr比 (mg/gCr)		30未満	30～299	300以上
高血圧 腎炎 多発性嚢胞腎 移植腎 不明 その他		尿タンパク定量 (g/日)		正常	軽度蛋白尿	高度蛋白尿
		尿タンパク/Cr比 (g/gCr)		0.15未満	0.15～0.49	0.50以上
GFR区分 (mL/分/1.73m²)	G1	正常または高値	≧90			
	G2	正常または軽度低下	60～89			
	G3a	軽度～中等度低下	45～59			
	G3b	中等度～高度低下	30～44			
	G4	高度低下	15～29			
	G5	末期腎不全 (ESKD)	<15			

表　慢性腎臓病の重症度分類

日本腎臓学会編「慢性腎臓病生活・食事指導マニュアル――栄養指導実践編」2015

そして高血圧、糖尿病、脂質異常症、高尿酸血症といった生活習慣病がないか、自己免疫疾患、がんが潜んでいないかを採血で検査します。画像診断では腎臓自体が萎縮《いしゅく》していないか、奇形はないか、尿の通り道に異常や閉塞《へいそく》はないかなどをチェックします。

加えて、さらに詳しく腎臓の状態を調べる目的で入院してもらい、腎生検《じんせいけん》という検査を行います（図1）。これは腎臓の組織の一部を取り、その傷害の状態を顕微鏡で確認する診断方法です。腎臓の尿を作る糸球体《しきゅうたい》という部分や、尿の通り道である尿細管《にょうさいかん》という部位の状態を明らかにでき、治療へと結びつけることができます。

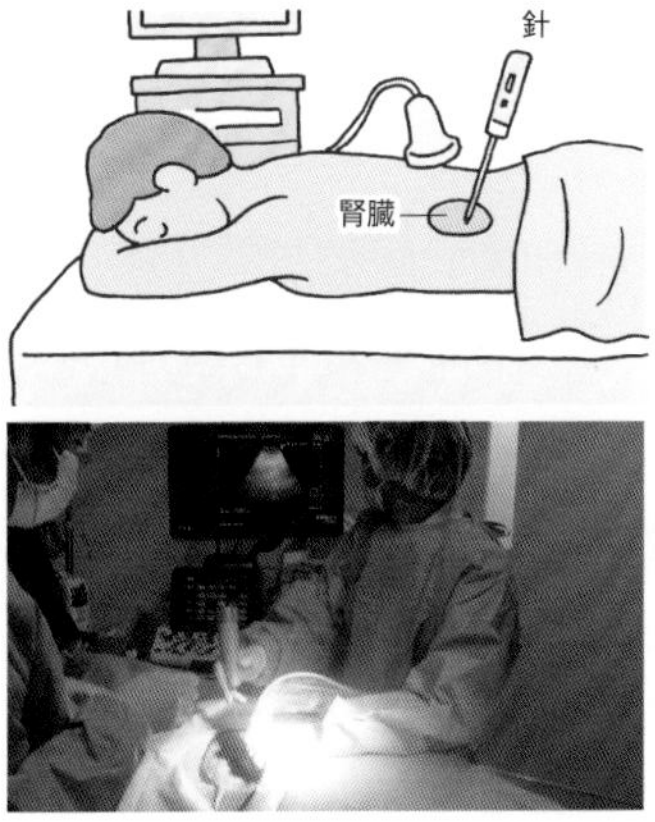

図1　腎生検

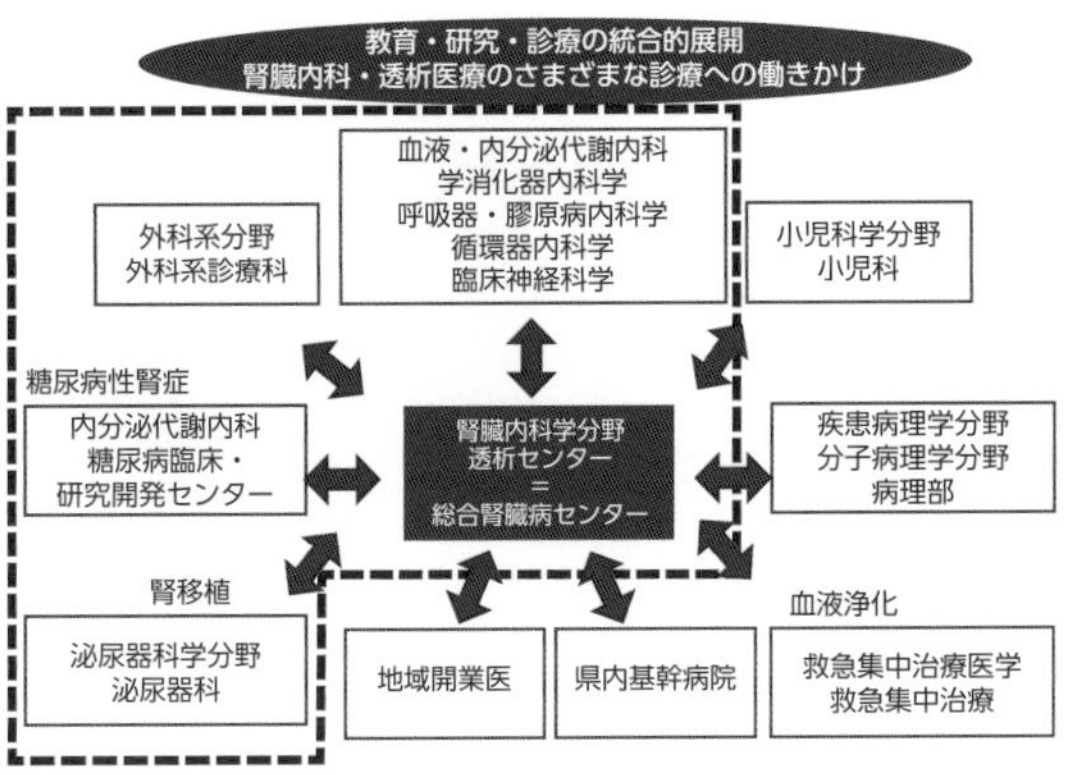

図2　総合腎臓病センター

Q 慢性腎臓病の治療方法は？

A 慢性腎臓病の治療は大きく分けて、根治（完全に治ること）をめざす治療と、進行を抑制する治療に分かれます。

根治をめざす治療としては、慢性腎臓病の原因が腎臓の炎症によって起きている場合はその炎症を抑える治療、副腎皮質ステロイドや免疫抑制剤を用いることによって根治が期待できます。

その一方で慢性腎臓病は徐々に進行し、進行速度が速い場合と遅い場合があります。この速度を遅くする治療を行います。食事療法がその第一歩で、食事のタンパク質や塩分を制限します。

次に、喫煙、運動不足などの生活習慣を改善します。最後が薬物療法で、血圧、血糖、脂質、尿酸をコントロールする薬剤を処方します。最近ではSGLT2阻害薬、ミネラルコルチコイド受容体拮抗薬など腎臓に効き、病気の進行を抑制する薬も出てきています。

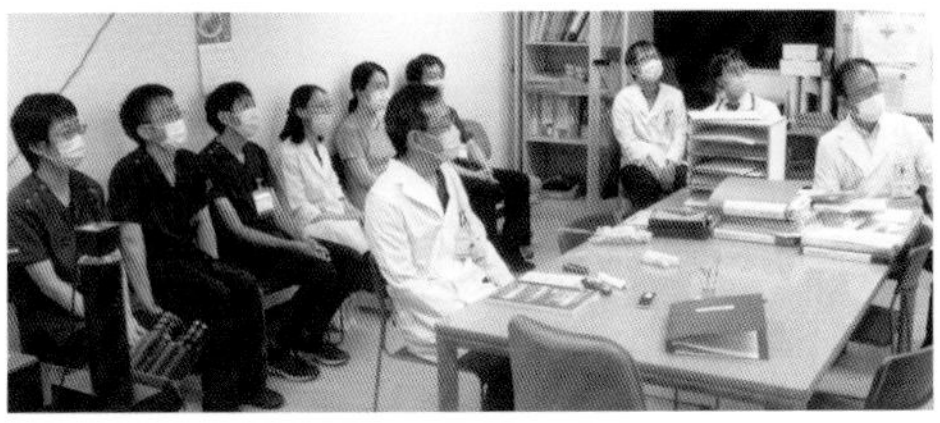
写真　小児・腎臓内科カンファレンス

Q 慢性腎臓病の予防方法は？

A まずは健診、人間ドックでの検尿やeGFRのデータをおろそかにしないことです。受診のすすめがきたら、症状がなくても一度専門医に診てもらいましょう。早期であれば慢性腎臓病は治癒可能です。

また、高血圧、糖尿病、脂質異常症などで近くの医師にかかっている方は、慢性腎臓病の合併の有無を診てもらってください。その程度によっては専門医の診察を依頼するなど、とにかく〝早く〟が重要です。

当科の特徴　腎臓内科

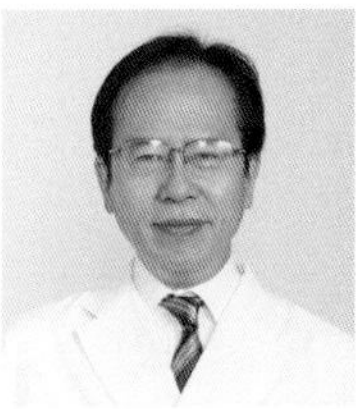

診療科長・教授
脇野 修

▶特色

当科は予防から治療まですべてをカバーできる体制を整えて慢性腎臓病に立ち向かっています。「総合腎臓病センター」（図2）を創設し、高度専門医療を提供するとともに、徳島大学病院ならではの、up-to-date な医療を展開するため以下の活動、プロジェクトを遂行しています。

- ●透析カンファレンス
- ●泌尿器科・腎臓内科カンファレンス
- ●糖尿病重症化予防入院
- ●小児・腎臓内科カンファレンス（写真）

▶主な対象疾患

糸球体腎炎（IgA腎症が最も多い）、ネフローゼ症候群、急速進行性腎炎（ANCA関連血管炎、抗糸球体基底膜抗体腎炎）、遺伝性腎疾患（多発性嚢胞腎など）、全身疾患に合併する腎臓病、糖尿病性腎症、腎硬化症、血液透析、腹膜透析、腎移植（泌尿器科のサポート）

https://www.tokudai-kidney.jp/

内分泌・代謝内科

Q 05

骨粗しょう症～予防と治療が可能なロコモの原因疾患

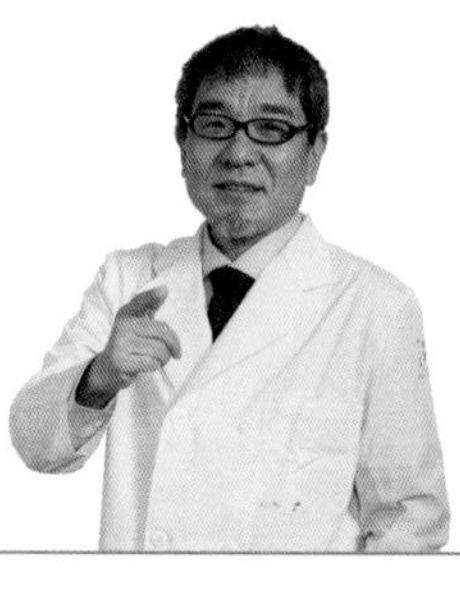

診療科長・教授
遠藤 逸朗
（えんどう いつろう）

骨粗しょう症とは？

骨粗《こつそ》しょう症《しょう》は骨の強度の低下を伴い、骨折のリスクが増大する疾患です。わが国では男性で約300万人、女性で約1,000万人が骨粗しょう症であると推計されています。
骨粗しょう症の患者さんが骨折を起こすと、ADL（日常生活動作）およびQOL（生活の質）が低下し、重症の際には寝たきりになります。骨粗しょう症の予防と治療の目的は、患者さんの骨折を防ぐとともに、運動機能を含む骨格の健康とQOLを維持することです。

Q 骨粗しょう症はどんな症状ですか？

A 骨粗しょう症は加齢によって増加する病気です。

病気になる割合は閉経後の女性が高くなっており、特に70歳以上の女性は約半数が骨粗しょう症を有していると考えられています。

骨粗しょう症の早期発見につなげやすいのは、椎体《ついたい》(背骨)の圧迫骨折による症状で、身長低下（20歳ごろに比べて2㎝以上の低下）、背骨の変形(背中が丸くなる円背)、立ち上がるときや重いものを持ったときに背中や腰が痛むといった状態がみられます(図1)。

ただし、椎体の圧迫骨折があってもその半数は痛みを伴わないので注意が必要です。

Q 骨粗しょう症の検査・診断方法は？

A 骨粗しょう症の診断は、脆弱性《ぜいじゃくせい》骨折があるかないか、また骨密度(骨量)の評価によってなされます。

脆弱性骨折は、気づかないうちに椎体が圧迫骨折を起こしていた、転倒程度の軽い外力により手首や肋骨《ろっこつ》、大腿骨《だいたいこつ》の付け根を骨折してしまった、などが該当します。

骨密度は腰椎や太ももの付け根の骨のX線検査により評価します。なお、骨粗しょう症には加齢により進んでいく原発性骨粗しょう症と、ホルモン異常、栄養状態の悪化、ステロイド薬などの投与や関節リウマチ、糖尿病、慢性腎臓病などに伴ってみられる続発性《ぞくはっせい》骨粗しょう症があります。

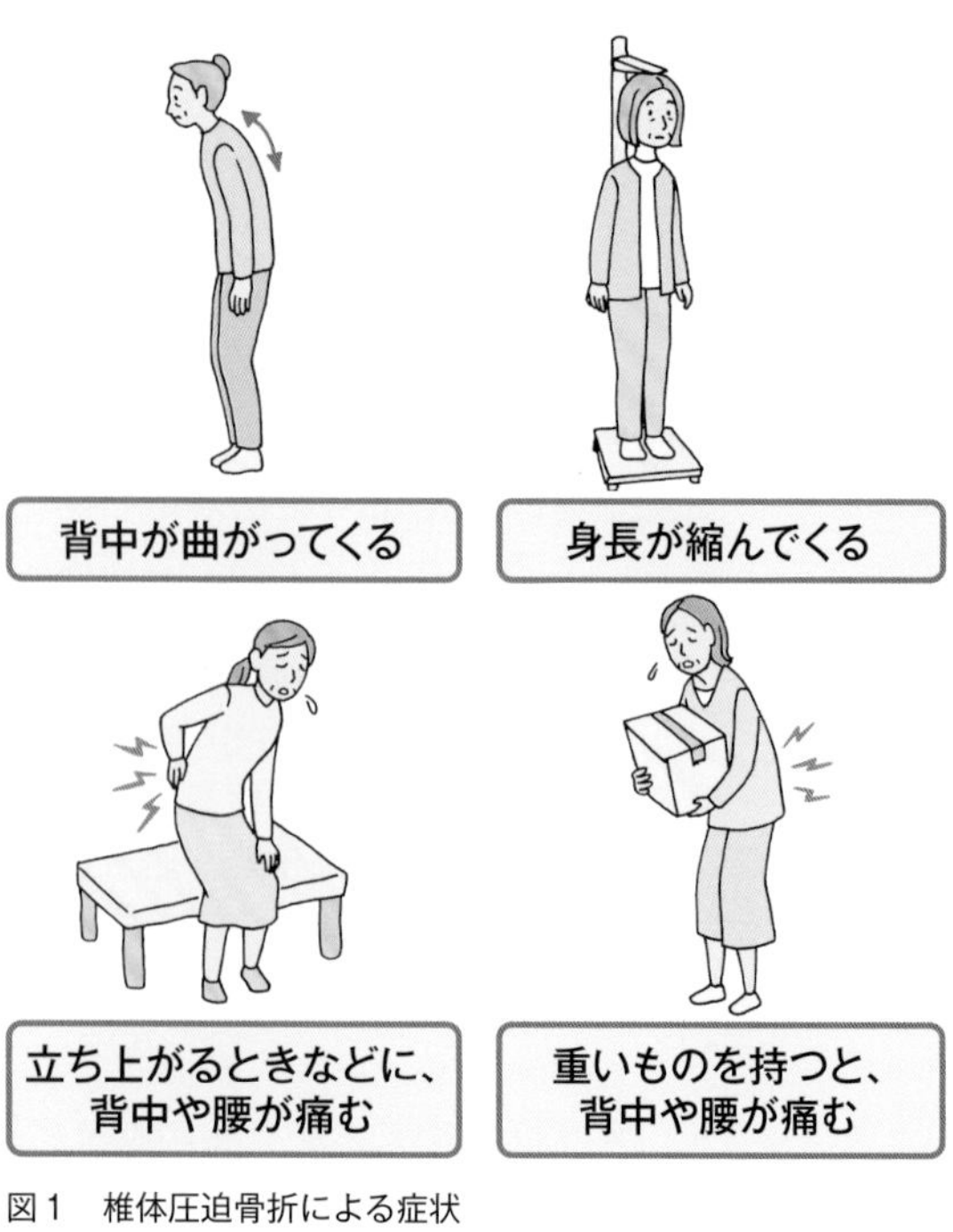
身長が縮んでくる
背中が曲がってくる
重いものを持つと、背中や腰が痛む
立ち上がるときなどに、背中や腰が痛む
図1　椎体圧迫骨折による症状

Q 骨粗しょう症の治療方法は？

A 続発性骨粗しょう症では、一般的な治療薬の効果が乏しいため、まずは骨密度が低下する原因になる基礎疾患を治療します。これまでにかかった病気や現在ある症状、服用中の薬剤などは、基礎疾患を診断するうえで重要な情報です。

骨粗しょう症の治療薬には、骨を壊す働きを抑える骨吸収抑制薬、骨を作る働きを高める骨形成促進薬、骨の作り替えのバランスを整える骨代謝改善薬があります。これらを患者さん個々の病態に合った組み合わせで使用します。

また、抗体療法《こうたいりょうほう》や酵素補充療法《こうそほじゅうりょうほう》など、特殊な骨粗しょう症の病態に対する新たな治療法もあります。こちらについては、ホルモンおよび酵素活性の測定や遺伝子解析などによる診断が必要となります。

Q 骨粗しょう症の予防方法は？

A 一般に骨量は20歳前後で最大となり、これが高いほど骨粗しょう症の発症を遅らせることができます。若い年代における予防法として、十分な量のカルシウムおよびビタミンDの摂取と運動が有効です。

図2にカルシウムおよびビタミンDを多く含む食品を示しています。食品由来のビタミンDは紫外線により活性化されるため、適度な日光浴も効果的です。

また、骨は力学的な負荷がかかると丈夫になりますので、ジョギングや筋力トレーニングなどもおすすめです。中高年者にも効果的ですが、運動に関しては転倒リスクの上昇がないか、強めの運動を避けた方がよい他の病気の合併はないか、などの評価が必要です。

また、「痩せ」は骨折のリスクであり、適正体重の維持が求められます。さらに、禁煙とともに、節酒（日本酒で1合、ビールで500㎖程度まで）が望ましいでしょう。

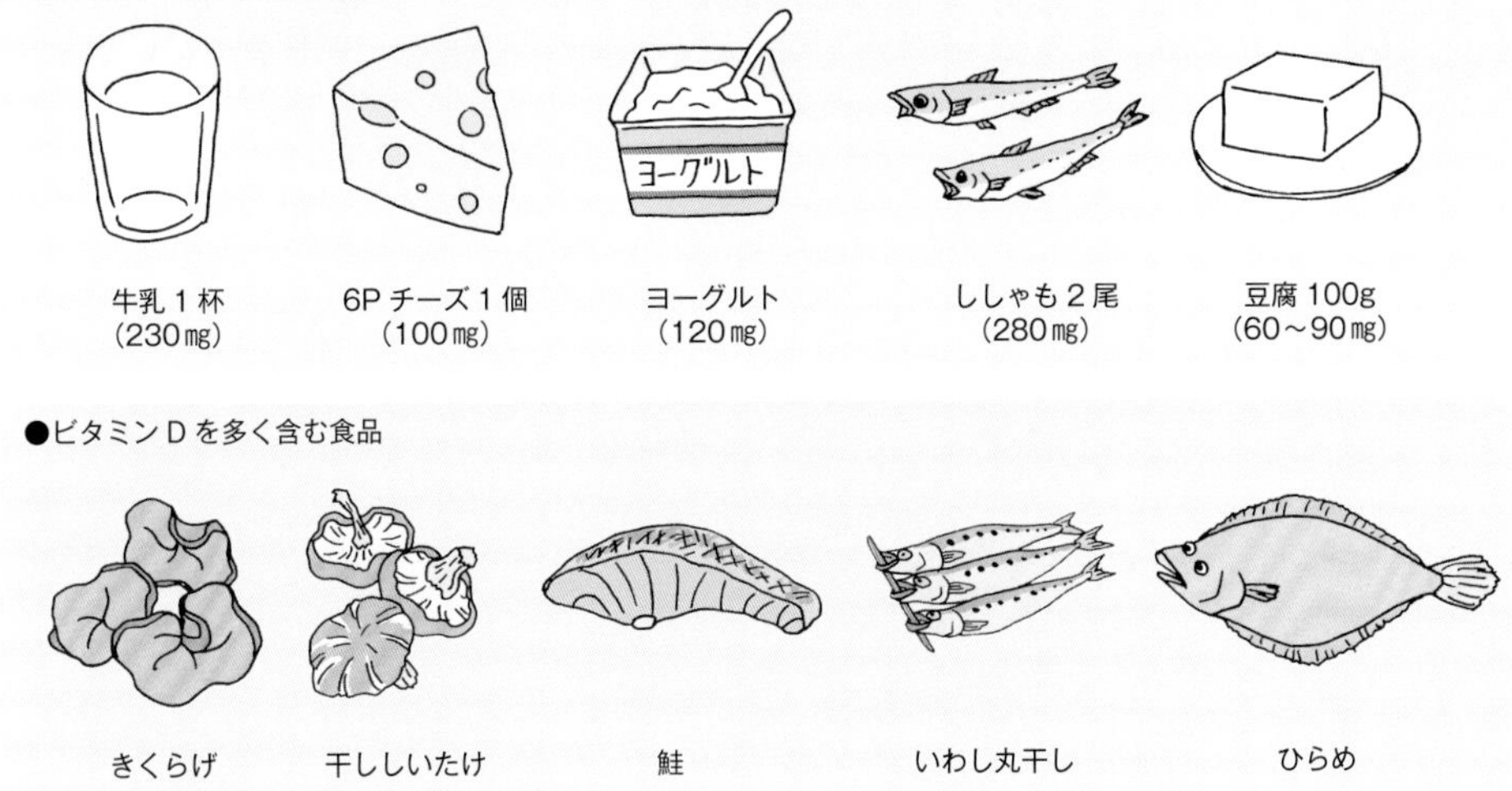

図２　カルシウムおよびビタミンＤを多く含む食品

当科の特徴　内分泌・代謝内科

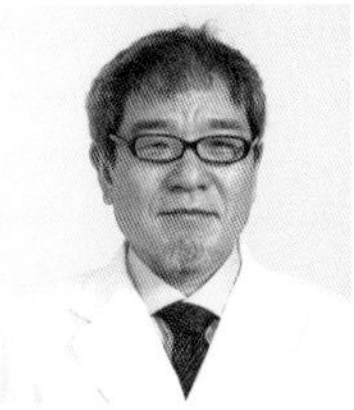

診療科長・教授
遠藤 逸朗

▶特色

糖尿病（１型・２型糖尿病、妊娠糖尿病、高齢者糖尿病）、高度肥満症、骨粗しょう症を含む骨カルシウム代謝異常症および内分泌疾患に対する専門診療グループがあり、最新の高度医療を提供しています。

さらに、外科、脳神経外科、腎臓内科、眼科、放射線科、産科婦人科、精神科神経科などと連携して、内分泌代謝疾患すべてにおいて当院のみで診断・治療を完結できます。フレイル、ロコモ、サルコペニアに関しても、他科と協調して評価・介入治療が可能です。

▶主な対象疾患

メタボリック症候群（２型糖尿病、脂質異常症を含む）、尿酸代謝異常症、肥満症などの生活習慣病や、骨粗しょう症を含むカルシウム・リン代謝異常症、１型糖尿病などの代謝疾患全般ほか内分泌疾患全般

参考 URL
https://www.tokushima-hosp.jp/department/circulatory.html?rank_code=unit&belong_code=4

血液内科

Q 06

質の高いチーム医療でのぞむ 多発性骨髄腫の診療

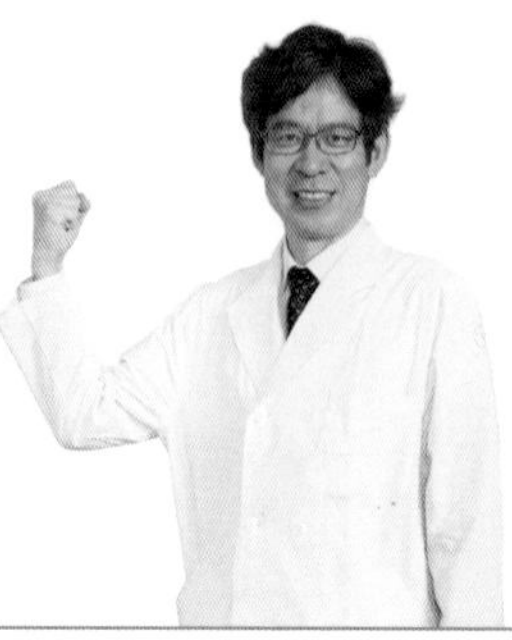

診療科長・病院教授
三木 浩和
（みき ひろかず）

多発性骨髄腫とは？

多発性骨髄腫《たはつせいこつずいしゅ》は、白血球の一種である形質細胞《けいしつさいぼう》が骨髄の中で腫瘍《しゅよう》のように増えていき、Mタンパクと呼ばれる異常な免疫グロブリンを作り出す血液のがんです（図1左）。高齢者に多い病気であり、わが国でも人口の高齢化に伴い発症率が増える傾向にあります。病気にかかると骨がもろくなり、腰痛などの骨痛や脊椎《せきつい》の圧迫骨折をもたらすことがあります。また異常な形質細胞の増加によって正常血球が減少し、貧血をきたすことがあり、Mタンパクの増加によって腎障害も現れます。

Q 多発性骨髄腫はどんな症状ですか？

A Mタンパクと呼ばれる異常な免疫グロブリンが増加することで、正常造血（血液が正しく送られること）が減少し、貧血や血小板減少、白血球減少が進行します。貧血による動悸や倦怠《けんたい》感、血小板減少による出血、白血球減少による易感染症《いかんせんしょう》などが現れます。

またこの病気は、脊椎、肋骨《ろっこつ》、腸骨など骨を好んで増えていくため、次第に骨が溶かされ、骨折や骨痛が起きます（図1右）。形質細胞から産まれるMタンパクが腎臓に沈着し、腎障害を起こすことがあります。

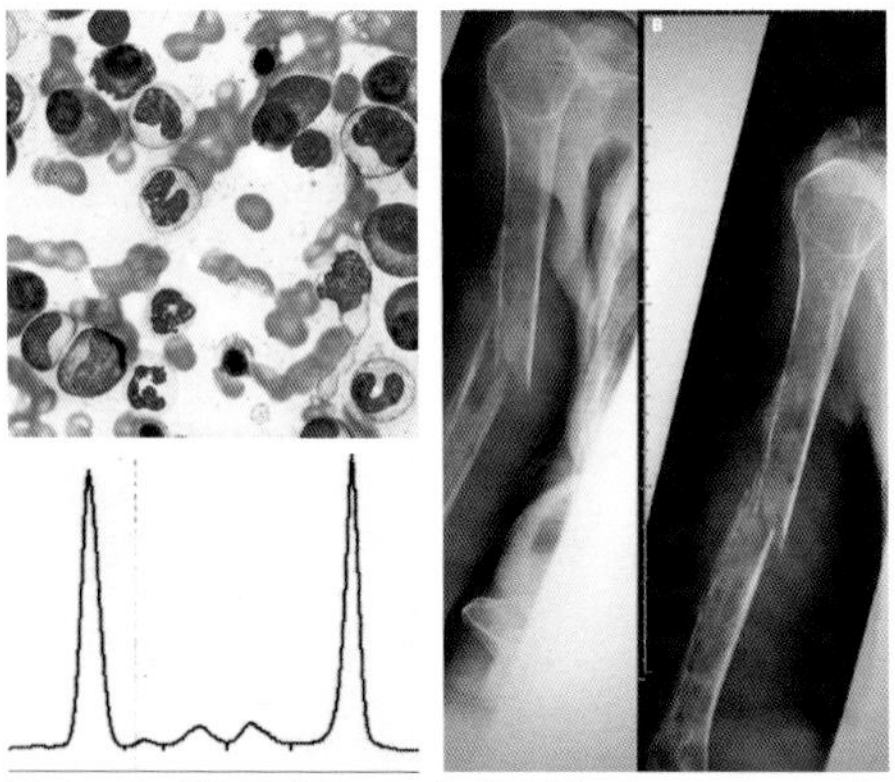

図1　多発性骨髄腫の画像（形質細胞、Mタンパク、骨病変）

Q 多発性骨髄腫の検査・診断方法は？

A 多発性骨髄腫の診断には、骨髄から骨髄液を採り出して形質細胞の割合や細胞の形態、そして遺伝子異常などを調べます。さらに血液や尿のMタンパクを免疫電気泳動《めんえきでんきえいどう》という方法で検査します。

その他、血液検査で、貧血や総タンパク、腎機能や電解質（カルシウムなど）の異常がないかを確認します。多発性骨髄腫は、腰椎圧迫骨折などの骨痛で受診される患者さんも多く、レントゲン、CT、MRI、FDG-PET／CTなどで骨に病変がないかを調べます。

Q 多発性骨髄腫の治療方法は？

A 多発性骨髄腫と診断されたからといって、すべての患者さんで治療を開始するわけではありません。診断基準を満たし、貧血、骨病変、腎障害、高カルシウム血症などの症状があれば、治療を開始します。

また治療は、①抗がん剤による根本的治療（化学療法）、②骨病変や血球減少（貧血など）による症状をやわらげるための治療（支持療法）の2つに分けられます。

①は、Mタンパクを産生している形質細胞を標的とした治療です。プロテアソーム阻害薬（ボルテゾミブ、カルフィルゾミブ、イキサゾミブ）、免疫調節薬（レナリドミド、ポマリドミド、サリドマイド）、モノクローナル抗体など多くの分子《ぶんし》標的《ひょうてき》治療薬《ちりょうやく》が登場し、治療成績は大幅に改善しています。

また65歳以下で心臓、肺、腎臓などの臓器機能が保たれていれば、大量の抗がん剤を併用した自家末梢血幹細《じかまっしょうけっかんさい》胞移植《ほういしょく》を行います。抗がん剤は、飲み薬、点滴、皮下注射などさまざまな種類があり、看護師や薬剤師と情報を共有しながら投与します。移植治療に関しては、幹細胞採取や幹細胞液の保存が必要で、臨床工学技士や検査技師と連携して診療を行っています（写真）。

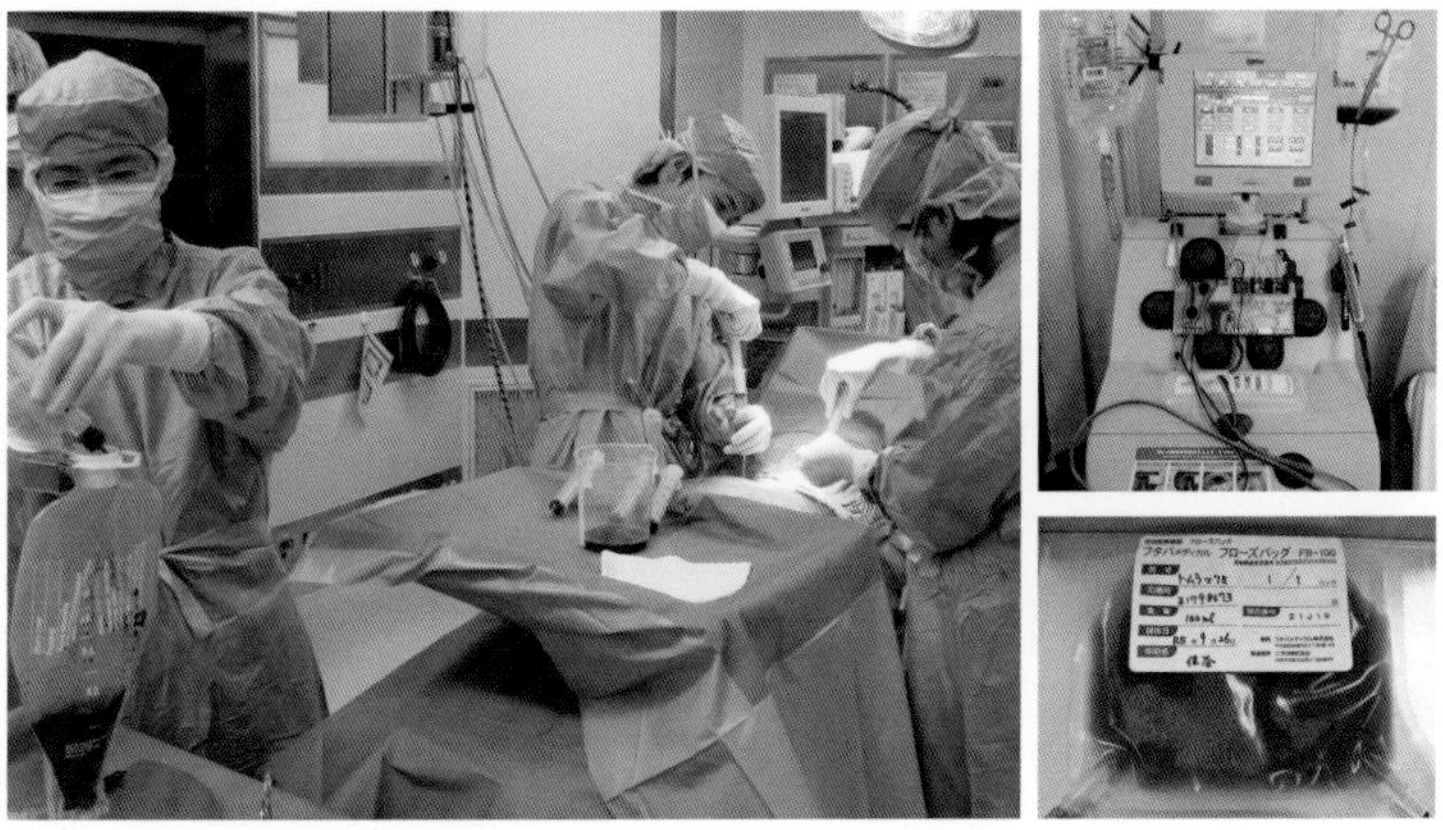

写真　造血幹細胞移植の実際（左：骨髄採取　右：末梢血幹細胞採取）

②は骨病変に対する薬物療法（ビスホスホネート製剤など）、骨痛に対する疼痛緩和治療（鎮痛剤、放射線治療など）や貧血に対する輸血療法などを行います。ビスホスホネート製剤による顎骨壊死《がっこつえし》を防ぐため、歯科医師や歯科衛生士と連携し、口腔ケアを行っています。

化学療法の後の味覚障害や食欲低下に対しては、管理栄養士を中心とした栄養指導を、骨痛や長期入院による筋力低下の回復のためには、理学療法士によるリハビリテーションを積極的に行っています。

Q 多発性骨髄腫の予防方法は？

A 多発性骨髄腫がどのように発症するのかはいまだに不明な部分が多く、予防が難しい病気です。貧血や腎障害など検診で偶然に発見されることもあり、定期的な検診が重要です。

また骨痛で発見されるケースも多く、原因不明の骨折や、鎮痛剤に抵抗性の腰痛などがある場合には、かかりつけ医と相談して、早めの精密検査をおすすめします。

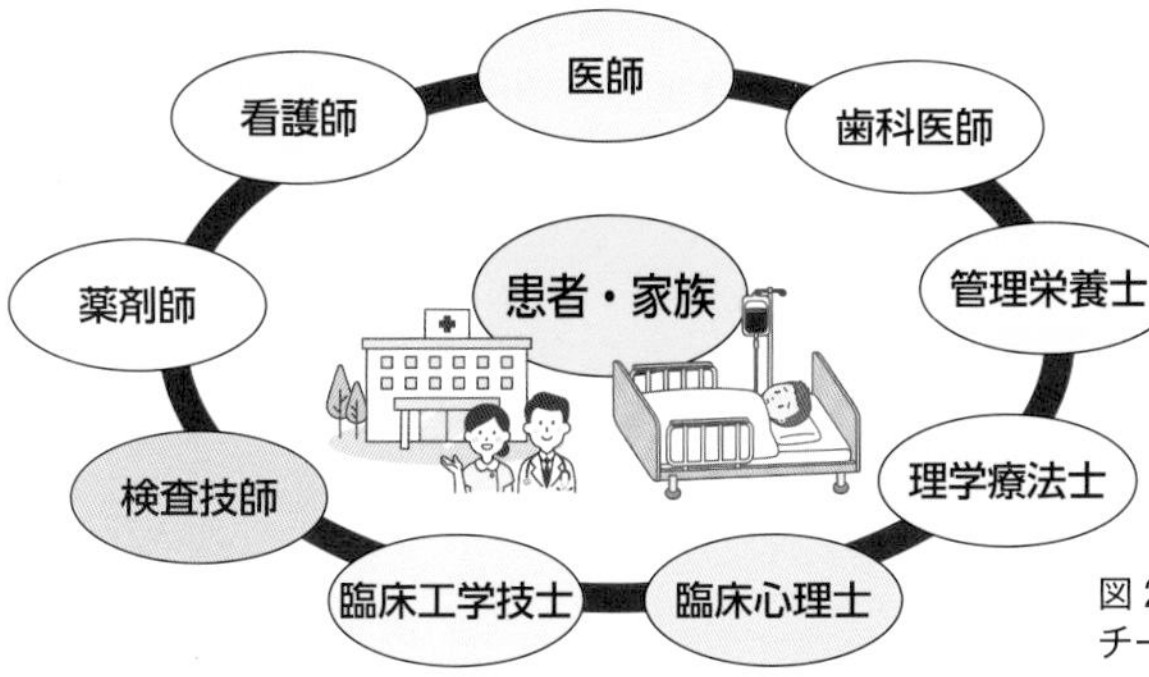

図2　血液疾患を支えるチーム医療

当科の特徴　血液内科

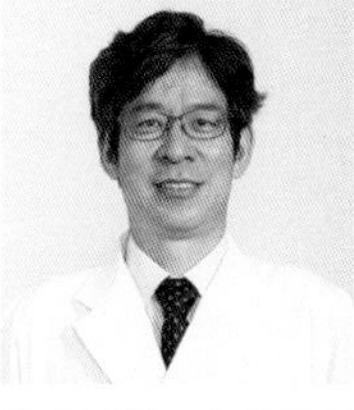

診療科長・病院教授
三木 浩和

▶特色

当科では、多発性骨髄腫に対する新規治療薬による治療や、自家末梢血幹細胞移植に加えて治験や臨床研究などを精力的に行っています。また徳島県内の他施設や県外の施設とも連携を図り、垣根の低い診療体制を構築しています。

さらに当科は多発性骨髄腫以外の白血病や悪性リンパ腫などの造血器疾患の患者さんを小児科と同フロアで診療しています。西病棟10階（細胞治療センター）はフロア全体が無菌管理区域かつ全個室と感染症予防を徹底しており、骨髄移植や臍帯《さいたい》血移植などが必要な患者さんを積極的に受け入れています。入院の患者さんには、医師、歯科医師、看護師など多職種連携によるチーム医療を心がけています（図2）。

▶主な対象疾患

悪性リンパ腫、白血病、骨髄異形成症候群、多発性骨髄腫、再生不良性貧血、アミロイドーシス、形質細胞腫など

参考 URL
https://www.tokudai-ichinai.jp/

筋萎縮性側索硬化症《きんいしゅくせいそくさくこうかしょう》(ALS)、重症筋無力症《じゅうしょうきんむりょくしょう》(MG)とは?

ALSは全身の筋力低下、筋萎縮、しゃべりにくさ、飲み込みにくさ、呼吸障害などをきたす病気です。現在の治療薬の効果が十分でないため、さまざまな方法で治療薬の開発が行われています。MGは筋肉が疲れやすくなる病気です。また、夕方になると症状が悪くなるという特徴があります。従来20歳代から40歳代の女性に多いとされていましたが、最近は高齢で発症する患者さんが男女とも増えています。近年、治療法の進歩が目覚ましく、良い状態を維持できる病気になりました。

脳神経内科

Q 07

筋萎縮症と筋無力症

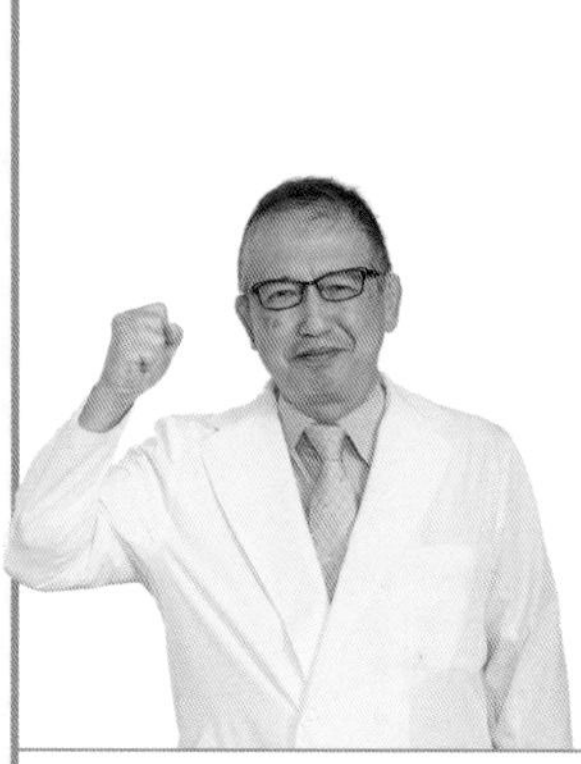

診療科長・教授
和泉 唯信
(いずみ ゆいしん)

Q ALS、MGはどんな症状ですか?

A ALSは原因不明の疾患ですが、約1割のみ遺伝によって発症します。

男性の方が女性より多い病気で、40歳以降に発症することが多く、全身の筋力低下、筋萎縮、しゃべりにくさ(構音障害《こうおんしょうがい》)、飲み込みにくさ(嚥下障害《えんげしょうがい》)、呼吸障害などをきたします。

MGは免疫の異常によって発症する疾患で、多くの患者に自己抗体(自分の体の成分に対してできる抗体)を認めます。

症状はまぶたが下がってくる眼瞼《がんけん》下垂《かすい》、ものが二重に見える複視《ふくし》に加えて、疲れやすさ、筋力低下、構音障害、嚥下障害をきたし、重症化すれば呼吸不全になることもあります。

Q ALS、MGの検査・診断方法は?

A ALSとMGは診察所見と検査によって診断を行います。

ALSの検査としては、神経生理学的検査(筋電図、神経伝導検査)、神経筋超音波を行います。MRI、CTといった画像検査や血液検査では診断することができません。

MGの検査は血液検査、神経生理学的検査などを行います。MGは胸腺腫《きょうせんしゅ》を合併することがあり、胸部CTも実施します。

Q ALS、MGの治療方法は?

A ALSの治療薬は現在2剤ありますが、その効果は限定的です。そのため毎年のように治療候補薬の治験が行われています。当院はそれらの治験の豊富な経験があります。

治療薬の効果が限定的なため、リハビリテーション(理学療法、作業療法、言語療法、嚥下訓練、呼吸訓練)をしっかり行うことが大切です。飲み込みにくさがある場合、胃ろうからの経管栄養を行うことが多いです。

発語が困難になると、書字、パソコン、文字盤などの方法によって意思伝達をします。呼吸が困難になると人工呼吸器による呼吸補助を検討します。

MGは症状を緩和するための抗コリンエステラーゼ薬、副腎皮質ステロイド、免疫抑制薬などで治療します。

また重症例に対しては、免疫グロブリン大量療法や血液浄化療法を行っています。胸腺摘除術《きょうせんてきじょじゅつ》は、胸腺腫を合併している場合に行われ、胸腺腫がなくても全身型などMGの症状を踏まえて検討されます。

これらの標準的治療を行っても症状のコントロールができない場合に、分《ぶん》子標的治療薬《しひょうてきちりょうやく》による治療も行われます。このような治療薬の進歩により副作用の多い副腎皮質ステロイドを少量にすることが可能になっています。

Q ALS、MGの予防方法は？

A ALS、MGとも原因不明であり、発症することを予防する方法はありません。

MGでは急激に状態が悪化して呼吸不全を呈するクリーゼといわれる状態になることがあります。このクリーゼは感染症、薬剤、ストレスなどがきっかけになることがあり、それらに注意する必要があります。

Q ALS、MGのサポートは？

A ALS、MGは神経難病に分類されます。神経難病はALSやMG以外にもパーキンソン病、脊髄小脳変性症《せきずいしょうのうへんせいしょう》、多系統萎縮症《たけいとういしゅくしょう》、多発性硬化《たはつせいこうか》症《しょう》、視神経脊髄炎《ししんけいせきずいえん》スペクトラム障害、シャルコー・マリー・トゥース病、慢性炎症性脱髄性《まんせいえんしょうせいだつずいせい》多発神経炎《たはつしんけいえん》、筋ジストロフィー、多発性筋炎など数多くあります。

これら神経難病の患者さんが、治療や療養を続けていくために、指定難病に対する特定医療費、身体障害者手帳、傷病手当金、障害年金、介護保険によるサービスなどがあります。

患者さんごとに利用できるものが異なります。当院では、これらの治療・療養サポートについて、患者支援センターで説明・対応しています。

当科の特徴 脳神経内科

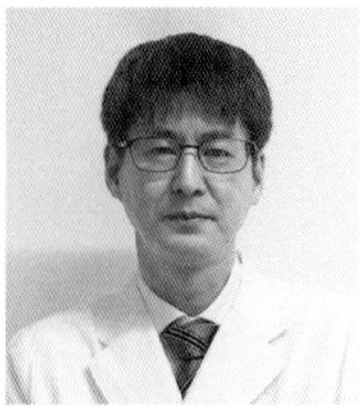

副診療科長・講師
藤田 浩司

▶特色

【神経疾患に対する治療法開発】
大学病院の使命として、さまざまな神経疾患に対する治療法の開発に携わっています。筋萎縮性側索硬化症に対して高用量メチルコバラミン（ビタミンB12）、ホスチニブの医師主導治験を行いました。

【ジストニアの治療】
痙性斜頸、眼瞼痙攣、書痙、音楽家の痙攣などのジストニアに対して、内服治療、ボツリヌス毒素治療に加え、脳神経外科、パーキンソン病・ジストニア治療研究センターと共同して深部脳刺激（DBS）を行っています（47ページ参照）。

【認知症の診断と治療】
認知症の原因疾患は数多く、その診断が難しいものもあります。当科は長年にわたり認知症診療に取り組み、診断困難例にも対応しています。また放射線科、脳神経外科、精神神経科と協力してアルツハイマー病の新規治療薬（レカネマブなど）も受けていただく体制を整えました。

【筋電図・神経伝導検査・神経筋超音波検査】
当科の発足当時より、筋電図・神経伝導検査に力を入れてきましたが、近年では神経筋超音波検査と組み合わせて行うことで、より正確な診断に取り組んでいます。毎週20件程度行っており、筋萎縮性側索硬化症などの神経難病から、整形外科や脳神経外科からの手根管症候群・頸椎症性神経根症の術前検査依頼まで、多くの疾患をカバーします。

【脳卒中センター】
スマートフォンを用いた病院前脳卒中スケール（FAST-ED Tokushima）、灌流画像の自動迅速診断ソフトウエア（RAPIDなど）を活用し、rt-PA、血管内治療などによる治療効果の向上に取り組んでいます。

【脳卒中後の上肢痙縮、下肢痙縮】
脳卒中後の痙縮に対してボツリヌス毒素治療を行っています。

▶主な対象疾患

- コモンディジーズ：脳卒中（脳《のう》梗塞《こうそく》、脳出血など）、認知症（アルツハイマー病、レビー小体型認知症、血管性認知症、前頭側頭型認知症など）、頭痛（片《へん》頭痛《ずつう》、緊張型頭痛、群発頭痛など）、てんかんなど
- 運動異常症：パーキンソン病、ジストニアなど
- 神経変性疾患：筋萎縮性側索硬化症、脊髄小脳変性症、多系統萎縮症など
- 末梢《まっしょう》神経疾患：ギラン・バレー症候群、慢性炎症性脱髄性多発神経炎、多巣性運動ニューロパチーなど
- 神経免疫疾患：重症筋無力症、多発性硬化症、視神経脊髄炎スペクトラム障害、筋炎など
- 神経感染症：脳炎、髄膜炎《ずいまくえん》、プリオン病など

参考URL
https://neuro-tokushima.com

心臓血管外科

Q 08

患者さんの体への負担が少ない心臓弁膜症手術

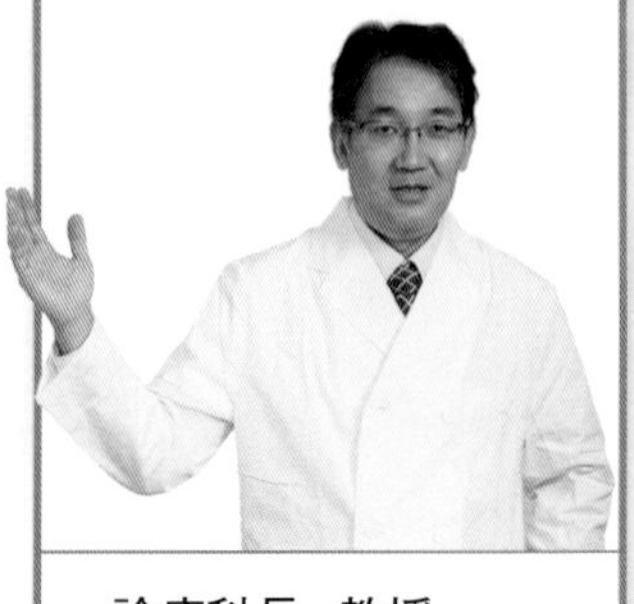

診療科長・教授
秦 広樹
（はた ひろき）

心臓弁膜症とは？

心臓の弁は左右の心室の入り口と出口にそれぞれあり、交互に開閉して血液が一方向に流れるように働いていますが、加齢による変化や、その他さまざまな要因によって弁としての機能が悪くなったものを心臓弁膜症《しんぞうべんまくしょう》といいます。弁が硬化して開口部が狭くなり血液が通りにくくなる狭窄《きょうさく》と、弁が閉じた際に隙間ができて逆流が生じる閉鎖不全《へいさふぜん》があり、心臓内の4つの弁（図1）それぞれに狭窄と閉鎖不全が起こります。国内での弁膜症手術は増加傾向にあります（図2）。

Q 心臓弁膜症はどんな症状ですか？

A 一般的に大動脈弁《だいどうみゃくべん》と僧帽弁《そうぼうべん》の疾患では息切れ、倦怠感《けんたいかん》、咳《せき》、動悸などの左心不全《さしんふぜん》症状が、三尖弁《さんせんべん》疾患では下肢のむくみや体重増加、食欲不振といった右心不全《うしんふぜん》症状が現れますが、混在することもしばしばあります。

そのほかの特徴的な症状として、大動脈弁狭窄症《だいどうみゃくべんきょうさくしょう》（図3左）では血液が心臓から全身の臓器に届きにくくなるため、失神やふらつき、胸痛などの症状が出ることがあり、突然死のリスクがあります。

僧帽弁閉鎖不全症《そうぼうべんへいさふぜんしょう》（図3右）では息切れや起坐呼吸《きざこきゅう》（横になると苦しいので座って寝る）、動悸（心房細動《しんぼうさいどう》の合併）などがみられることがあります。

大動脈弁閉鎖不全症では比較的自覚症状は出にくいですが、左心不全症状のほかに拡張期血圧（血圧の下の数値）が低くなります。

僧帽弁狭窄症の患者さんは最近減っていますが、高い確率で心房細動の合併がみられます。

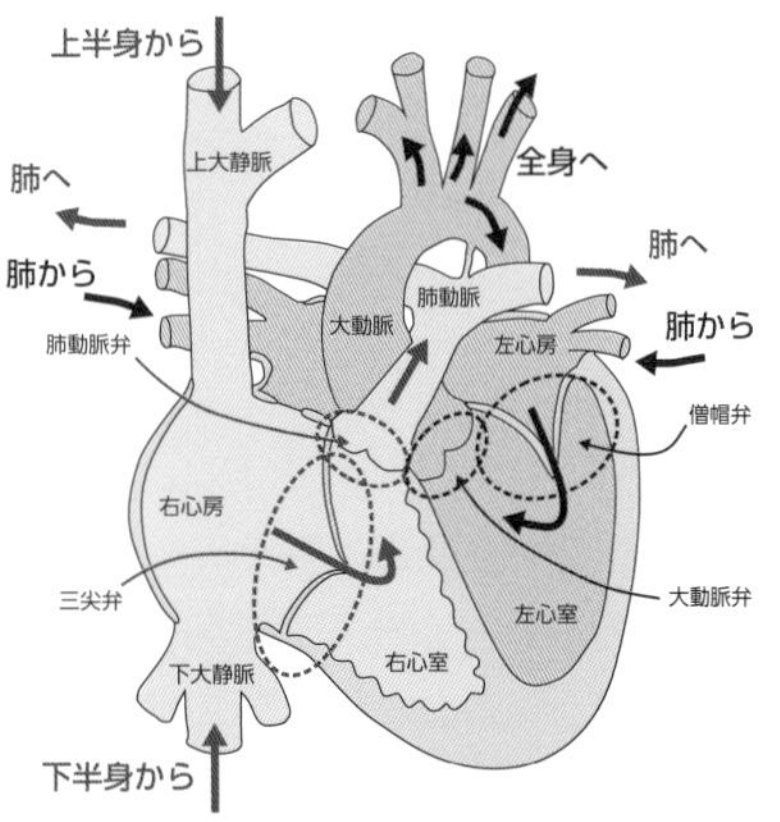

図1　心臓内部の弁と血液の流れ

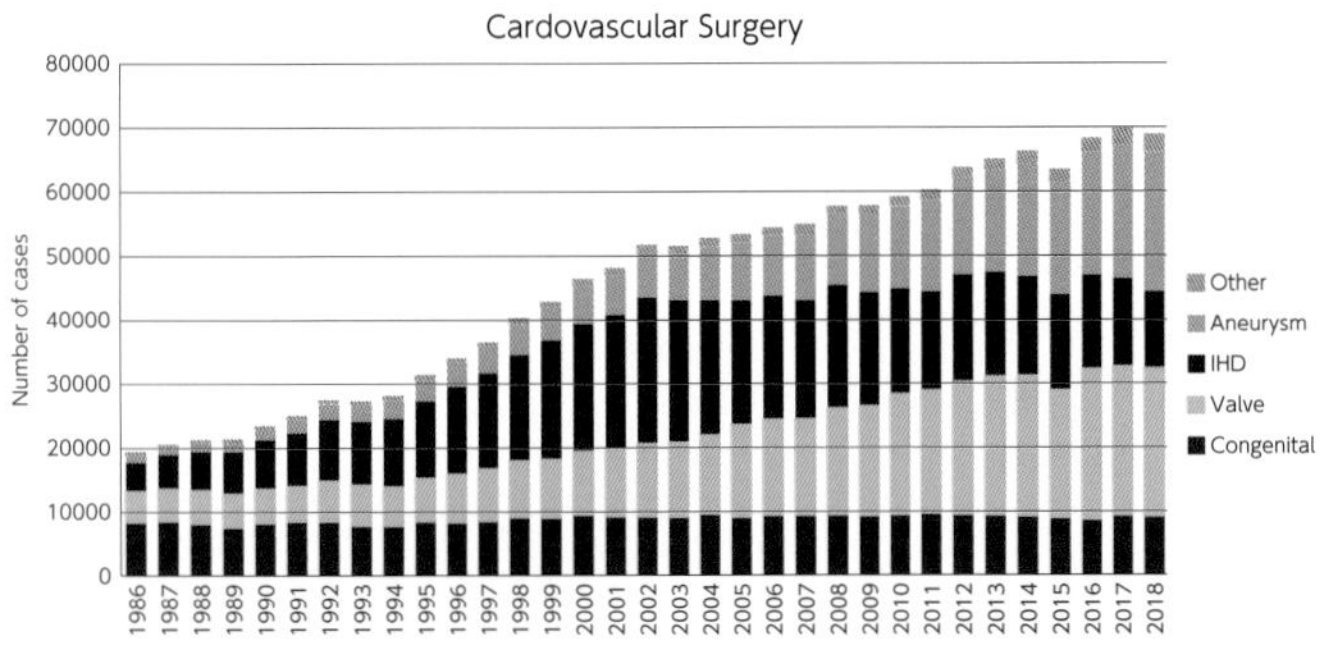

図2　日本国内での開心術症例数
Aneurysm：大動脈瘤、IHD：冠動脈疾患、Valve：弁膜症、
Congenital：先天性心疾患

＊General Thoracic and Cardiovascular Surgery（2021）69:179-212

Q 心臓弁膜症の検査・診断方法は？

A 医師の聴診による心雑音で気づくこともありますが、確定的な診断には経胸壁心臓超音波検査《けいきょうへきしんぞうちょうおんぱけんさ》（心エコー図検査）が必須です。

痛みを伴わず、短時間で済む検査で、心臓のサイズや機能、弁膜症の有無が確認できます。さらに詳しい検査として経食道心臓超音波検査《けいしょくどうしんぞうちょうおんぱけんさ》や心臓カテーテル検査を行うこともあります。

Q 心臓弁膜症の治療方法は？

A 弁膜症が軽度で自覚症状が強くない場合は、投薬と経過観察による保存的治療が行われますが、重症に進行した場合には外科的手術が必要になります。

手術には、傷んだ弁を切り取って人工弁に取り換える〝弁置換術《べんちかんじゅつ》〟と自己弁の修復や自己組織で新しい弁を作る〝弁形成術《べんけいせいじゅつ》〟があり、基本的には心臓の拍動を一時的に止めて行います。心停止の間に全身の血流を維持するために人工心肺装置を装着します。

最近では心臓の動きを止めずに、カテーテル（医療用の細い管）を使用した治療法が開発され、患者さんの状態に合わせて外科手術と使い分けて実施されています。

主に80歳以上の高齢の大動脈弁狭窄症の方を対象に行われている経カテーテル大動脈弁留置術《だいどうみゃくべんりゅうちじゅつ》（TAVI《タビ》）は、人工心肺装置を必要としない体に負担の少ない治療法です。

Q 心臓弁膜症の予防方法は？

A 残念ながら心臓弁膜症を確実に予防する方法は現在のところ確立していません。

弁膜症の発生や進行に関係する因子として加齢、高血圧、糖尿病、脂質異常症、喫煙などがありますので、これらに注意した日常生活を送ることが弁膜症の予防法といえるかもしれません。

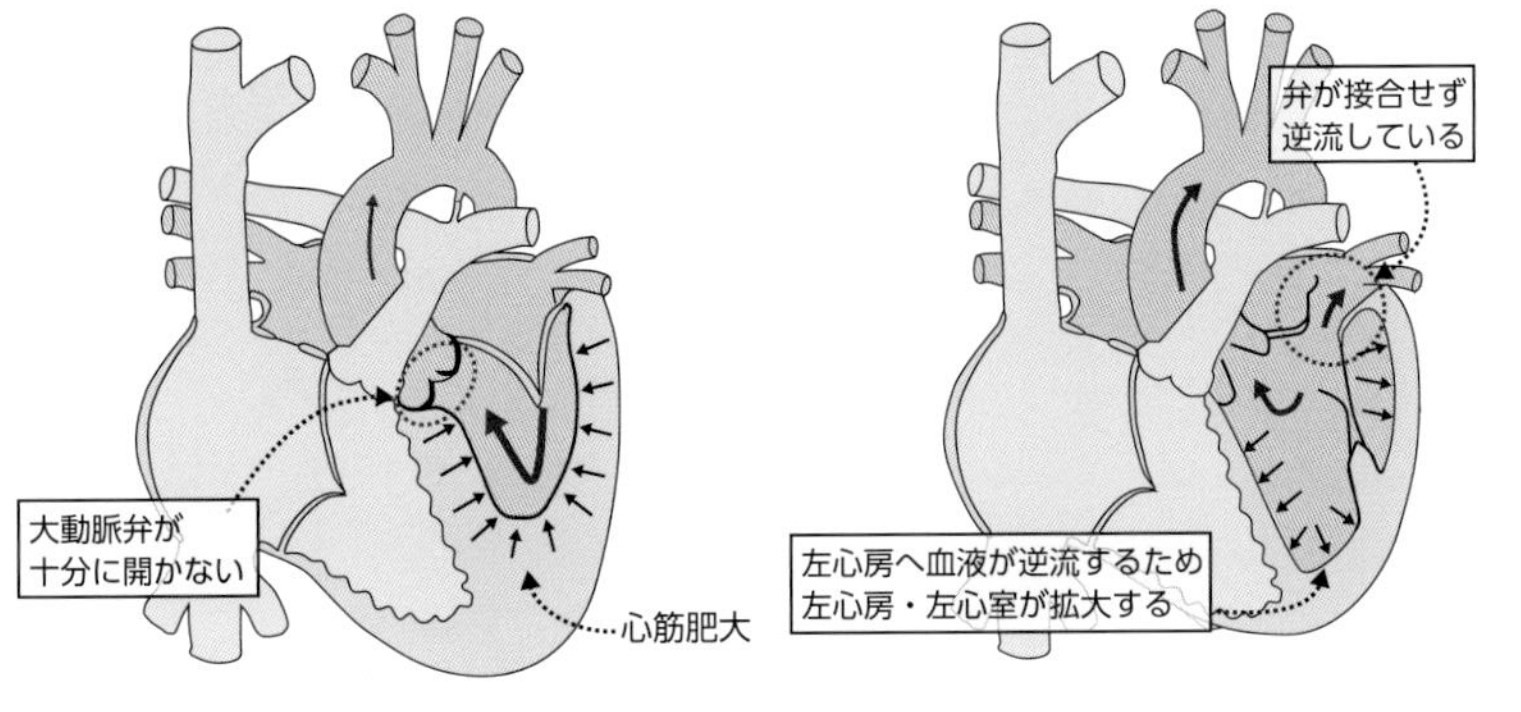

大動脈弁が
十分に開かない
心筋肥大
弁が接合せず
逆流している
左心房へ血液が逆流するため
左心房・左心室が拡大する

図3　大動脈弁狭窄症（左）と僧帽弁閉鎖不全症（右）

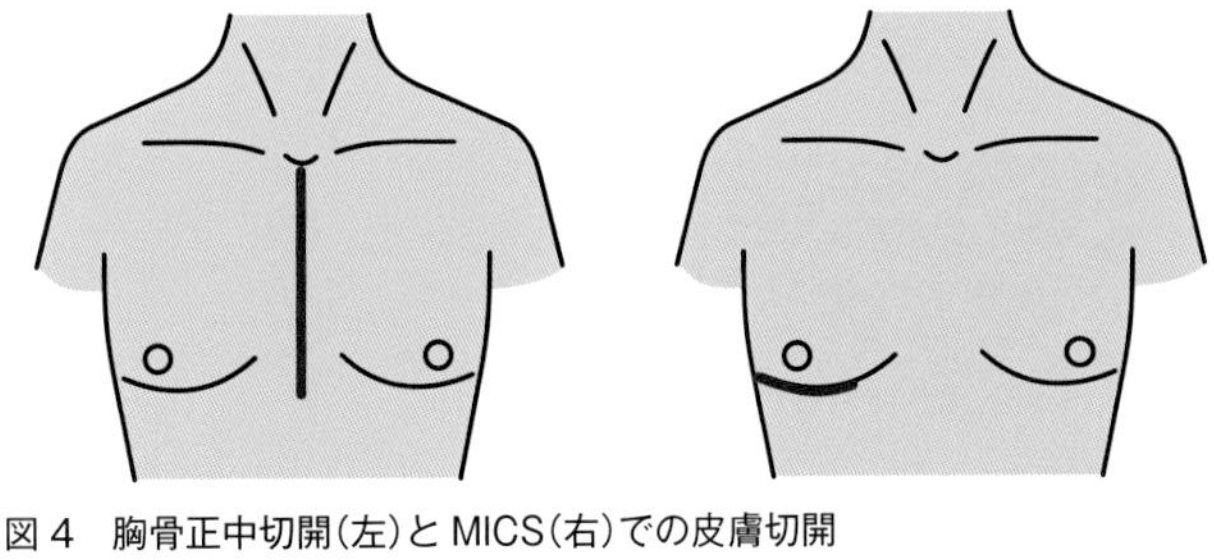

図4　胸骨正中切開（左）とMICS（右）での皮膚切開

当科の特徴　心臓血管外科

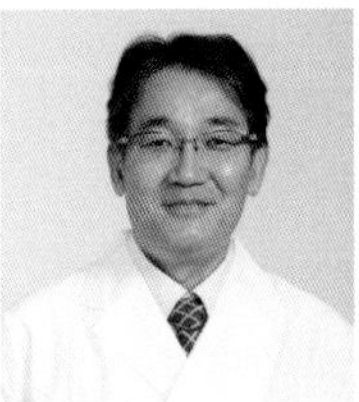

診療科長・教授
秦 広樹

▶特色

当科では小児・成人のすべての弁膜症疾患に対応した手術が可能です。成人の大動脈弁、僧帽弁、三尖弁疾患に対しては、弁置換・形成術を問わず、胸骨正中切開《きょうこつせいちゅうせっかい》（胸の真ん中を縦に20㎝くらい切る）よりも患者さんの身体の負担が少ない“肋間小開胸低侵襲手術《ろっかんしょうかいきょうていしんしゅう》(MICS)”を第１選択術式として取り入れています（図4）。MICSでは骨を切ることもなく切開創も5 ～ 7cmと小さいため、患者さんの早期回復・社会復帰が見込まれ美容的にも優れています。

当科では僧帽弁疾患はほぼ全例、大動脈弁疾患は80%以上がMICSでの手術となっており、併せて年間20 ～ 30例程度の手術数で年々増加傾向です。また、冠動脈《かんどうみゃく》バイパス術でも症例によってはMICSでの手術を行っています。TAVIは循環器内科と共同チームで毎週１～２例程度行っており、手術数は増加傾向です。

▶主な対象疾患

心臓弁膜症、冠動脈疾患（狭心症、心筋梗塞など）、大動脈疾患（大動脈瘤《りゅう》、大動脈解離など）、末梢《まっしょう》動脈疾患、先天性心疾患、重症心不全、不整脈（心房細動、心房粗動）など

参考 URL
https://tokudai-cvs.jp

食道・乳腺
甲状腺外科

Q 09

乳がん
～ブレスト・アウェアネスと個々に応じた治療戦略

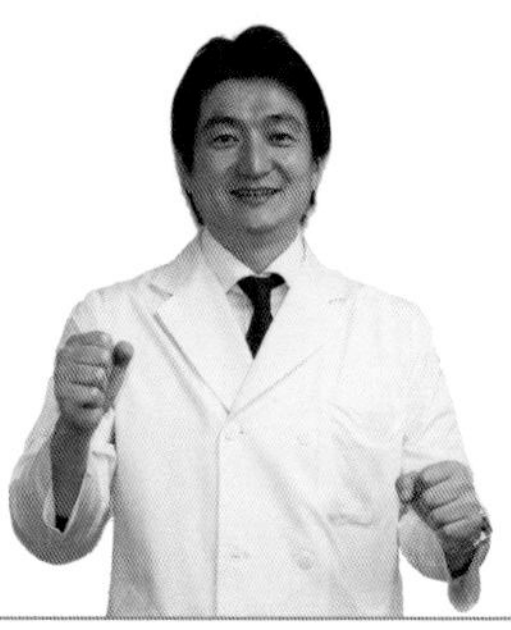

外来医長・助教
井上 寛章
（いのうえ ひろあき）

乳がんとは？

乳がんは乳房にできる悪性の腫瘍《しゅよう》のことで、しこりや皮膚の変化、乳頭分泌が生じることがあります。
乳がんにかかる方は年々増加しており、年間9万人以上の日本人が乳がんを発症しています。約9人に1人がかかるとも言われ、女性のがんの中で第1位になっています。ただし、昨今の治療の進歩により治るがんが多いのも事実で、乳がんを治すためにも早期発見、早期治療が重要です。乳がん検診を受けること、「ブレスト・アウェアネス」を実践することが必要です。

Q 乳がんはどんな症状ですか？

A 乳がんの初期症状としては、しこりや皮膚の変化を認めたり、乳頭から分泌物が生じたりすることがあります。ときには脇のしこり（リンパ節《せつ》）で気づくこともあります。

このような症状を見逃さず、早く変化に気づくためにブレスト・アウェアネスの実践が必要となります。

ブレスト・アウェアネスとは乳房を意識する生活習慣のことで、①自身の乳房を知ること、②早く乳房の変化に気づくこと、③乳房の変化に気づいたらすぐに医師へ相談すること、④40歳になったら乳がん検診を受けることが大事といわれています（図1）。こうした意識によって日頃から自身の乳房を知り、変わりがないかをチェックすることが大切です。

徳島県では、ご当地キャラクターの「すだちくん」とともに、乳がんの早期発見・早期治療の大切さを伝えています（図2）。

Q 乳がんの検査・診断方法は？

A 乳房の検査としては、マンモグラフィ、超音波検査が有用です。これらの検査を行った後、がんが疑われた場合に、針を刺して組織を採取する「針生検」を行い診断を確定します。

そして、がんの広がりを確認するために乳房MRI検査、転移の有無を確認するためにCT検査などを行います。

ブレスト・アウェアネス

乳房を意識する生活習慣

① 乳房の状態を知る（見て、触って、感じる：乳房チェック）
②早く乳房の変化（しこり、皮膚のへこみや血性乳頭分泌など）に気づく
③乳房の変化に気がついたら、すぐ医師へ相談する
④40歳になったら乳がん検診を受ける

図1　ブレスト・アウェアネス
＊植松孝悦，乳癌の臨床：2020，35，4，273-278

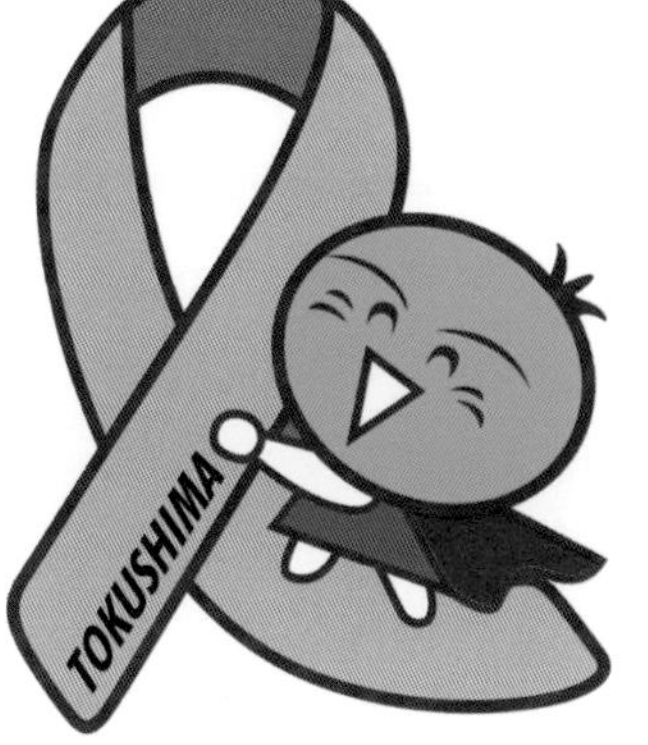

図2　すだちくんピンクリボン

Q 乳がんの治療方法は?

A 乳がんの治療には手術、薬物療法、放射線治療の3つがあり、これらをうまく組み合わせて治療を行います。

乳房手術には乳房部分切除術（いわゆる乳房温存手術）と乳房全切除術があり、同時に再建手術（乳房の膨らみを作る）を行うことも可能です。

再建手術には人工物や自家組織（自身の脂肪や筋肉）を用いる方法があります。また脇のリンパ節の手術も同時に行います。

乳がんの薬物治療を行ううえで最も大事なことは、がんの性質を知ることです。女性ホルモンの関与を調べるホルモンレセプターや、HER2（ハーツー）と呼ばれるがんの増え方にかかわる因子を調べます。これらの発現に応じてサブタイプと呼ばれるグループ分けを行い、サブタイプに応じて、使用する薬剤などの治療戦略が異なってきます（図3）。

さらにはサブタイプだけではなく、薬剤の効き具合やがんの再発リスクを考慮し、各々にベストな治療を選択していきます。

Q 乳がんの予防方法は?

A 乳がんを予防するためには飲酒を控え、閉経後の肥満を避け、適度な運動を行うことが良いといわれています。そして予防に加え、早期発見のための定期検診がとても大事です。

乳がん検診では40歳以上の女性を対象に、2年に1回のマンモグラフィ検診が行われています。

これはあくまで自覚症状のない方が対象で、しこりや乳頭分泌など症状がある場合には検診ではなく、かかりつけ医や専門医への受診を行うことが欠かせません。

また、血縁者に乳がんにかかった方がいる場合には、乳がん発症リスクが上がることが知られています。

必要以上に若い年齢でマンモグラフィ検診を受けることはおすすめできませんが、適切な検診を受けていただくことが大事です。

●ルミナルA like（増殖能低い） ホルモン剤	●ルミナルハーツー ホルモン剤＋抗がん剤 ＋抗ハーツー薬
●ルミナルB like（増殖能高い） ホルモン剤＋抗がん剤	
●トリプルネガティブ 抗がん剤など	●ハーツー 抗がん剤＋抗ハーツー薬

図3　サブタイプと使用薬剤

当科の特徴　食道・乳腺甲状腺外科

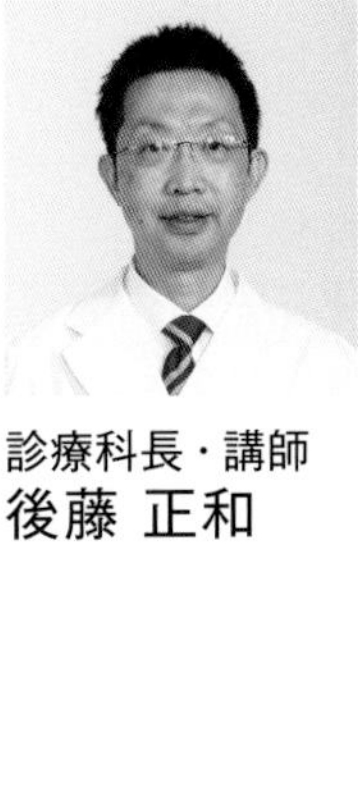
診療科長・講師
後藤 正和

▶特色

食道、乳腺、甲状腺疾患の検査・治療を担当しています。幅広い知識と高度な技術を持った専門スタッフが安心できる医療を提供します。
手術実績（2022年）／食道手術27例（うち食道がん手術22例）、乳腺手術305例（うち乳がん手術272例）、甲状腺手術66件（甲状腺がん36例、副甲状腺疾患7例、内視鏡下手術10例）。

▶主な対象疾患

食道疾患（食道がん、食道アカラシア、逆流性食道炎など）、乳腺疾患（主に乳がん）、甲状腺疾患（甲状腺がん、バセドー病など）や副甲状腺疾患（原発性副甲状腺機能亢進症）など

参考URL
https://www.tksbizan.com/

肺がんとは？

肺がんは、肺を構成する気管支や肺胞の細胞ががん化したものです。日本人のがん死亡原因の第1位ですが、近年、治療法の進歩によって治療成績が向上してきています。
肺がんは、非小細胞肺《ひしょうさいぼうはい》がん（腺がん、扁平上皮《へんぺいじょうひ》がん、大細胞《だいさいぼう》がん）と小細胞肺がんに分類され、それぞれの組織型によって治療法は異なりますが、いずれの組織型でも早期の肺がんであれば手術によるがんの根治が望めるため、検診などで早期に発見することが重要です。

呼吸器外科

Q10

患者さんごとの個別化が進む 肺がん外科治療

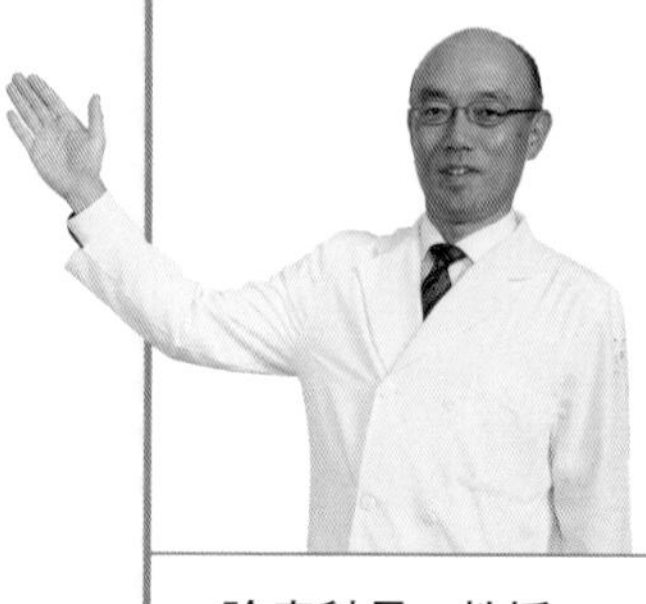

診療科長・教授
滝沢 宏光
（たきざわ ひろみつ）

Q どのような肺がんが手術の対象になりますか？

A 手術は肺がんの根治（完全に治ること）を目標とした治療法なので、完全に切除できることが条件です。つまり、肺にできたがんがその部位だけにとどまっているか、転移があっても近くのリンパ節までにとどまっていることが条件で、脳や骨に転移があるような肺がんは基本的に手術の対象にはなりません。

特に、リンパ節《せつ》転移がなく、サイズも小さな（2㎝ 以下）肺がんが、手術によって根治が期待できる症例ということになります。

そのような早期の肺がんは症状が出ないため、検診等で発見することが重要です。

Q 肺がんの手術前にはどんな検査をしますか？

A X線写真やCTで肺がんが疑われても、病変から組織を採取し、顕微鏡で確認しなければ「肺がん」と診断することはできません。

組織採取の方法としては、気管支鏡《きかんしきょう》検査やCTガイド下針生検（CT画像を確認しながら組織を採取する方法）がありますが(図1)、病変が非常に小さい場合などは、診断と治療の両方の目的で、その部位を手術で切除することもあります。

その他の検査としては、がんの全身への広がりを調べるために、脳MRIや、PET／CTを行います。

それらの結果、肺がんのステージ（進行度）が決まり、手術が良いのか、薬物治療が良いのか、といった治療方針が定まってきます。

手術を行う場合、患者さんが体力的に耐えられるかどうか評価するために、血液検査や心電図検査、心臓超音波検査、呼吸機能検査なども行います。

Q 肺がんの手術はどのように行うのですか？

A ほとんどの患者さんに対して、手術支援ロボットや胸腔鏡《きょうくうきょう》といった内視鏡を用いた手術を行っています。傷が小さく痛みが少ない分、手術後の回復も早いのが特徴です。

それよりも大切なのが、どれだけ肺を切除するかという点です。肺を大きく切除すれば、それだけがんを根治できる可能性は高まりますが、息切れが強くなるなど、術後の生活に支障をきたすこともあります。

　最近では、肺がんが小さければ、できるだけ肺を残す手術を行うことが主流になってきています。以前は、肺がんに対しては(房の一つを切り離す)肺《はい》葉切除《ようせつじょ》が行われることが一般的でしたが、2㎝以下の早期肺がんに対しては、肺部分切除、肺区域切除が選択されることが多くなりました(図2)。

　患者さんごとの肺がんの状態や、体力に応じて、より個別化した手術方法が選択される時代になっています。

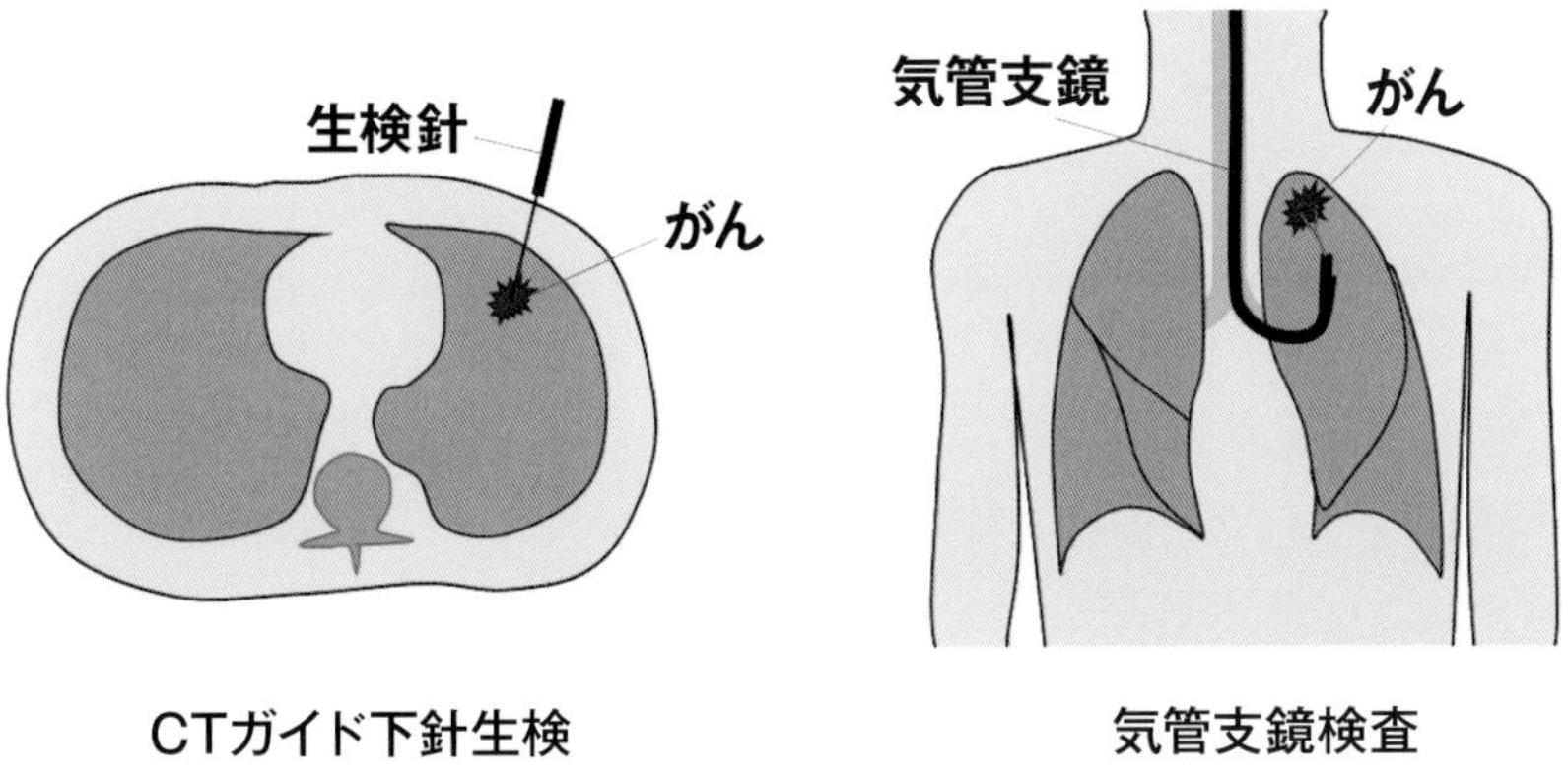

図1　気管支鏡検査とCTガイド下針生検

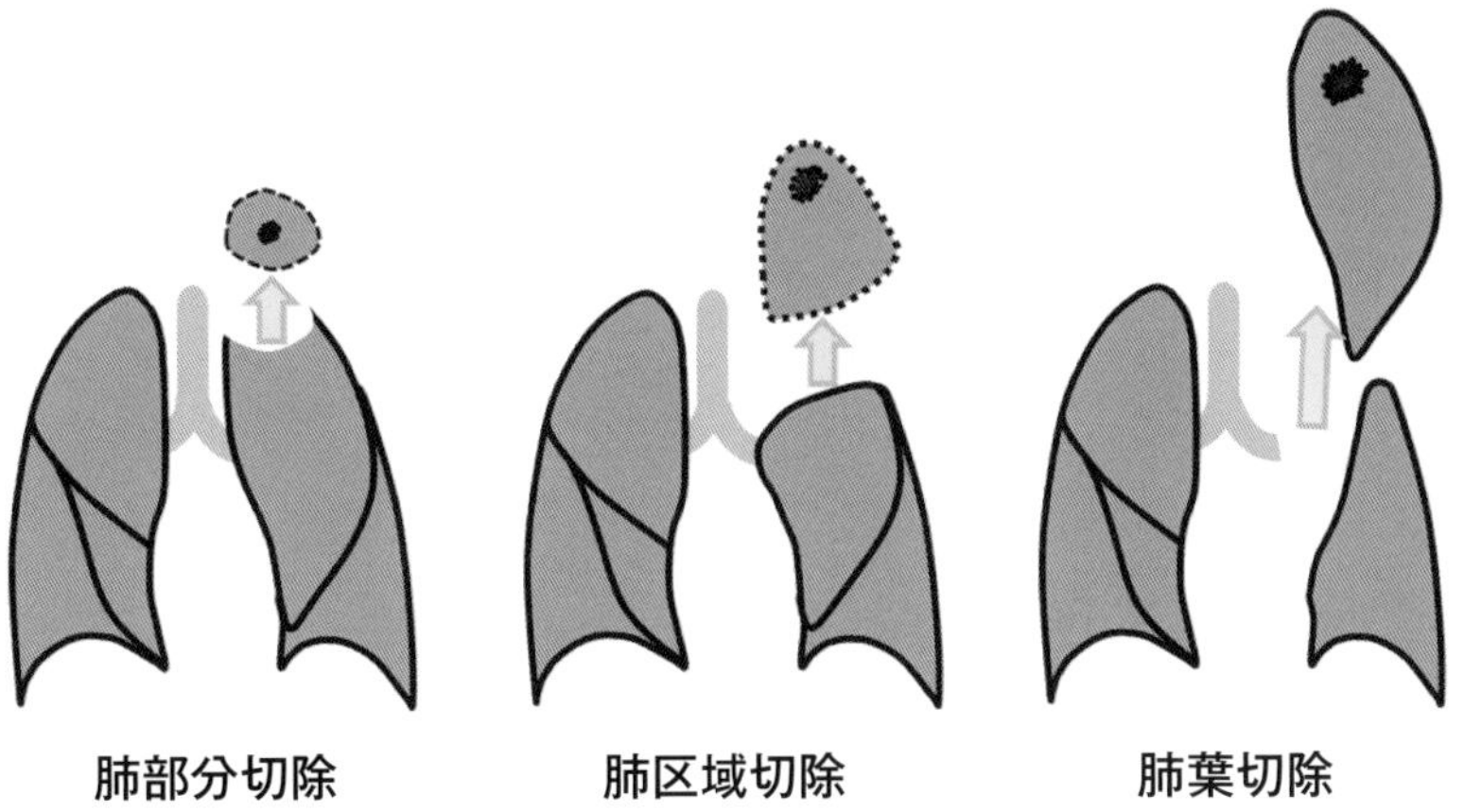

図2　肺がん手術の切除範囲

Q 肺がんの手術の後に抗がん剤を投与することはありますか？

A 肺がんが2㎝以上の場合は飲み薬の抗がん剤を、術後の組織検査でリンパ節転移が判明した場合は点滴の抗がん剤をおすすめする場合があります。

　最近では、切除した肺がんを遺伝子検査などに提出し、その結果によって術後に分《ぶん》子標的治療薬《しひょうてきちりょうやく》の内服や、免疫チェックポイント阻害薬の点滴をおすすめすることもあります。

　いずれも進行したステージの患者さんに向けた再発を抑えるための追加治療ですが、患者さんごとに治療を細かく使い分けることで治療成績は着実に向上してきています。

　また、進行した肺がん患者さんに対しては、術前に抗がん剤と免疫チェックポイント阻害薬による治療を行うことで治療成績が向上することが最近示されました。この術前治療後の切除肺を顕微鏡で調べると、がん細胞がすべて死滅していることもあります。

　これらの薬には副作用もありますので、患者さんの状態をみながら治療を進めていく必要があります。

当科の特徴　呼吸器外科

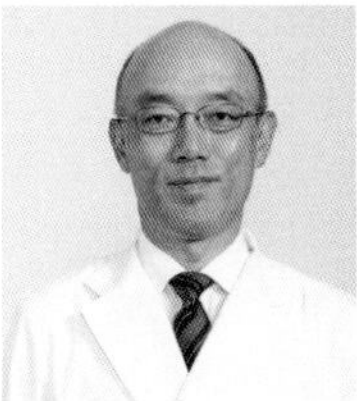

診療科長・教授
滝沢 宏光

▶特色

当科は7名の呼吸器外科専門医が在籍し、質の高い外科治療を提供しています。診断にも力を入れており、当科で行う最新機器を駆使した気管支鏡検査は診断精度が高いことが特徴です。

年間約250例の手術を行っており、手術支援ロボットや胸腔鏡を用いることで、傷が小さく体への負担の少ない手術を行っています。術中に同定することが難しい小さな肺がんに対して手術を行う際には、徳島大学で開発された「経気管支マイクロコイル留置によるマーキング法」を行い、確実な病変の切除を行っています。

▶主な対象疾患

肺がん、転移性肺腫瘍、縦隔腫瘍、胸壁腫瘍、気胸、膿胸、漏斗胸《ろうときょう》、手掌腋多汗症など

参考URL
https://www.tksbizan.com/sinryou/respiratory-organ1/

泌尿器科

Q11 高度に進歩する泌尿器がんの診断・治療 ～腎がん・前立腺がん・膀胱がん

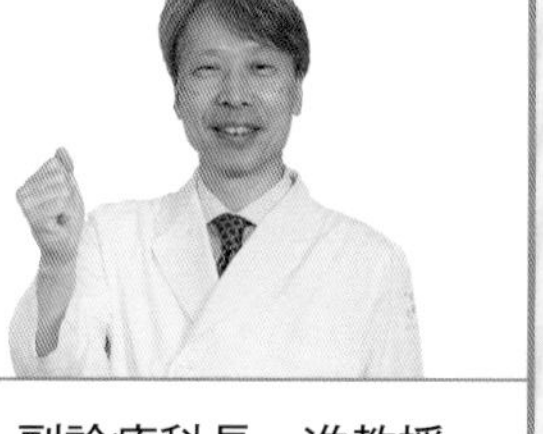

副診療科長・准教授
高橋 正幸
（たかはし まさゆき）

泌尿器がんとは？

泌尿器がんには、腎がん、腎《じん》盂《う》尿管《にょうかん》がん、膀胱《ぼうこう》がん、前立腺がん、陰茎がん、精巣腫瘍《せいそうしゅよう》などがあります。この中で特に多いのは前立腺がん、膀胱がん、腎がんです。発生に関係すると考えられる要因は、腎がんでは、肥満、喫煙、高血圧、肉や乳製品の過剰摂取、膀胱がんでは喫煙、職業性発がん物質へのばく露、前立腺がんでは欧米型の食事パターン、肥満、カルシウムの過剰摂取、喫煙などがあげらます。手術はロボット支援手術が導入され、進行がんには新しい薬剤が次々と導入されています。

Q 泌尿器がんはどんな症状ですか？

A 腎がんは、進行すると血尿、上腹部や背部の痛み、上腹部に固まりが触れることがあります（図1）。

最近では健康診断や他の疾患の精密検査中に、エコー検査やCTによって無症状のまま比較的小さな腫瘍で見つかることが多くなっています。

膀胱がんは、目で見て分かる血尿、尿検査での血尿、頻尿《ひんにょう》などの排尿症状で見つかります。

前立腺がんは特別な症状はなく、前《ぜん》立《りっ》腺《せん》肥《ひ》大症《だいしょう》と同様に排尿困難や頻尿などの症状が現れます。

また前立腺がんは骨に転移することが多く、骨折や骨の痛みで見つかることもあります。

腎がんの主な症状

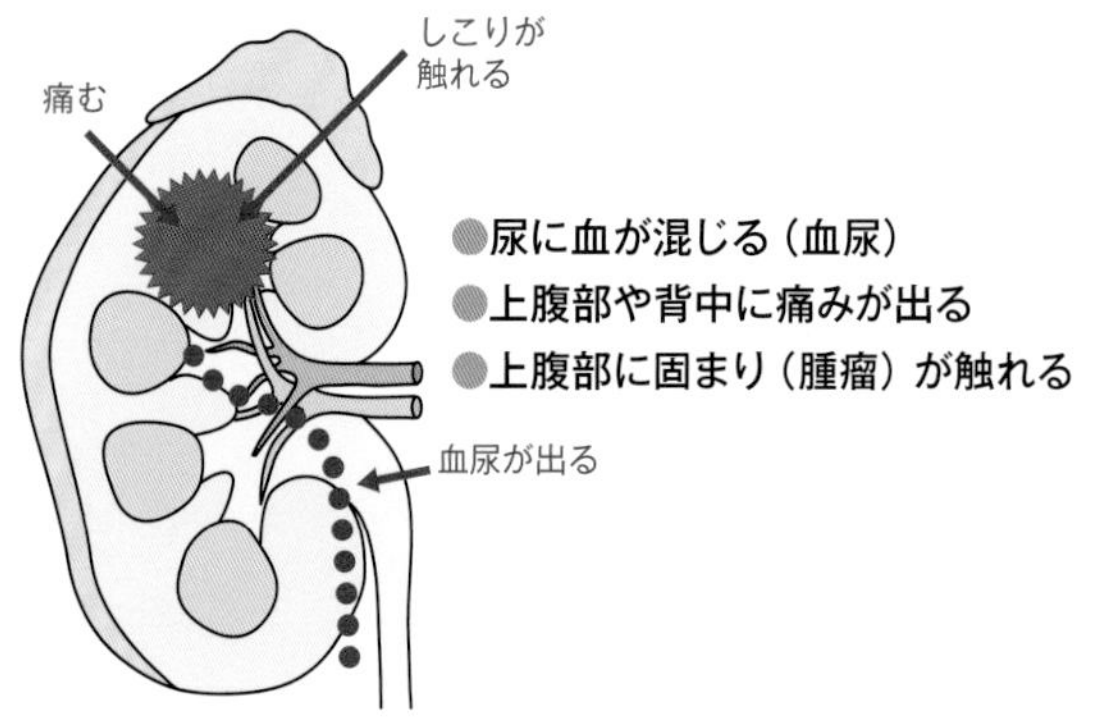
しこりが触れる
痛む
●尿に血が混じる（血尿）
●上腹部や背中に痛みが出る
●上腹部に固まり（腫瘤）が触れる
血尿が出る

図1　腎がんの症状

Q 泌尿器がんの検査・診断方法は？

A 腎がんはエコー検査、CTで診断します（図2）。腎がんにはさまざまな病理組織の種類があり、造影剤を用いたCTによりある程度、病理組織の種類を推測することができます。また腎がんは局所で進行すると腎静脈《じんじょうみゃく》や下大静脈に進展することがあり、造影CTやMRIで診断します。

膀胱がんはエコー検査で膀胱内の固まりとして診断できますが、膀胱鏡により膀胱内部を直接観察することで膀胱がんの大きさ、数、形状を把握します。がんがどのくらい深く広がっているかは、造影MRIで診断します。

前立腺がんは、特異的なPSAという腫瘍マーカーがあり、この値が高ければ高いほど、前立腺がんの可能性が高くなります。

造影MRIで前立腺がんの可能性を診断し、最終的には前立腺に12～15本程度、針を刺して組織を採取し、顕微鏡で診断します。

Q 泌尿器がんの治療方法は？

A 腎がんは、大きさが比較的小さく、腎臓にとどまっている場合、がんとその周囲の正常部分を切除する腎部分切除術を行います。がんが大きい場合には腎臓全体を摘出します。

左腎がんのCT検査
（上腹部に触る腎がん）

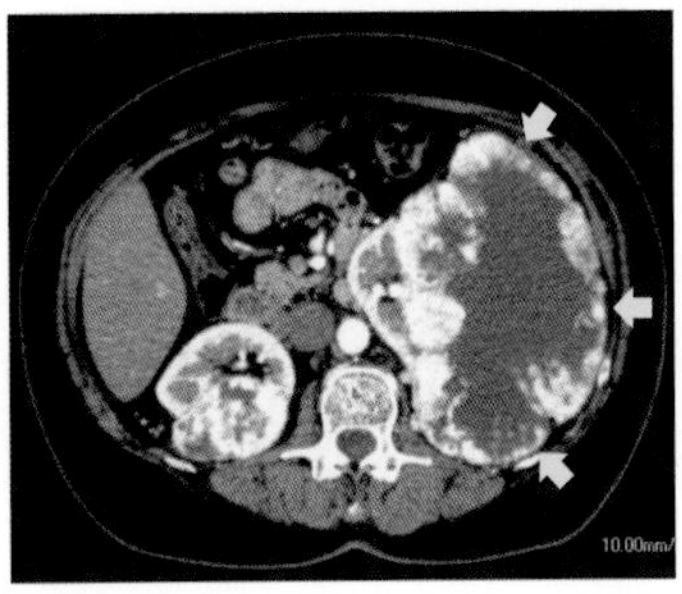

図2　CT 検査（腎がん）

小線源療法

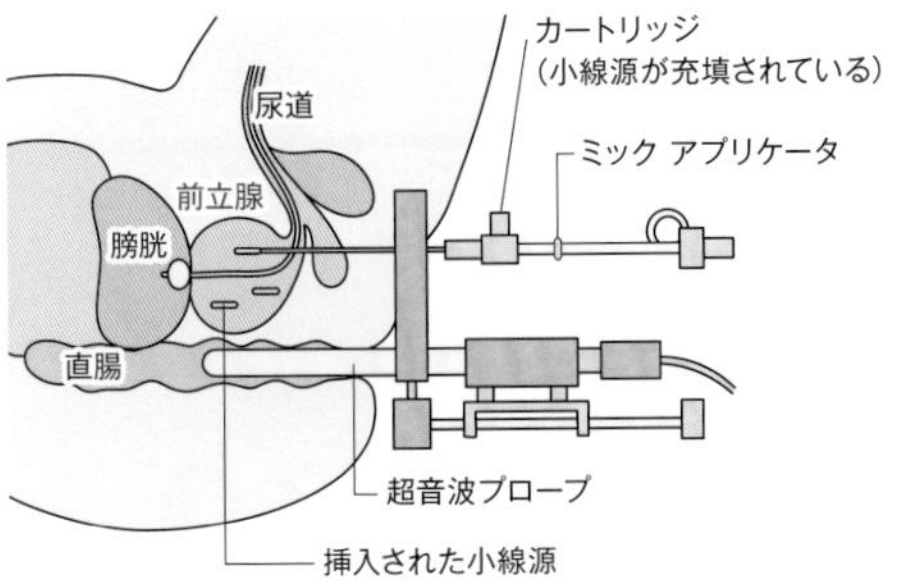

図3　小線源療法

腎部分切除術は、切除や切除した部位の縫い合わせがより精密にでき、合併症が少ないロボット支援手術が増えています。

また腎臓全体を摘出する手術も腫瘍の状況に応じて、腹腔鏡《ふくくうきょう》手術、ロボット支援手術、開腹手術を行っています。

腎がんが進行している場合には、がん細胞を攻撃する自分の免疫細胞を元気にする免疫チェックポイント阻害薬と、腫瘍が自ら大きくなるために血管を新しく作るのを促す「VEGF」という分子を抑える分子標的治療薬《ぶんしひょうてきちりょうやく》を組み合わせたり、順次投与していきます。

膀胱がんは、まずは尿道から内視鏡を挿入し、膀胱の中で、どのくらい腫瘍が深く入っているか診断と治療を兼ねて、腫瘍を切除します。

がんが表在性（表面の粘膜や粘膜下にとどまっている状態）の場合は、再発の予防に膀胱内に抗がん剤やBCGを注入します。がんが深く筋層まで進展すると膀胱を全部摘出して、腸管などを用いて、尿の道筋を変える尿路変向術《にょうろへんこうじゅつ》が必要になります。

当科では、膀胱全摘除術と尿路変向術も体の負担の少ないロボット支援手術を行っています。

前立腺がんは前立腺に限定している場合、根治をめざす治療には、手術、放射線の出る小線源を埋め込む治療（小線源療法《しょうせんげんりょうほう》）（図3）、体の外から放射線を当てる外照射療法《がいしょうしゃりょうほう》、特殊な放射線の粒子線治療《りゅうしせんちりょう》があります。

粒子線治療以外は、すべて当院で行っています。前立腺がんが進行すると男性ホルモンを抑える治療を中心に新しい薬剤が導入され、抗がん剤を含めてこれらの薬物治療を適切に行っています。

Q 泌尿器がんの予防方法は？

A 予防できる具体的な方法はありませんが、腎がんでは、肥満、喫煙、高血圧、肉や乳製品の過剰摂取がリスク因子です。

膀胱がんでは喫煙、職業性発がん物質へのばく露、前立腺がんでは欧米型の食事パターン、肥満、カルシウムの過剰摂取、喫煙が、がん発生のリスク因子になっているため気をつけてください。

当科の特徴　泌尿器科

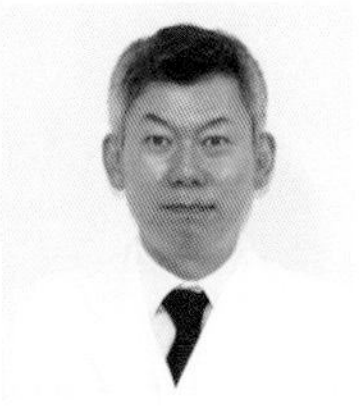

診療科長・教授
古川 順也

▶特色

当科では、腎がん、前立腺がん、膀胱がんなどの泌尿器がんに対し、手術、放射線治療、薬物療法について最新の治療を提供しています。

ロボット支援手術、前立腺がんに対する小線源療法はそれぞれ 1,000 例を超え、豊富な経験があります。その他、腎移植、小児泌尿器疾患、女性泌尿器疾患、男性不妊や性機能障害など幅広い分野を網羅しています。

▶主な対象疾患

腎がん、腎盂尿管がん、膀胱がん、前立腺がん、陰茎がん、精巣腫瘍、副腎がんなどの悪性腫瘍やさまざまな副腎良性腫瘍、前立腺肥大症、神経因性膀胱、尿路結石、慢性腎不全、小児泌尿器疾患、女性泌尿器疾患、男性不妊、男性性機能障害など

参考 URL
https://tokushima-u-urology.jp/

消化器・移植外科

Q12

高度肥満症・糖尿病に対する手術

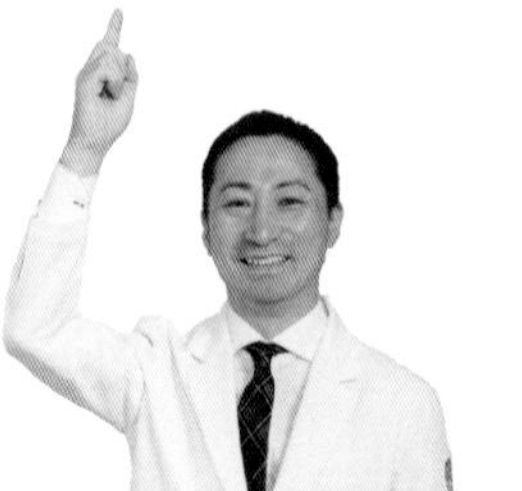

病棟医長・特任准教授
柏原 秀也
（かしはら ひでや）

高度肥満症とは？

肥満になると糖尿病、高血圧、脂質異常などの生活習慣病のリスクが高くなりますが、肥満の指標としてBMIがあります。BMIは〈体重kg÷身長m÷身長m〉で算出され、一般的にBMI25以上を肥満、35を超えると高度肥満とされています。
高度肥満を伴っている糖尿病の方は、食事療法や運動療法、飲み薬やインスリン注射などの内科的治療では改善しにくいため、最近では手術によって肥満、糖尿病を治療する方法が注目されています。

Q 高度肥満症はどんな症状ですか？

A 肥満の方は、身体活動が低下している場合が多く、日常生活の動作に広く影響がみられます。

さらに高度の肥満では、歩行、立ち座りなどの日常生活動作の制限のほか、車のシートベルトが締められない、肘《ひじ》掛けいすに座れない、排泄後に自分のお尻が拭けない、自分で背中を洗えないなど、さまざまな生活上の制約を受け、その影響は生活の質に大きく及びます。

また高度肥満症の方は、睡眠呼吸障害の発生に注意が必要です。自覚症状としては、睡眠時の窒息感や日中の眠気、朝の頭痛などもありますが、通常は周囲の人からのいびきの指摘や睡眠時の無呼吸から発見されます。

ほかにも2型糖尿病や脂肪肝、脂質異常症、高血圧、心筋梗塞《しんきんこうそく》・狭心症、腎臓病、脳梗塞などの肥満に関連する健康障害を合併するようになります。

Q 高度肥満症の検査・診断方法は？

A 日本肥満学会による『肥満症診療ガイドライン2022』では、（図1）のように肥満症や高度肥満症を診断します。

ＢＭＩが35kg／㎡以上を「高度肥満」と定義し、同じＢＭＩ 35kg／㎡以上でも肥満に関連する健康障害を伴うか、それが予測されて医学的に減量を必要とする場合も同様です。

またはウエスト周囲長の測定によるスクリーニングで内臓脂肪の蓄積を疑われ、腹部ＣＴ検査などによって確定

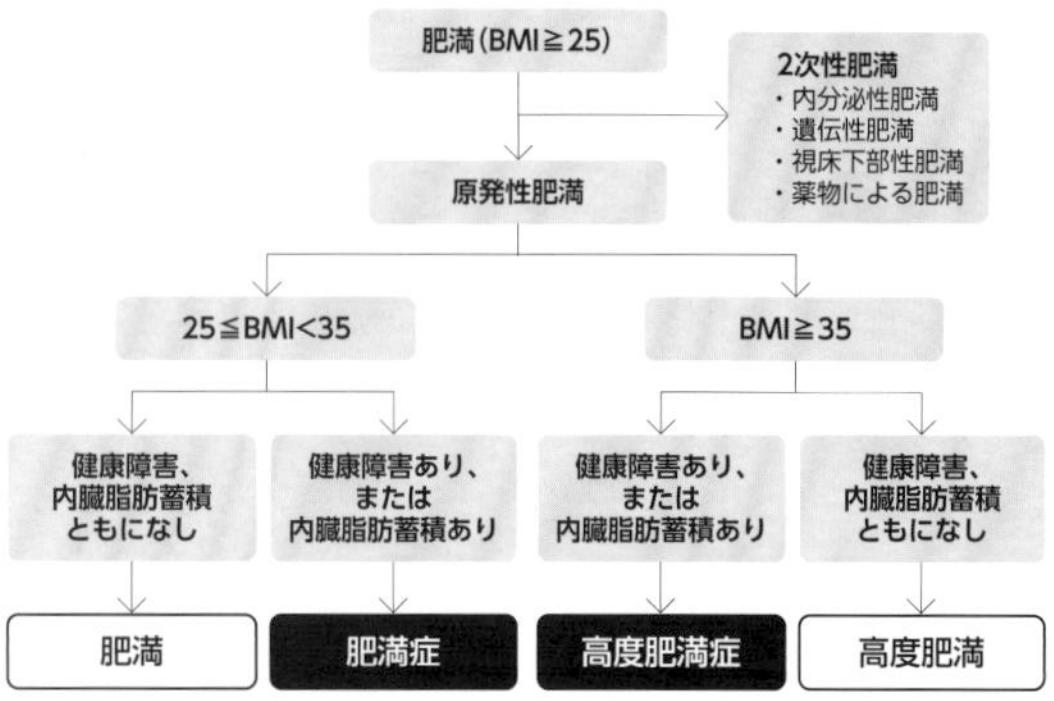

肥満症の診断に必要な健康障害

1) 耐糖能障害（2型糖尿病・耐糖能異常など）
2) 脂質異常症
3) 高血圧
4) 高尿酸血症・痛風
5) 冠動脈疾患
6) 脳梗塞・一過性脳虚血発作
7) 非アルコール性脂肪性肝疾患
8) 月経異常、女性不妊
9) 閉塞性睡眠時無呼吸症候群・肥満低換気症候群
10) 運動器疾患（変形性関節症:膝関節・股関節・手指関節、変形性脊椎症）
11) 肥満関連腎臓病

（肥満症診療ガイドライン 2022 より）

図1　肥満症診断のフローチャート

診断される内臓脂肪型肥満の場合も、高度肥満症と診断します。

Q 高度肥満症の治療方法は？

A 肥満症では、肥満が原因でさまざまな健康障害が生じ、放っておくと最後には生命を奪いかねない多くの病気を引き起こします。

肥満症の治療の基本は、減量です。肥満症に含まれる合併症は体重減少により改善できるので、個人に合わせた減量目標を設定し治療を行います。

肥満症の治療は大きく分けて1．食事療法、2．運動療法、3．認知行動療法、4．薬物療法、5．外科治療の5つがあります。

高度肥満を伴っている方の糖尿病は、食事療法や運動療法、一般的な飲み薬やインスリン注射などの内科的治療では改善しにくいことが知られていて、最近、手術によって肥満、糖尿病を治療する方法が注目されています。

現在、わが国で行われている高度肥満症に対する手術の約90％は腹腔鏡下《ふくくうきょう》スリーブ状胃切除術という方法です。これは、胃の外側の部分を約80％程度切り取ってバナナのように細くし、胃の容量を小さくする手術です（図2）。さらにこの手術は腹腔鏡で行っており、開腹手術と比べてかなり小さな傷で行うことができます（図3）。

術後は胃の容量が小さくなり、食事が少しずつしかとれなくなるので摂取エネルギーが減り、結果的に体重が減少します。また手術の後、それまで使っていた糖尿病内服薬やインスリン注射が少なくなったり、不要になったりすることが数多く報告されています。

Q 肥満の予防方法は？

A 食生活や運動習慣など、肥満になりやすい生活習慣を見直すことで予防は可能です。

具体的には、夜間に食べ過ぎないようにする、1日3食、規則正しく食べる、ゆっくりよくかんで食事に時間をかける、栄養の偏りなくバランス良く食べる、アルコールは適量にする、普段から軽めの運動を習慣的に行うようにする、などです。

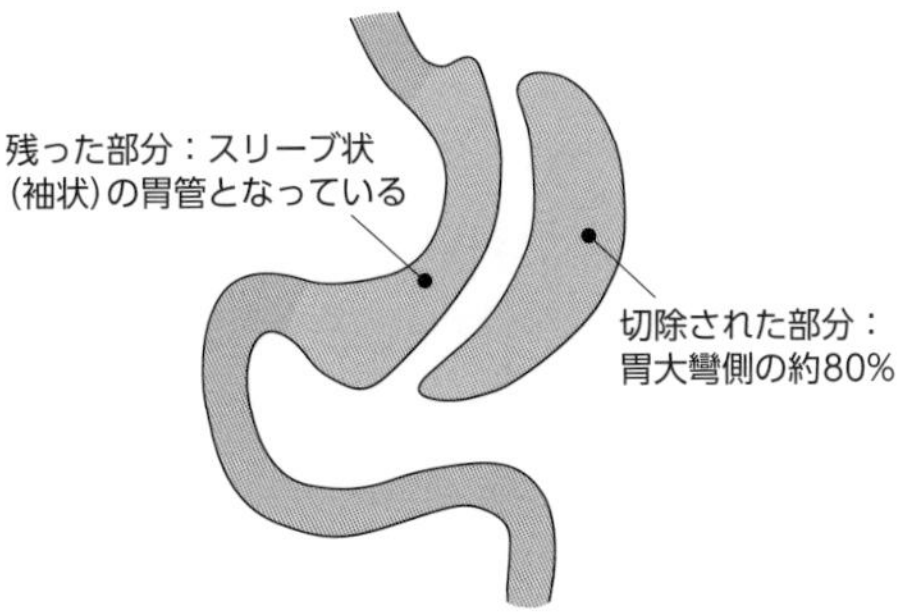

図2　腹腔鏡下スリーブ状胃切除術を示した図

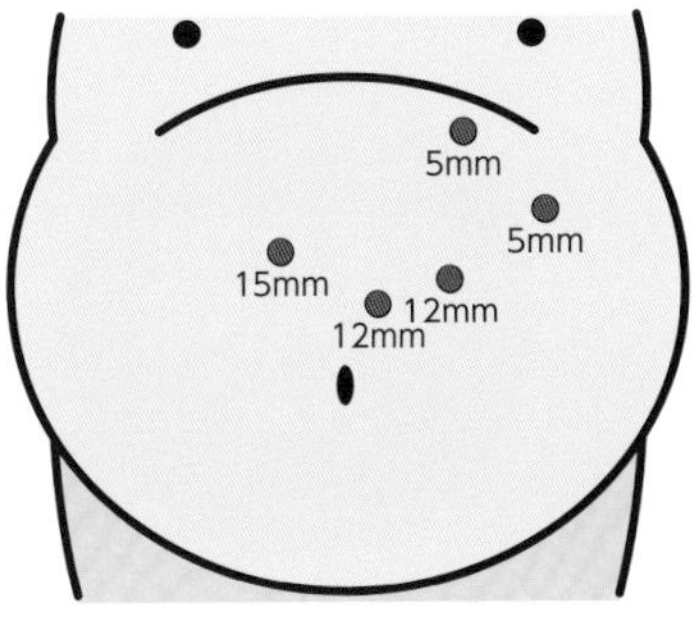

図3　腹腔鏡下スリーブ状胃切除術の傷

A

- BMI35以上の肥満症
- 糖尿病、高血圧、脂質異常症、睡眠時無呼吸症候群のうち1つ以上を合併
- 6か月以上の内科的治療が無効

B

- BMI 32.5～34.9の肥満症＋ヘモグロビン A1c 8.4%以上の糖尿病
- 糖尿病、高血圧、脂質異常症、睡眠時無呼吸症候群のうち1つ以上を合併
- 6か月以上の内科的治療が無効

図4　腹腔鏡下スリーブ状胃切除術の手術適応

当科の特徴　消化器・移植外科

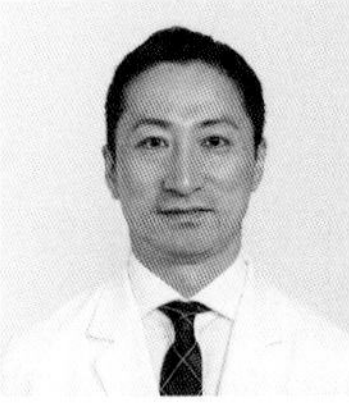

病棟医長・特任准教授
柏原 秀也

▶特色

当科は中国・四国地方でいち早く減量・代謝改善手術を開始し、20人の高度肥満・糖尿病患者に対して腹腔鏡下スリーブ状胃切除術を行ってきました。これまで手術後の出血などの重篤な合併症を認めておらず、安全に施行できています。最近では香川や高知などの県外から高度肥満で悩んでいる方の紹介もあります。

▶主な対象疾患

当科では、左上図（図4）のAもしくはBの条件すべてにあてはまる方に、腹腔鏡下スリーブ状胃切除術を施行しています。

参考 URL
http://tokugeka.com/surg1/pdf/bariatric_surgery.pdf

小児外科・小児内視鏡外科

Q13

小児鼠径ヘルニア（脱腸）に対する最新の腹腔鏡下根治術

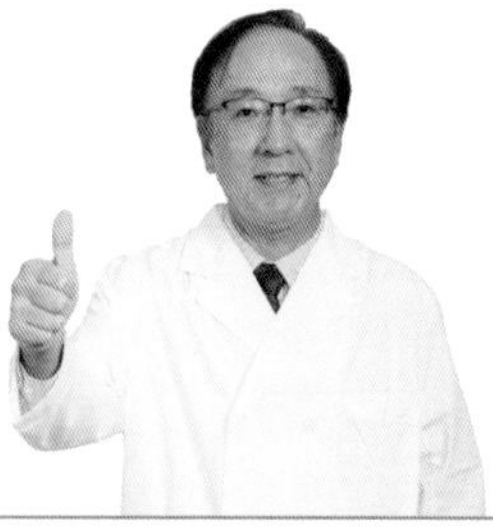

診療科長・病院教授
石橋 広樹
（いしばし ひろき）

小児鼠径ヘルニア（脱腸）とは？

子どもの鼠径《そけい》ヘルニアは男児に多く、右側に多い一方で、10～20%は両側性に発症します。一般的に乳児期に発症し、激しく泣いた後に鼠径部（股の付け根）から陰嚢《いんのう》にかけての膨らみで気がつきます。この膨らみは、安静時には消失することが多く、膨らんだり引っ込んだりするのが特徴です。また、膨らみがあっても痛みはありません。時に学童期になって初めて発症する子どももいます。原因は先天性で、手術が必要であり、子どもで手術が必要な疾患の中では最も頻度が高いのが特徴です。

Q 「鼠径ヘルニア」はどんな症状ですか？

A 一般的に乳児期に発症し、激しく泣いた後に鼠径部（股の付け根）から陰嚢にかけての膨らみで気がつきます（図1）。

膨らみは安静にしている時には消えることが多く、膨らんだり引っ込んだりするのが特徴です。また痛みはなく、学童期になって初めて発症する子どももいます。

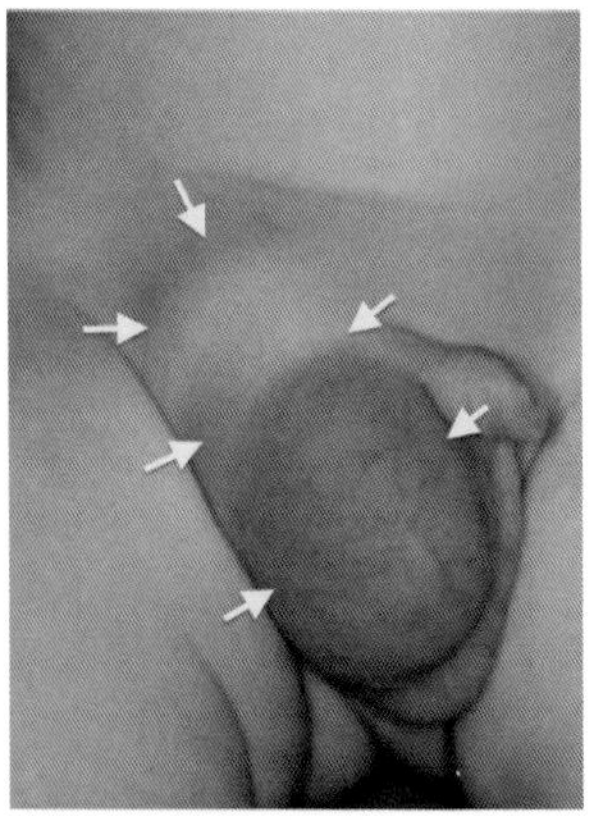

図1　右鼠径部の膨隆

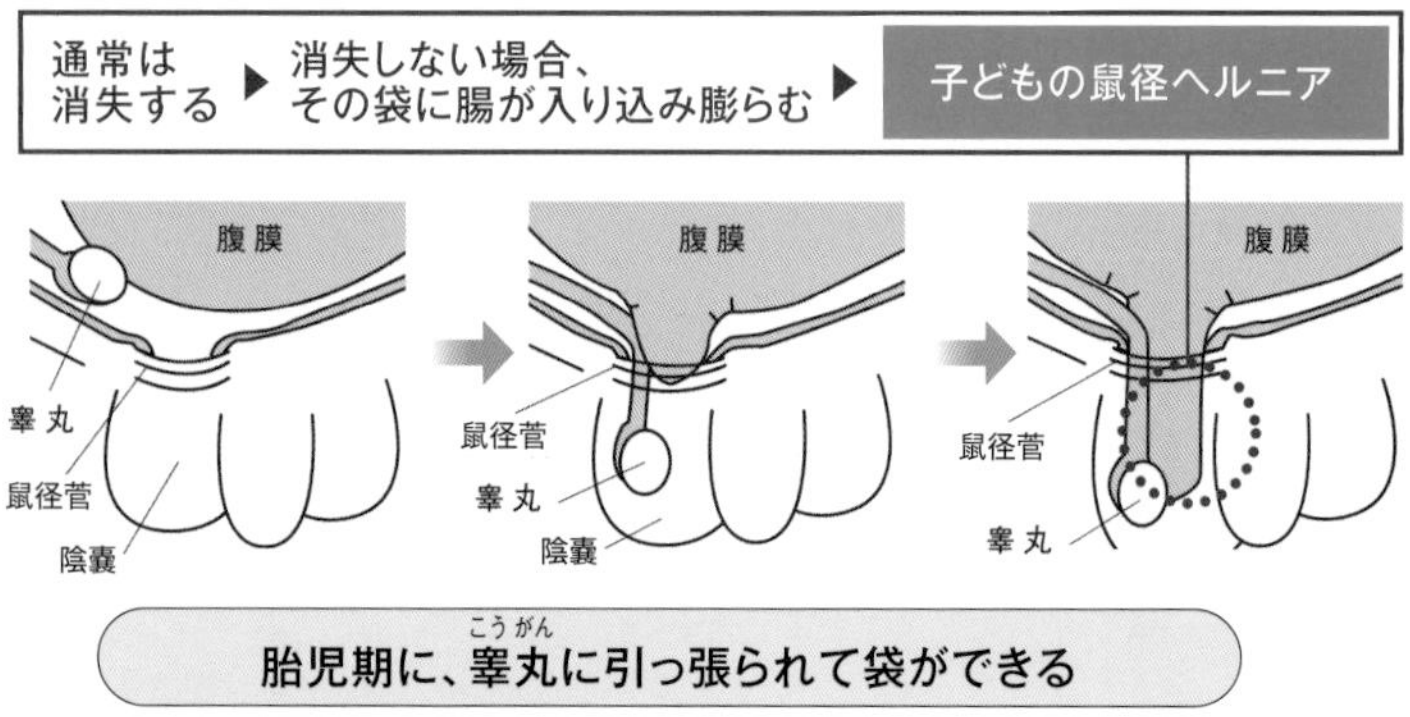

通常は消失する
消失しない場合、その袋に腸が入り込み膨らむ
子どもの鼠径ヘルニア
腹膜
睾丸
鼠径管
陰嚢
胎児期に、睾丸《こうがん》に引っ張られて袋ができる

図2　小児鼠径ヘルニアの成因

原因は、胎児期の精巣や卵巣の下降に際して、鼠径部にできる腹膜鞘状突《ふくまくしょうじょうとっ》起《き》と呼ばれる袋（女児の場合はヌック管）が閉鎖しないことによります。

正常な場合には、腹膜鞘状突起は胎児後半に消えてなくなりますが、何らかの原因で消失せずに出生すると、ヘルニア嚢《のう》を有する鼠径ヘルニアや、ヘルニア嚢の途中がくびれた精索水瘤《せいさくすいりゅう》や陰嚢水瘤《いんのうすいりゅう》と呼ばれる水のたまった袋が生じます。鼠径ヘルニアは、このヘルニア嚢の中に腸管（女児の場合、卵巣や卵管が脱出する場合あり）が脱出することにより、鼠径部が膨らむことで起こります（図2）。

Q 「鼠径ヘルニア」の検査・診断方法は？

A 特別な検査は必要なく、診察で鼠径部の膨らみが確認できれば、診断は可能です。腸管の脱出が不明瞭な場合や、卵巣が脱出している場合には超音波検査も行います。

Q 「鼠径ヘルニア」の手術時期は？

A 鼠径ヘルニアは自然に治るものは少なく、また乳児期の鼠径ヘルニアは嵌頓《かんとん》（腸管の血流障害）を起こすことが多く、現在は比較的早期に手術が行われることが多くなっています。

また、鼠径部や陰嚢に生じる精索水瘤や陰嚢水瘤に関しては、2歳半ごろまでは自然に治ることが期待できるため経過をみて、消失しなければ2歳半以降に鼠径ヘルニアと同じ手術が必要です。

Q 「鼠径ヘルニア」の手術法は？

A 小児の鼠径ヘルニアは、高齢者の鼠径ヘルニアと違い、先天的にヘルニア嚢が残ることが原因のため、手術は、ヘルニア嚢の単純高位結紮《たんじゅんこういけっさく》（ヘルニア嚢の根元を糸でしばる）のみでよいとされています（図3）。

現在、小児鼠径ヘルニアに対する手術法としては、2通りの手技があります。一つは、昔から行われている術式（従来法）で、下腹部に1・5〜2㎝の皮膚切開を加え、鼠径管を開放し、ヘルニア嚢から精管、精巣血管を剥離《はくり》し、ヘルニア嚢の高位結紮を行う手術です。

もう一つは、腹腔鏡下鼠径《ふくくうきょうかそけい》ヘルニア根治術（図4）で、臍《へそ》から径3〜4㎜の腹腔鏡を挿入し、炭酸ガスによる気腹（お腹《なか》を膨らませる）後に、臍の左方から径2㎜の細径鉗子《さいけいかんし》（挟むための細い器具）を挿入します。そして径1・5㎜の特殊な糸付き穿刺針《せんししん》を用いてヘルニア嚢の全周に糸を通し、高位結紮を行う手術です。

こうした腹腔鏡下鼠径ヘルニア修復術の利点は、傷が小さい（術後の痛みが少ない）こと、反対側の鼠径ヘルニアの有無を確認でき、あるようなら両側とも1回の手術で閉鎖することができることなどがあげられます。

現在この手術は、手術時間、入院日数、再発率、合併症の頻度などは、従来法と比べてほぼ同じであり、全国の小児外科専門施設で普及しています。子どもの鼠径ヘルニアの標準術式になりつつあります。

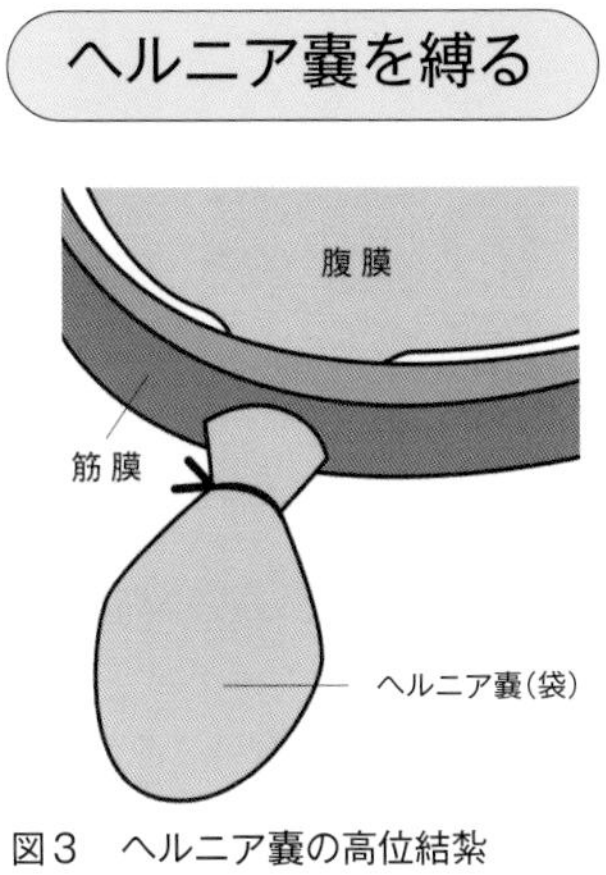

図3　ヘルニア嚢の高位結紮

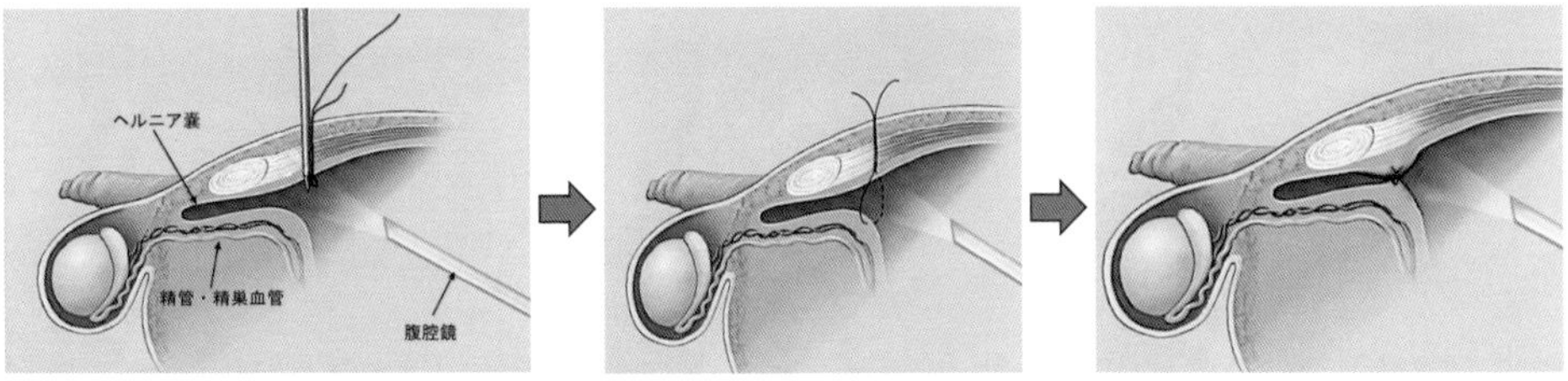

図4　腹腔鏡下鼠径ヘルニア根治術の模式図

当科の特徴　小児外科・小児内視鏡外科

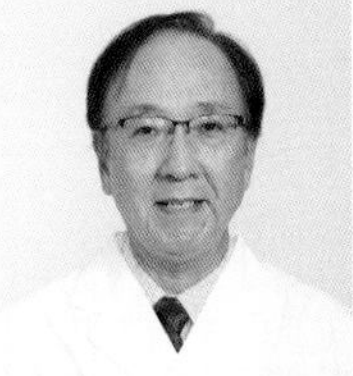

診療科長・病院教授
石橋 広樹

▶特色

体にやさしい子どもの鼠径ヘルニアに対する腹腔鏡下手術は、1995年に本院で考案された手術法で、今では全国に広がり、多くの患者さんが少ない負担で治療を受けることができるようになりました。当院は徳島県で唯一の日本小児外科学会認定施設であり、今までに2,000例以上の小児鼠径ヘルニアの腹腔鏡下手術を行い、年間約100名の鼠径ヘルニアの患者さんを受け入れています（2024年1月現在）。
また、子どもの手術全般にわたり、内視鏡下手術（体に負担の少ない手術）を積極的に導入しています。そして、新生児から15歳までの子どもの特性を十分熟知した小児外科専門医、指導医、日本内視鏡外科学会技術認定医（小児外科）が常勤しています。

▶主な対象疾患

鼠径ヘルニア、臍ヘルニア、停留精巣、舌小帯短縮症《ぜつしょうたいたんしゅくしょう》、急性虫垂炎、漏斗胸、小児泌尿器科疾患（水腎症、膀胱《ぼうこう》尿管逆流症など）、新生児小児外科疾患（食道閉鎖、小腸閉鎖、横隔膜ヘルニア、鎖肛、ヒルシュスプルング病など）

参考URL
https://www.tokushima-hosp.jp/department/circulatory.html?rank_code=unit&belong_code=12

最近の眼科治療は？

加齢黄斑変性《かれいおうはんへんせい》は失明する可能性がある病気で、近年患者数が増加しています。抗《こう》VEGF薬硝子体注射《やくしょうしたいちゅうしゃ》や光線力学療法《こうせんりきがくりょうほう》の登場によって、病気の進行を抑え視力の改善が期待できるようになりました。
緑内障で一度障害された視神経は回復しません。当科では新しい作用の点眼薬や目の負担の少ない緑内障手術を取り入れ、病型に適した治療を行います。斜視《しゃし》は両目の視線のずれのため二重に見えることがあり、小児から高齢者まで困り具合に応じて手術や眼鏡、注射の治療を行っています。

眼科

Q14

加齢黄斑変性・緑内障など目の負担を減らし高い治療効果をめざす最近の眼科診療

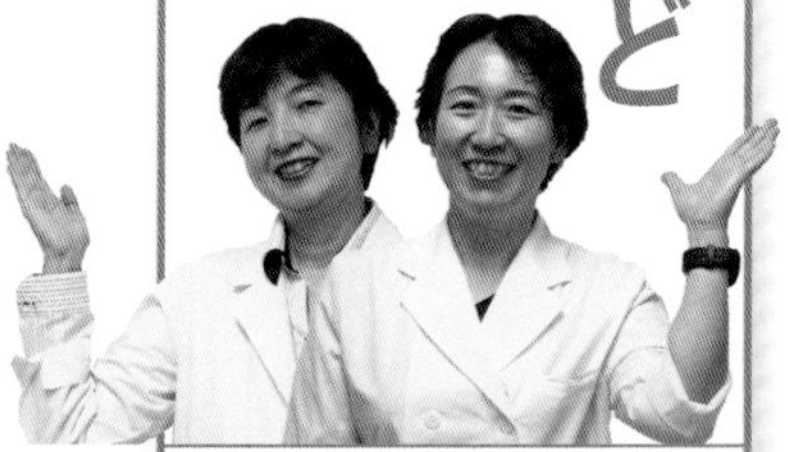

副診療科長・講師
四宮 加容（写真右）
（しのみや かよ）

総務医長・講師
江川 麻理子
（えがわ まりこ）

病棟医長・講師
村尾 史子（写真左）
（むらお ふみこ）

外来医長・助教
山中 千尋
（やまなか ちひろ）

Q 加齢黄斑変性の症状や治療法は？

A 加齢黄斑変性は網膜の中心の部分である黄斑部《おうはんぶ》に異常な新生血管が伸びて網膜内に液体や出血がたまり、視細胞が傷んで見えにくくなる難治性の病気です。治療法として抗VEGF薬硝子体注射と光線力学療法（PDT）があります。

抗VEGF薬は異常な血管や網膜の腫れを減らし、病気の進行を抑える働きがあります（図1）。

以前は失明するのを待つだけの病気でしたが、この薬の登場で患者さんが視力を維持することが可能となりつつあります。

繰り返し目の中に注射を行う必要があることが多いため、より効き目が長持ちする新しい抗VEGF薬の開発も積極的に行われています。当科では、新しい薬剤の治験に参加しその効果を検証しています。

また、脳梗塞《のうこうそく》になったことがあるなどで抗VEGF薬を使いにくい患者さんには、光線力学療法（PDT）を行います。光線力学療法は特殊な薬剤を注射した後、弱いレーザーを照射することで病変部の異常血管のみを選択的に閉塞《へいそく》させる特殊な治療です。

このように加齢黄斑変性の患者さんには、目や全身の状態に応じて、薬剤や治療法の選択を行っています。

Q 緑内障の手術治療法は？

A 緑内障では、目の神経（視神経）が傷んで視野が狭くなります（図2）。日本人では40歳以上の17人に1人が緑内障であり、成人の失明原因の第1位です。点眼治療で眼圧を下げていくことで緑内障の進行を遅らせますが、進行が早い方に対しては、手術治療を選択することがあります。

当院で行っている緑内障治療としては線維柱帯切開術《せんいちゅうたいせっかいじゅつ》（眼外法／眼内法）、線維柱帯切除術、緑内障インプラント挿入術、隅角癒着解離術《ぐうかくゆちゃくかいりじゅつ》などがあります。

近年、MIGS《ミグス》（低侵襲緑内障手術）が注目を集めており、当院でもマイクロフック（手術に使う小さな器具）を使用した線維柱帯切開術を行っています。小さな創口（きずぐちのこと）で行う緑内障手術で目への負担が少なく、短時間で可能なため多くのメリットをもたらします。

2回目以降の手術や難治性緑内障

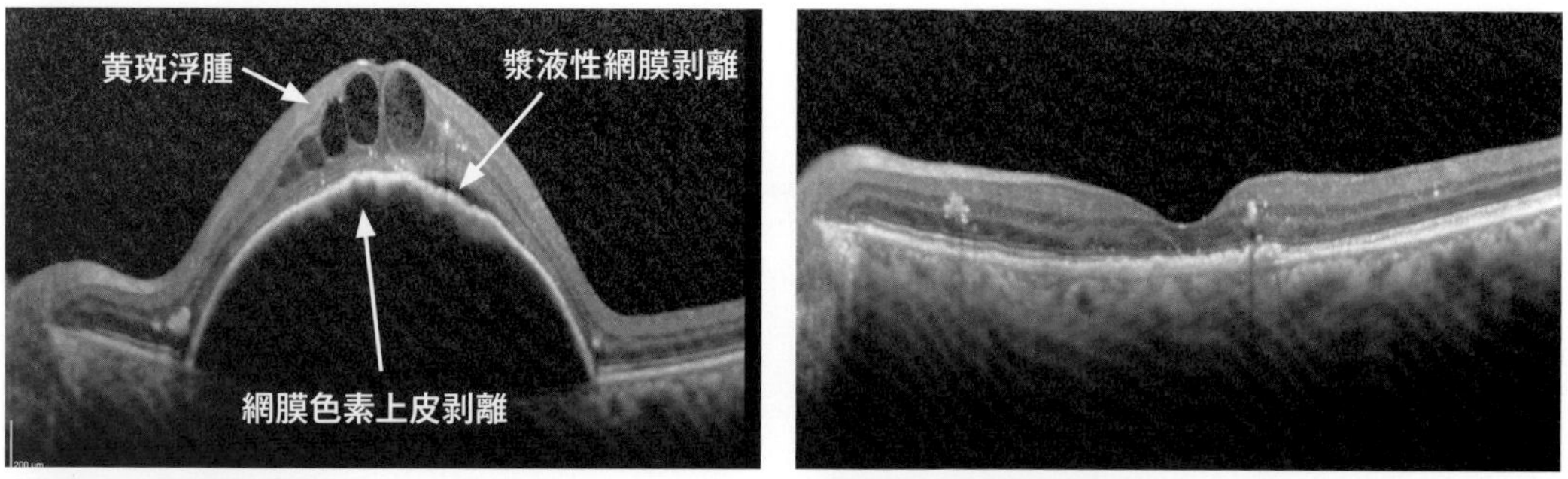

〈治療前の網膜断層像〉
網膜色素上皮剥離《もうまくしきそじょうひはくり》、漿液性網膜剥離《しょうえきせいもうまくはくり》、網膜浮腫を認める

〈治療後の網膜断層像〉
異常所見が消失し、網膜形状の回復を認める

図１　抗VEGF薬硝子体注射前後の網膜形状の変化

の場合には、緑内障インプラント挿入術を行っています。眼内に挿入したチューブを通して眼の外に房水《ぼうすい》（目の中を栄養する水）を流出させることで眼圧を下げることができます。基準を満たした施設でのみ治療することができ、当院は認定施設となっています。

　このように緑内障で悩む患者さんの負担を軽減できるよう、緑内障の病型、生活背景を考慮し、それぞれに適した治療をおすすめしています。

Q 左右の視線がずれる斜視の症状や治療方法

A 左右の視線は通常、同じ方向を向いていますが、何らかの原因で異なる方向を向いていることを斜視といいます。

　斜視になると1つのものが2つに見えます。例えば車道のセンターラインが2本に見えたり、テレビの文字が2つに見えたりします。ただし、幼少のころから斜視の場合は、片目で見る癖がつくので二重には見えません。

　眼科では、目の位置や動きの検査を行います。必要に応じて採血や画像検査（CTやMRI）を行い、原因を調べて治療を行います。

　原因はケガ、目の周りの炎症、脳の病気などで、原因が不明の場合も多いです。治療は、①目の周りの筋肉を手術で移動させる方法、②ボツリヌス毒素を注射する方法、③眼鏡にプリズムレンズを入れる方法などがあります。

　二重に見えていなくても、見た目が気になる、目が疲れるなどの斜視の症状がある場合は、希望に応じて治療を行います。

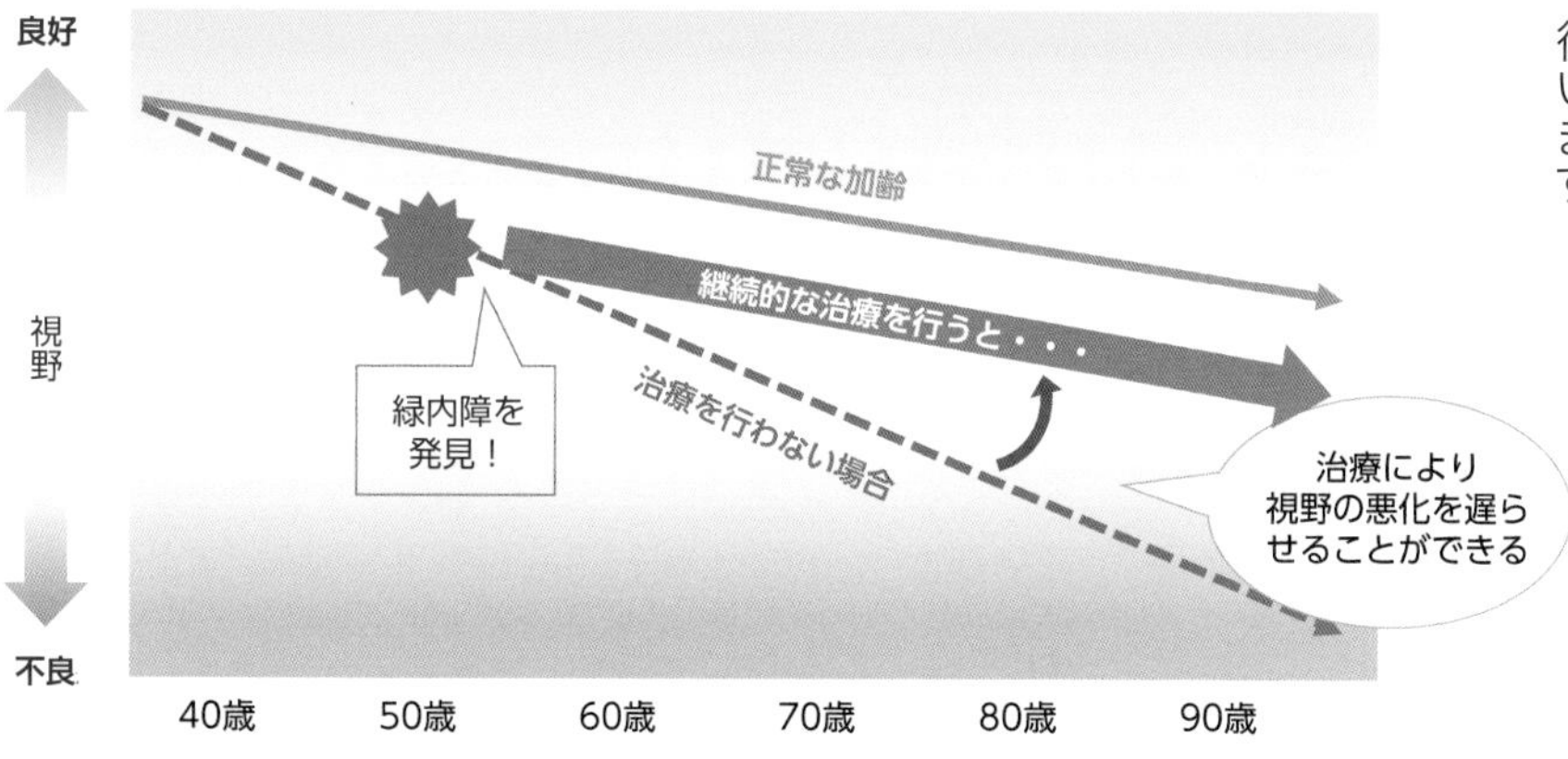

図２　緑内障視野の変化

当科の特徴　眼科

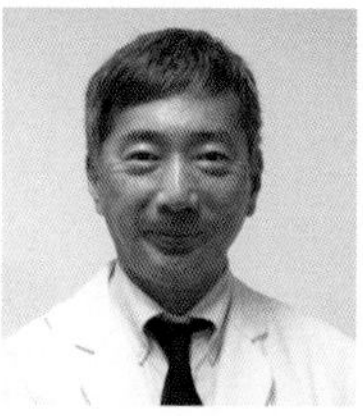

診療科長・教授
三田村 佳典

▶特色

８種類の病気別の専門外来が設置されており、病気に詳しい専門の医師が診断、治療を行っています。特に、網膜疾患を得意としています。
2022年の手術件数は1,512件で、そのうち線維柱帯切開術（眼外法／眼内法）60件、線維柱帯切除術115件、緑内障治療用インプラント挿入術27件、斜視手術69件、光線力学的療法23件でした。抗VEGF注射は900件と多数行っています。

▶主な対象疾患

網膜疾患、角膜、緑内障、ぶどう膜炎、小児眼科、斜視弱視、涙道・眼瞼《がんけん》・眼窩《がんか》疾患、視神経疾患、網膜色素変性、ロービジョンなど

参考URL
https://tokushima-ganka.com

耳鼻咽喉科・頭頸部外科

Q15

慢性副鼻腔炎のトータルマネジメント

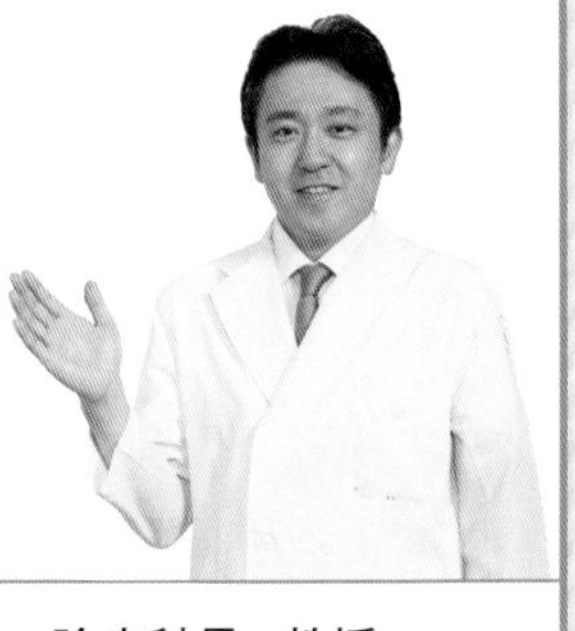

診療科長・教授
北村 嘉章
（きたむら よしあき）

慢性副鼻腔炎とは？

慢性副鼻腔炎《まんせいふくびくうえん》とは、額や目の間、頬部など顔面の骨の中の空洞に炎症が生じ粘膜が腫れて、頭や顔面の鈍い痛み、鼻づまり、粘り気のある鼻汁、痰《たん》、匂いが分からなくなるなどの症状が現れる病気です。
炎症の原因として、細菌、ウイルス、カビの感染や歯の炎症、好酸球性《こうさんきゅうせい》炎症《えんしょう》などがあります。薬物療法や鼻の洗浄、局所処置などを行いますが、改善しなかった場合は手術治療を行います。手術後に再発した場合には生物学的製剤の投与を行います。

Q 慢性副鼻腔炎はどんな症状ですか？

A 慢性副鼻腔炎の症状は、頭や顔面の重たい感じと鈍い痛み、鼻づまり、粘り気のある鼻水、喉《のど》に流れてくる鼻水（後鼻漏《こうびろう》）、咳《せき》、痰《たん》、匂いが分からなくなる（嗅覚障害）などがあります。現在日本の約200万人の方が慢性副鼻腔炎になっているとされています。

従来は細菌感染による好中球《こうちゅうきゅう》（白血球の中の一種）の炎症が多く、マクロライド系抗菌薬による薬物療法や手術治療により治る方がほとんどでした。

近年は中年の方を中心に嗅覚《きゅうかく》障害から始まり、より粘り気の強いにかわ状鼻水と後鼻漏、両側に多発する鼻茸《はなたけ》（鼻ポリープ）と鼻づまりを引き起こす難治性の好酸球性副鼻腔炎が増えています。

Q 慢性副鼻腔炎の検査・診断方法は？

A 慢性副鼻腔炎の検査・診断方法は、まず内視鏡検査にて鼻の中の鼻水や後鼻漏の量や性状、鼻茸のある場所や数、大きさを確認します。また匂いの検査も行います。

さらにCTで副鼻腔炎の病気の広がりを検査し、副鼻腔炎だけでなく腫瘍《しゅよう》も疑われる場合にはMRI検査も行います。

そして好酸球性副鼻腔炎の診断のために、血液中の好酸球の数や合併することの多い（関連して起こりやすい）気管支喘息《ぜんそく》、好酸球性中耳炎《ちゅうじえん》があるかどうかを検査します。好酸球性副鼻腔炎の診断を確定するには、鼻茸の一部を切除する組織検査が必要になります。

Q 慢性副鼻腔炎の治療方法は？

A 従来の慢性副鼻腔炎に対する治療では、マクロライド系抗菌薬を中心とした薬物療法や鼻洗浄、局所処置、ネブライザー治療などを行うことで多くの方が良くなります。

薬物療法で治らなかった場合は、内視鏡下鼻副鼻腔手術を行います。当院は4K内視鏡と手術ナビゲーションシステムを導入しています。4K内視鏡は細部まで詳細に描写することができるため、より繊細な手術を行うことができます（52ページ参照）。

また手術ナビゲーションシステムは手術前に撮影したCT画面上に1㎜程

度の誤差で手術の操作部位をリアルタイムに表示することができるため、目や脳などの危険部位を確認しながら安全、確実に手術を行うことができます（写真、図1）。

　気管支喘息を合併している重症の好酸球性副鼻腔炎の患者さんでは、残念ながら手術治療後に鼻茸が再発する方がいます。その場合は2020年から保険適用となった生物学的製剤デュピルマブを投与します。

　デュピルマブは嗅覚に対する効果が高く、多くの患者さんが投与数日後には匂いが回復し始め、鼻茸が小さくなって鼻水、鼻づまりも改善します（図2）。

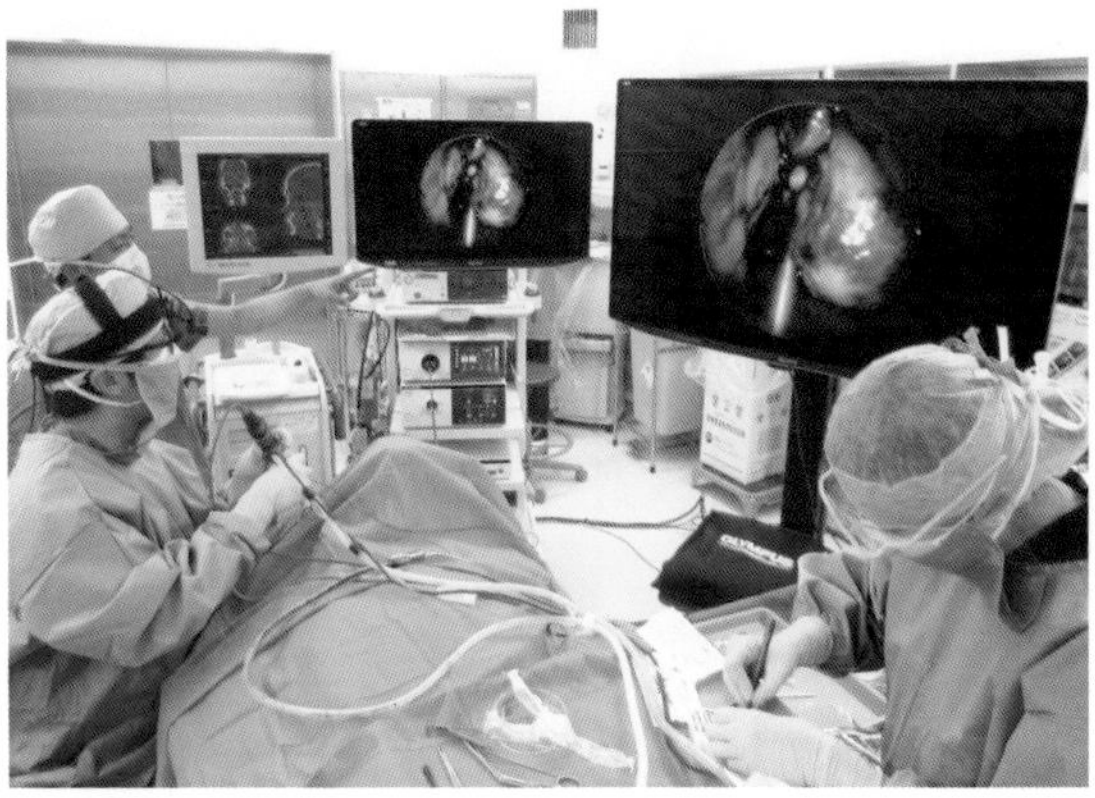

写真　内視鏡下鼻副鼻腔手術の様子

　また、好酸球性副鼻腔炎に合併した好酸球性中耳炎や気管支喘息の病状もよくなる人が多くいます。

Q 慢性副鼻腔炎の予防方法は？

A 重症の好酸球性副鼻腔炎の方は鼻茸や膠状鼻水、嗅覚障害が再発しやすいため、手術後も毎日、鼻噴霧用ステロイド薬を点鼻します。

　鼻洗浄もできれば複数回行っていただくことで、手術で改善された鼻副鼻腔の炎症がコントロールされていき、鼻茸の再発を予防することができます。

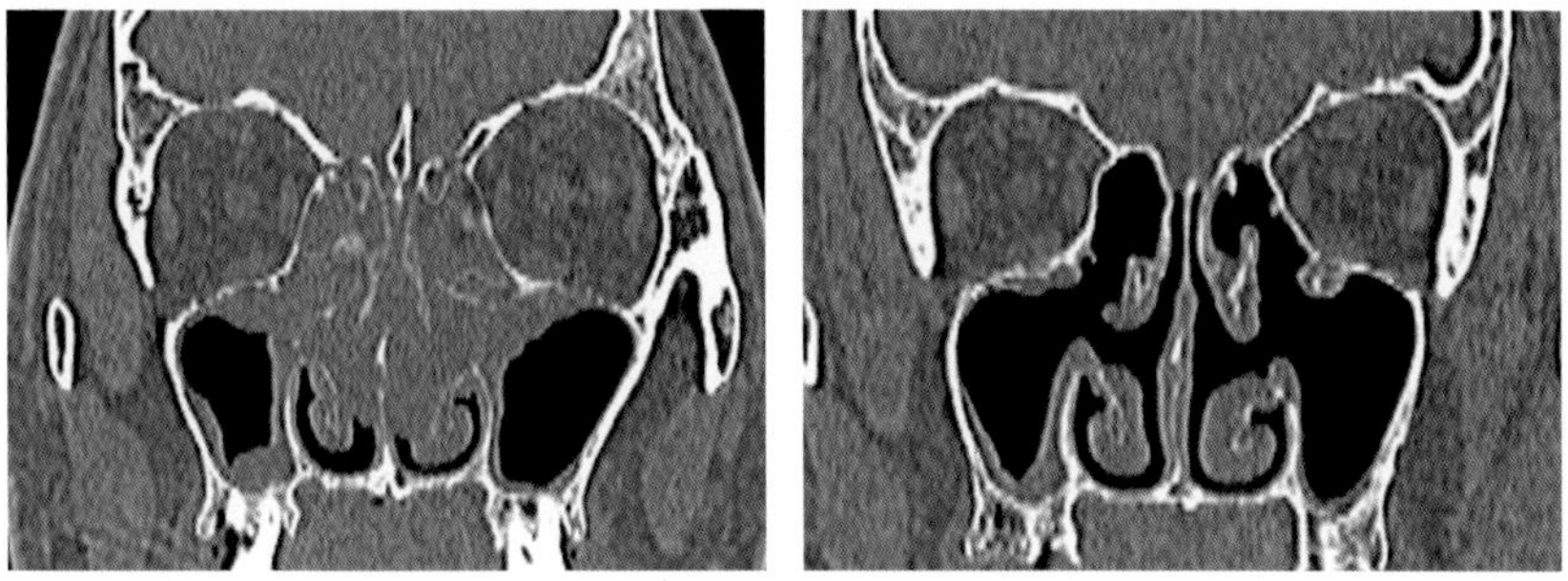

図1　手術前（左）と手術後（右）のCT画像

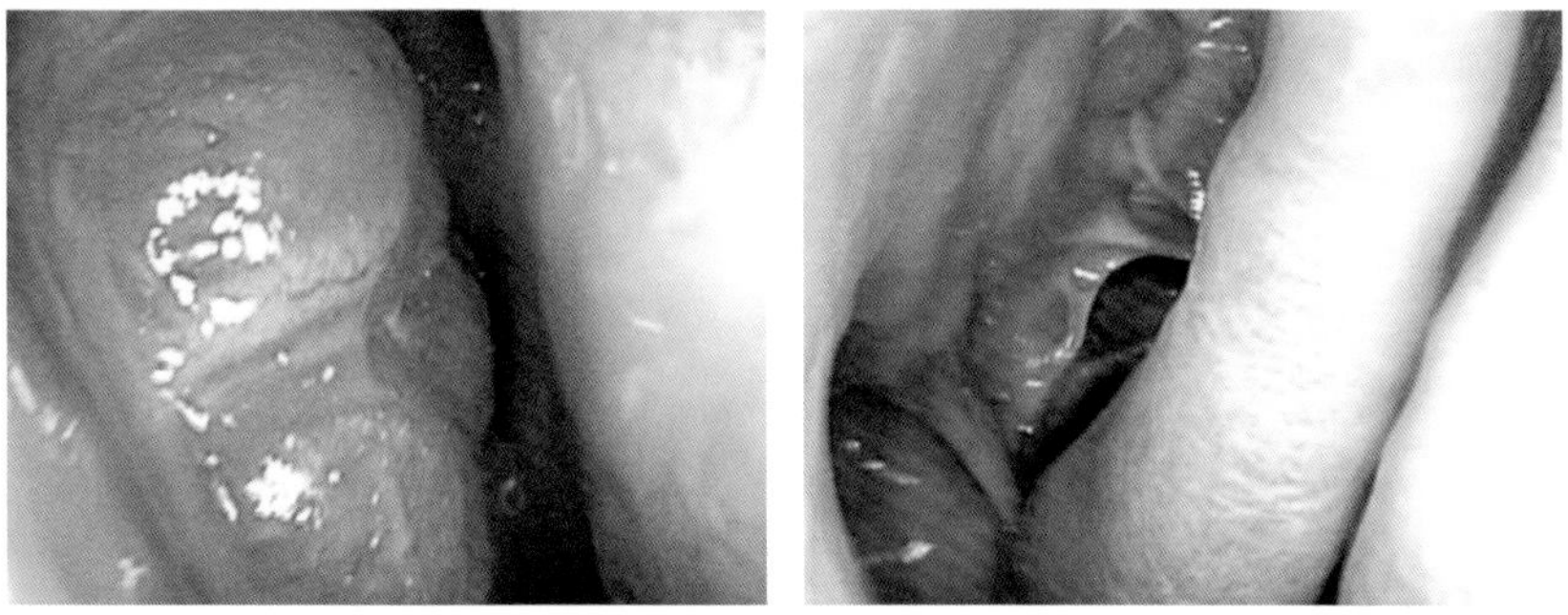

図2　デュピルマブ投与前の鼻茸と投与後

（左写真）デュピルマブ投与前は大きな鼻茸の再発を認めるが、（右写真）デュピルマブ投与後は鼻茸が消失し、鼻の通りが良くなって奥まできれいに観察できるようになっている。

当科の特徴　耳鼻咽喉科・頭頸部外科

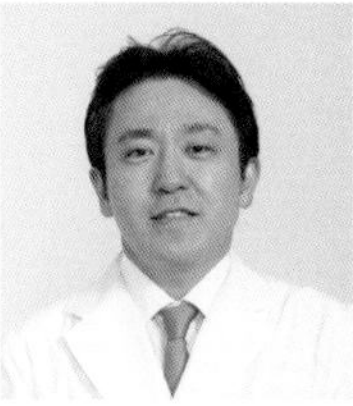

診療科長・教授
北村 嘉章

▶**特色**

当科は、首から上の脳と目を除くすべての領域を担当し、内科的な診断、治療から手術治療、そしてリハビリテーションまで一貫した診療を行います。

この領域には人生を豊かにするために必要な聴覚、平衡覚、味覚、嗅覚などの感覚器と摂食嚥下《えんげ》、音声言語、顔面表情筋などの運動器が集中しているため、治療による機能の改善と生活の質が向上する喜びを患者さん自身に実感していただける治療がたくさんあります。当院ではロボット手術、内・外視鏡手術、人工内耳埋込術、光免疫療法、耳管ピン手術、がんゲノム医療などの最新治療を行っています。

▶**主な対象疾患**

難聴（先天性から加齢性まで）、中耳炎、めまい平衡障害、顔面神経麻痺《まひ》、アレルギー性鼻炎、咽喉頭炎《いんこうとうえん》、音声言語障害、嚥下《えんげ》障害《しょうがい》、唾液腺腫瘍、頭頸部がんなど

参考URL
https://www.tokushima-hosp.jp/department/circulatory.html?rank_code=unit&belong_code=15

骨・軟部腫瘍とは？

骨《こつ》・軟部《なんぶ》腫瘍《しゅよう》とは骨や軟部（筋肉、脂肪など）からできた腫瘍です。骨や軟部そのものからできたものは原発性《げんぱつせい》といい、悪性は肉腫と呼ばれます。肉腫はまれな腫瘍で、治療法が限られています。ほかのがんから骨や軟部に生着したものは転移性といいます。
がん治療の発達で寿命が延びたこともあり、転移による痛みや麻痺《まひ》で困る人も増えています。いろいろな専門の職種の集まり（多職種チーム）で話し合うことの重要性が認識されつつあります。

整形外科

Q16

多職種チームで立ち向かう 骨・軟部腫瘍の診療

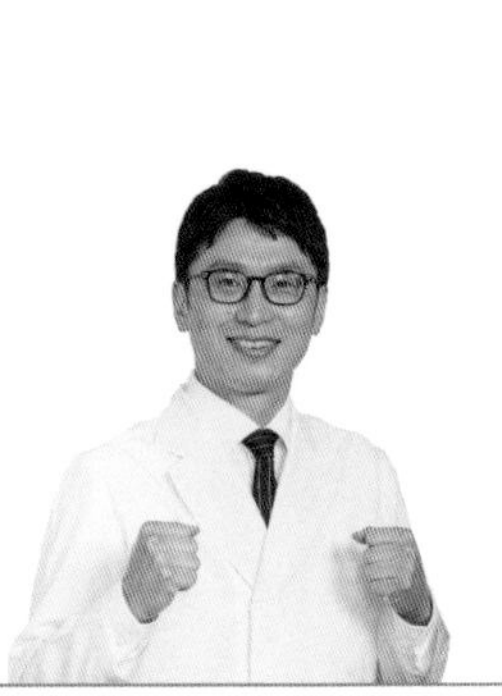

総務医長・特任准教授
西庄 俊彦
（にししょう としひこ）

Q 骨・軟部腫瘍はどんな症状ですか？

A 骨腫瘍の最初の症状は痛みやしこりです。軟部腫瘍は悪性でも痛みがあまりなく、しこりで気づくことがほとんどです。検診や別の病気の検査で撮った画像で偶然に発見されることもあります。転移性骨腫瘍では、がんが骨を壊したり、神経が圧迫したりすれば、手が使いづらくなったり、歩くことが難しくなったりします。

Q 骨・軟部腫瘍の検査・診断方法は？

A 詳細に病歴を聞いたうえで、しこりの場所、痛み、関節の動き、筋力、感覚などについての診察を行います。単純X線写真の撮影を行い、必要に応じてMRI（磁気共鳴画像）やCT（コンピュータ断層撮影）などを行います。画像のみでの判断が難しい場合には実際の生《なま》の検体を一部採取する「生検」を行って、どんな腫瘍であるか診断します。

Q 骨・軟部腫瘍の治療方法は？

A 良性の骨・軟部腫瘍は腫瘍のみをとる辺縁切除《へんえんせつじょ》が主な治療方法です。良性骨腫瘍では、正常な骨を残して腫瘍を掻《そう》き出して骨を移植する掻爬《は》・骨移植術（図1）を行うこともあります。図1では手術で移植した人工骨が徐々に自分の骨に置き換わっていく様子が分かると思います。

良性と分かっていて、特に症状がない場合には経過をみるだけのこともあります。肉腫（原発性悪性骨・軟部腫瘍）では完全に取りきる必要があるた

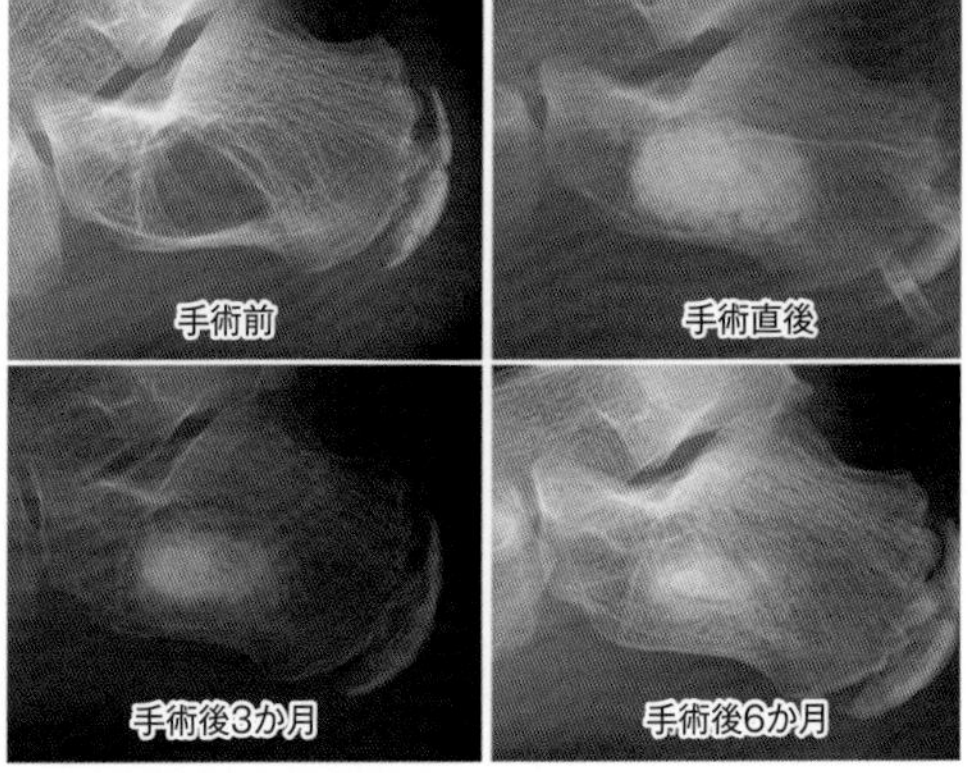

図1　掻爬・骨移植術

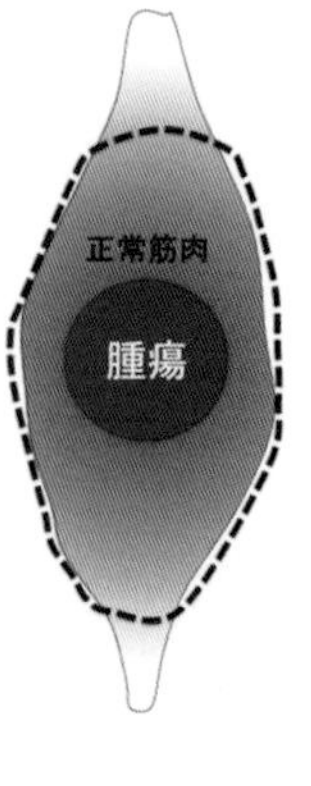

図2　広範切除術

め、正常組織ごと腫瘍を切除する広範切除術を行います（図2）。化学療法や放射線治療も状況に応じて行います。

肉腫は10万人当たり2～3人と非常に少ないうえ、骨や筋肉は体のどこにでもあり、あらゆる場所にできます。従って一つの科だけで解決できないことも少なくありません。

当科では院内に関係するすべての科で肉腫をどう治療していくかを話し合う場所としてサルコーマ（肉腫）カンファレンスを設けています（写真）。

いろいろな専門の職種でチームをつくって話し合うことで、まれな疾患もお互いに共有することができ、対応できる幅も大きくなります。

転移性骨腫瘍の患者さんには、がんの広がりに応じて、腫瘍を取りきって人工物に置き換える手術から、腫瘍を取りきらずに骨を金属で固定したり（図3）、神経の圧迫を解除したりすることで症状を緩和するような手術を考えます。

患者さんのがんの状態や生活の状況を考える必要がありますので、がんをもともと診ていた科の先生、リハビリテーション部、地域の看護師やケアマネージャーなど多くの人との話し合いが大切です。転移性骨腫瘍についても多職種チームで取り組むことの重要性が認識されています。

肉腫はまれな疾患ですので、薬などの治療開発が遅れがちです。当院では難治な骨・軟部腫瘍に対する新しい治療方法の開発に取り組んでおり、実験的に青色LED光が滑膜肉腫《かつまくにくしゅ》という肉腫の増殖を抑制することを見出しました（図4）。将来の臨床応用をめざしています。

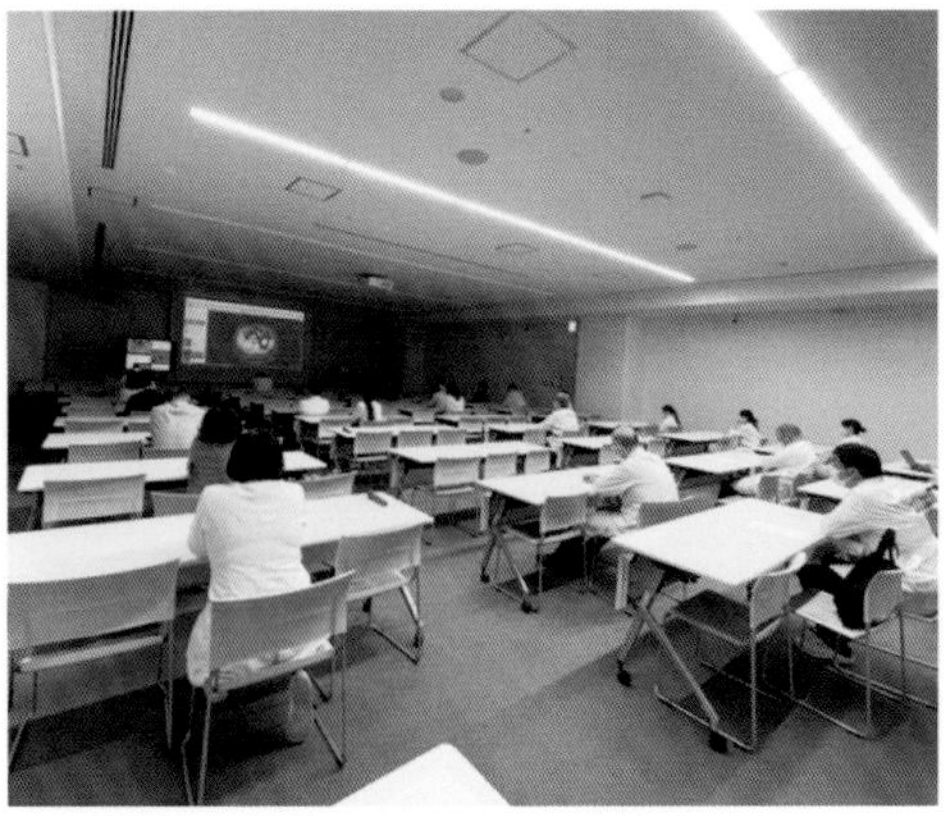
写真　サルコーマカンファレンスの模様

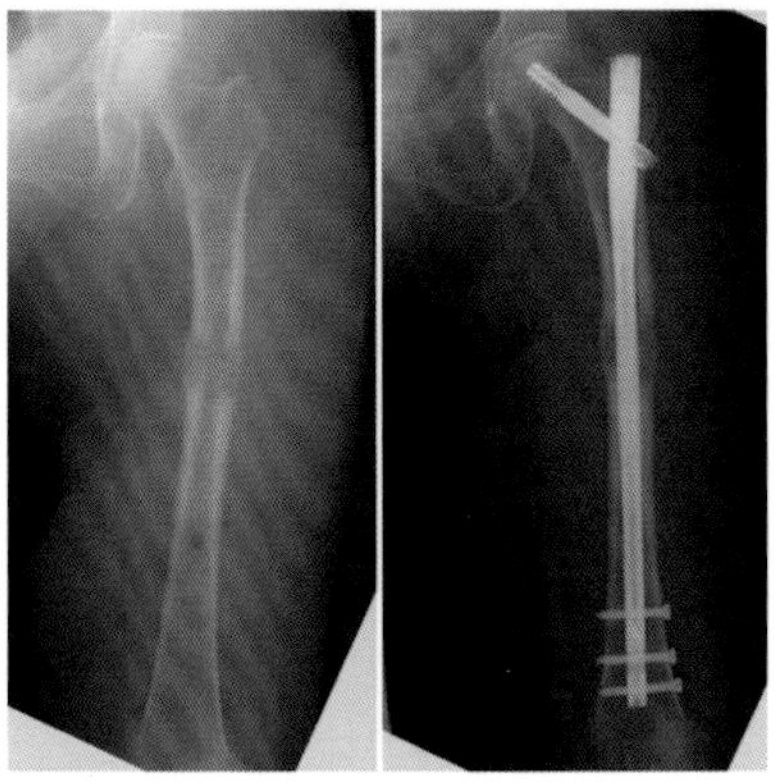
図3　転移性骨腫瘍に対する内固定術

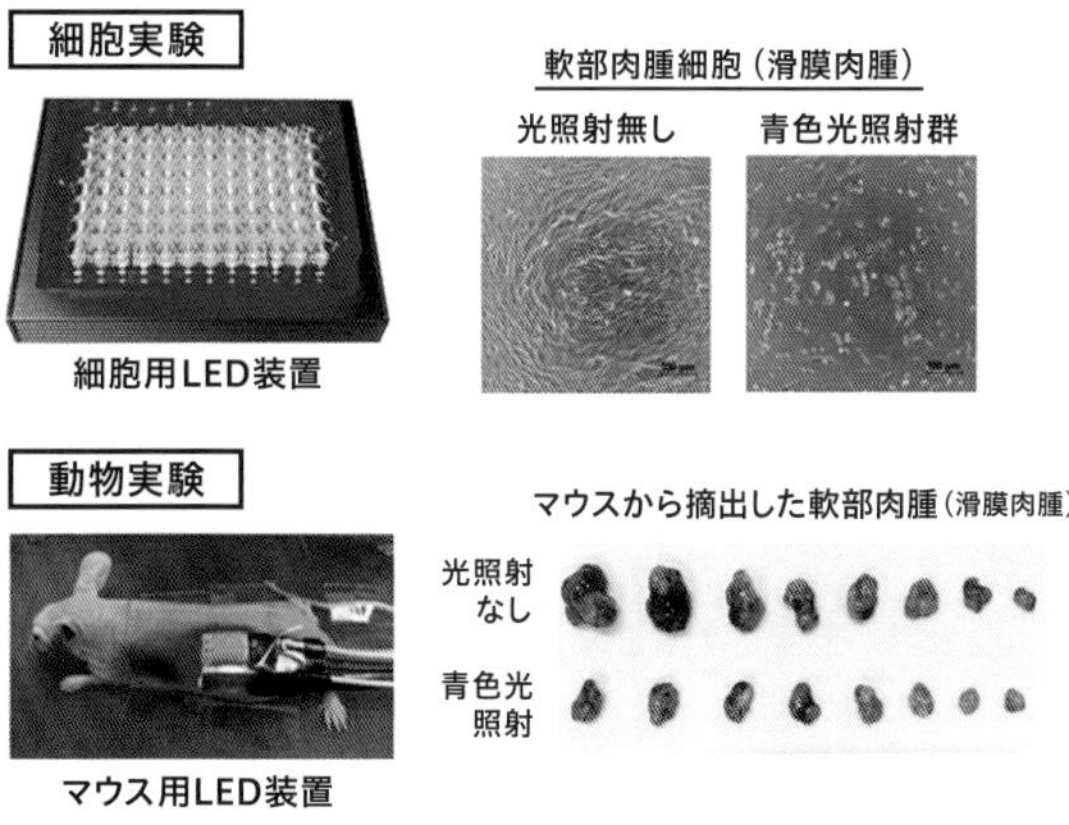

図4　青色LED光による肉腫への抗腫瘍効果

Q 骨・軟部腫瘍の予防方法は？

A 骨・軟部腫瘍に明らかに有効な予防方法はありません。痛み、しこりがあればまず画像検査を行って、腫瘍があるかどうかを調べることが重要です。

がん検診は間接的に転移性骨腫瘍の発見につながることがありますので、定期的に受けることをおすすめします。

当科の特徴　整形外科

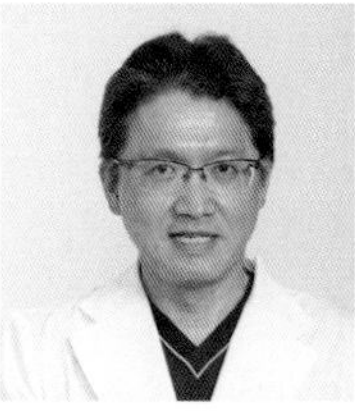
診療科長・教授
西良 浩一

▶特色

当科の現在の特色は、先端的な機器を用いた手術と内視鏡などを用いた低侵襲（体への負担が少ない）手術です。加えて、リハビリテーションや検診にも力を入れています。また徳島県内唯一の四肢軟部肉腫情報公開専門施設として骨・軟部肉腫治療を行っています。2022年の手術実績は総数792件で、脊椎疾患が396件、下肢人工関節151件、スポーツ疾患57件、腫瘍85件（うち悪性33）です。

▶主な対象疾患

頸椎症性脊髄症、胸髄症《きょうずいしょう》、腰部脊柱管狭窄症《きょうさくしょう》、腰椎分離症、変形性関節症、前十字靭帯《じんたい》損傷、野球肘《ひじ》、骨・軟部肉腫、転移性骨腫瘍など

参考URL
https://utokushima-orthop.com/seikei/

皮膚科

Q17

アトピー性皮膚炎と円形脱毛症の最新治療

アトピー性皮膚炎と円形脱毛症とは？

アトピー性皮膚炎は、良くなったり悪くなったりを繰り返すかゆい湿疹で、気管支喘息《ぜんそく》、アレルギー性鼻炎・結膜炎など、アレルギー性の病気になりやすい体質にいろいろな環境要因が加わり生じます。
円形脱毛症は頭髪が円形に抜ける病気で、脱毛部は1個、数個、多発などさまざまで、すべての頭髪や体毛まで抜けることもあります。この2つは合併しやすく類似点があり、共通薬を含めてよく効く新薬が続々と登場し、新しい時代が到来しました。

Q アトピー性皮膚炎はどんな症状ですか？

A 乳児期によくみられる顔の赤い湿疹が体にまで広がります。

皮膚がかさかさと乾燥し、成長につれて首、肘《ひじ》の内側、膝《ひざ》の裏側にかゆい湿疹が出ます。

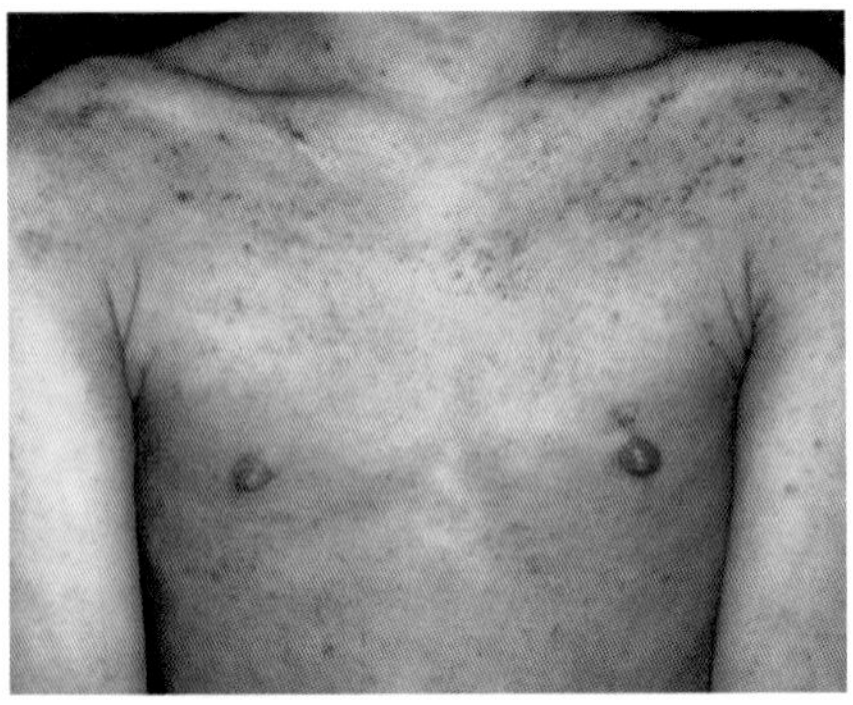

写真1　アトピー性皮膚炎

思春期から大人になると、皮膚は全体に乾燥し、体の所々に湿疹ができ（写真1）、良くなったり悪くなったりを繰り返します。

小児期に湿疹が治る人もいますが、一度治っていても思春期頃から再発する人、大人になってから湿疹が出て高齢まで症状が続く人もいます。

年齢分布では乳幼児と20歳前半に2つピークがあります（図）。この皮膚炎の特徴は、皮膚の過敏、炎症、かゆみの3つです。

Q アトピー性皮膚炎の治療方法は？

A 皮膚の過敏に対しては、皮膚の保湿・保護が重要で、毎日入浴後に保湿薬を塗ります。炎症とかゆみを抑えるために抗ヒスタミン薬を内服

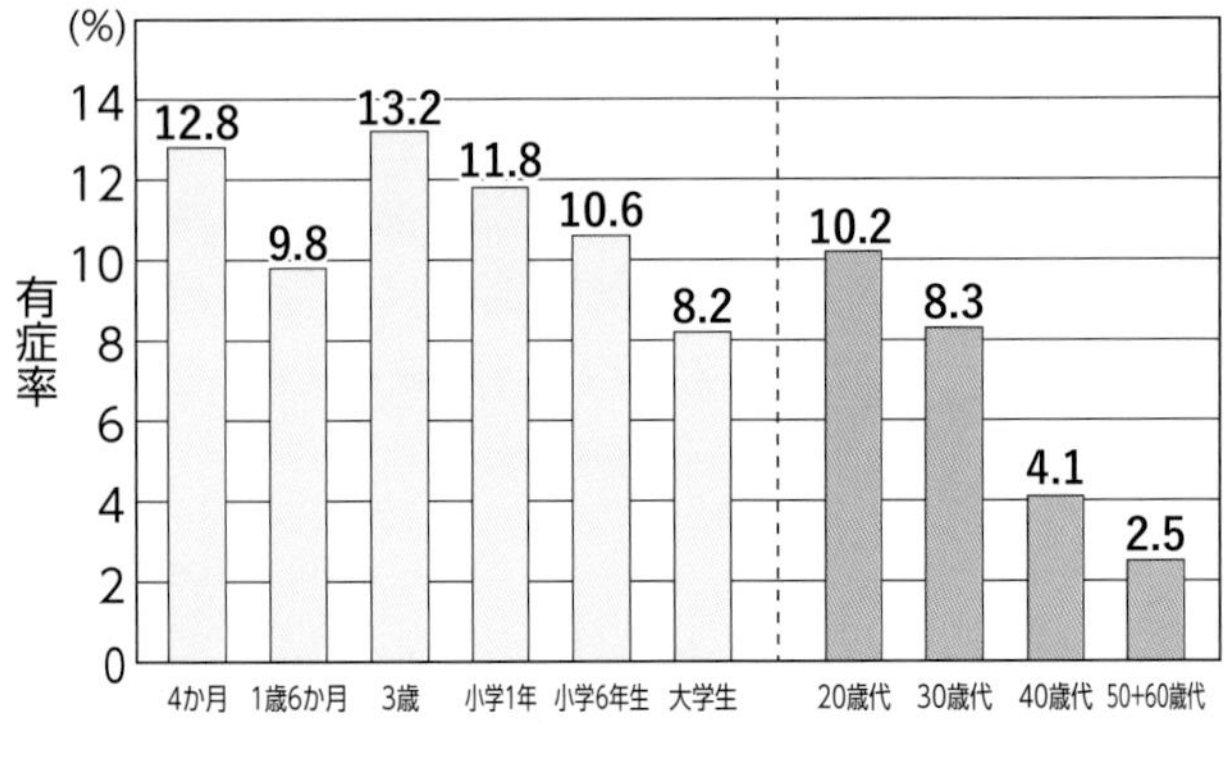

●4か月
北海道、関東、中部、近畿、中国、四国、九州の7地区
●1歳6か月、3歳、小学1年、小学6年生
北海道、東北、関東、中部、近畿、中国、四国、九州の8地区
●大学生
東京大学、近畿大学、広島大学の3大学
●成人(20歳〜60歳代)
東京大学、近畿大学、旭川医科大学の3大学の職員健診

図　アトピー性皮膚炎の年齢別有症率

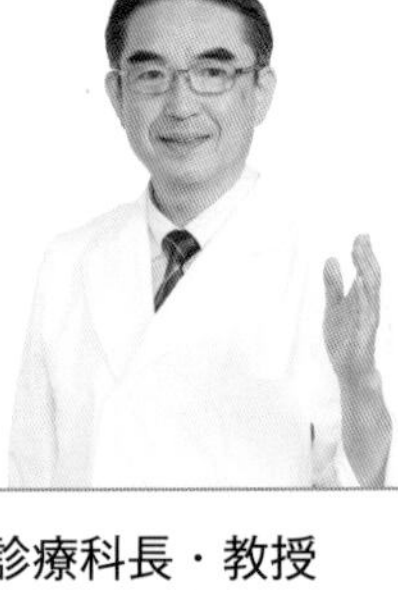

診療科長・教授
久保 宜明
（くぼ よしあき）

し、年齢や湿疹の場所に応じた強さのステロイド薬を外用します。

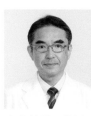

外用薬では免疫抑制薬プロトピック軟膏®、JAK阻害薬コレクチム軟膏®、PDE4阻害薬モイゼルト軟膏®も使えます。炎症が収まった後も、回数を減らして抗炎症薬の塗布を継続することで、良い状態を保つことができます。

中等症以上の患者さんに紫外線照射や免疫抑制薬シクロスポリンの内服に加え、2018年以降、新薬が続々と登場しました。

注射薬として、3つの特徴にかかわるIL-4とIL-13両方を抑えるデュピクセント®（2023年9月から生後6か月以上）、かゆみにかかわるIL-31を抑えるミチーガ®（13歳以上）、IL-13を抑えるアドトラーザ®（2023年9月から15歳以上）が使えます。

内服薬として、IL-4、IL-13、IL-31を含めた経路を抑えるJAK阻害薬であるオルミエント®（15歳以上）、リンヴォック®・サイバインコ®（12歳以上）の3つも使えます。

新薬は優れた効果が期待でき、患者さん個々に合う治療法を選択し、健やかな日常生活を送ることができる時代になりました。

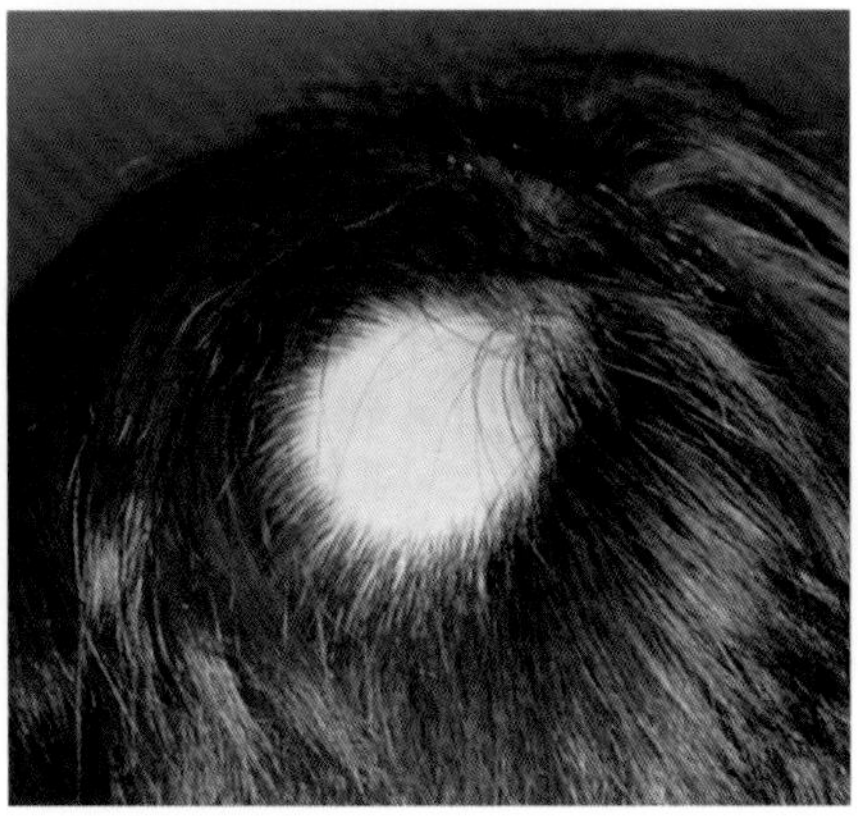
写真2　円形脱毛症

Q 円形脱毛症はどんな症状ですか？

A 頭髪が主に円形に抜けます（写真2）。脱毛部は1個とは限らず、程度が強くなれば多発し、すべての頭髪が抜けることもあります。

さらにまゆげ、まつげ、体毛まで抜けることもあります。アトピー性皮膚炎と同じようなアレルギー性の病気になりやすい体質に、疲労、精神的ストレス、感染など何らかの環境因子が加わって生じますが、誘因が不明のことが多いのが現状です。

毛は毛の根元にある毛球《もっきゅう》部の毛母《もうぼ》細胞《さいぼう》により作られますが、患者さん自身のリンパ球が変調をきたし、毛球部を攻撃してしまい、ダメージを受けた毛が抜けます。

Q 円形脱毛症の治療方法は？

A 脱毛部が小さく少数なら、自然に治ることも期待できます。脱毛部の周囲の毛を軽く触ることで抜ける毛の数を確認し、今後の脱毛の進行を予測することができます。

治療の基本はステロイド薬の使用で、1日1〜2回脱毛部と周囲の頭皮に塗ります。早期に広範囲に脱毛する場合、2泊3日の入院でステロイド薬を点滴するステロイドハーフパルス療法（15歳以上）が効果的です。退院後、経過観察のみで半年後には完治が期待できます。

ほかに、局所免疫療法や紫外線療法（エキシマライト）も効果的です。

治りにくい患者さんに対する内服薬として、前述のJAK阻害薬オルミエント®（2022年6月から15歳以上）やJAK3／TECファミリーキナーゼ阻害薬リットフーロ®（2023年9月から12歳以上）が使えるようになりました。優れた発毛効果を期待できる時代になりました。

当科の特徴　皮膚科

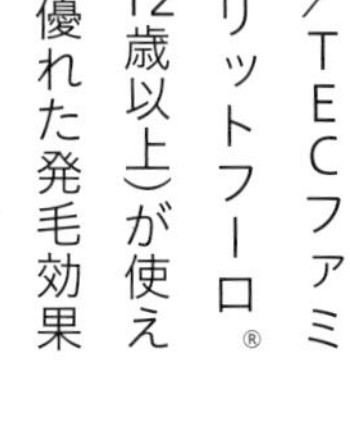

診療科長・教授
久保 宜明

▶特色

乾癬《かんせん》外来、脱毛外来、男性型脱毛症（AGA）の専門外来を設け、徳島県の基幹病院として、急性・難治性皮膚疾患全般の診療にあたっています。アトピー性皮膚炎における注射・内服薬使用例、円形脱毛症におけるステロイドハーフパルス療法・内服薬使用例に加え、尋常性乾癬《じんじょうせいかんせん》や乾癬性関節炎に対する注射・内服薬使用例も非常に多く、徳島県内のみならず近隣県から多くの患者さんが訪れています。

▶主な対象疾患

乾癬、アトピー性皮膚炎、痒疹、脱毛症、薬疹、感染症、皮膚腫瘍、水疱《すいほう》症など

参考URL
https://www.tokushima-u.ac.jp/med/culture/med/kankakuundo/hihuka/

形成外科・美容外科

Q18

患者さんの歩行を守る包括的高度慢性下肢虚血の診療

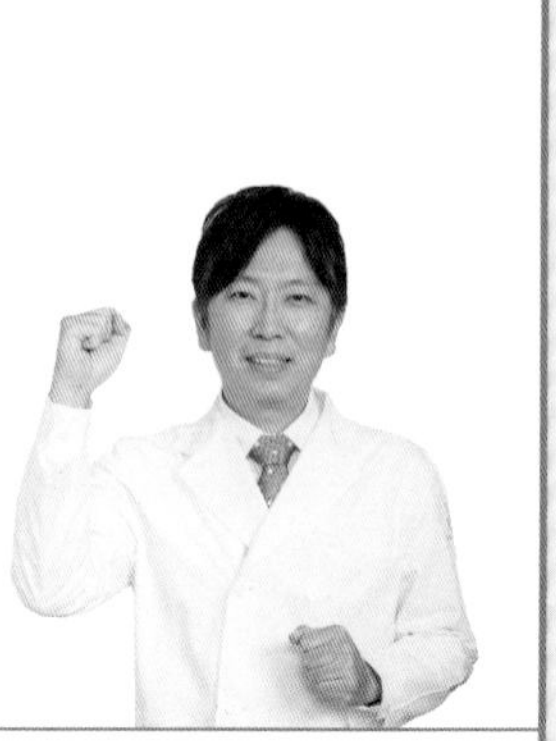

副診療科長・准教授
安倍 吉郎
（あべ よしろう）

包括的高度慢性下肢虚血とは？

喫煙の習慣や糖尿病、高血圧、脂質異常症《ししついじょうしょう》、あるいは透析を受けていることが原因となり、動脈硬化（動脈の壁が肥厚《ひこう》して硬くなること）が進行すると足先への血流が低下します。重症になると安静時の痛みや足の指になかなか治らない傷ができます。
さらに、足の神経が障害されると感染しやすくなり、下肢《かし》の切断に至るような危険な状態を包括的高度慢性下肢虚血《ほうかつてきこうどまんせいかしきょけつ》といいます（図1）。切断を回避し、歩行を守るためには早期の診断と適切な治療が大切です。

Q 包括的高度慢性下肢虚血はどんな症状ですか？

A 足先への血流が低下すると、はじめは歩行時に足が痛くなり、次第に安静時にも強い痛みが現れるようになります。足先が紫色から赤黒く変色し、指先に傷ができることもあります。

神経が障害された糖尿病の患者さんは、足に傷ができても分からず、感染が拡大して重症化しやすいことが特徴です。そのまま放置していると、下肢を切断したり、命にかかわることもあります。

また、この病気では心臓や脳の血管も障害されていることが多くあるため、心筋梗塞《しんきんこうそく》や脳梗塞にも注意が必要です。

Q 包括的高度慢性下肢虚血の検査・診断方法は？

A 上腕と足首で計測した血圧の比率をＡＢＩ（足関節上腕血圧比《あしかんせつじょうわんけつあつひ》）といい、この値が0・9以下では下肢の血管の狭窄《きょうさく》や閉塞《へいそく》によって血流が低下しており、特に0・7以下は重症と診断します。

しかし、動脈硬化が強い場合は見かけ上、正常の値をとることもあるため、ＳＰＰ（皮膚灌流圧《ひふかんりゅうあつ》）と呼ばれる皮膚表層の毛細血管の圧力も測定します（図2）。

この値が30～40㎜Hg未満では傷の治りが悪いことから、虚血《きょけつ》（血流が乏しい状態）の診断や治療効果の判定に用いられます。

これらの検査以外にも、超音波検査やＣＴＡ検査（血管を描出する造影剤を用いたＣＴ検査）、さらに下肢の血管造影《けっかんぞうえい》検査を行い、どこの血管が狭くなって足先にどの程度の血が通っているのか、という詳しい診断をします。

足に傷がある場合は、血液検査やレントゲン検査、ＭＲＩ検査を行って、感染の状況を確認します。

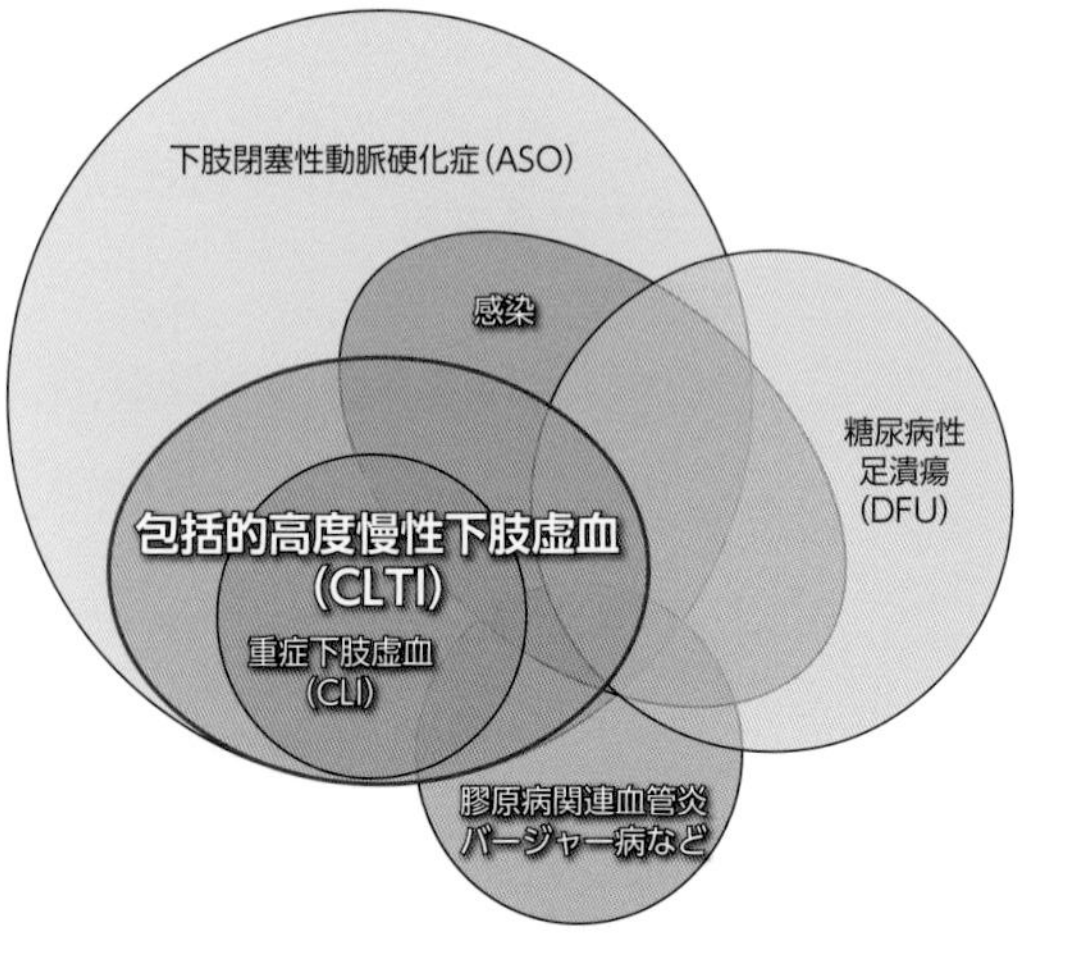

図1　包括的高度慢性下肢虚血の疾患としての概念図

Q 包括的高度慢性下肢虚血の治療方法は？

A 足の血流を増やすための血行再建術と、足の傷に対する治療が主な治療法になります。

血行再建術にはEVT（血管内治療）と血管バイパス術の2つの方法があります（図3）。

EVTは狭くなった血管を内側から拡張する方法で、血管バイパス術に比べて低侵襲（体に負担の少ない）ですが、完全に閉塞した血管では難しいことがあります。

血管バイパス術は、別の場所から血管を採取し、狭くなった血管を飛び越えるように採取した血管を移植して足先に血液を送る手術です。全身麻酔で行うため負担は大きくなりますが、一般的にEVTよりも長期の開存《かいぞん》（拡張が維持されている状態）が期待できます。

傷の治療には、虚血や感染の程度に応じてさまざまな軟膏や創傷被覆剤《そうしょうひふくざい》（傷の治りを助ける材料）、局所陰圧閉《きょくしょいんあつへい》鎖療法《さりょうほう》（傷に陰圧をかける管理方法）などを用いますが、大きな傷では皮膚移植や、脂肪や筋肉を皮膚と一緒に移植する遊離《ゆうり》皮弁《ひべん》手術を行い、少しでも足を長く温存します（写真）。

Q 包括的高度慢性下肢虚血の予防方法は？

A たばこに含まれるニコチンは血管を収縮させるため、禁煙が重要です。

糖尿病や高血圧、脂質異常症、ならびに透析は症状を悪化させる原因になるため、早期からの内科的治療と規則正しい生活習慣が推奨されます。

足の感覚が鈍くなっている場合は、傷ができないよう自分の足の形に合った靴を選ぶことや、深爪《ふかづめ》しないなどの注意が必要です。特に高齢者では、タンパク質を含んだ栄養の摂取や、運動によって筋肉量を維持することも大切です。

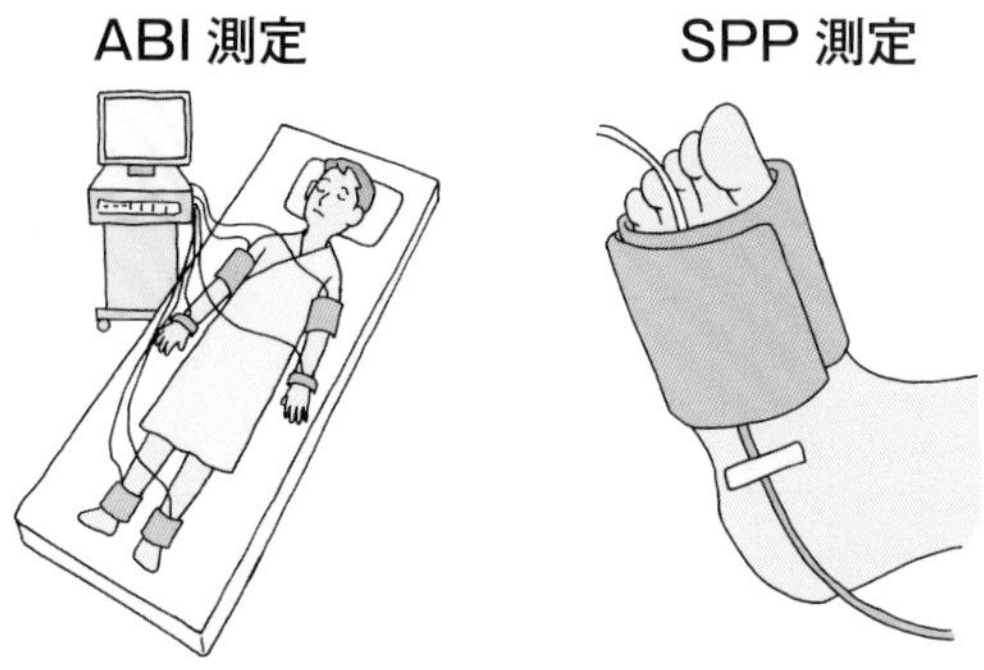

図2　ABIとSPPの測定

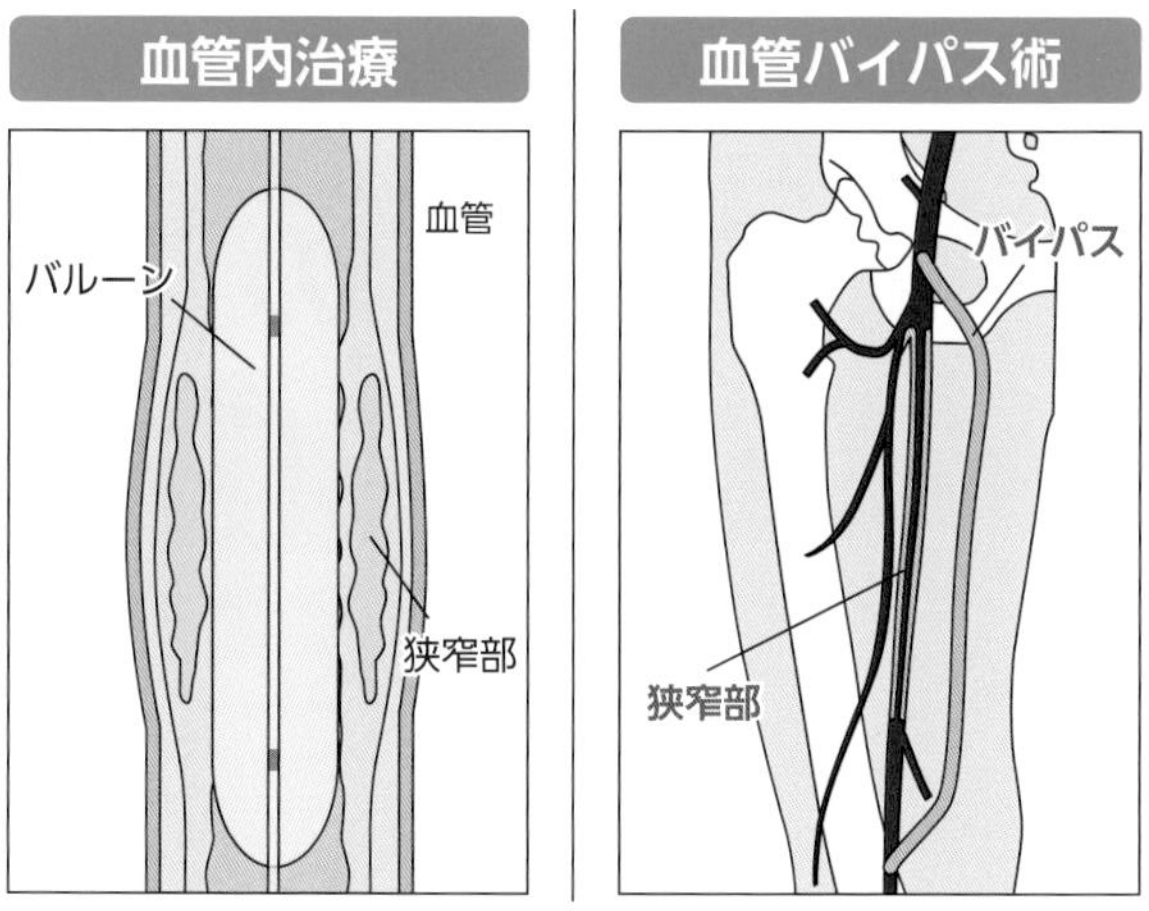

図3　血行再建術：EVT（血管内治療）と血管バイパス術

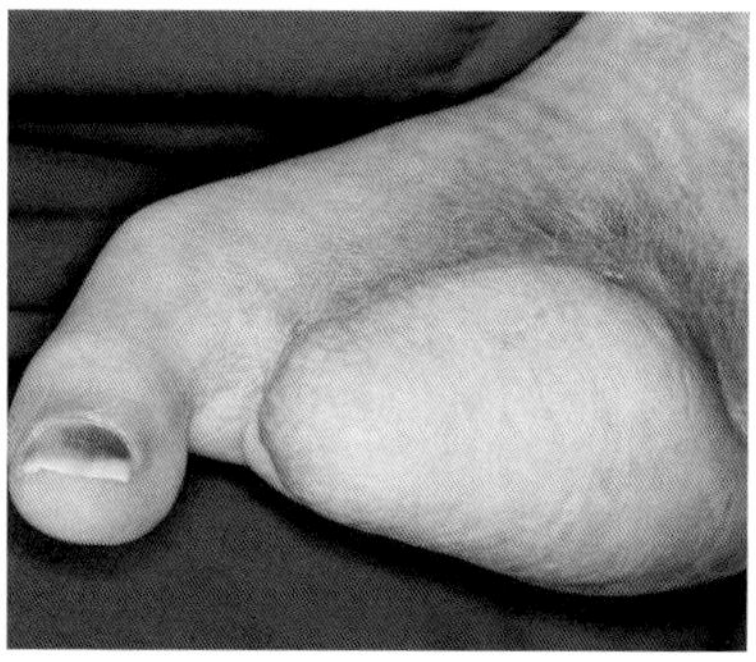

写真　遊離皮弁手術後の状態

当科の特徴　形成外科・美容外科

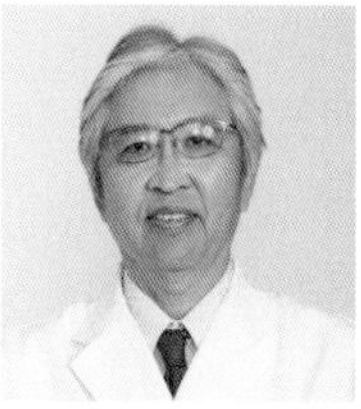

診療科長・教授
橋本 一郎

▶特色

形成外科・美容外科では、口唇口蓋裂センターや下肢救済・創傷治癒センターとも協力し、顔や手足に生じる先天異常やなかなか治らない傷、体表の腫瘍、事故やがんで失われた組織欠損の再建などに対し、さまざまな手法と特殊な技術を駆使し、機能と形態ならびに整容性の向上をめざして治療しています。そのほか、生まれつきのあざや加齢性のしみにも専用のレーザーで治療しています。

▶主な対象疾患

唇顎口蓋裂《しんがくこうがいれつ》、小耳症《しょうじしょう》、多指（趾）症、難治性潰瘍、糖尿病性足潰瘍、皮膚腫瘍、軟部腫瘍、顔面骨骨折、熱傷、肥厚性瘢痕《ひこうせいはんこん》・ケロイド、頭頸部四肢再建、乳房再建、血管腫・血管奇形、加齢性色素斑、リンパ浮腫、眼瞼下垂症《がんけんかすいしょう》、顔面神経麻痺《まひ》など

参考URL
https://plaza.umin.ac.jp/tokudaikeisei/index.html

脳卒中、脳腫瘍、機能的脳神経疾患などの治療

当科は、脳卒中、脳腫瘍《のうしゅよう》、頭部外傷、小児奇形、脊椎脊髄疾患《せきついせきずいしっかん》、機能的脳神経疾患（パーキンソン病、不随意《ふずいい》運動、三叉《さんさ》神経痛、顔面痙《けい》攣《れん》、てんかんなど）の疾患に対して外科手術や血管内治療、薬物などの手段を用いて治療、診療を行っています。年間の手術件数は500件を超え、新しい手術の方法を導入してあらゆる病気に対応しています。加えて、時代の先端をいく最新の医療を提供するために、他科と連携して放射線治療や化学療法（抗がん剤治療）などを合わせた治療を実施しています。

脳神経外科

Q19

脳卒中や脳腫瘍、機能的脳神経疾患の新しい治療

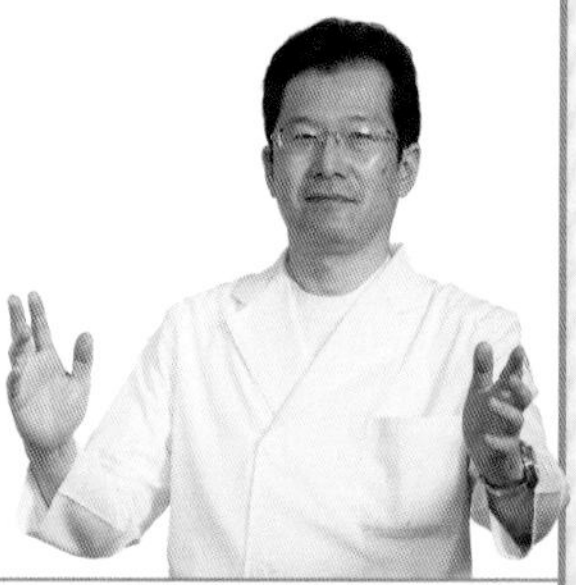

特任准教授
森垣 龍馬
（もりがき りょうま）

特任講師
多田 恵曜（写真）
（ただ よしてる）

総務医長・講師
島田 健司
（しまだ けんじ）

講師
中島 公平
（なかじま こうへい）

Q 脳卒中にはどのような治療体制が効果的ですか？

A 脳卒中の治療は時間との勝負です。特に発症した直後の脳梗塞《のうこうそく》は、できるだけ早くカテーテルを用いた治療を行うことで、劇的に症状が改善する可能性があります。

しかしこの治療を行うことができる施設は当センターを含め、徳島県内では限られています。そこで、できるだけ広い地域から効率よく患者さんを搬送するシステムを、救急隊と協力して作り上げることが重要な課題でした。

現在当科では、スマートフォンを用いた病院前脳卒中スケール（図1）を導入し、当施設での治療が必要と考えられる患者さんが迅速に搬送されるよう取り組んでいます。

具体的には、救急隊員が現場に到着した後、患者さんを診察し、病院前脳卒中スケールで評価します。そして4点以上であれば、当施設での治療が必要である可能性が高く、当院脳卒中センターへ搬送することを選択します。

同時に、スマートフォンを介して患者さんの情報が私たち医療関係者全員に送信され、病院に着いた後迅速に治療できるよう、準備して待機することができます。

Q 脳腫瘍の治療には手術以外にどのようなものがありますか？

A 脳腫瘍に対する治療には、手術・放射線治療・化学療法（抗がん剤治療）があります。脳腫瘍の種類によってそれぞれを単独で行う場合と併用して行う場合とがあります。

放射線治療は、当院ではX線による放射線治療を行っています。そのほか、ガンマナイフやサイバーナイフ、陽子線治療などがあり、病気の状態に応じて方法を選択します。化学療法（抗がん剤治療）には、内服して行う方法と点滴で行う方法があります。病気の種類によっては血液内科や小児科の専門チームと協議しながら治療を行っていきます。

また当院では、脳腫瘍の中でも膠芽《こうが》腫《しゅ》に対して、前述の治療法以外にも「腫瘍治療電場療法《しゅようちりょうでんばりょうほう》」といい、腫瘍に対して特殊な電場を用いることで、腫瘍の増殖を抑える新たな治療法も可能です。

良性の脳腫瘍の場合には、大きさや症状の有無によっては手術を行わず、定期的に画像検査を行って経過観察を行っていく場合もあります。

Q パーキンソン病や不随意運動症の手術はどのような場合に行われますか？

A パーキンソン病、ジストニア（無意識に筋肉がこわばってしまう不随意運動の一種）、振戦《しんせん》（ふるえ）などの機能的脳神経疾患では、いずれの場合においても内科的治療法が十分に行われたうえで、症状が残る場合や、薬の副作用に悩まされる場合などに手術が検討されます。

手術は効果が劇的なことも多いですが、患者さんの負担の大きな治療であるため、合併症のリスクと期待される治療効果とのバランスについてよく説明を受けたうえで、患者さん自身が選択することとなります。

Q てんかん発作が止まらない場合はどのようにすれば良いでしょうか？

A 抗てんかん発作薬を内服していても、てんかん発作が止まらない場合には、てんかんセンターで高度なてんかん診断として、ビデオ脳波モニタリング（図2）を受けることを検討したほうが良いでしょう。

この検査を受けると、実はてんかん発作ではなかったと分かることもあるほか、思ったよりもてんかん発作が多かったということが分かる場合もあります。

また、てんかんに対する手術で発作が消えたり、発作が軽くなったり、減ったりする可能性もあります。

発作が続いてお困りの際には一度、てんかん専門医の意見を聞いてみることをおすすめします。

病院前　脳卒中　スケール

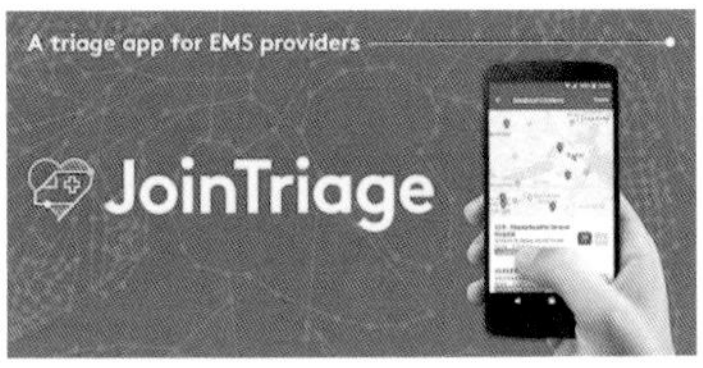

item		
顔の麻痺	普通	0
	麻痺がある	1
上肢の麻痺	なし	0
	中等度	1
	重度	2
発声の障害	正常	0
	異常	1
言葉の理解	正常	0
	異常	1
眼球偏位	普通	0
	軽度	1
	重度	2

4点以上で
徳島大学病院
脳卒中センターへ搬送

図1　病院前脳卒中スケール

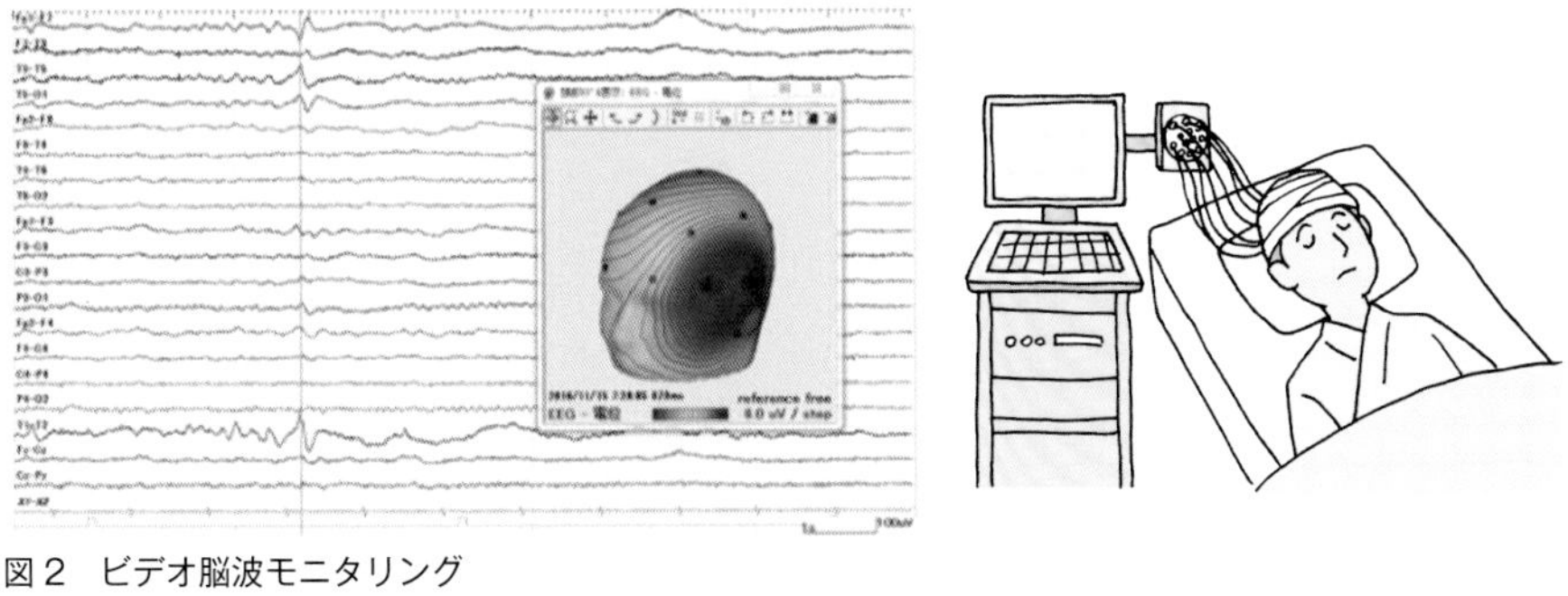

図2　ビデオ脳波モニタリング

当科の特徴　脳神経外科

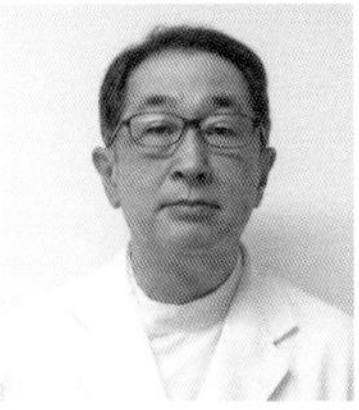

診療科長・教授
髙木 康志

▶特色

当科は、外科的手術以外に内視鏡やカテーテルを用いた低侵襲治療（体にやさしい治療）、薬物治療、リハビリテーションなど多種多様な治療手段を用いて診療を行っています。手術件数としては年間500件を超えており、地域の皆様のために、時代の先端をいく新しい医療を提供できるよう優秀なスタッフをそろえ、日々の研さんに努めています。

▶主な対象疾患

脳卒中、脳腫瘍、頭部外傷、小児奇形、脊椎脊髄疾患、機能的脳神経疾患（パーキンソン病、不随意運動、三叉神経痛、顔面痙攣、てんかんなど）など

参考 URL
https://tokushima-nougeka.jp/

麻酔科

Q20

全身麻酔を受ける患者さんの術前・術中・術後の診療

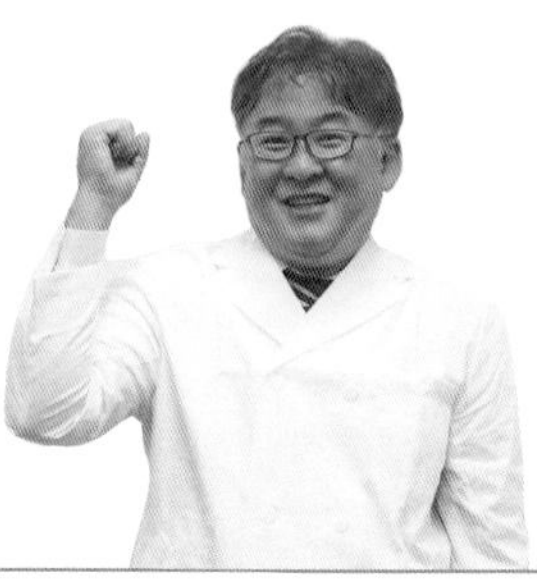

診療科長・教授
田中 克哉
（たなか かつや）

全身麻酔とは？

ある程度大きな手術を受ける患者さんは全身麻酔が必要です。全身麻酔は単に薬で眠っているだけではありません。眠っていても痛いことをされると覚醒《かくせい》したり、体が動くと危ないことが起こるため、眠る薬、痛みをとる薬、動きを抑制する薬、主にこの3種類の薬を投与して全身の管理を行います。麻酔中は手術による出血やいろいろな合併症が生じたり、麻酔薬の影響で血圧低下や呼吸抑制が起こるため、麻酔科医が患者さんの安全を守っています。

Q 全身麻酔ではどのような薬を用いて、私たちはどうなるのですか？

A 眠るための薬（鎮静薬）として、静脈麻酔薬（点滴から投与する薬）（写真1）と吸入麻酔薬（酸素とともに呼吸のガスに混ぜて投与する薬）を使用します。必然的に手術では痛みを伴うため、痛みをとる薬（鎮痛薬）を投与する必要があります。

基本的には点滴から数種類の鎮痛薬を投与して、痛み刺激による有害事象（血圧や心拍数の増加など）を抑えます。

手術によっては、硬膜外麻酔《こうまくがいますい》や末梢《まっしょう》神経《しんけい》ブロックといった痛みを感じる神経を、一時的に遮断する処置を行うこともあります。対象となる神経の近くまで針を刺し、局所麻酔薬を注入します。また、手術中、動くと危ないため筋《きん》弛緩薬《しかんやく》（筋肉の動きを弱める薬）を投与して、不意に動くことを防止します。

これらの薬を投与すると、体にはさまざまな影響が現れます。まず、意識はなくなります。そして薬のせいで一時的に自分で呼吸ができなくなります。そのため手術中は、口からチューブを入れて人工呼吸を行います。また、麻酔薬の影響や出血などが原因で、手術中は血圧や脈拍が変動したりします。

Q 手術中は安全ですか？

A 手術中は患者さんの安全が担保できているか、いろいろなモニターを装着して絶えず監視し、必要があれば調整を行っています。

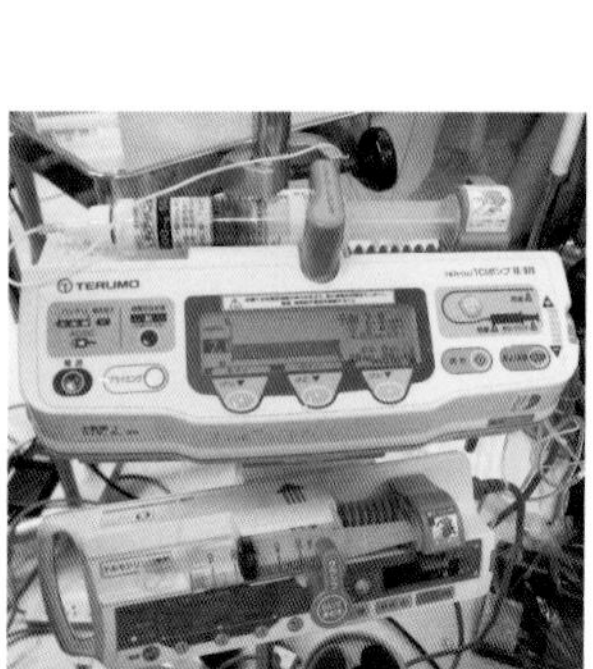

写真１　静脈麻酔薬の投与

これらのモニターには、血圧計、心電図、体温計、パルスオキシメーター（指にセンサーを貼り血の中の酸素飽和度を測定する器械）、カプノメータ（呼気中の二酸化炭素分圧を測定する器械）、脳波モニター（意識状態の程度を確認する器械）、筋弛緩モニター（筋弛緩の程度を評価する器械）は必須で、状況により追加されていきます（写真2）。

手術中、ふつう患者さんは眠っていますが、麻酔科医、看護師、臨床工学技士がチームで患者さんの状態を観察して全身管理を行っています。

最近の麻酔薬は切れ味が鋭く、投与するとすぐに効いてきて、手術中は流し続け、手術後、投与を中止すると通常は30分程度で覚醒して麻酔薬の体への影響は消えてなくなります。

Q 手術後の痛みはどうなりますか？

A 手術中に使用する鎮痛薬は、手術後すぐに切れてきます。そのため手術の大きさや患者さんの状態により変わりますが、基本的には術後鎮痛のための鎮痛薬を手術中に投与します。これは、副作用が少なく作用時間が長いものです。

これだけでは不十分な手術では、末《まっ》梢神経《しょうしんけい》ブロックなど局所麻酔薬を用いて神経を一時的にブロックします。

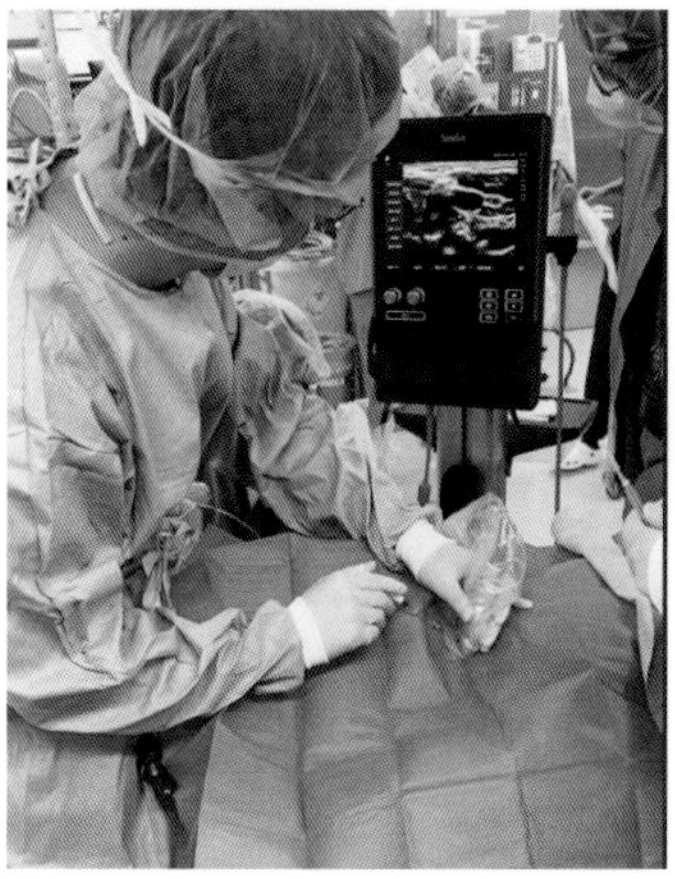

写真２　心臓手術での超音波ガイド下中心静脈カテーテル挿入

さらに、体に大きな負担がある手術では、硬膜外麻酔や点滴から医療用の麻薬などを2日程度持続的に投与する方法をとる場合があります。なお、薬の副作用があるので、その適用は慎重に行っています。

持続投与を行う場合は、当院では非常に小型の機械式のポンプを使用しています（写真3）。このポンプは私たちが設定した投与量で鎮痛薬が注入されるだけでなく、ＰＣＡ（Patient Controlled Analgesia）と呼ばれるボタンがあり、患者さんがそのボタンを押すことで鎮痛薬が追加で入っていきます。

当院では、それらの情報が院内の電子カルテに自動的に反映されるようになっており（写真４）、医師や看護師が情報を確認できます。

ＰＣＡポンプを装着した患者さんは、手術翌日などに術後疼痛管理《じゅつごとうつうかんり》チームが痛みの具合や合併症などを聞きに行き、必要に応じてさまざまな調整を行います。

すべての患者さんに共通なこととして、手術直後は痛みがゼロになることはありませんが、鎮痛薬を上手に使えばある程度痛みは抑えられます。痛みがひどい場合には、いち早く看護師に申し出てください。

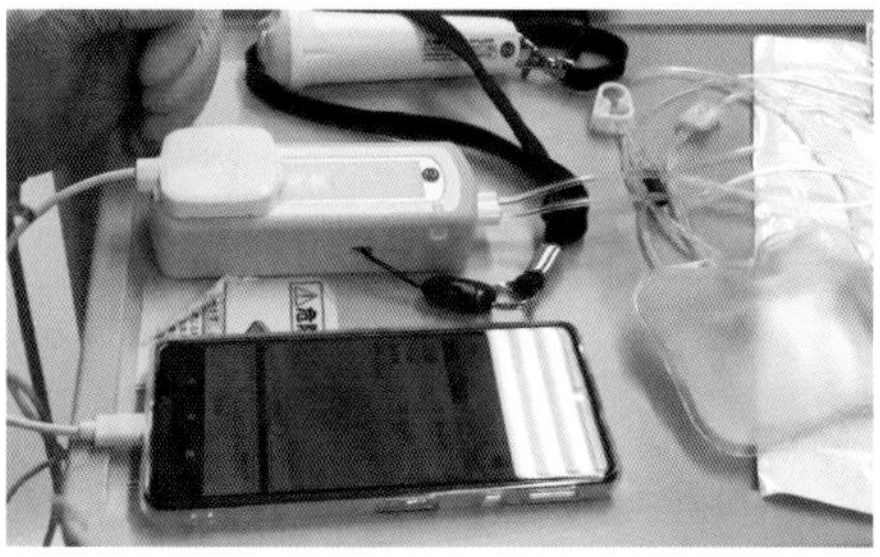

写真３　超小型 PCAポンプ

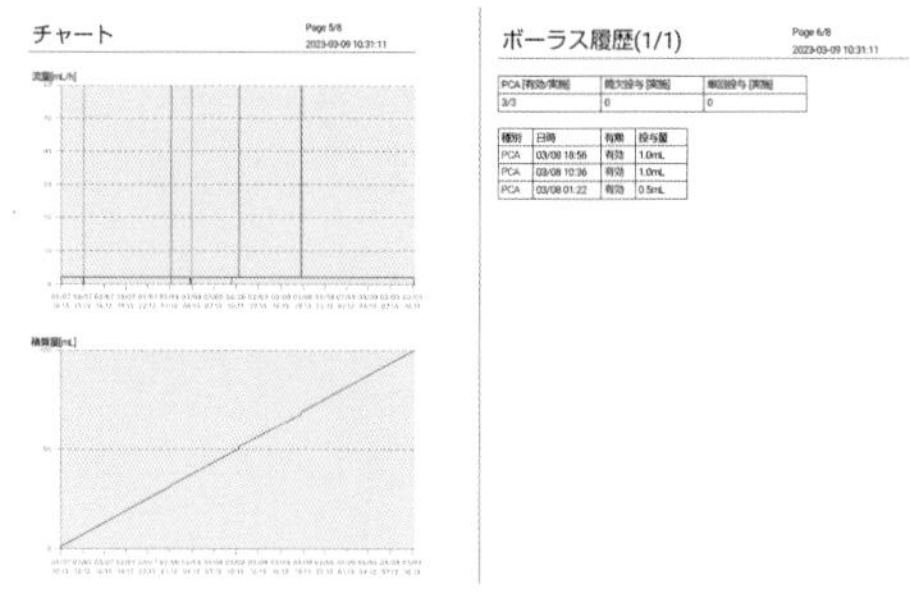

写真４　PCAデータ転送の一部

当科の特徴　麻酔科

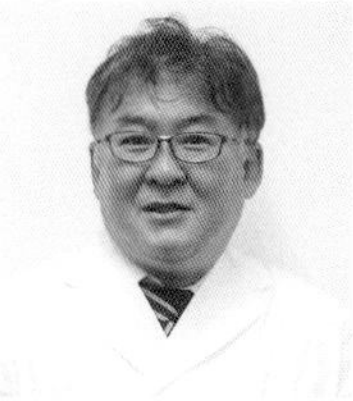

診療科長・教授
田中 克哉

▶特色

当院は手術室が14室あり、麻酔科管理症例は10例同時並行で手術を行っています。2021年度の手術件数は6,710件で、麻酔科管理症例は4,772件です。他の国立大学病院と比べて全身麻酔での手術の割合が４番目に高い（2020年度）のが特徴です。これは外科系の医師が自ら麻酔する比率が低く、麻酔の専門医に依頼し、当科で円滑に応えていることを示しています。また、在室時間と手術時間の差が約61分であり、全国の国立大学病院の中で２番目に短くなっています（2020年度）。これは麻酔の導入や覚醒がスムースで無駄がないことを表しています。当科では術後疼痛管理チームが使用している最新のPCAポンプを全国に先駆けて採用し、データを電子カルテにWi-Fiを介して送信するシステムを導入するなどIT化に力を入れています。

▶主な対象疾患

全身麻酔で手術を受けるすべての患者さん
新生児の赤ちゃんから100歳過ぎのご老人まで

URL
https://tokudaimasui.jp/

精神科
神経科

Q 21

うつ病の新しい治療法 ～反復経頭蓋磁気刺激療法

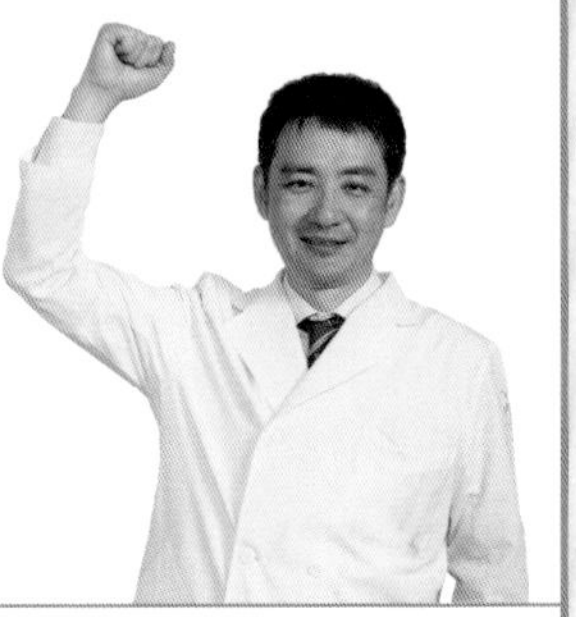

副診療科長・准教授
中瀧 理仁
（なかたき まさひと）

うつ病とは？

うつ病は、気分の落ち込みや興味の喪失、疲労感などの症状が持続する精神疾患です。日常生活に支障をきたすことが多く、原因は、遺伝子、脳内の神経伝達物質のバランスの変化、ストレスなど多くのものがあげられます。近年、社会的な問題としても注目されており、正しい理解と適切な治療が求められています。

うつ病の症状は多岐にわたり、軽度から重度までさまざまな程度で現れます。症状が継続する場合は、専門家の診断と治療が必要になります。

Q うつ病はどんな症状ですか？

A うつ病の症状は多岐にわたり、その現れ方は人それぞれ異なります。以下は、主な症状の一部です。

1. **気分の落ち込み**＝憂鬱《ゆううつ》な気分や喪失感が続いて、日常の楽しみや喜びを感じることが難しくなります。
2. **興味・喜びの喪失**＝以前は楽しんでいた趣味や活動に対する興味が失われ、何をするにも意欲が湧かない状態となります。
3. **無気力**＝体が重く感じる、何もする気が起きないといった状態が続きます。
4. **睡眠障害**＝寝つきが悪い、途中で何度も目が覚める、朝早く目が覚めてしまうなど、質の良い睡眠を取ることができない状態が続きます。
5. **食欲不振または過食**＝食事に対する興味が失われることや、逆に食べ過ぎることがあります。
6. **集中力の低下**＝仕事や学業、日課に集中できなくなり、物忘れが増えることもあります。
7. **自己評価の低下**＝自分に対する評価が低くなり、自分を過小評価する傾向が強まります。
8. **将来に対する悲観的な考え**＝未来に対する希望が持てず、悲観的な考えが頭をよぎることが増えます。

これらの症状は、軽度から重度までさまざまな程度で現れ、日常生活に大きな影響を及ぼすことがあります。症状が継続する場合、専門家の診断と治療が必要となります。

Q うつ病 検査・診断方法は？

A うつ病の診断は、主に医師との面談により行われます。症状の持続期間や重症度、日常生活への影響などを詳しく聞き取ることで、診断が下されます。
必要に応じて、血液検査や脳の画像検査も行われることがあります。

Q うつ病の治療方法は？

A **薬物療法**＝うつ病の治療の主軸となるのが薬物療法です。
抗うつ薬は、脳内の神経伝達物質のバランスを整えることで、うつ病の症状を和らげます。使用される薬は患者さんの症状や体質によって異なり、医師の指示に従って適切な量と期間を守りながら服用することが重要です。

心理療法＝心理療法は、専門家との対話を通じて、患者の考え方や感じ方を理解し、それを改善するための方法を探る治療法です。

認知行動療法や対人関係療法など、さまざまなアプローチがあり、患者さんの状態やニーズに合わせて選択されます。

刺激療法＝難治性うつ病の患者さんに対して、新たな治療法として経頭蓋磁気刺激療法《けいとうがいじきしげきりょうほう》（Transcranial Magnetic Stimulation：TMS）が注目されています。

この治療法は、磁気を用いて脳の特定の部位を刺激することで、症状の改善をめざします（図、写真1、2）。特に、薬物療法や心理療法に反応しない患者さんに対して有効とされています。

Q 経頭蓋磁気刺激療法とは？

A 経頭蓋磁気刺激療法（TMS）は、難治性うつ病の治療法として近年注目されている、体への負担が少ない治療です。

この治療法は、強力な磁気を用いて脳の特定の部位を刺激し、神経細胞の活動を調節することで、うつ病の症状の改善をめざします。

TMSの最大の特徴は、手術や麻酔なしで行える点です。治療中は、患者さんは目を覚まして座ったままで、特別な痛みや不快感はほとんどありません。治療は1回40分ほどで終わりますが、6週間にわたり連日行いますので、当院では入院して受けていただいています。

TMSは、特に薬物療法や心理療法に反応しない難治性うつ病の患者さんに対して有効とされています。多くの臨床試験で、TMS治療後に症状の改善が見られることが報告されており、安全性も高いと認識されています。

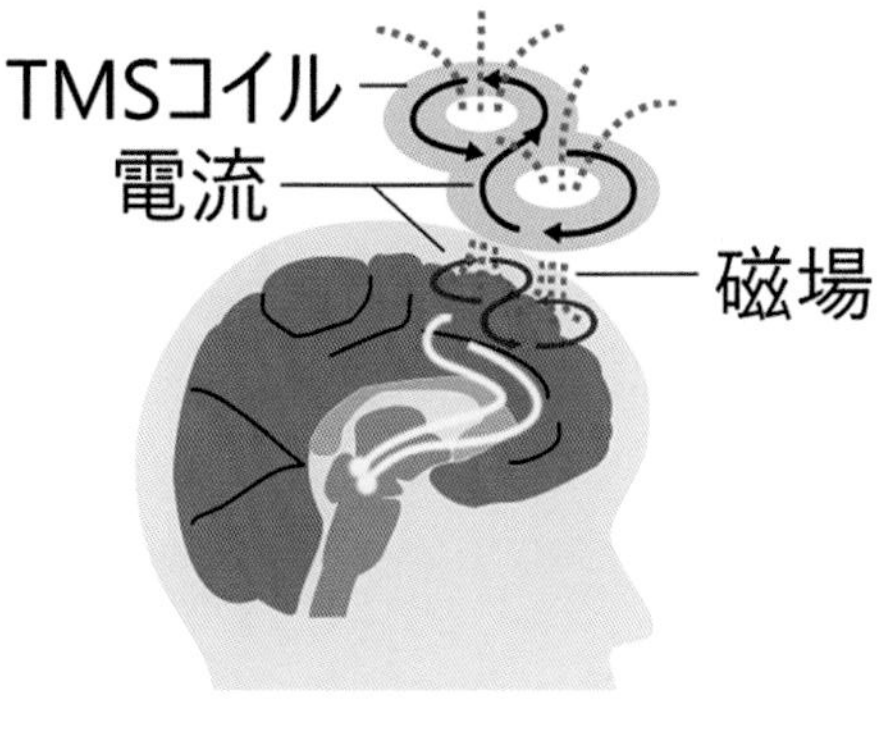

図　経頭蓋磁気刺激療法の仕組み

しかし、すべての患者さんに効果があるわけではありません。治療を受ける前に、専門医と十分な相談を行い、適切な治療法を選択することが大切です。

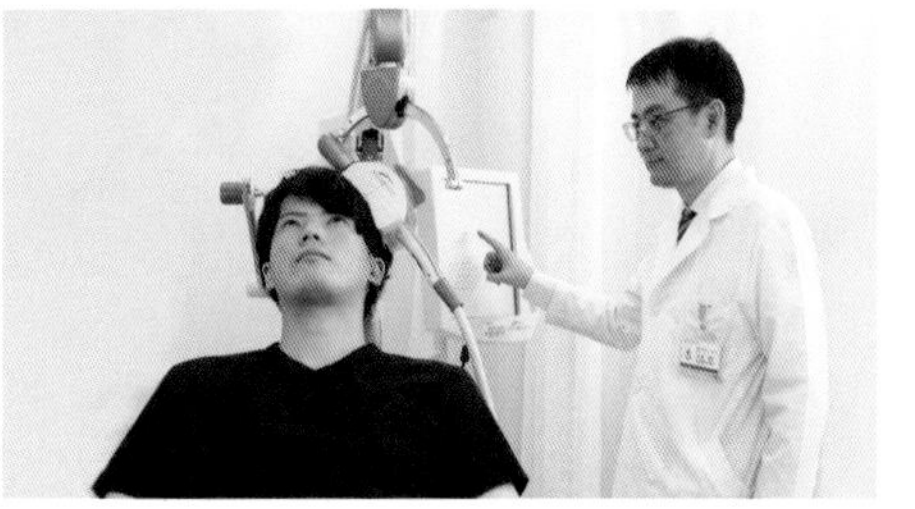

写真1　前頭部にコイルを当てて刺激をします

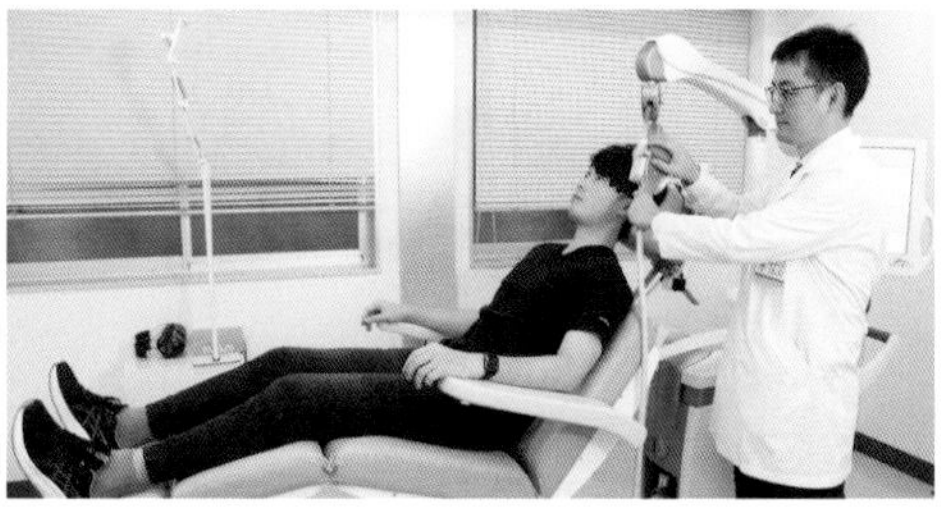

写真2　刺激中は楽な姿勢で受けることができます

当科の特徴　精神科神経科

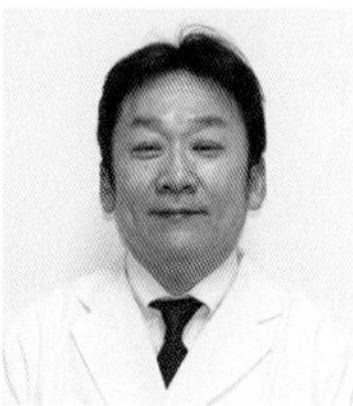

診療科長・教授
沼田 周助

▶特色

うつ病の初期から難治例まで、多くの症例を診療しています。例年、外来新規患者の約100名、入院患者の約100名がうつ病を含む気分障害の患者です。

抗うつ薬の効果が乏しい難治例には、電気痙攣《けいれん》療法（徳島県内で最多の患者で施行）や反復経頭蓋磁気刺激療法を用いて治療し、できるだけ早くもとの生活に戻れるよう全力を尽くしています。退院後は作業療法やデイケアを利用できます。

▶主な対象疾患

経頭蓋磁気刺激療法は以下の項目に合致する18歳以上の方が対象となります。

- うつ病（大うつ病性障害）の診断を受けている
- 抗うつ薬による適切な薬物療法で十分な改善が得られていない
- 抗うつ薬の副作用が強く出る体質のため十分な治療ができていない
- 現在も中等症以上の抑うつ症状を示している

「日本精神神経学会　反復経頭蓋磁気刺激装置適正使用指針」https://www.jspn.or.jp/uploads/uploads/files/activity/Guidelines_for_appropriate_use_of_rTMS_202309.pdf

参考URL
https://tokushima-psychiatry.jp/

心身症科

Q22 摂食障害（神経性やせ症、神経性過食症）の治療

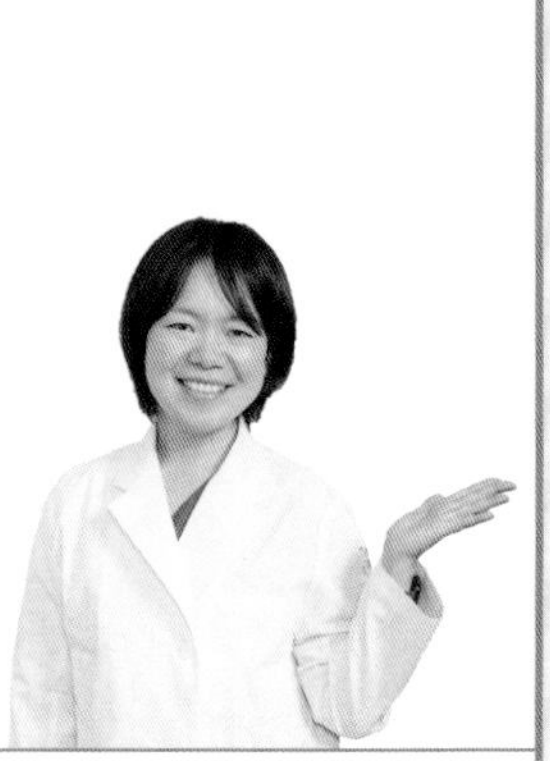

外来医長・講師
富岡 有紀子
（とみおか ゆきこ）

摂食障害とは？

摂食障害《せっしょくしょうがい》は、食事のコントロールができなくなる精神疾患です。思春期以降の女性に多く見られ、痩《や》せを伴う場合もそうでない場合も、体や気持ちへ深刻な影響を与えます。
自分の力で食事のコントロールを取り戻すのは難しいため、精神科での外来通院や入院治療が必要になることがあります。治療には心理療法が用いられますが、体の状態が悪い場合には栄養状態の改善の方が優先されます。

Q 摂食障害はどんな症状ですか？

A 摂食障害は食事が自分でコントロールできなくなる病気です。

いくつかのパターンに分けられ、痩せを伴う神経性やせ症（拒食症）、過食嘔吐を伴う神経性過食症などがあります（図1）。

日本は世界的に見ても有病率の高い国で、とりわけ思春期の女性に発症しやすいことが知られています。

日本の高校生から大学生の女子学生を対象に調査した研究では、100人のうち0・5人が神経性やせ症、2人が神経性過食症であったという報告があります。

神経性やせ症は多くの場合、何げないダイエットから始まります。ほとんどの人はダイエットをしても摂食障害にはなりません。

一部の人は、明らかに痩せているにもかかわらず、自分の体形を太っていると思い込むようになり、さらなるダイエットに励もうとします。やがて、長期に栄養失調の状態が続くと、内臓を動かすエネルギーも枯渇してしまい、衰弱や不整脈などを引き起こします。

神経性過食症の場合、痩せは伴いませんが、食べたものを吐いたり無理やり出したりするため、電解質の異常をきたします。

どちらも、自己評価が体重の数値によって左右され、気持ちが不安定になりやすいという特徴があります。

摂食障害の方の致死率は非常に高いといわれています。しかし、患者さん本人は「自分は病気だから、治療が必要だ」という意識を持ちにくく、体重増加への恐怖から医療機関にかかることに強い抵抗を示す人も少なくありません。ですが、問題が長期化するほど摂食障害の思考から抜け出すことが難しくなりますので、できる限り早期に治療を受けることが望ましいです（図2）。

Q 摂食障害の検査・診断方法は？

A まずは血液検査などの身体的な検査を行います。食事がとれない原因が身体的な病気ではないことを確認した後に、医師が面談で次のような症状を確認して診断します。

●神経性やせ症

①必要量と比べてカロリーを極端に制限した生活をしており、低体重である（おおむねBMI17以下）

②体重が低いにもかかわらず、体重増加を極端に怖がる。

③自己評価が体重の数値に左右される。

※神経性やせ症は、食事をとにかくとらない「制限型」と、体重を減らすための行動（自己誘発嘔吐、下剤・利尿薬の乱用、過剰な運動）を伴う「過食嘔吐型」に分かれます。

●神経性過食症

①大量の食事をとることが自分では止められない。

②体重を減らすための行動（自己誘発嘔吐、下剤・利尿薬の乱用、過剰な運動）がある。

③自己評価が体重の数値に左右される。

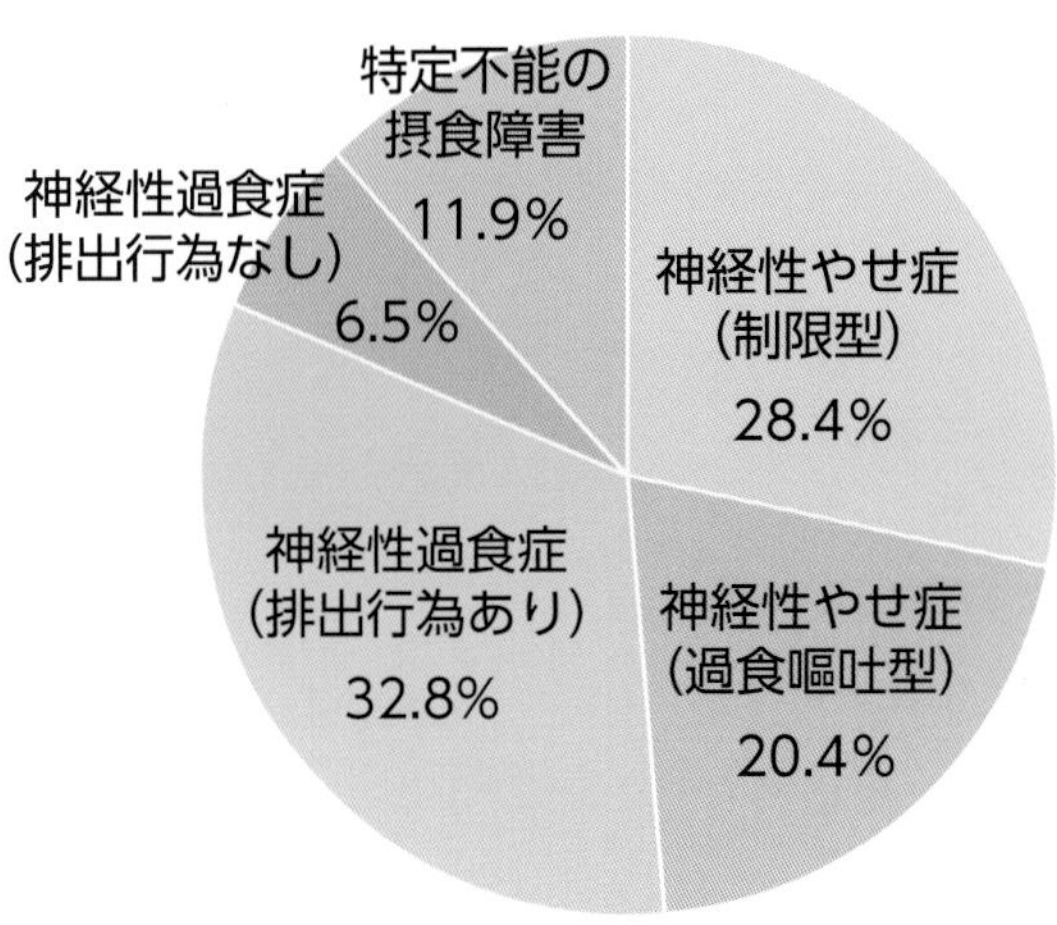

中井ら，心身医学（2002）より作成

図1　摂食障害の病型

最初は神経性やせ症・制限型だったのが、ある時を境に神経性やせ症・過食嘔吐型や神経性過食症に移行するなど、診断が時期によって変化することがあります。

Q 摂食障害の治療方法は？

A 治療については精神科で心理療法、栄養療法、疾患教育を実施するのが一般的です。

心理療法は、専門家との対話を通じて、患者の考え方や感じ方を理解し、それを改善するための方法を探る治療法です。抗うつ薬などによる薬物療法も必要に応じて行いますが、心理療法の方が効果も長続きするといわれています。

当科では摂食障害の教育入院も行っています。入院治療では、朝昼夕の3食を規則正しく食べる練習をしながら、テキストや医師との面談を通して回復のヒントを探っていきます。徳島大学病院栄養サポートチームによる栄養指導を受けることもできます。しかし、あまりにも低栄養の状態だと、思考力が低下しているため心理療法の効果が期待できません。身体的に危険な場合は、入院して点滴などを行い、栄養状態が改善してから心理療法を行います。

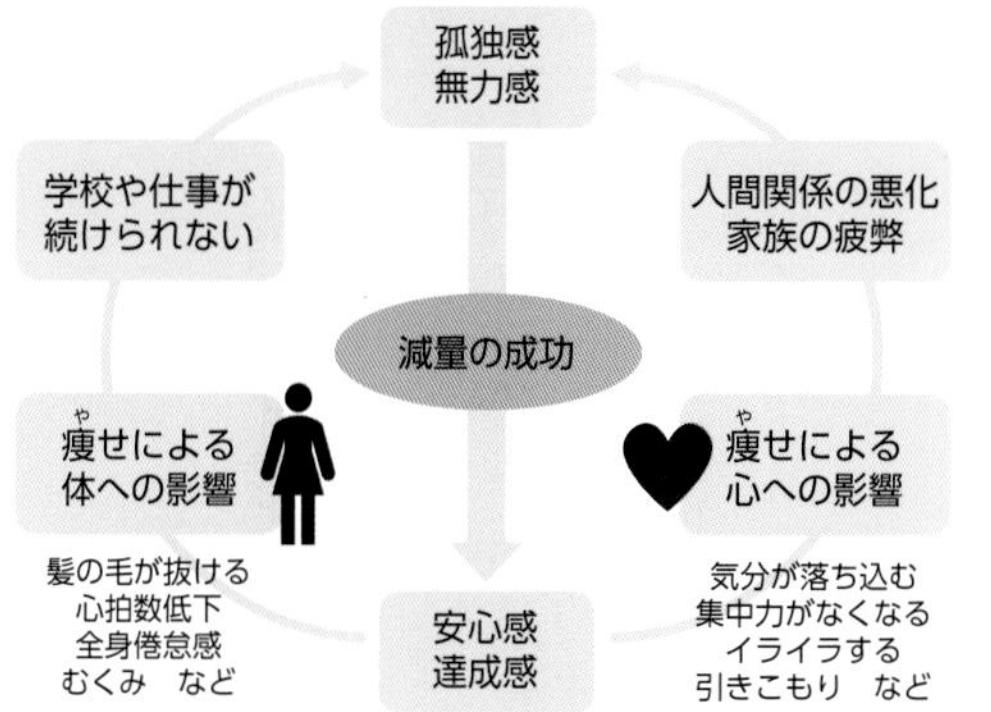

問題が長引くほど、ダイエットをやめることが困難になります

図2　摂食障害のパターンの一例

Q 摂食障害の予防方法は？

A 地域の保健対策や学校教育などで、摂食障害について啓発する機会を持ってもらうことが大事だと考えられています。

ほかにも、正しいダイエット法を知ることや、ＳＮＳから距離をとることなども予防になると考えられます。

（当科の特徴）心身症科

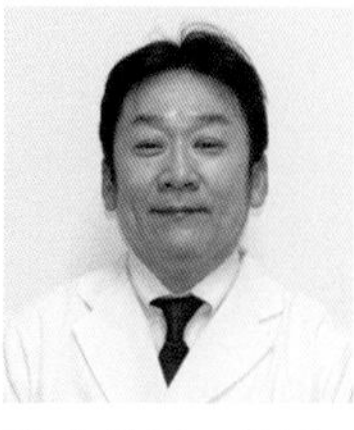

診療科長・教授
沼田 周助

▶特色

摂食障害は2022年10月～2023年9月の1年間で、外来患者さん（新規）を30例、入院患者さんを40例受け入れました。外来通院以外にも、身体的な治療を濃厚に行う必要のない方を対象とした教育入院を実施しています。
重症例についても栄養部・看護部・身体科との連携を取れる総合病院の強みを生かし、徳島県内外からの紹介を多数受け入れています。

▶主な対象疾患

摂食障害、ストレス関連疾患、慢性疼痛、更年期障害、自律神経失調症など

参考URL
https://tokushima-psychiatry.jp/

小児科

Q23

バイオマーカーを活用した小児IgA腎症の治療

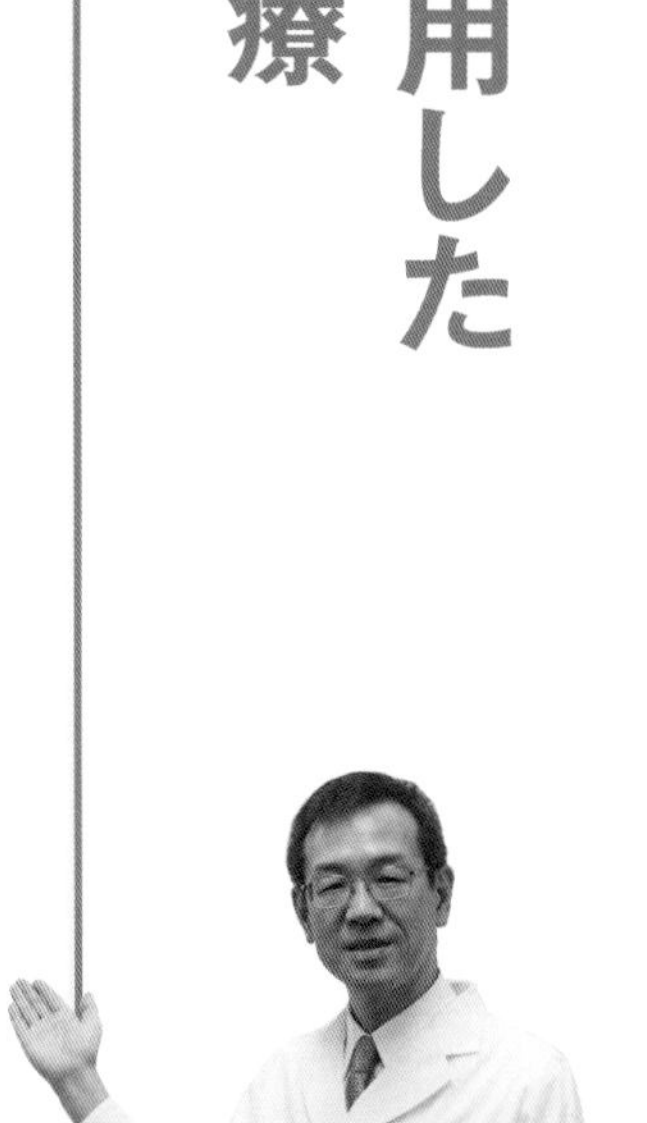

診療科長・教授
漆原 真樹
(うるしはら まき)

小児IgA腎症とは？

子どもの慢性《まんせい》糸球体腎炎《しきゅうたいじんえん》で最も多いIgA腎症は、多くが学校検尿で見つかります。初期は無症状であることが多いですが、長期の経過では腎機能が低下することがあります。免疫グロブリンの一つであるIgAが腎臓の糸球体《しきゅうたい》にあるメサンギウム領域に沈着し、炎症を起こします。診断には腎臓の組織を針で採取して病理診断を行う腎生検《じんせいけん》*をします。治療にはレニン・アンジオテンシン系阻害薬やステロイドなどの免疫抑制薬を使用します。

＊生検／患部の一部を採取して、顕微鏡などで調べる検査

Q 小児IgA腎症はどんな症状ですか？

A 小児のIgA腎症はほとんどが無症状で、70～80%が学校検尿で気づきます。咽頭炎《いんとうえん》や扁桃炎《へんとうえん》などの感染症時に肉眼的血尿を起こして発見されることもあります。

また、まれに高血圧や浮腫《ふしゅ》(むくみ)が見られます。ゆっくりと進行するため10年、20年後には腎不全になることもあります。

腎不全が進むと電解質異常や貧血がみられ、透析などの腎代替療法が必要となります。

Q 小児IgA腎症の検査・診断方法は？

A 尿検査では、潜血がほぼすべての患者さんでみられます。尿タンパクや円柱といった腎疾患の目安となるものもよく見られます。血液検査では血清IgAが高くなることがありますが、必ずしもそうではありません。

確定診断には、腎生検という腎臓の組織を採取して顕微鏡で病理学的に評価する検査をします。

腎生検(写真1)は背中から超音波を当てて、腎臓の位置を確認しながら局所麻酔をしたのち、針を刺して腎臓の組織を採取します。小さなお子さんの場合は、手術室で麻酔科の医師が全身麻酔をかけた後で行います。

組織学的な特徴としては、腎臓の中にある尿をこし出す糸球体が炎症を起こしており、糸球体のメサンギウム領域へのIgAの沈着を証明することで診断が可能です(写真2)。

当科では、IgA腎症の病気の状態に関係するサイトカインやレニン・アンジオテンシン系の構成因子をバイオマーカーとして測定し、重症度や治療方法の決定に利用しています。

レニン・アンジオテンシン系は全身の血圧や血流量を調整する制御の仕組みですが、腎臓での反応が活発になると腎障害を進行させます。そのため、腎臓内でのレニン・アンジオテンシン系の活発さを評価すると、病気の進み具合を推測することが可能です。

Q 小児IgA腎症の治療方法は？

A 軽度の尿タンパクで腎生検による病理組織型の炎症が強くない軽症の場合は、レニン・アンジオテン

シン系阻害薬を使用します。高度な尿タンパクや、病理組織検査でメサンギウムの細胞増多(増えて多くなること)や半月体形成などの炎症が強い重症例では、レニン・アンジオテンシン系阻害薬にステロイドなどの免疫抑制薬を追加します。

扁桃炎による血尿発作を繰り返す場合は、扁桃腺摘出術を行うこともあります。当院では、他の科と共診することによって、どの治療方法も選択が可能です。

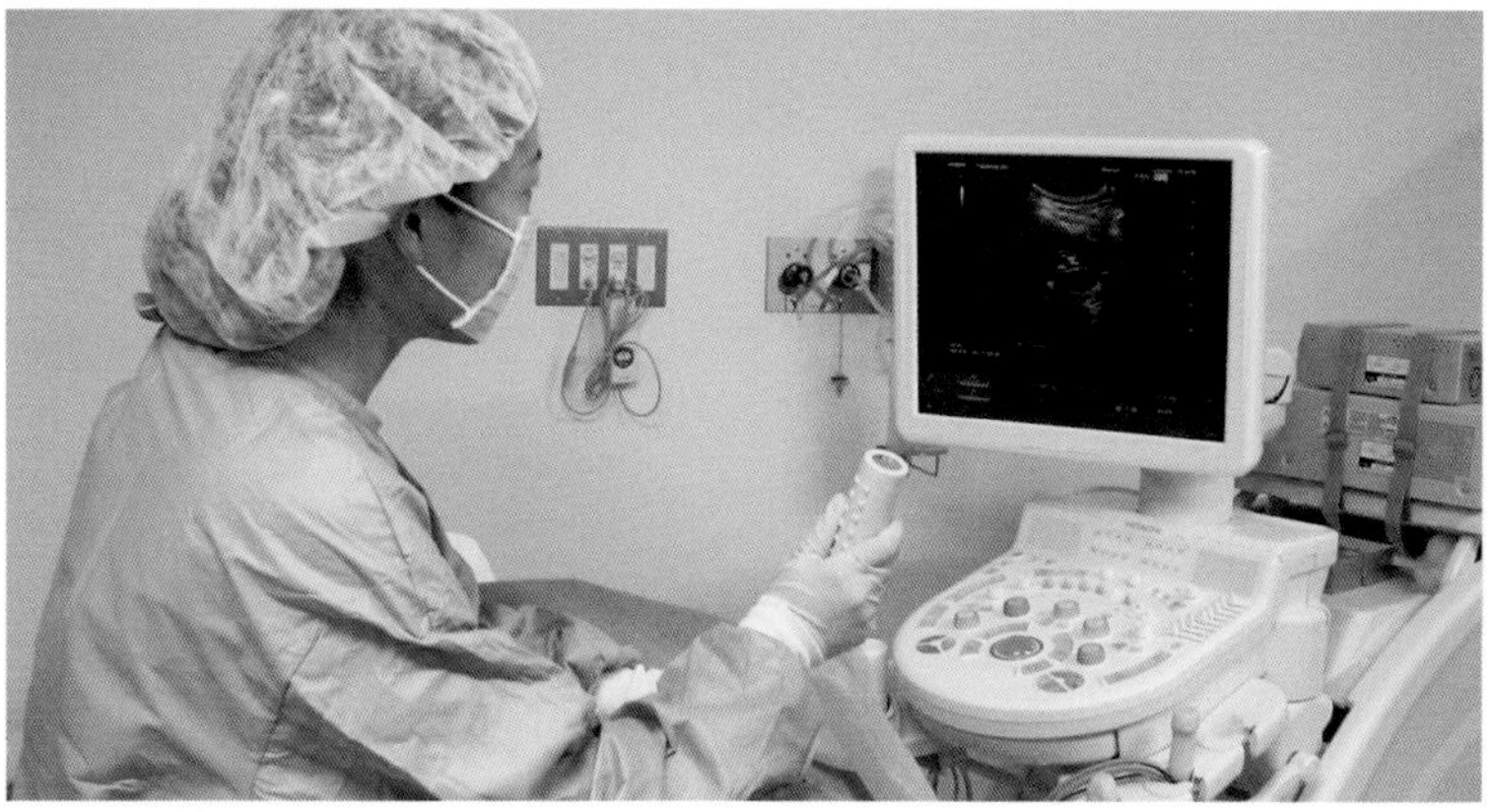

写真１　腎生検

治療効果判定には尿検査や血液検査、再生検による病理組織学的評価、さらに前述したバイオマーカーの測定を行います。

学校検尿で発見された小児のＩｇＡ腎症は、早期に診断して適切な治療をすることで将来の腎不全を防ぐことができます。

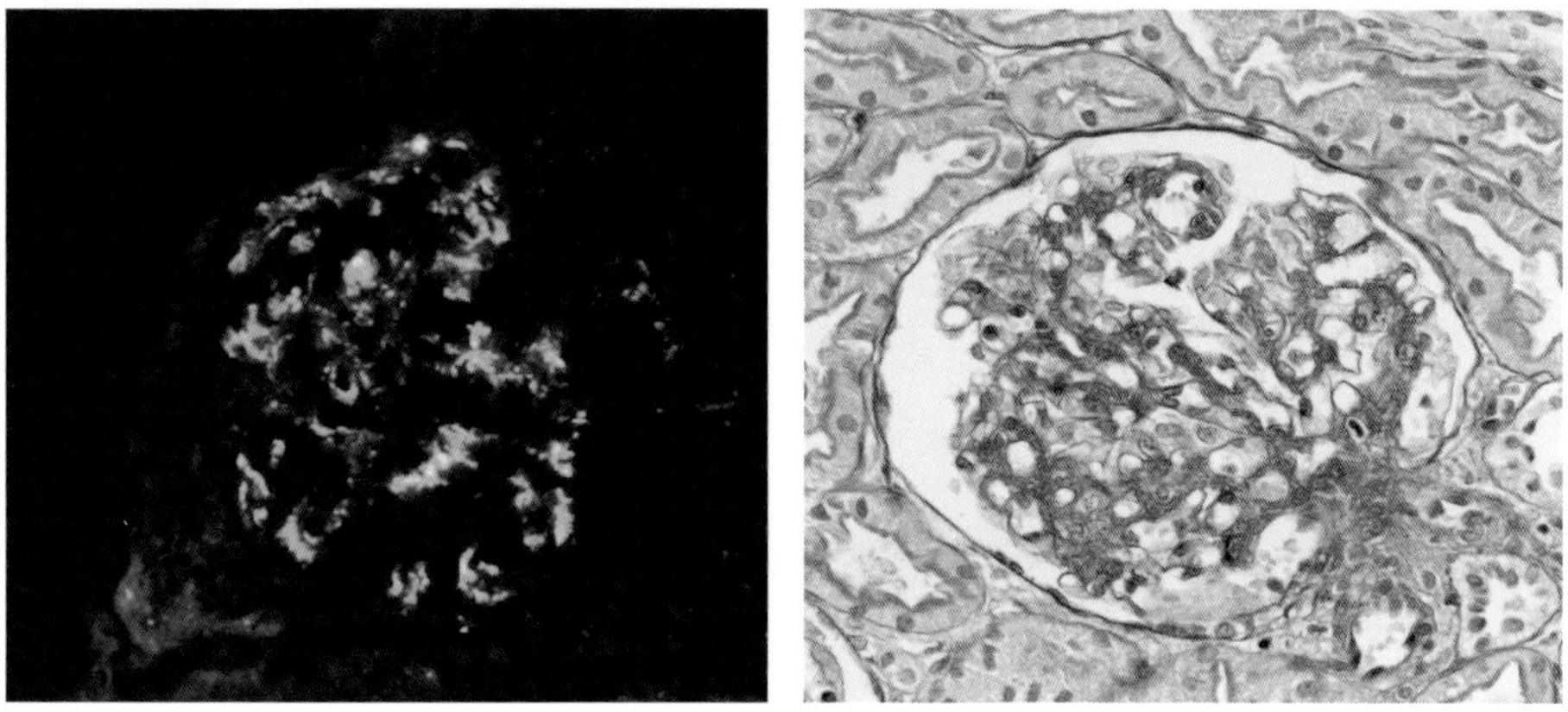

写真２　IgA がメサンギウム領域に沈着して炎症が起きる

Q　小児ＩｇＡ腎症の予防方法は？

A　ＩｇＡ腎症の原因はまだはっきりと分かっておらず、そのため発症を予防する方法はありません。

ただ感染症にかかったときに肉眼で血尿が見られることもあるため、感冒《かんぼう》（風邪《かぜ》）などにはなるべくかからないように普段から体調の変化に注意することは大切です。

また、治療が始まったら腎臓に負担をかけないようにするために、バランスの取れた食事と規則正しい生活を心がけることも重要です。そうすることで腎機能の悪化を抑えることが可能です。

当科の特徴　小児科

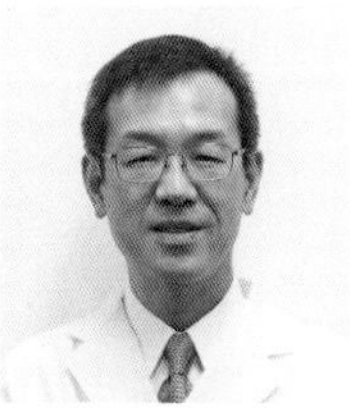

診療科長・教授
漆原 真樹

▶特色

小児科は子どもたちの総合医です。当科は①腎臓・膠原病、②循環器、③新生児、④アレルギー、⑤神経精神、⑥血液・悪性腫瘍、⑦内分泌・代謝、の７つの専門グループに分かれており、幅広い小児疾患に対応しています。そして病気の治療だけでなく、発育や発達もケアできる成育医療を心がけています。治療の途中でもできる限り学校生活も送り社会性を身につけてもらうように配慮します。
慢性疾患の場合は成人科と連携し移行医療も進めており、生まれてから大人へと成長し次世代へとつながっていくライフサイクルを支える診療をめざしています。

▶主な対象疾患

腎炎、ネフローゼ症候群、先天性腎尿路奇形、先天性心疾患、不整脈、川崎病、低出生体重児、早産児、食物アレルギー、てんかん、自閉症、学習障害、急性白血病、脳腫瘍、神経芽細胞腫、糖尿病、肥満、低身長、先天性代謝異常症、など。徳島県内の小児全般の診療を担当し、近隣の自治体からの紹介や里帰り分娩なども引き受けています

参考 URL
https://www.tokudai-pediatrics.net/

不妊症とは？

不妊症とは、妊娠を望むカップルが一定期間避妊をしていないにもかかわらず、妊娠に至らないことをいいます。原因は多岐にわたり、男性側では精子の数や運動率の低下、女性側では排卵障害などがあげられます。不妊症は不妊原因や年齢などに応じて治療法を選択しますが、治療を受ける女性の高齢化に伴い合併症が生じる場合も増えています。当科では妊娠のみを目的とするのではなく、安全に出産していただくための包括的な不妊治療を提供しています。

産科婦人科

Q 24

安全な妊娠・出産を目的とした包括的な不妊治療

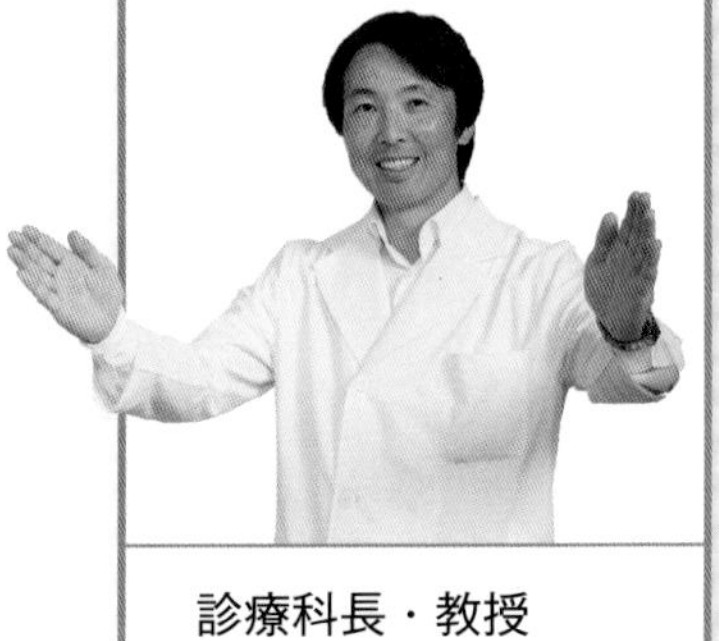

診療科長・教授
岩佐 武
（いわさ たけし）

Q 不妊症とはどんな症状ですか？

A 不妊症とは、妊娠を望むカップルが一定期間避妊をしていないにもかかわらず、妊娠に至らないことをいいます。この一定期間について、一般的には1年間とされています。

不妊症の原因は多岐にわたり、主なものとして男性側では精子の数や運動率の低下、女性側では排卵障害や卵管の通過性不良などが挙げられます。

最近では妊娠を望むカップルの高齢化に伴い、糖尿病や高血圧、子宮筋腫《しきゅうきんしゅ》や子宮内膜症《ないまくしょう》などの合併症を持つ女性患者さんが増えています。

このような患者さんが妊娠した場合、妊娠中や分娩時のリスクが高まることが知られており、妊娠前からの十分な管理が求められます。

当科が心がけているのは、妊娠のみを目的とするのではなく、安全に出産していただくための包括的な医療を提供することです。

Q 不妊症の検査・診断方法は？

A 不妊症を理由に受診されたカップルには、まずはじめに一連の検査を受けていただきます。

男性側では精子の状態や性交障害の有無、女性側では排卵障害や卵管通過障害の有無などを確認します。これにより不妊症の原因を特定したうえで、患者さんとの相談のもと治療方針を決定します。

一連の検査では妊娠に関連する要因だけでなく、婦人科合併症や内科合併症など妊娠予後（妊娠後の状態の見通し）を悪化させかねない要因の有無についても確認します。

Q 不妊症の治療方法は？

A 不妊治療として、排卵の時期を特定して適切な時期での性交渉をすすめるタイミングの指導、調整した精液を子宮内に注入する人工授精、体外で一定期間培養した受精卵を子宮内に戻す体外受精・胚移植などがあげられます。

治療成績は加齢とともに低下するため、女性の年齢やカップルの希望を踏まえたうえで時期を逃さないよう治療計画を立てます。

不妊治療の実施に先立ち、婦人科合併症については手術、内科合併症については診療科間の連携のもと十分なコントロールを行います。

なお、当院では婦人科合併症に対して腹腔鏡《ふくくうきょう》やロボット手術を用いた低侵襲手術（体に負担の少ない手術）を行っています。

Q 不妊症の予防方法は？

A 不妊症を予防することは困難ですが、不妊治療の成績は年齢とともに低下するため、妊娠を望む場合は早めに医療機関を受診することがすすめられます。

また、何かしらの合併症をお持ちの方は、包括的な医療を提供できる医療機関を選択することが大切といえます。

肥満で月経異常を認める場合は、ダイエットや運動によって改善する可能性があります。

はじめから高い目標を設定するのではなく、まずは5％程度の体重減少をめざしましょう。これにより、50％の月経改善効果が得られる可能性があります。

肥満の状態で妊娠すると、妊娠高血圧症候群や妊娠糖尿病のリスクが高くなるため、母児の健康管理という点からも適正な体重の維持が重要となります。

これとは逆に、痩《や》せている場合も注意が必要です。痩せによってホルモンの分泌が低下し、月経周期が不規則になったり、月経が起こらなくなったりすることがあります。

また、痩せでは妊娠中の合併症のリスクが高く、生まれてくるお子さんの健康状態にも影響すると考えられています。安易に不妊治療に頼るのではなく、体重が十分回復してから妊娠を試みることが大切です。

Q 妊娠後の体調変化に不安を感じたら？

A 合併症などお持ちの方は、不妊治療を行う前に周産期を専門とする医師と面談しておくことがすすめられます。妊娠中のリスクについてあらかじめ知っておくことで、体調管理へのモチベーションが向上し、急激な体調変化にもスムーズに対応できるようになります。また、妊娠前から面識のある医師が担当することで、病状に対する不安がより軽減するものと思われます。

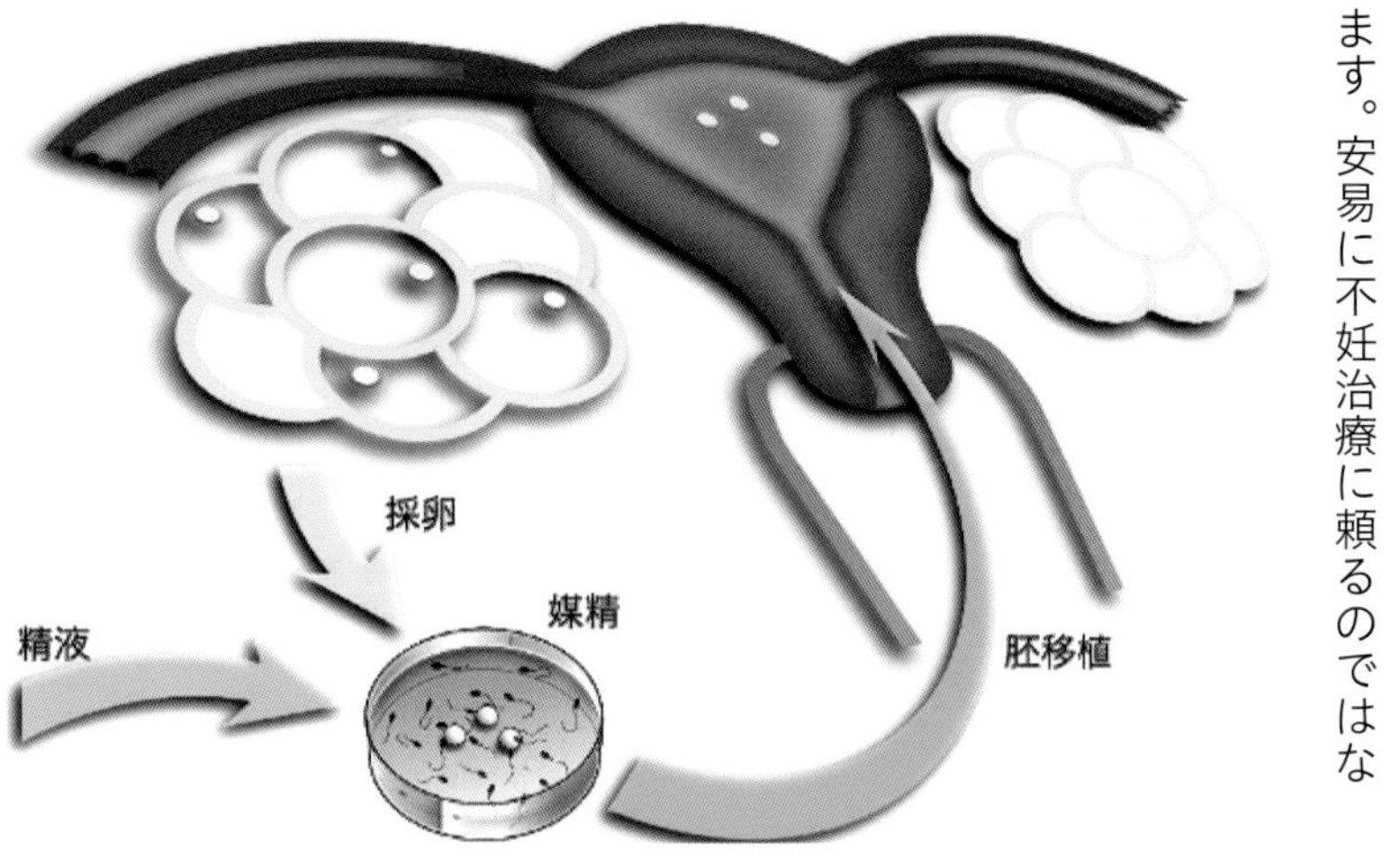

〔体外受精・胚移植《はいいしょく》〕

ホルモン薬で育てた複数の卵子を体外に取り出し、パートナーの精子と受精させます。受精卵を数日間体外で培養《ばいよう》したあと、妊娠の可能性があるものを選択して子宮内に移植します。

当科の特徴 産科婦人科

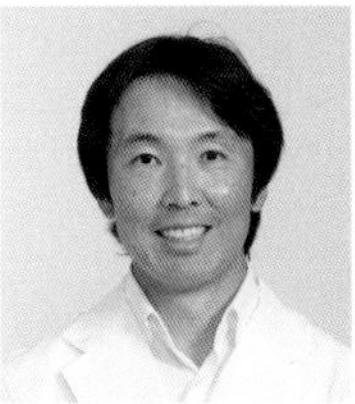

診療科長・教授
岩佐 武

▶特色

徳島大学は日本で３番目に体外受精を成功させるなど、古くから生殖医療に力を入れてきました。一連の不妊治療を提供しているほか、総合病院の特性を生かして婦人科手術や内科合併症にも積極的に対応しています。

また、特にリスクの高い患者さんに対して、妊娠後も総合周産期母子医療センターである当院で対応しています。

▶主な対象疾患

不妊症に合併する頻度の高い疾患として、糖尿病、高血圧、子宮筋腫、子宮内膜症などがあげられます。これらの合併症をお持ちの方は、現在妊娠を考えていなくても将来に向けての十分な管理が必要となります。当院の産科婦人科生殖医療部門で対応が可能です

参考 URL
https://www.tokudai-sanfujinka.jp/Patient/class.html

放射線診断科

Q 25

進化する放射線診断 ～多彩な技術と知識で 診療の質向上に貢献

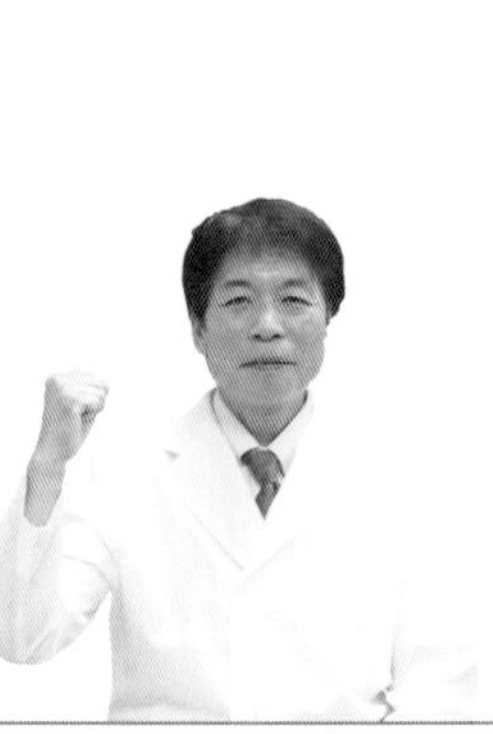

診療科長・教授
原田 雅史
（はらだ まさふみ）

放射線診断とは？

放射線による診断技術は、近年急速な進化を遂げており、診断できる病気の種類も飛躍的に広がっています。当科の特徴は、画像診断、核医学、IVRの各領域で最新の装置と技術を用いた診療を行っているだけでなく、患者さんの放射線被ばくや検査管理も含めて多角的、多様的に診療の質の向上と安全確保に努めている点があげられます。また、人工知能(AI)を利用した診断技術も早期に導入し、医療従事者の業務効率化と精度向上に取り組んでいます。

Q 放射線診断科の役割にはどんなものがありますか？

A 放射線診断科の対象疾患は全身すべてにわたり、専門も大きく分けて、画像診断（CT、MRI検査やX線診断）、超音波検査（エコー）など）、核医学（PETを含む）、IVR（画像下治療）に分かれます。

画像診断は体の中の状態をできるだけ苦痛なく探り当てるための診断法です。さまざまな画像診断法の中から患者さんに最も適した方法を選択し、苦痛のない正確で的確な診断をめざしています。

さらに、各診療科の画像検査や、IVRを行う全患者さんの情報が放射線診断科には集まることから、患者さんの診断や治療が的確・安全に行えているかをチェックするゲートキーパー的な役割も担っており、放射線診断科の質がその病院の診療や安全のレベルを支えているといえます。

Q それぞれの診断法について教えてください

A ［画像診断］　X線をはじめとしたさまざまなエネルギーが、先端的な画像診断や治療のために使われており、診断医はそれらのエネルギーの性質を熟知し、有効に活用ができる専門家です。

特に当院ではCT、MRI、核医学検査（PETを含む）といったデジタル画像に精通し、国際的にもその診療と研究は高い評価を受けています。

また、高度画像診断センターが設立され、地域医療における画像診断の向上にも貢献しています。

［核医学診断］　放射性同位元素と呼ばれる薬剤を用いて、脳、心臓、腎臓、肝臓、甲状腺などの機能、代謝などを検査し、撮影された画像の解析、診断を行います。

ブドウ糖の代謝を画像化するPET装置（PET-CT）のみならず、アルツハイマー病の原因となるアミロイドPETや脳腫瘍《のうしゅよう》などの診断に有用なメチオニンPETなど多様な検査が可能です。

［IVR］　動注《どうちゅう》化《か》学療法《がくりょうほう》、塞栓術《そくせんじゅつ》、生検など、血管造影による診断や治療を中心とした部門です。

IVRは局所麻酔で行うことができ、穿刺《せんし》（針を刺すこと）部位から挿入したカテーテルなどを画像で確認しながら目的の部位に誘導し、患者さんの負担が少ない状態で診断、治療を行うことができます。

特に当院では実施する施設が限られる凍結治療や、RF（高周波）治療などの最新技術も早期から導入し、体の負担の少ない中で高い治療効果を達成しています。

Q 他科との連携はどうなっていますか?

A 放射線診断科では、病棟カンファレンス（検討会）や診断カンファレンス、リサーチカンファレンスを毎週開催し、科内での情報共有と診療の質の向上と維持を図っています（写真1）。

さらに放射線治療科との合同のカンファレンスや各科との合同カンファレンスを毎週行っており、各診療科間での意思疎通を円滑にして診療レベルの向上に寄与しています。

特に神経放射線カンファレンスでは、脳外科、脳神経内科、放射線科の三科でwebによるネットワークを利用したカンファレンスを実施し、画像やカルテ情報を共有しながら活発な意見交換を行っています。

当院放射線診断科では、最新のIVR-CT装置を用いて、各種のIVR治療を行っています（写真2）。

通常3、4人の複数の医師と放射線技師が対応し、凍結療法や塞栓療法などの治療にあたっています。最近は依頼数が増加し県内でも有数の治療件数を誇っています。

Q 徳島画像診断ネットワーク（TDInet）について

A 徳島画像診断ネットワーク（TDInet）は、徳島県の補助を受けた大学発のNPO法人として、地域における画像診断の読影補助や画像情報の共有を目的に設立されました。

運営を徳島大学放射線科が行っており、年間4，000症例程度のCT、MRI診断を行うとともに、各医療施設における画像共有についても※「一般社団法人阿波あいネット」と協力してサービスを提供しています。

※一般社団法人阿波あいネット／徳島県内を対象とする、医療・在宅・介護連携ネットワークの運営を担う組織

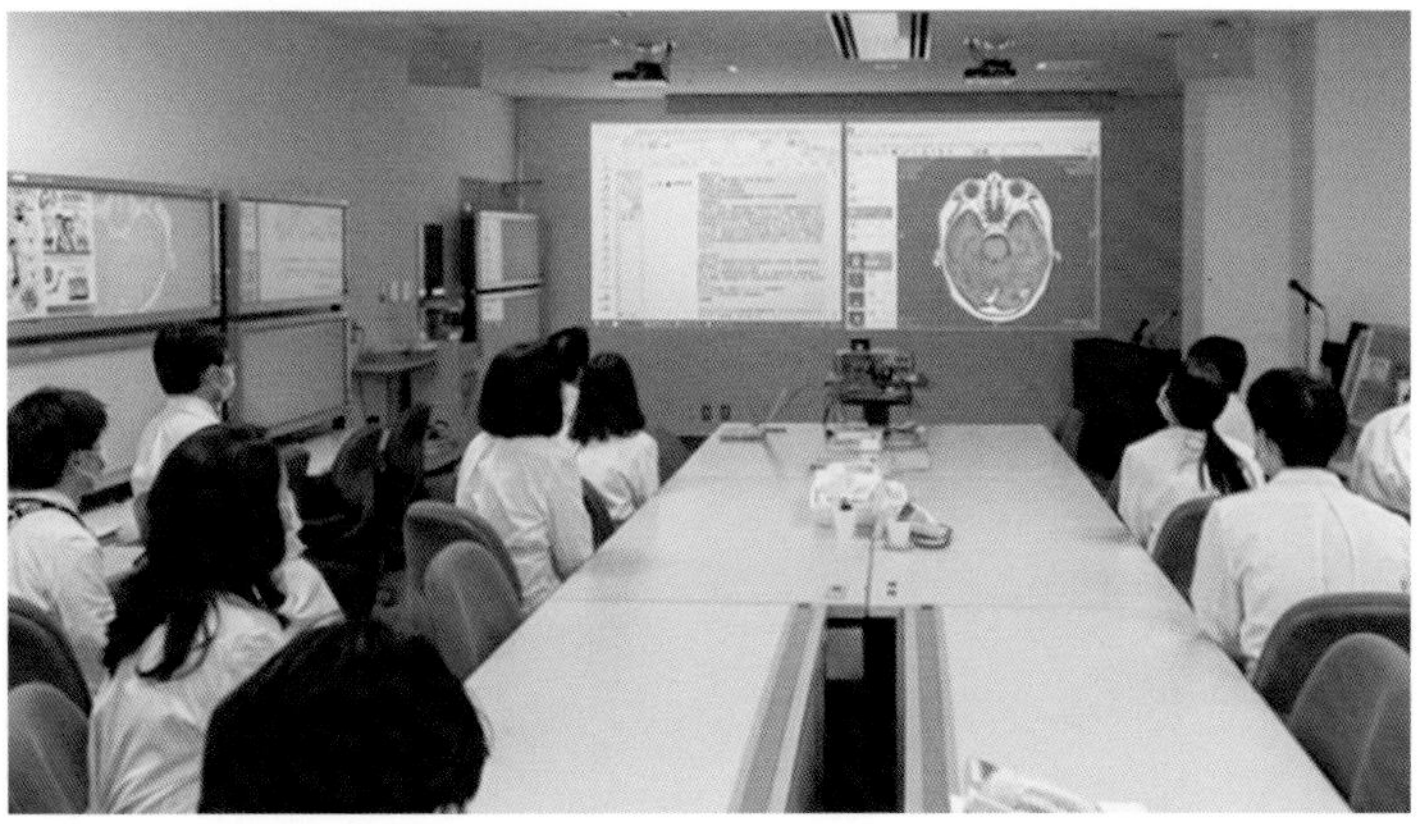

写真1　放射線診断科における症例カンファレンス

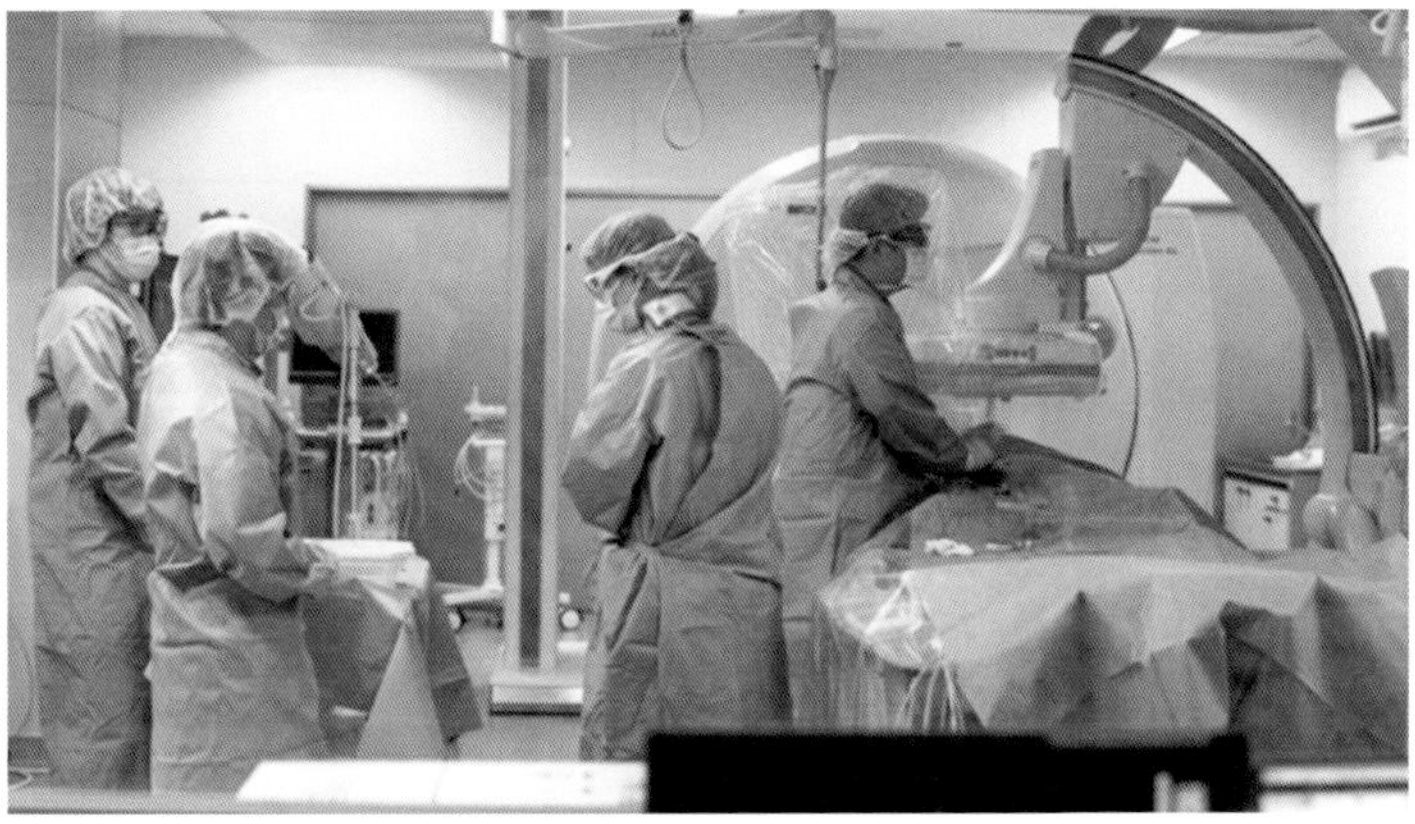

写真2　IVRの施行風景

当科の特徴　放射線診断科

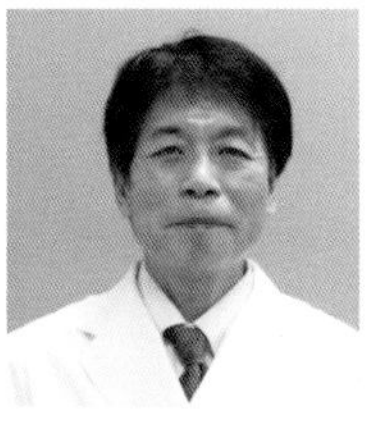

診療科長・教授
原田 雅史

▶特色

MRIを用いた機能診断や代謝診断についてはきわめて高い臨床応用実績を有しており、MR spectorscopyやfunctional MRI、Diffusion Tensor Imaging、Arterial Spin Labelingなどの最新技術を早期から積極的に臨床応用し、診断精度の向上に寄与してきました。また核医学では、メチオニンPETやアミロイドPETを広く臨床応用しており、わが国トップレベルの検査数を誇っています。

▶主な対象疾患

すべての疾患に対応しています

参考URL
https://www.tokushima-hosp.jp/department/circulatory.html?rank_code=unit&belong_code=25

https://radiology-tokushima.com/

放射線治療科

Q 26 切らずに治す放射線治療

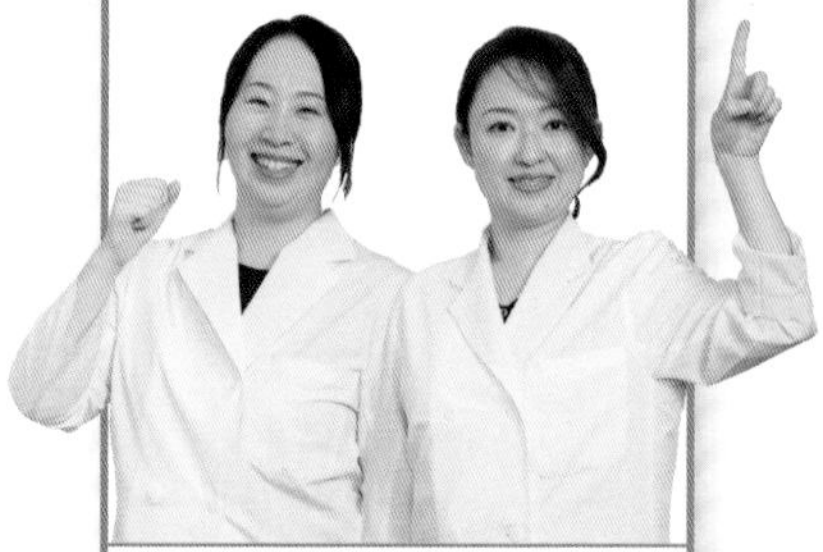

外来医長・講師
久保 亜貴子（写真右）
（くぼ あきこ）

総務医長・助教
外礒 千智（写真左）
（とのいそ ちさと）

放射線治療とは？

放射線治療は手術、化学療法とともにがん治療の中で重要な役割を果たしています。放射線治療は手術と同様に、がんとその周辺のみを治療する局所治療ですが、臓器を摘出しないため形態や機能を温存できることが大きな特徴です。近年放射線治療装置や計画装置が進歩し、高精度な放射線治療が可能となりました。がん組織に多くの放射線を照射しながらも周囲の正常組織への照射をできるだけ減らす高精度放射線治療によってがんを治せる可能性が高まり、しかも副作用の少ない治療が実現してきています。

Q 放射線治療はどこで受けられますか？

A 放射線治療はリニアック（直線加速器）などの放射線治療装置を備えている病院で受けることができます。

徳島県内では当院のほか、徳島県立中央病院、徳島市民病院、徳島赤十字病院、鳴門病院、徳島県立三好病院に設置されています（2023年11月現在）。

当院には、高精度放射線治療が可能なリニアック装置（写真1）2台に加えて、2020年にヘリカルCT技術を応用した新たな治療装置（写真2）が導入されました。

また高線量率照射（高い線量率で短時間のうちに治療する）が可能な小線源治療装置（写真3）も備えています。

Q 放射線治療外来ではどのようなことをしますか？

A 当科では放射線治療専門医が患者さんの診察を行い、適応（その治療を行うことでメリットのある状況）を判断します。治療の同意を得た後、放射線治療に必要な固定具等を作成し、治療計画用CTを撮像（画像撮影）します。

撮像したCT画像は治療計画装置に取り込まれ、放射線治療専門医が治療範囲を決定し、コンピューター上で治療のシミュレーションを行います。

高精度放射線治療の場合には治療計画完成後に実際の治療装置を用いて計画を検証し、計算通りの治療が可能かどうかを確認します。

通常の放射線治療で数日程度、高精

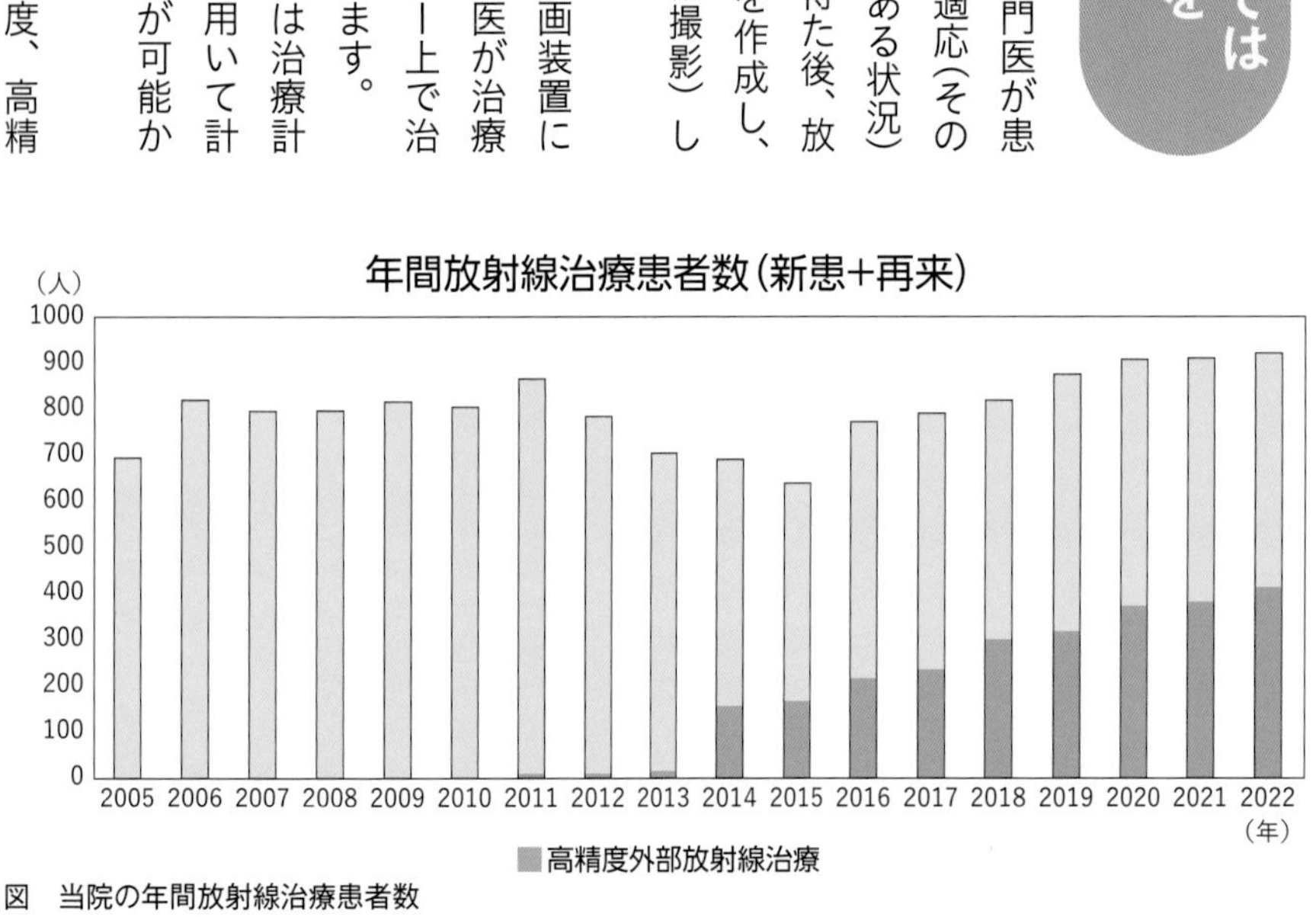
年間放射線治療患者数（新患+再来）
（人）
1000
900
800
700
600
500
400
300
200
100
0
2005 2006 2007 2008 2009 2010 2011 2012 2013 2014 2015 2016 2017 2018 2019 2020 2021 2022
（年）
高精度外部放射線治療

図 当院の年間放射線治療患者数

度放射線治療の場合は1週間程度で治療開始となります。

治療回数は患者さんによってさまざまで、平日は原則として毎日治療を行いますが、多くの治療は15分程度で終了します。そのため仕事をしながら外来通院することも可能です。

Q 放射線治療にはどのような副作用がありますか?

A 治療中の主な副作用としては、首や乳房など、病変が皮膚に近いときは皮膚が赤くなったりかゆくなったりし、表皮剥離《はくり》(皮が剥《む》ける)が起こることもあります。

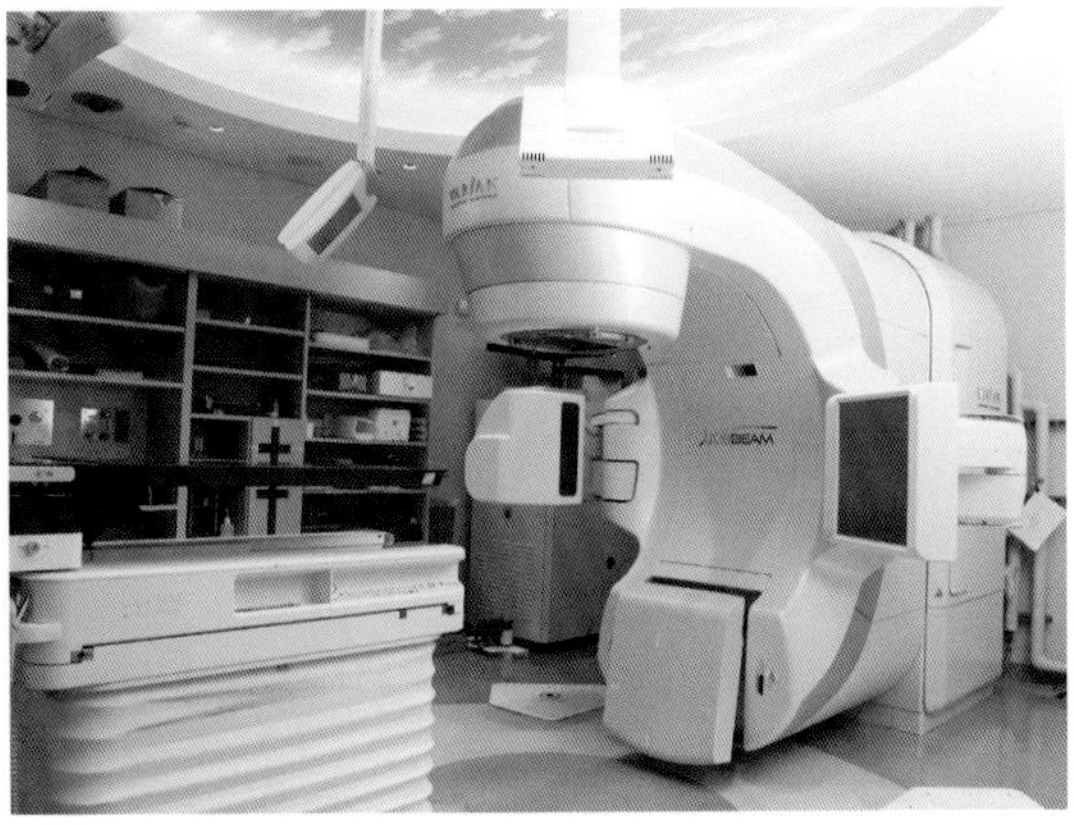

写真1　高精度放射線治療装置　リニアック
全身の幅広い治療に対応できる治療装置

口や喉《のど》の治療では粘膜が荒れて痛くなったり、飲み込みにくくなったりします。お腹《なか》への治療では食欲不振、吐き気、下痢などの症状が出ることがあります。

頭部への照射では頭痛や吐き気がしたり、脱毛が起こりますが、治療が終了すれば多くの場合、数か月程度で髪は生えてきます。また疲れやすい、だるいなどの症状が現れる人もいます。

これらの症状は放射線治療が終了して数週間が最もつらい時期で、その後時間とともに改善します。

また放射線治療では数か月以降や数年以降に起きる副作用もあります。いずれも症状や程度は照射部位とその範囲、放射線の量によって異なり、化学療法の併用や年齢、全身状態も影響します。

Q 小線源治療とはどのような治療ですか?

A 密封小線源《みっぷうしょうせんげん》治療《ちりょう》は放射線を放出する小さな線源を用いて、体の中から放射線を当てる治療です。

それぞれの線源を子宮腔内などの体《たい》腔《くう》に挿入する方法(腔内照射)と、前立腺がんや乳がんのように組織や臓器に直接刺す方法(組織内照射)があります。

当院では進行子宮頸がんで、がんの広がる範囲が大きな場合に、腔内照射と同時に組織内照射で線量を補充するハイブリッド照射や、高リスク前立腺がんに対する外照射併用小線源治療《がいしょうしゃへいようしょうせんげんちりょう》、乳がん温存術後の照射にマルチカテーテルを用いた高線量率組織内照射《こうせんりょうりつそしきないしょうしゃ》など、限られた施設でのみ行われている治療も導入されています。

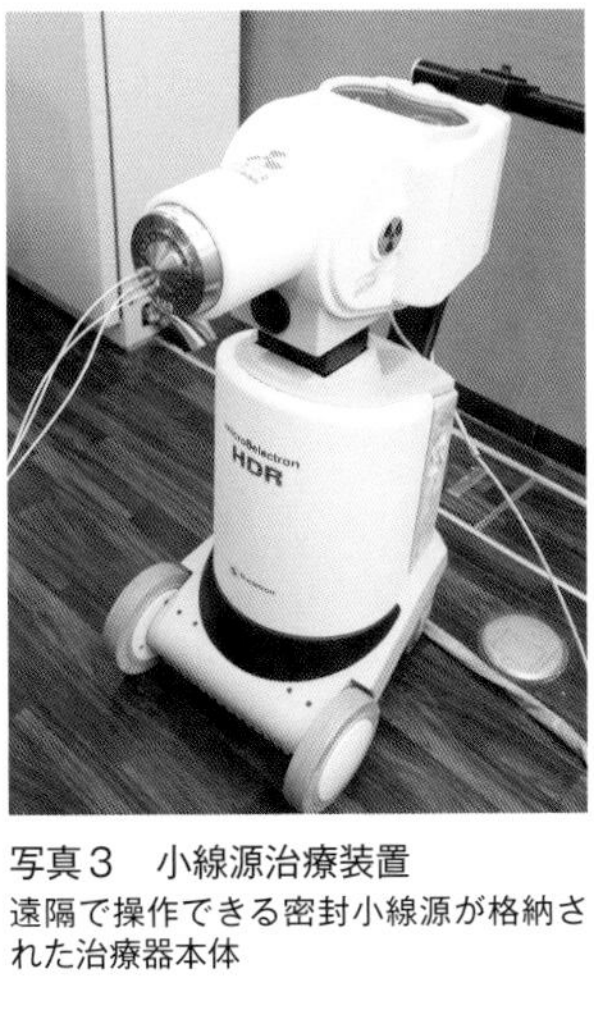

写真3　小線源治療装置
遠隔で操作できる密封小線源が格納された治療器本体

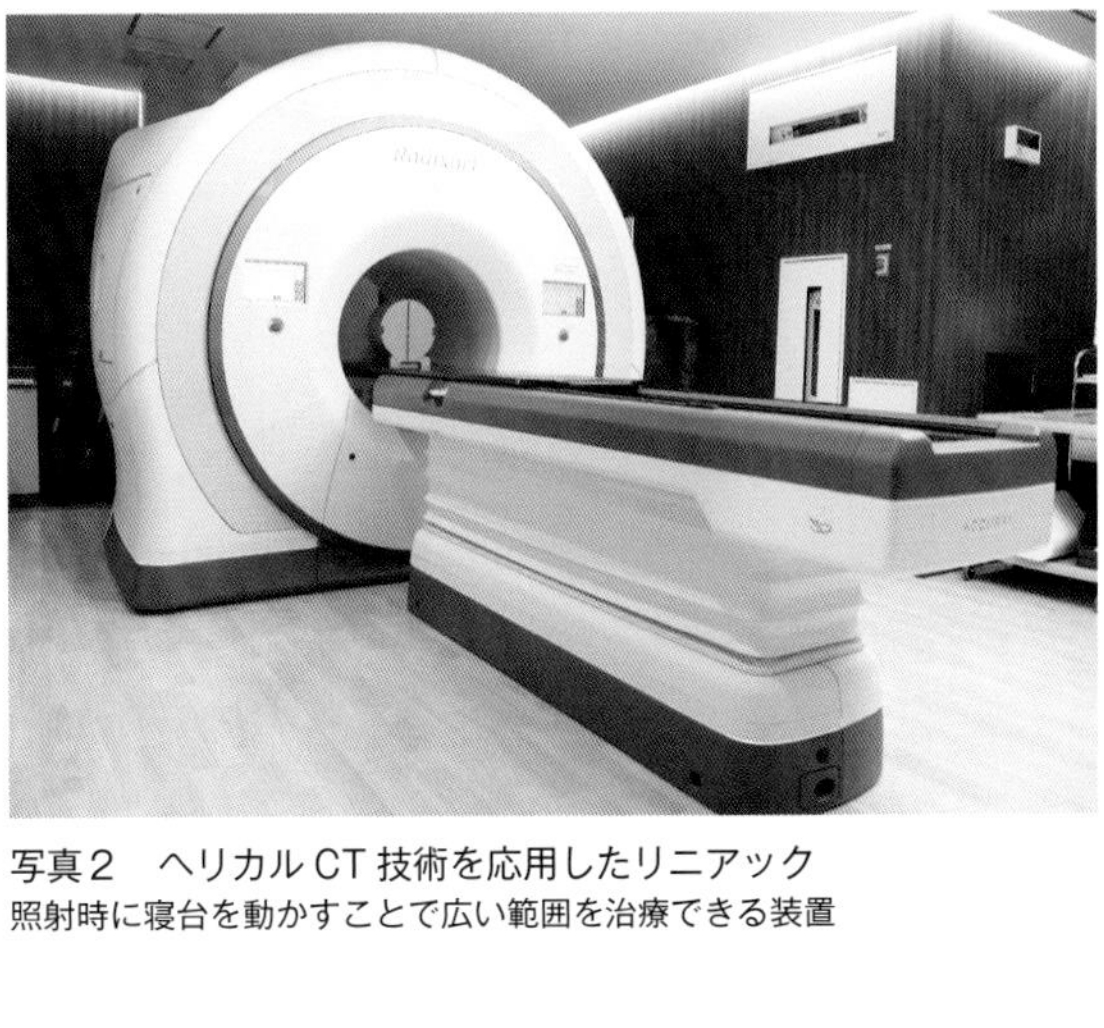

写真2　ヘリカルCT技術を応用したリニアック
照射時に寝台を動かすことで広い範囲を治療できる装置

当科の特徴　放射線治療科

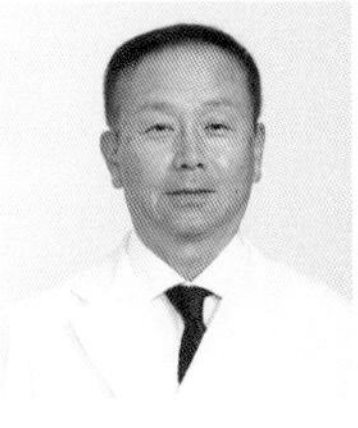

診療科長・教授
生島 仁史

▶**特色**

当科では3台の外部放射線治療装置と密封小線源治療装置を用いて年間約900人の放射線治療を行っています（図）。強度変調放射線治療や定位放射線治療といった高精度外部放射線治療に加え、前立腺がんに対するシード永久挿入療法（ヨウ素125治療）や、子宮がん・乳がんに対する密封小線源治療、甲状腺がんや前立腺がん、神経内分泌腫瘍に対する核医学治療など、特殊な放射線治療も行っています。

▶**主な対象疾患**

乳がん、肺がん、前立腺がん、頭頸部がん、婦人科がんなど

参考URL
https://www.tokushima-hosp.jp/department/circulatory.html?rank_code=unit&belong_code=26

救急集中治療科

Q 27

患者さんの救命と社会復帰を支援する敗血症診療

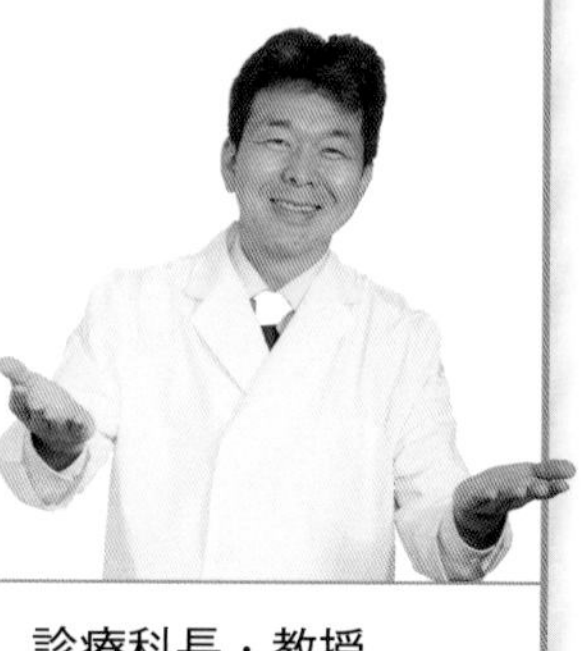

診療科長・教授
大藤 純
（おおとう じゅん）

敗血症とは？

敗血症とは、細菌やウイルスに感染することで強い炎症が起き、さまざまな症状が出る病気です。適切に治療が行われないと全身の臓器が障害され、死に至ります。世界で年間4,900万人が敗血症にかかり、1,100万人が亡くなっています。また、世界中の死者の5人に1人は敗血症が原因で死亡しており、死因としてはがんを上回るともいわれています。敗血症の原因として、肺炎、尿路感染、腸管感染などが多く、病原体としては細菌が多くを占めます。

Q 敗血症はどんな症状ですか？

A 敗血症では、全身の主な臓器（脳、肺、心臓、腎臓、肝臓、消化器、血管）の機能が低下し、さまざまな症状が現れます。

発熱、意識がもうろうとする、息苦しい、血圧が低い、手足の色が悪い、尿が出ない、黄疸《おうだん》が出る、出血が止まりにくい、などです。

Q 敗血症の検査・診断方法は？

A 何らかの感染症が疑われ、かつ、①意識がおかしい、②血圧が低い（収縮期血圧100㎜Hg以下）、③呼吸が速い（呼吸回数が22回／分以上）のうち、2つ以上が該当する場合に敗血症が疑われ、血液検査、画像検査、細菌培養検査などから総合的に診断します。

Q 敗血症の治療方法は？

A 抗菌薬による感染症の治療のほか、敗血症性ショックと呼ばれる命の危険が迫っている状態となっている場合も多く、ショックへの治療を行い救命に全力を尽くします。人工呼吸器や血液透析、体外循環装置（ECMO《エクモ》）を使用する場合もあります（写真1）。

集中治療室内には、患者さんから採取した検体に特殊な染色を施して、直接顕微鏡で病原菌を診断することで一刻も早く適切な抗菌薬の選択を可能とするシステムや、各種ウイルスの遺伝子検査装置により、ウイルス感染から重症患者を守るシステムも確立しています（写真2）。

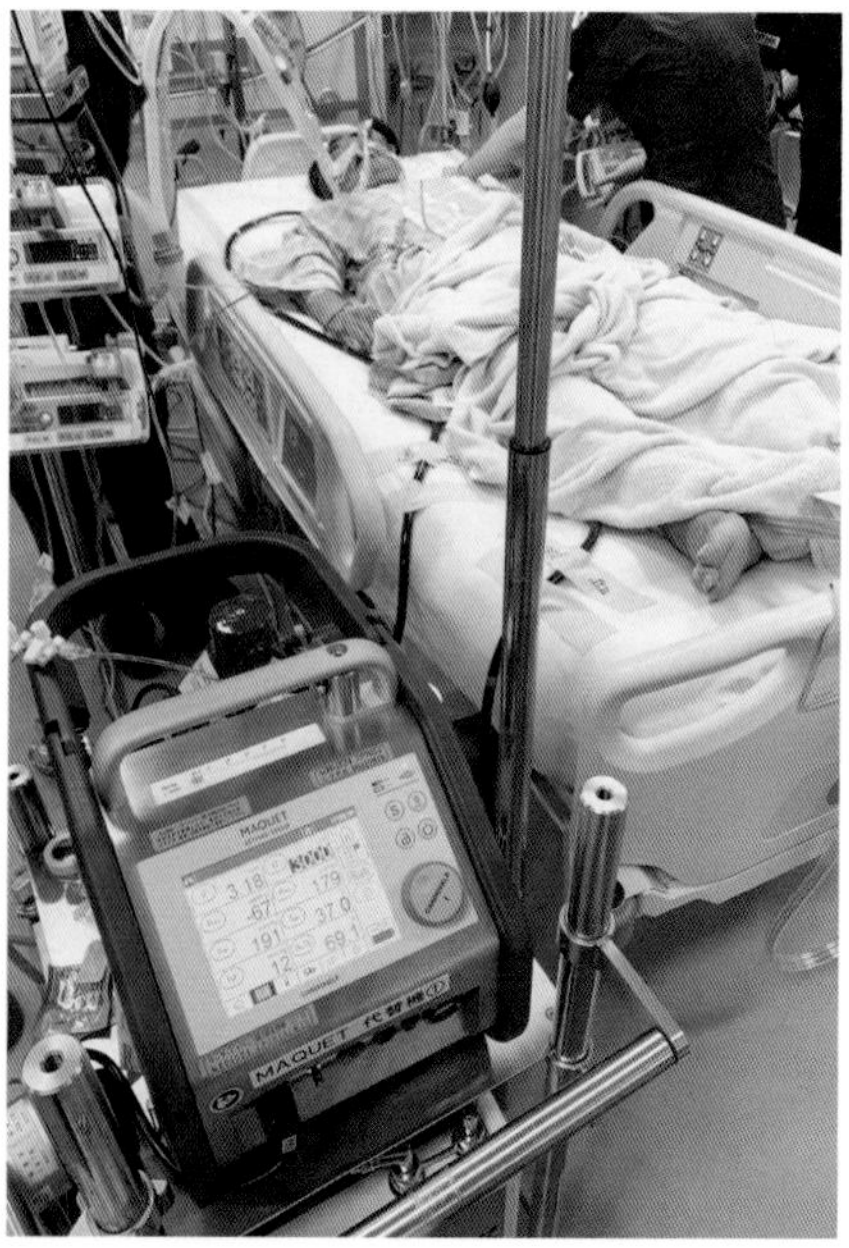

写真1　ECMOによる循環・呼吸の補助

敗血症は回復までに時間がかかるため、治療中に体力や認知力が弱り、さまざまな合併症を引き起こす可能性があります。

そのため、適切な全身管理（呼吸・循環・脳機能の管理、痛みやストレスの緩和、栄養管理、リハビリなど）を絶え間なく実施して病気からの回復を促していき、合併症を予防することが重要です。

近年では、重篤な疾患から救命できても、その後の身体機能、認知機能、精神機能、そして患者さん家族のメンタルヘルスまでもが著しく障害される集中治療後症候群（Post Intensive Care Syndrome：P−ICS）が注目されています。

集中治療後症候群（P−ICS）は、集中治療室で治療される患者さんの半数近くがかかるという報告もあります。

当科では、重症患者さんの救命のみならず、このP−ICSを予防し、社会復帰までを念頭に置いた重症管理を展開しています（写真3）。

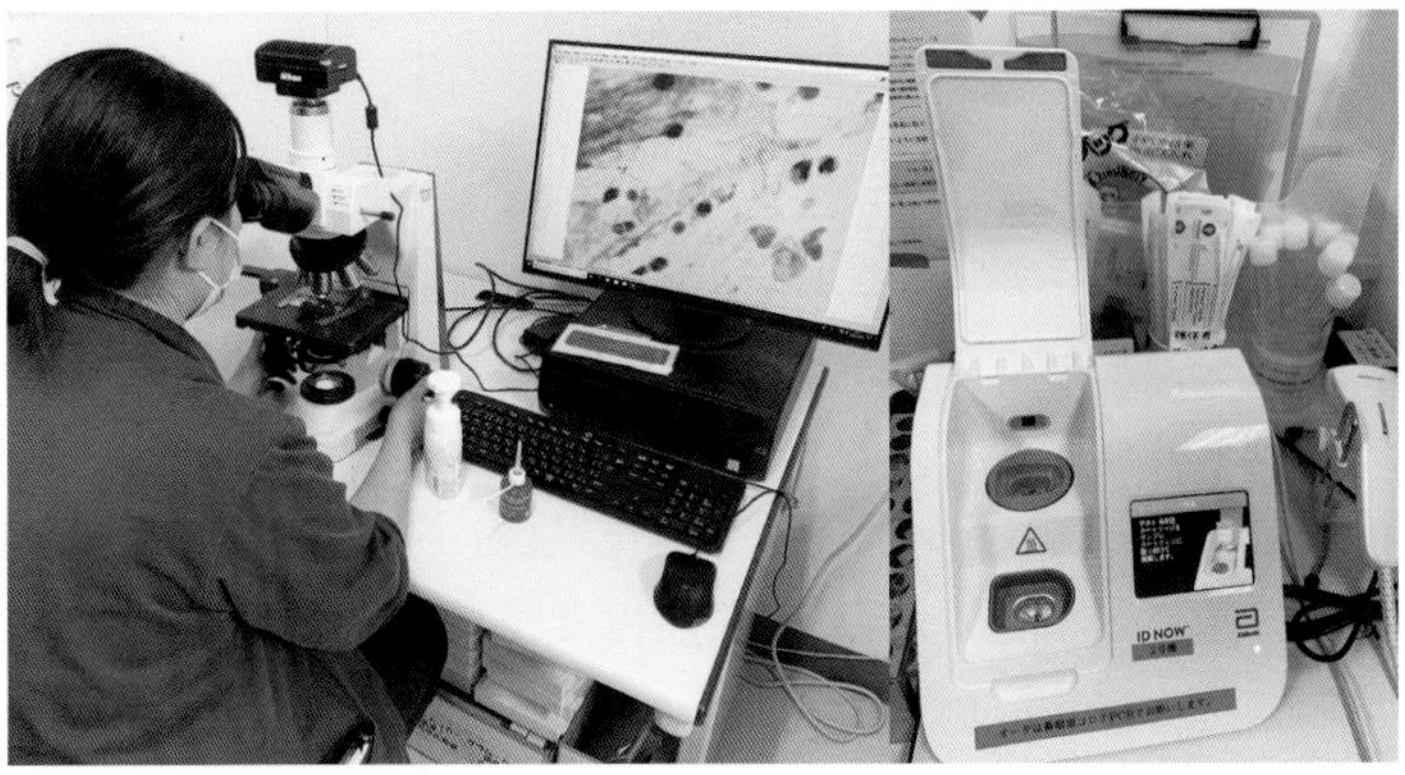

写真2　集中治療室内で実施される病原菌診断（左）と各種ウイルスの遺伝子検査装置（右）

Q 敗血症の予防方法は？

A さまざまな感染症から敗血症を発症します。

特に高齢者や慢性疾患、免疫抑制薬の内服中などの場合は、感染症が重症化する可能性があり注意が必要です。

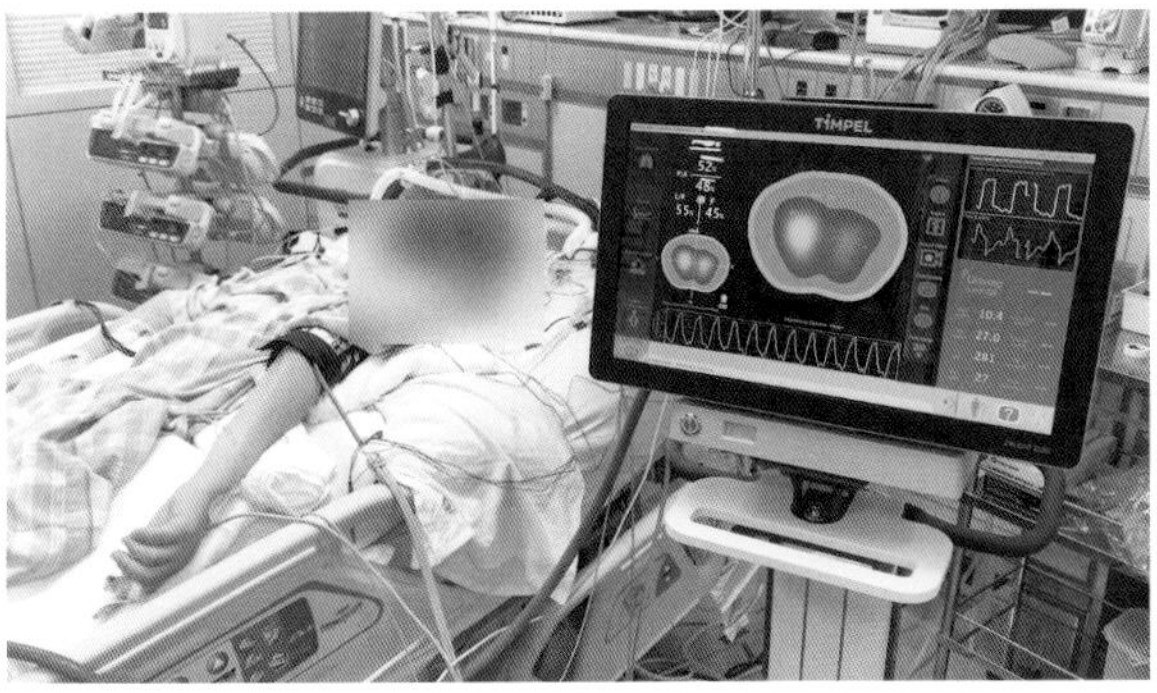

写真4　電気インピーダンストモグラフィーによって肺の動きまで評価する優れた人工呼吸管理

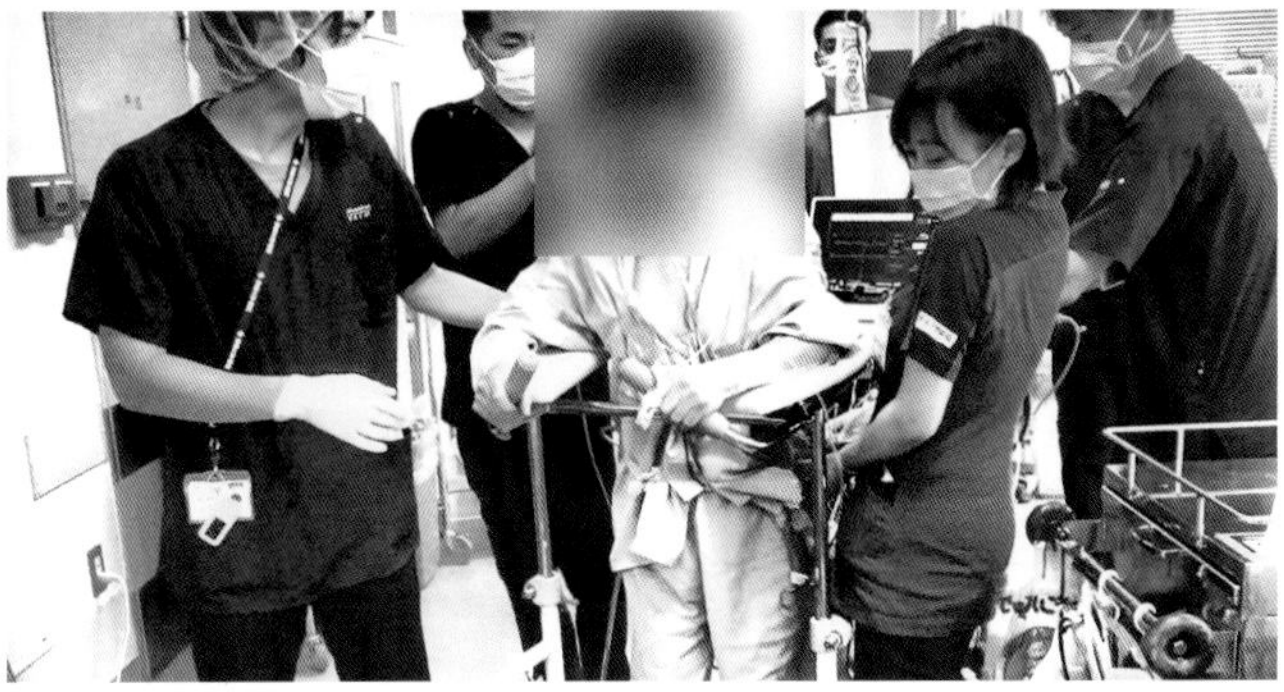

写真3　集中治療室での離床の様子。高度医療機器装着中でも多職種が共同して実施し、PICS予防に努めている

当科の特徴　救急集中治療科

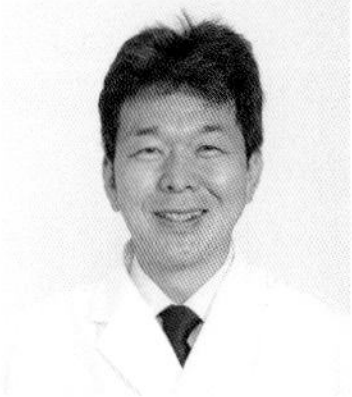

診療科長・教授
大藤 純

▶特色

当科は、他の医療機関では対応が難しい重症患者を受け入れる“最後の砦”としての役割を担っています。救急科・集中治療科専門医の資格を持った医師が多数所属し、集中治療認定看護師や特定行為看護師を中心とした専門性の高い看護スタッフ、臨床工学技士、薬剤師、栄養士、理学療法士と共に高度な診療を展開しています。
集中治療室（ICU10床、HCU11床）には、高性能な生体モニター（写真4）や人工呼吸器、補助循環装置などの医療機器も充実し、世界水準での重症管理が実践されています。ICUでは年間約700症例、HCUでは年間約1,500症例の重症患者さんを受け入れています。また新型コロナウイルス感染症の流行期には、県内唯一の重症患者受け入れ施設として100症例を超える重症患者さんを受け入れてきました。

▶主な対象疾患

敗血症、急性呼吸窮迫症候群（ARDS）、広範囲熱傷、急性呼吸不全、急性冠症候群、脳卒中、中毒、大手術後患者、小児重症患者、新型コロナウイルス感染症（重症患者）など

参考URL
https://tuh-ericu.org/

むし歯科

Q 28

マイクロスコープを使った精密なむし歯治療

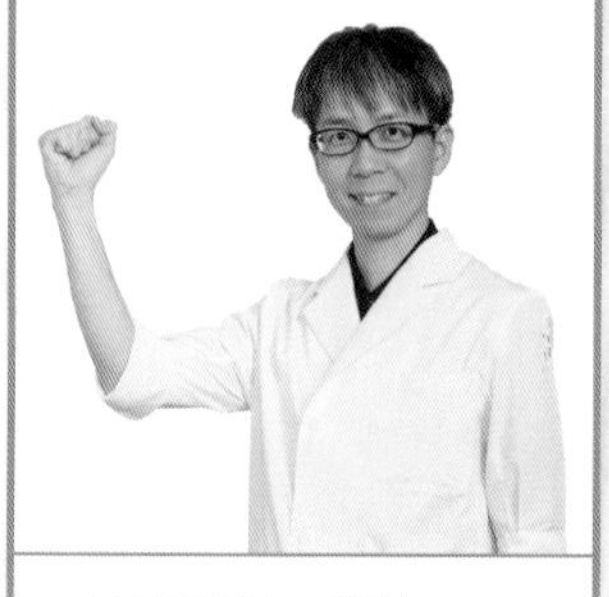

外来医長・助教
武川 大輔
（たけがわ だいすけ）

むし歯治療とは？

現代のむし歯治療は、技術の進化とともに大きく変化しています。早期の診断と治療がむし歯治療の基本となりますが、症状や進行状況によっては長期にわたる継続的な管理とケアがさらに重要になることがあります。

特に、難治性の症例（治りにくいむし歯）に対しては、患者さん一人ひとりの状態に合わせた、時間をかけた丁寧な治療が求められます。当科では、先進的な設備と最新の研究成果を活用し、それぞれの患者さんに最適な治療を提供することを心がけています。

Q むし歯とは何ですか？その進行過程について教えてください

A むし歯は、口腔内の細菌が作り出す酸が、歯の硬い組織を侵す疾患です。初期のむし歯では、細菌が歯の内部に到達していないため、痛みはほとんどありません。しかし、むし歯が進行すると、細菌はエナメル質から象牙質《ぞうげしつ》へと侵入し、この段階で冷水痛などの症状が出始めます。さらに進行して細菌が歯髄《しずい》に到達すると、歯髄炎や根尖性歯周炎《こんせんせいししゅうえん》といった深刻な状態に陥る可能性があります（図）。

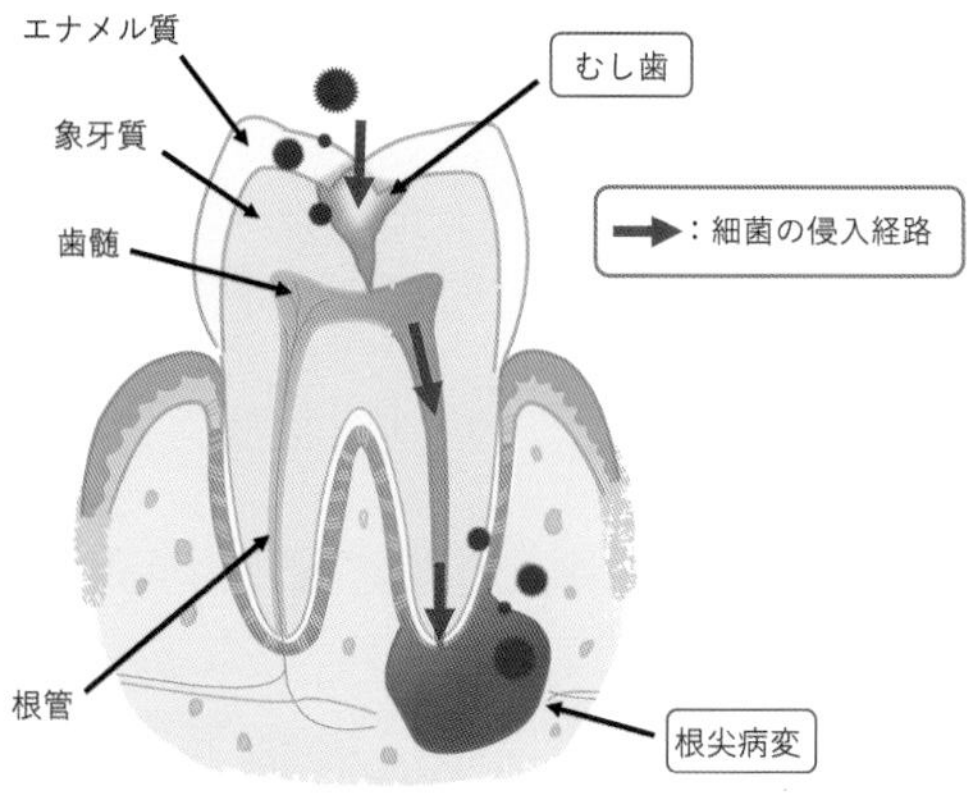

図　むし歯の進行

Q マイクロスコープ（歯科用の顕微鏡）を用いたむし歯治療のメリットは何ですか？

A マイクロスコープを用いたむし歯治療は、従来の治療よりも高い精度での治療が可能となります。

コンポジットレジン修復（歯に近い色の樹脂で歯を修復する方法）では、マイクロスコープを使用して病変部を詳しく観察し、その部分だけを正確に除去します。その後、過不足なくコンポジットレジンを充填し磨くことで、自然な仕上がりが得られます。

また、根管《こんかん》治療にもマイクロスコープが大いに役立ちます（写真1、2）。例えば、むし歯が進行して歯髄まで細菌が侵入してしまったケースでも、マイクロスコープを使用することで根管を丁寧にクリーニングできます。これにより治療の見通しが向上し、より信頼性の高い治療が可能となります。

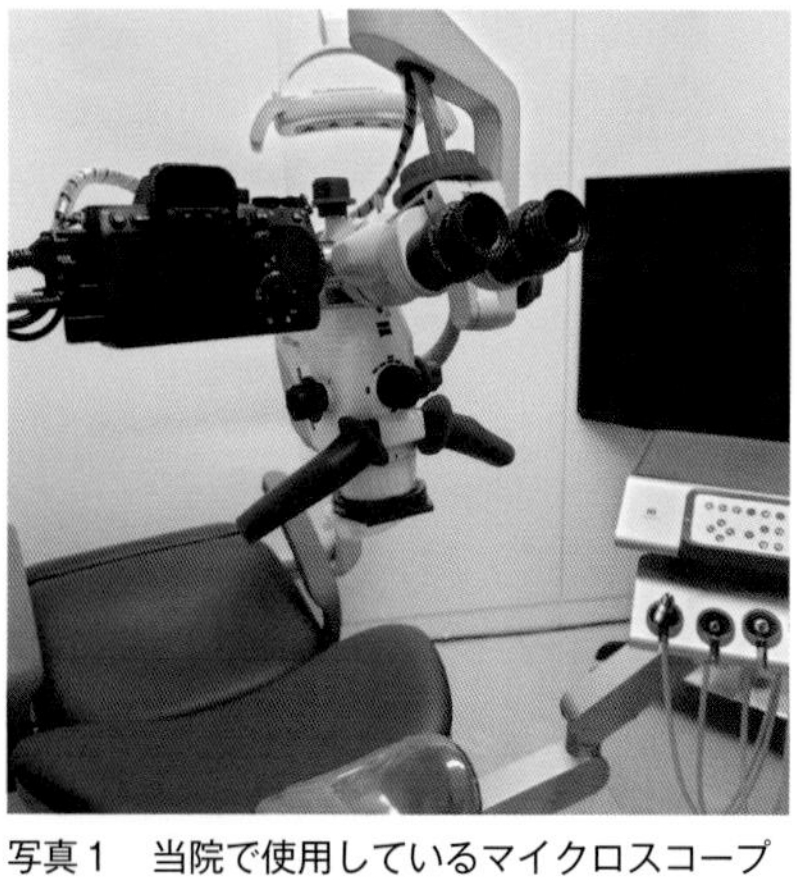

写真1　当院で使用しているマイクロスコープ

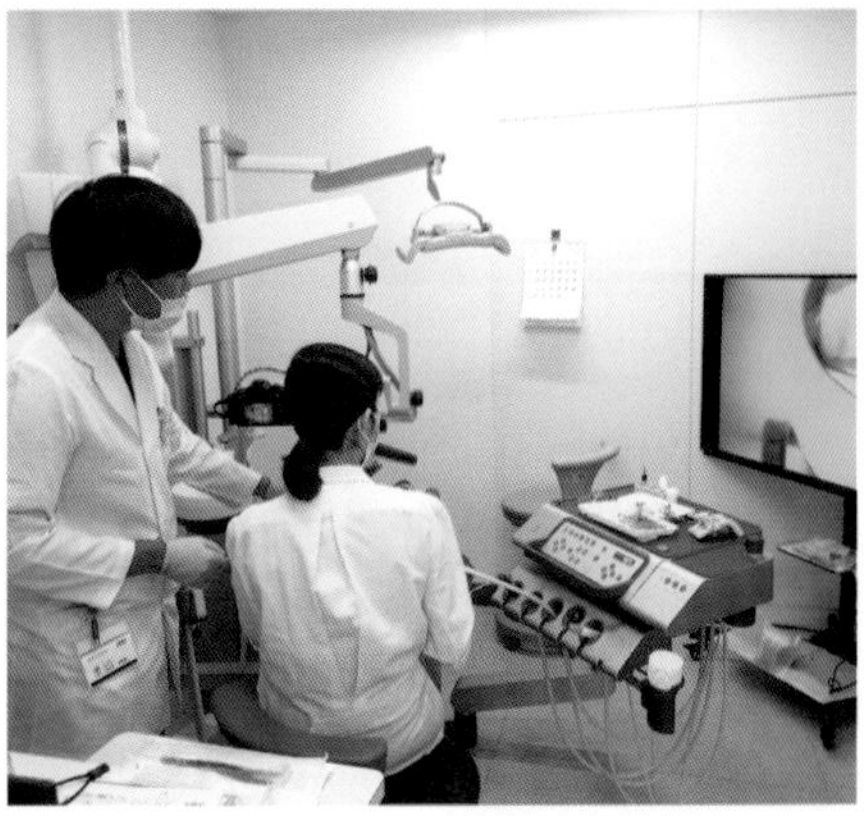

写真2　マイクロスコープを使用した治療風景

Q むし歯治療が難しいケースとは、どのような場合ですか?

A むし歯治療が難しいケースとは、歯の奥まで感染が広がり、何度治療しても症状が改善しない状態を指します。また、根管治療後に咬合《こうごう》痛《つう》(かんだときの痛み)が消失しない場合などもこれに該当します。

　このような状況では、治療期間が通常よりも長くなることが多く、何度も通院する必要が出てくることもよくあります。患者さんにとっては少し負担が大きいかもしれませんが、丁寧に治療を行うことで、より良い結果をめざします。(写真3に示すように、治療前の根の先にある黒い部分は感染した組織や炎症を示しています。根管治療が成功すると、この黒い部分が白くなり、正常な骨組織に置き換わります)

　一方で、通常の根管治療では治らない場合、歯根端切除術《しこんたんせつじょじゅつ》などの外科処置が必要となることもあります。歯根端切除術とは、根の先の感染した組織や炎症を外科的に取り除く手術のことです。当科にはこのような高度な治療を行うための設備も整っており、最適な治療を提供しています。

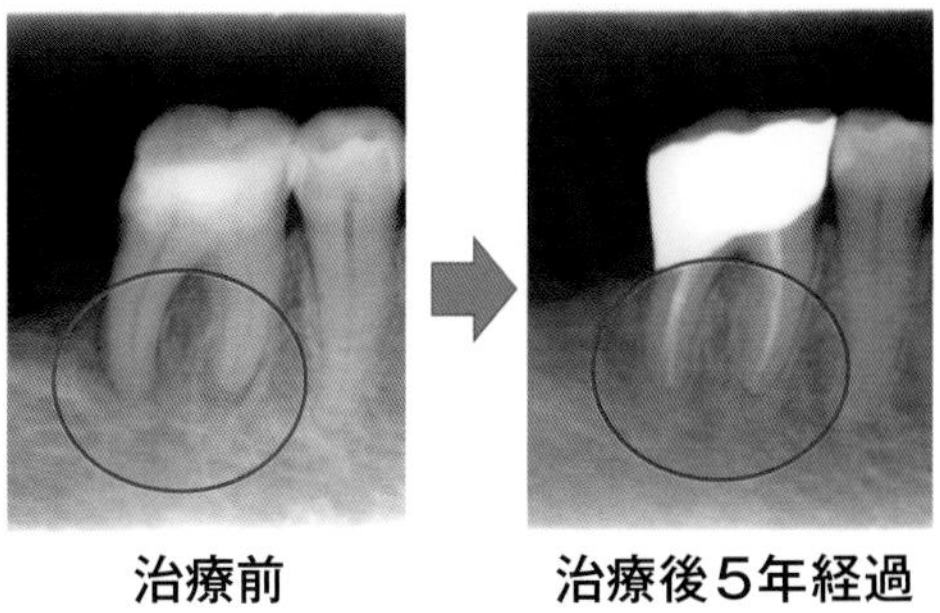

写真3　レントゲン写真で見る根の病気の治療成果

Q 大学病院でのむし歯治療はどのようなものですか?

A 大学病院では、一般の歯科医院での治療が困難なケースを主に扱っています。具体的には、かかりつけの歯科医院でむし歯治療を行っても改善しなかった方、歯科恐怖症で治療が難しい方、または基礎疾患を持っている歯科治療のリスクが高い方などが対象となります。

　特に歯科恐怖症や基礎疾患のある患者さんに対しては、歯科麻酔科と連携し、治療中の全身状態のモニタリングや、精神鎮静法《せいしんちんせいほう》を使用した治療も行っています。また、研修歯科医師や臨床実習学生が診療に立ち会うことで、教育面でも高いレベルを維持できるよう心がけています。

　ただ、治療の方法については一般的な歯科医院と大きく変わることはありません。むし歯治療は「細菌との戦い」であるため、ラバーダム(ゴム製のシート)(写真4)の使用や滅菌された器具の適切な使用など、基本的な手技に忠実で丁寧な対応が特徴です。

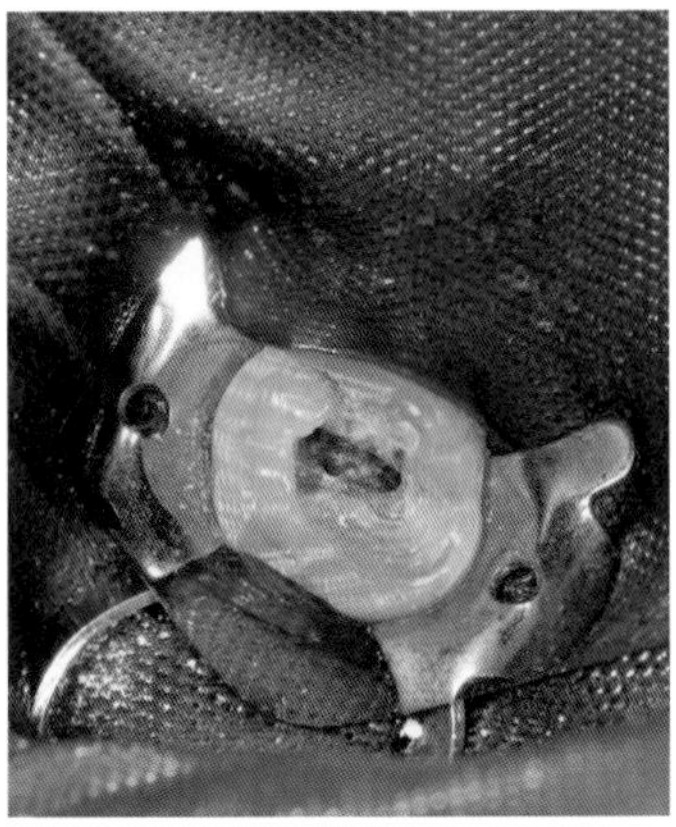

写真4　細菌の侵入を防ぐラバーダム

当科の特徴　むし歯科

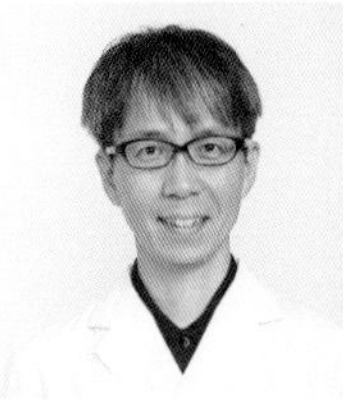

外来医長・助教
武川 大輔

▶特色

当科には歯科保存学の専門医や認定医が多く在籍しており、専門的な知識と技術力に基づいた診断と治療を行っています。保険診療だけでなく、自由診療についても充実しており、特殊コンポジットレジンを用いた審美修復やホワイトニング、ホワイトスポット治療などを専門的に行う歯科医師も在籍しています。さらに、大学としての研究活動を通じて、AIやビッグデータ、デジタルデンティストリーといった最新技術を活用し、先進的な医療をめざしています。

▶主な対象疾患

むし歯(う蝕《しょく》)、歯髄炎、根尖性歯周炎、象牙質知覚過敏症、歯の着色・変色など

参考URL
https://rdm-tokushima-u.jp/

歯周病科

Q 29

根尖性歯周炎と歯周病に対する正確かつ緻密な治療

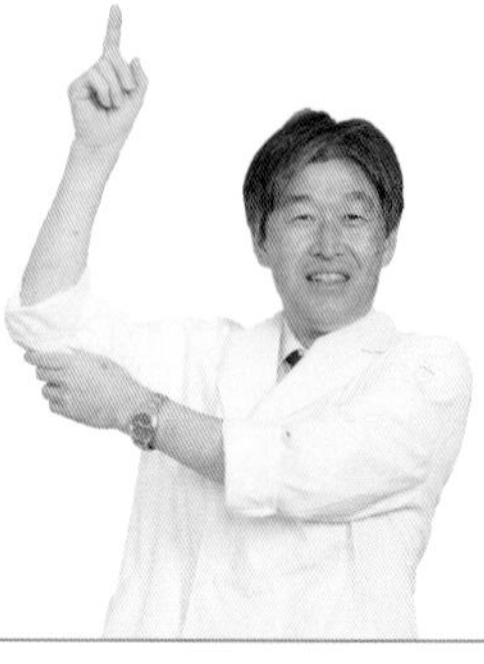

診療科長・教授
湯本 浩通
（ゆもと ひろみち）

根尖性歯周炎と歯周病とは？

歯の周りに炎症が生じて、歯を支える骨が溶ける疾患には大きく2つあり、共に口の中の病原細菌の感染によるものです。1つは、むし歯で空いた穴から細菌が歯の中へ深く侵入して、神経や血管を主体とした組織や、根の先とその周囲にまで感染が及び炎症が生じる根尖性《こんせんせい》歯《し》周炎《しゅうえん》です。もう1つは、歯と歯肉（歯ぐき）の間の隙間である歯周ポケット内で増えた細菌が、歯肉に感染して炎症が生じて進行した結果、歯を支える骨（歯《し》槽骨《そうこつ》）が溶ける歯周病です。

Q 根尖性歯周炎と歯周病はどんな症状ですか？

A 根尖性歯周炎では、歯肉が腫れ、痛みが生じ、進行すると根の先の骨が溶け、膿《うみ》がたまります（写真1）。

歯周病では、歯肉に炎症が生じて、歯ブラシでも歯肉から出血しやすくなり、歯肉が腫れて歯の周りに膿がたまります。進行すると、歯槽骨が溶けて、歯肉が下がり根の表面が露出し、歯が動いて、かんだときに痛みを生じます（写真2）。

放置すると歯が動いて、かみ合わせが不安定となり、口の中の機能や審美性に大きな影響が出ます。

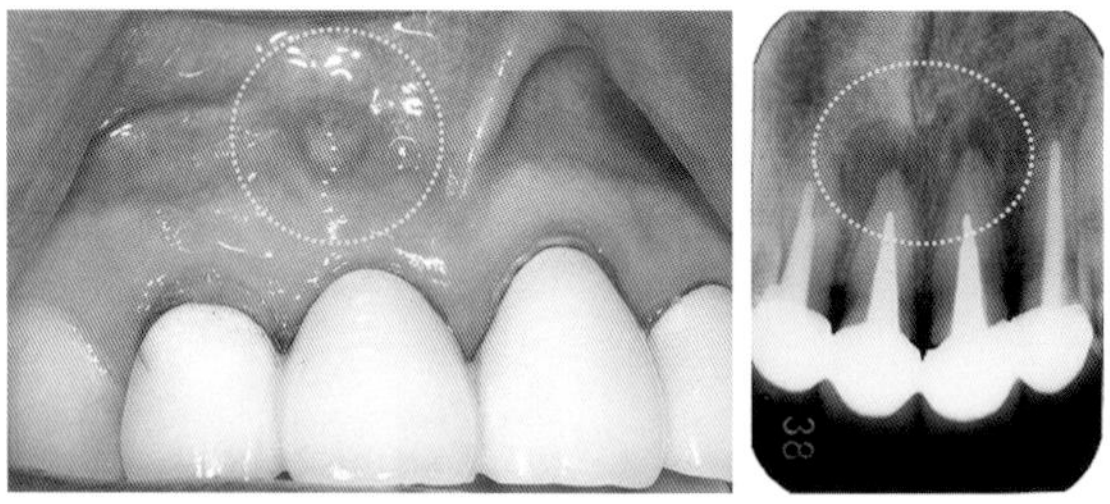

写真1　根尖性歯周炎

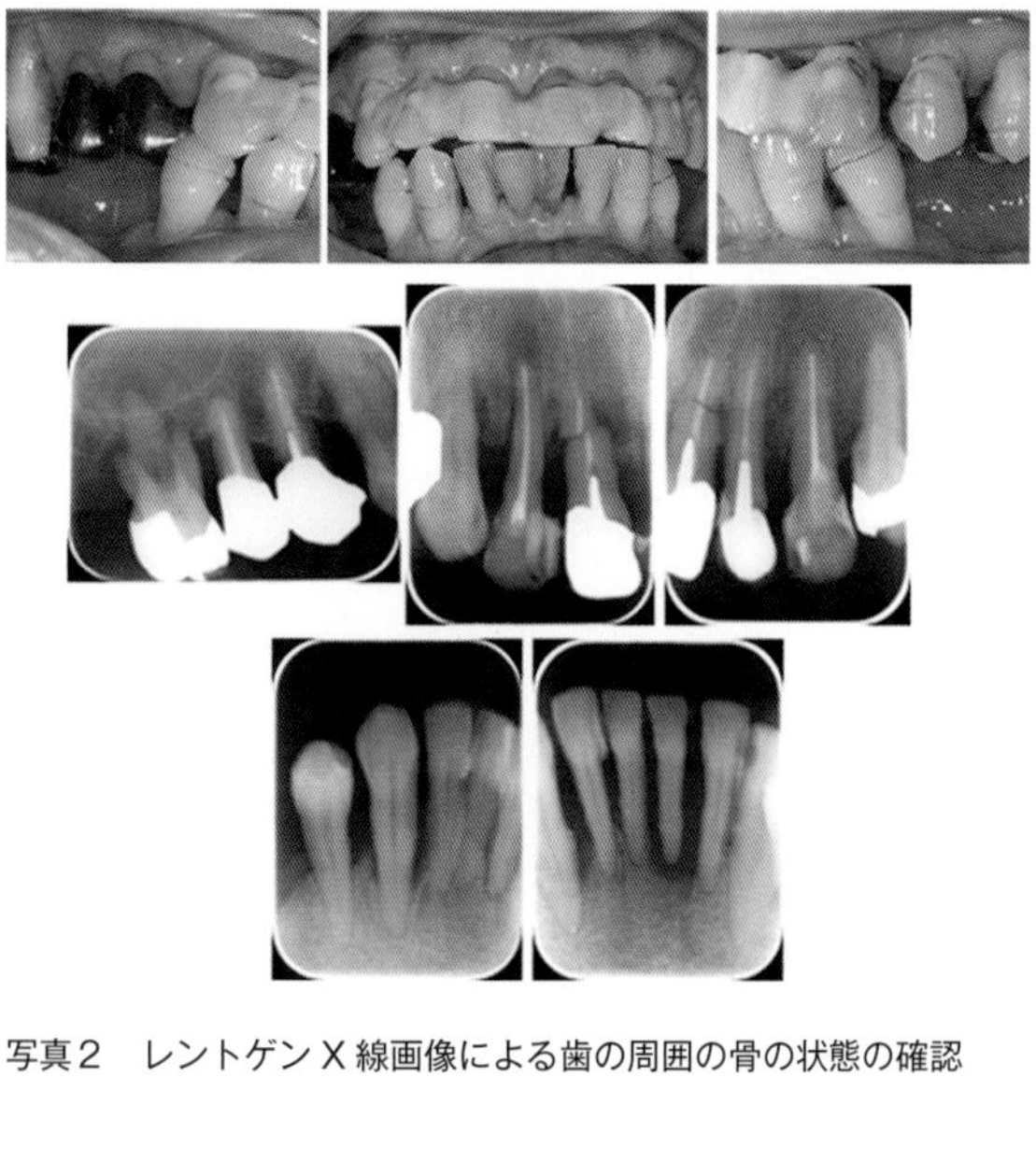

写真2　レントゲンX線画像による歯の周囲の骨の状態の確認

Q 根尖性歯周炎と歯周病の検査・診断方法は？

A 痛みや歯肉の腫れ・出血・膿のたまり具合、歯周ポケットの深さ、歯の動く程度、かみ合わせ、歯の外観を注意深く調べ、さらにX線写真による診査や歯みがき状態、歯石《しせき》の量、細菌感染状態の診査（PCR検査）を行います。

また、歯の中や周りの構造は複雑であるため、立体的に把握できる歯科用CT撮影を行う場合もあります（写真

3）。さらに、歯科用顕微鏡を用いて、根の中の深い部分や歯の周りの状況をより詳細に観察します。

Q 根尖性歯周炎と歯周病の治療方法は？

A 根尖性歯周炎の治療の目的は、「根の中の細菌の除去」と「再感染を防ぐ緊密な封鎖」です。

治療が困難となり、痛み・腫れや膿が止まらないなどの症状が続く難治性の病変に対しては、歯肉を切開して根の先端を露出させた後、根の周りを清掃して、さらに根の先端を3㎜ほど切除し、その切断面を封鎖する外科的治療が行われます（写真4）。

歯周病治療の主体は、細菌の固まりである歯垢《しこう》や歯石を除去し、細菌がたまりにくく清掃しやすい環境を整える処置です。かみ合わせの調整や動いている歯の固定も行います。場合により歯肉を切開して、歯周ポケットの奥深く見えづらい部分にある歯石を除去する「フラップ手術」も行われます。

また、歯周組織を構成する細胞を活性化させる「成長因子」や骨補填材《こつほてんざい》を用いた歯周組織再生療法《ししゅうそしきさいせいりょうほう》を行うこともあります。

ただし、重度に進行した歯周病や全身状態などによっては、すべての症例において適応・有効であるとは限りませんので、詳細は担当医にご相談ください。

Q 根尖性歯周炎と歯周病の予防方法は？

A 根尖性歯周炎と歯周病は、細菌感染症ですので、ブラッシングなどで口の中を清潔な状態に維持することが一番の予防法です。

しかし、疾患の初期では痛みなどの自覚症状をほとんど伴いませんので、定期的に歯科医院に通院し、検査や清掃を受けることが重要です。

また、口の中の細菌感染が、糖尿病や動脈硬化・肺炎・早産といったさまざまな全身疾患と関連することが知られています。従って、体の抵抗力なども疾患の発症、進行や治療効果に影響を及ぼしますので、リスクとなる全身疾患や栄養、喫煙などに対する対策も必要となります。

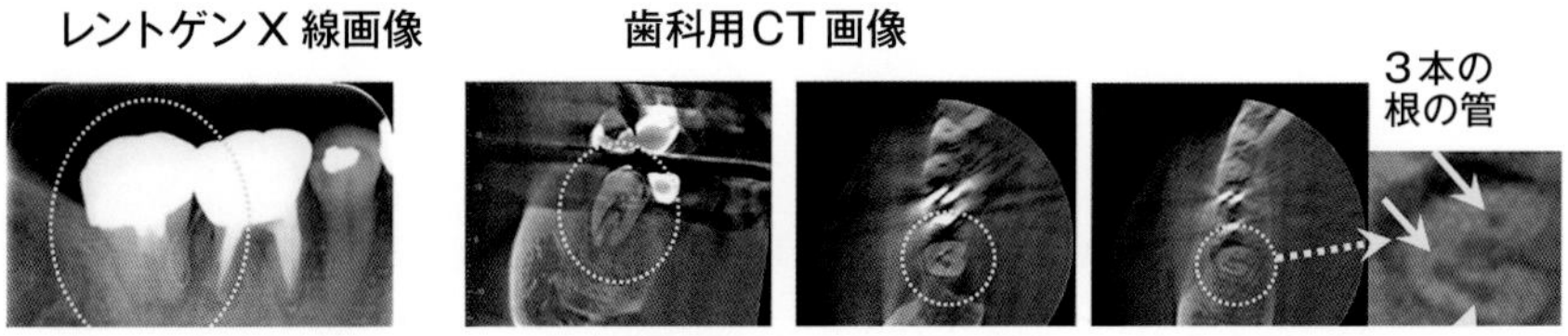

写真3　歯科用CT画像による根の中の構造の確認

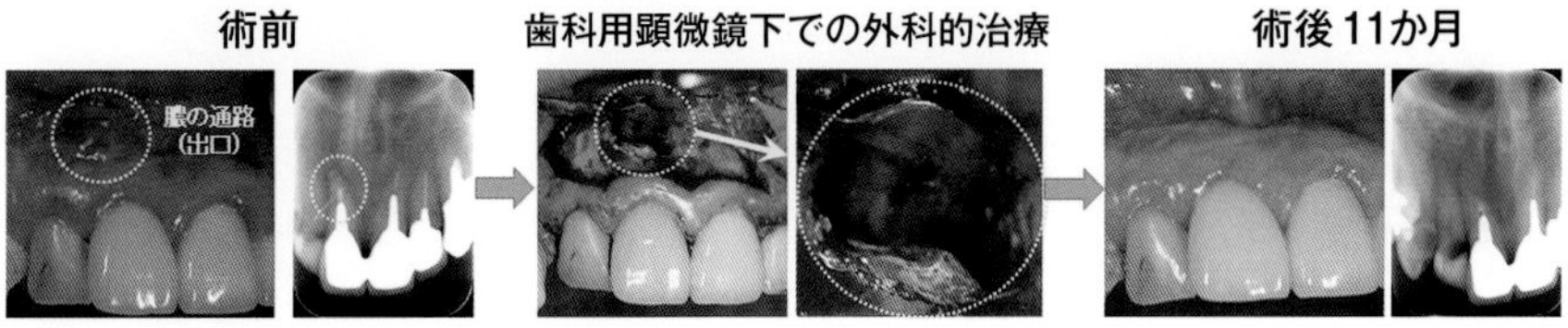

写真4　根尖性歯周炎に対する外科的治療

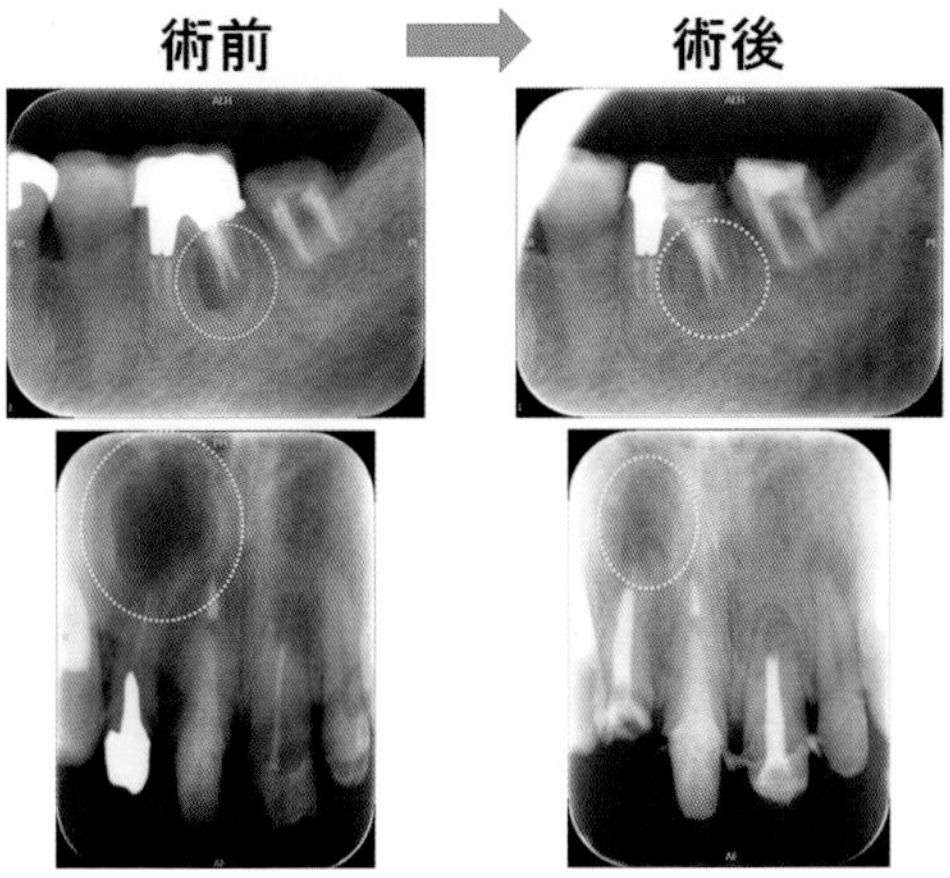

写真5　高周波電流の根尖性歯周炎への応用

当科の特徴 歯周病科

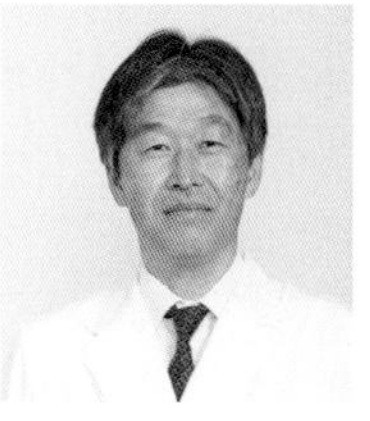

診療科長・教授
湯本 浩通

▶特色

一般的な根尖性歯周炎に対する根管治療（歯内療法）に加えて、高周波治療（写真5）、レーザー治療、さらには外科的歯内療法を行っています。
基本的な歯周病治療に加え、レーザー治療、歯周外科治療（フラップ手術）、歯周組織再生療法、歯肉移植術（露出した根の表面を歯肉や粘膜で覆う根面被覆術を含む）などの歯周形成手術を実地しています。

▶主な対象疾患

根尖性歯周炎、歯周病、象牙質知覚過敏症、歯髄炎など

参考URL
https://www.tokushima-hosp.jp/department/circulatory.html?rank_code=dent&belong_code=6

そしゃく科

Q 30

歯の欠損～専門的で革新的な入れ歯治療

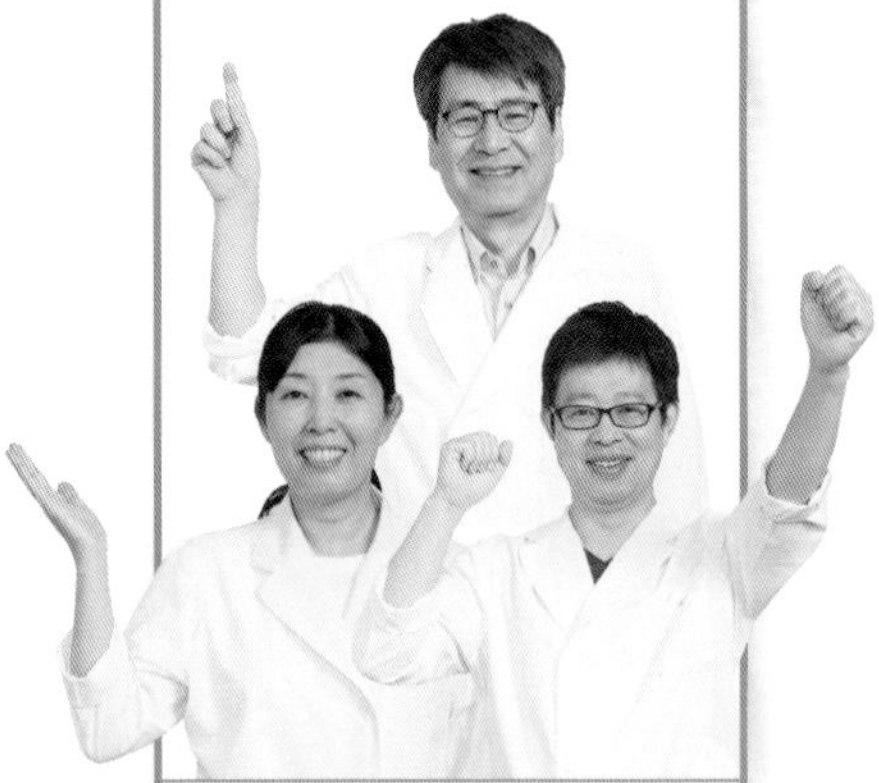

診療科長・教授
市川 哲雄（写真中）
（いちかわ てつお）

講師
石田 雄一（写真右）
（いしだ ゆういち）

講師
渡邉 恵（写真左）
（わたなべ めぐみ）

歯の欠損とは？

成人の歯は通常28本（親知らずを含まず）あり、何らかの原因でこれらの歯の一部あるいは全部を失ってしまった状態を歯の欠損といいます。生まれつき歯がない先天的なものから、事故などの外傷、むし歯や歯周病、歯が割れるような重度の歯ぎしりなどが欠損の主な原因です。
歯の欠損の中で義歯の対象となるのは、歯そのものが失われた欠損（歯《し》列欠損《れつけっそん》）です。上下の顎《あご》それぞれの欠損部位や、欠損本数、かみ合わせなどで治療方法は変わります。

Q 歯の欠損とは何ですか？

A 成人の歯は、親知らずを除いて通常28本あります。何らかの原因によって、これらの歯の一部あるいは全部を失ってしまった状態を、歯の欠損といいます。

歯の欠損は、生まれつき歯がない先天的なものから、事故などの外傷、むし歯や歯周病、歯が割れるような重度の歯ぎしりなどが原因になります。

歯の欠損の中で義歯の対象となるのは、歯そのものが失われた欠損（歯列欠損）です。上下の顎それぞれの欠損部位や、欠損本数、かみ合わせなどで治療方法は変わります。

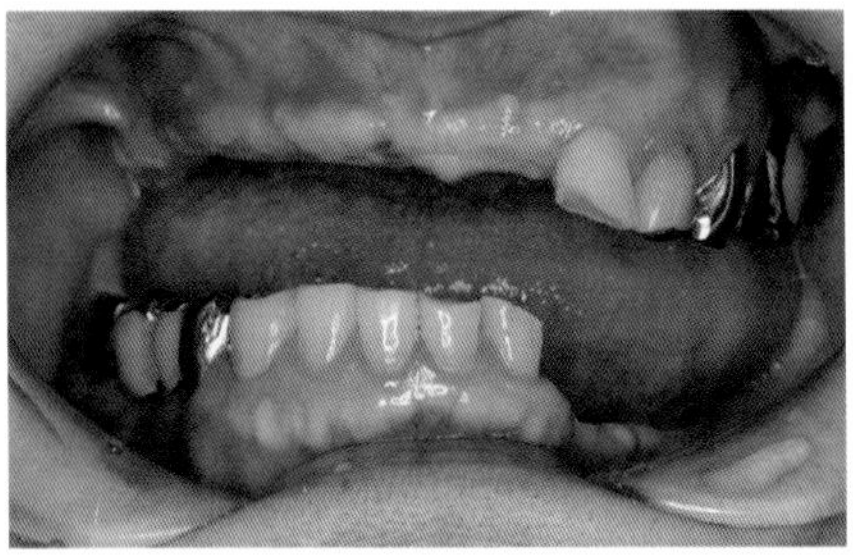

写真１　歯が欠損した状態

Q 歯の欠損とはどんな症状ですか？

A 歯の欠損を放置すると、前後の歯が倒れてかみ合わせがおかしくなる、食べ物が詰まりやすくなる、磨きにくくなってむし歯や歯周病が進むことでさらに歯が抜けて欠損が広がる、といった問題が生じます。

歯を失うと、食べられるものに限りがでてきます。また、歯がなくなったところから息が漏れたり、舌がうまくあたらなくなって会話にも支障が出ます。さらに口元の見た目も悪くなります。歯の欠損は、健康で快適な生活を送る上で大きな障害となる疾患です（写真１）。

Q 歯の欠損の検査・診断方法は？

A 歯の欠損の治療のはじめには、患者さんの口元の様子、残っている歯や歯ぐきの状態、使用中の義歯の状態、舌や頰《ほお》、口唇《こうしん》（くちびる）など周囲組織の状態、口を開閉する動きと顎《がく》関節《かんせつ》の状態などを観察します。

さらに、舌や口唇の動きや、どのくらいかめているのかといった、口腔機能に関する検査を行うこともあります。

簡単な型を取って石膏《せっこう》模型を作り、歯や歯ぐきの状態、かみ合わせの状態などをいろいろな方向から観察し、これらを総合的に診断して義歯の設計や歯科治療全般の治療計画を立てます。

また、近年はこれらの一部に口腔内スキャナやコンピューターシミュレーションを用いています。

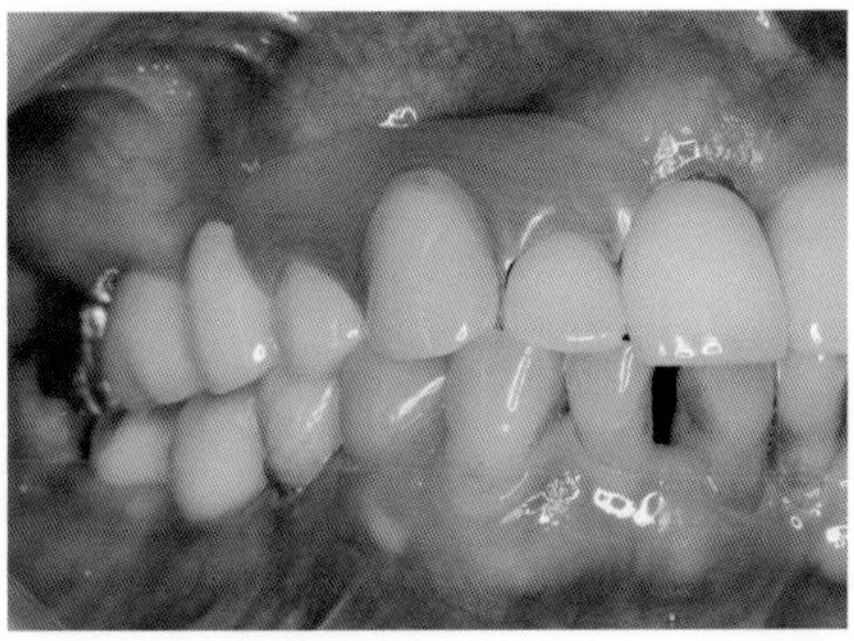
写真３　ノンメタルクラスプデンチャーによる治療

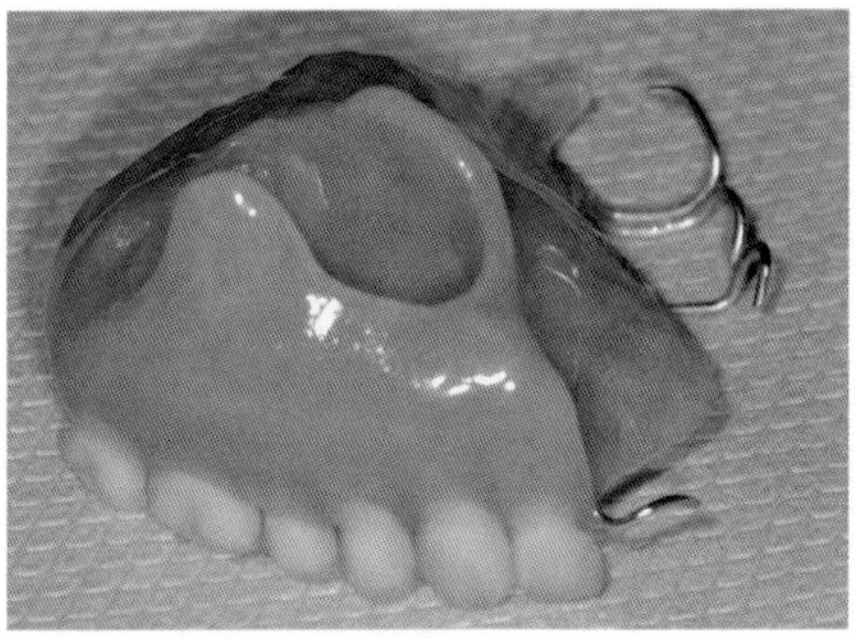
写真２　顎義歯による治療

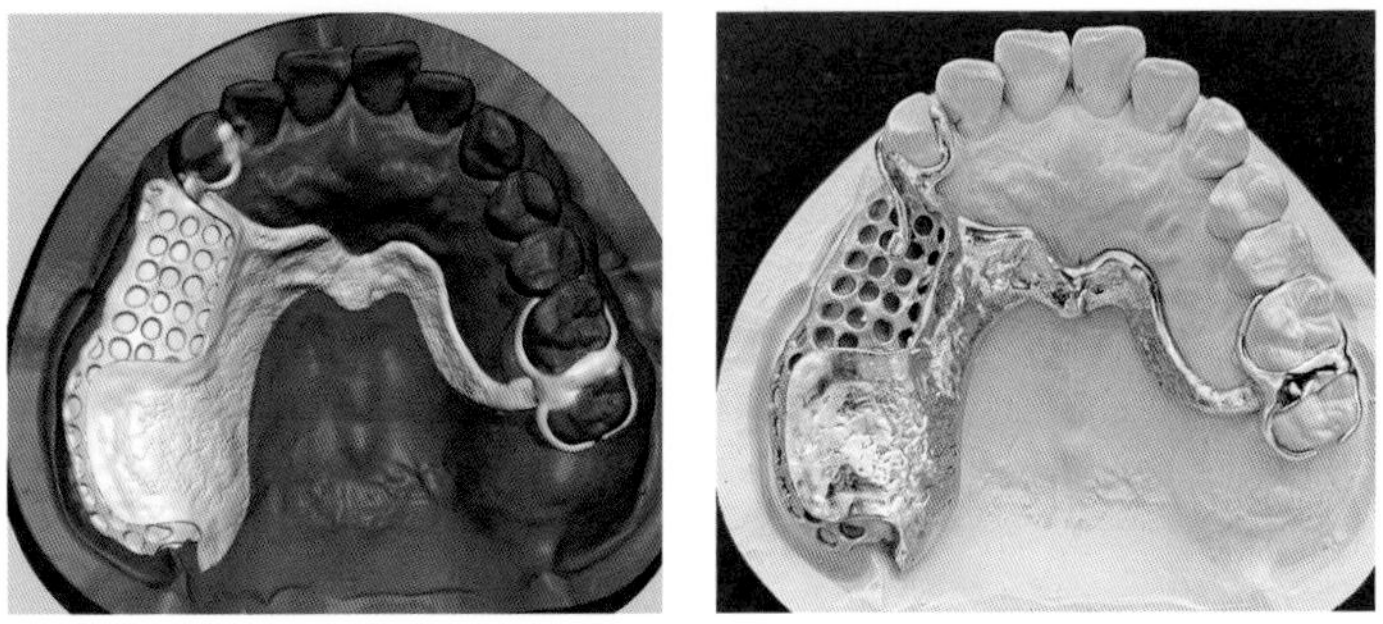
写真４　デジタル設計した義歯の金属部分（左）と完成品（右）

Q 歯の欠損の治療方法は？

A 義歯を用いた治療は歯科の中でも一般的ですが、治療難易度が高い患者さんには、通常の方法では対応しきれないことがあります。義歯の専門外来として、そしゃく科ではそうした方にも治療を行っています。

（写真２）はがんの手術によって口腔《こうくう》と鼻腔《びくう》が交通してしまった患者さんに対して製作した義歯で、治療にはより専門的な知識や技術が要求されます。

義歯の欠点の一つに金属色による見た目の問題がありますが、（写真３）のような金属を用いない義歯もあります。近年はデジタル技術が歯科治療に盛んに応用されています。（写真４）はデジタル技術を用いて義歯を製作している様子です。これはまだ一般的な治療方法に至ってはいませんが、当科ではいち早くこうした技術を導入し、臨床や研究に取り組んでいます。

Q 歯の欠損の予防方法は？

A 歯の欠損が生じる原因には、口腔の清掃不良だけではなく、かみ合わせなどの力の制御不良も大きく影響します。

特に、いったん歯が欠損してしまうと、残っている歯にはこれまで以上のかむ力が加わります。さらに不適切な設計の義歯を使用していると、力の制御が不十分となり、残っている歯も失ってしまうリスクが高まります。また粘膜の痛みも生じやすくなります。

義歯治療の成功や口腔機能の維持には、力をコントロールすることが重要です。そしゃく科では、残された歯や機能が少しでも長く維持できるように、口腔衛生と力の制御のバランスを考えながら治療を行っています。

当科の特徴　そしゃく科

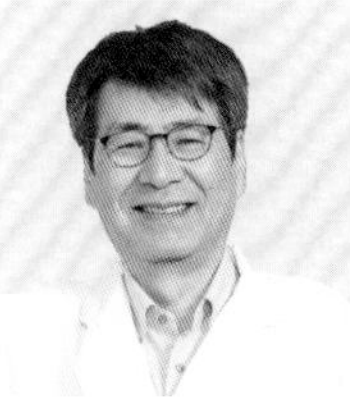
診療科長・教授
市川 哲雄

▶特色

特に義歯に関して高い専門性を持つ治療を行っています。摂食や嚥下《えんげ》（飲み込み）、発音に問題がある患者さんへの歯科的対応、インプラントを用いた治療、最新のデジタル機器の導入や、新しい医療機器の開発や評価にも積極的に取り組んでいます。

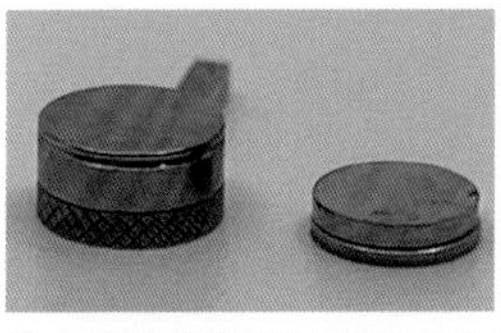
従来の義歯用磁石（左）と新たに開発された超薄型の義歯用磁石（右）

▶主な対象疾患

歯の欠損、顎欠損、補綴装置（義歯やクラウン・ブリッジ）の不適合
また、それに起因する咀嚼障害、嚥下障害、発音障害、審美障害など

参考 URL
https://www.tokushima-hosp.jp/department/circulatory.html?rank_code=dent&belong_code=7

かみあわせ
補綴科

Q 31

歯や顎に影響を及ぼすブラキシズムに対する戦略的治療

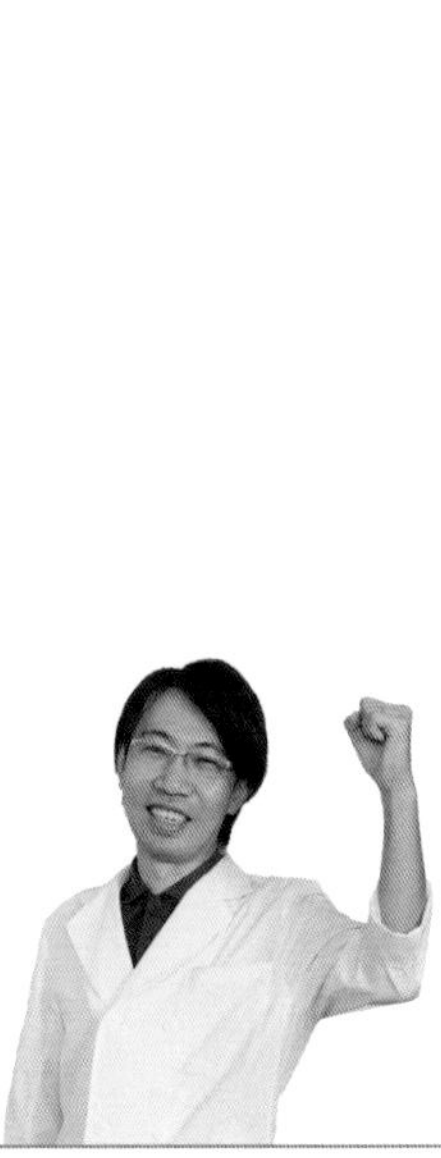

外来医長・講師
鈴木 善貴
（すずき よしたか）

ブラキシズムとは？

ブラキシズムは、かみしめや歯ぎしりなどの口腔習癖《こうくうしゅうへき》で、覚醒時《かくせいじ》ブラキシズムと睡眠時ブラキシズムに分けられます。
覚醒時ブラキシズムの中には、強いかみしめだけでなく、上下の歯を持続的に弱い力で合わせている歯列接触癖《しれつせっしょくへき》（TCH：Tooth Contacting Habit）も含まれます。睡眠中には健康な人でも歯ぎしりやかみしめを行っており、起きているときの最大のかみしめ力（体重と同程度）を超えることがあります。

Q ブラキシズムはどんな症状ですか？

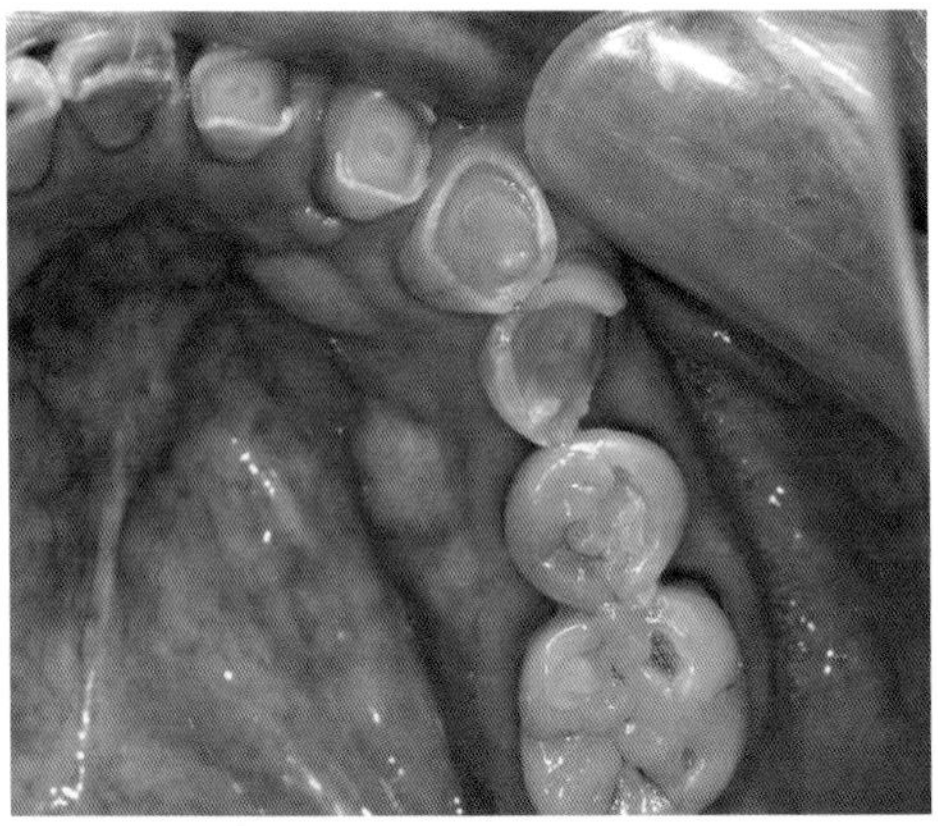

写真1　ブラキシズムによる歯の摩耗や破折

A ブラキシズムは、健康な人にも認められるもので、重いものを持つときやストレスがかかっているときにかみしめたり、睡眠中にギリギリ歯ぎしりをしたりする口腔習癖（無意識に行っているお口の癖）です。

この強い、あるいは弱くとも持続的にかむ力が歯や顎《あご》にかかることによって、歯の摩耗《まもう》や破折《はせつ》（写真1）、差し歯（クラウンやブリッジ）の破損や脱離、歯周病の悪化、歯槽骨《しそうこつ》の増生（増殖すること）、顎関節症《がくかんせつしょう》や緊張性の頭痛などを引き起こします。また、睡眠同伴者の睡眠を妨げる場合もあります。

Q ブラキシズムの検査・診断方法は？

A 次の症状から総合的に判断していきます。

著しい歯の摩耗が認められ、頬《ほお》やこめかみ辺りに存在している、かむときに使用する筋肉（咀嚼筋《そしゃくきん》）の疲労や痛み、口の開けにくさが昼から夜にかけてあるのか、起床時にあるのかによって、覚醒時ブラキシズムか睡眠時ブラキシズムか、両者とも有するのかについて診断をしていきます。

診断が難しい場合には、ウェアラブル筋電計を用いて、日常生活における咀嚼筋の筋活動を測定し、確定診断していきます（写真2）。

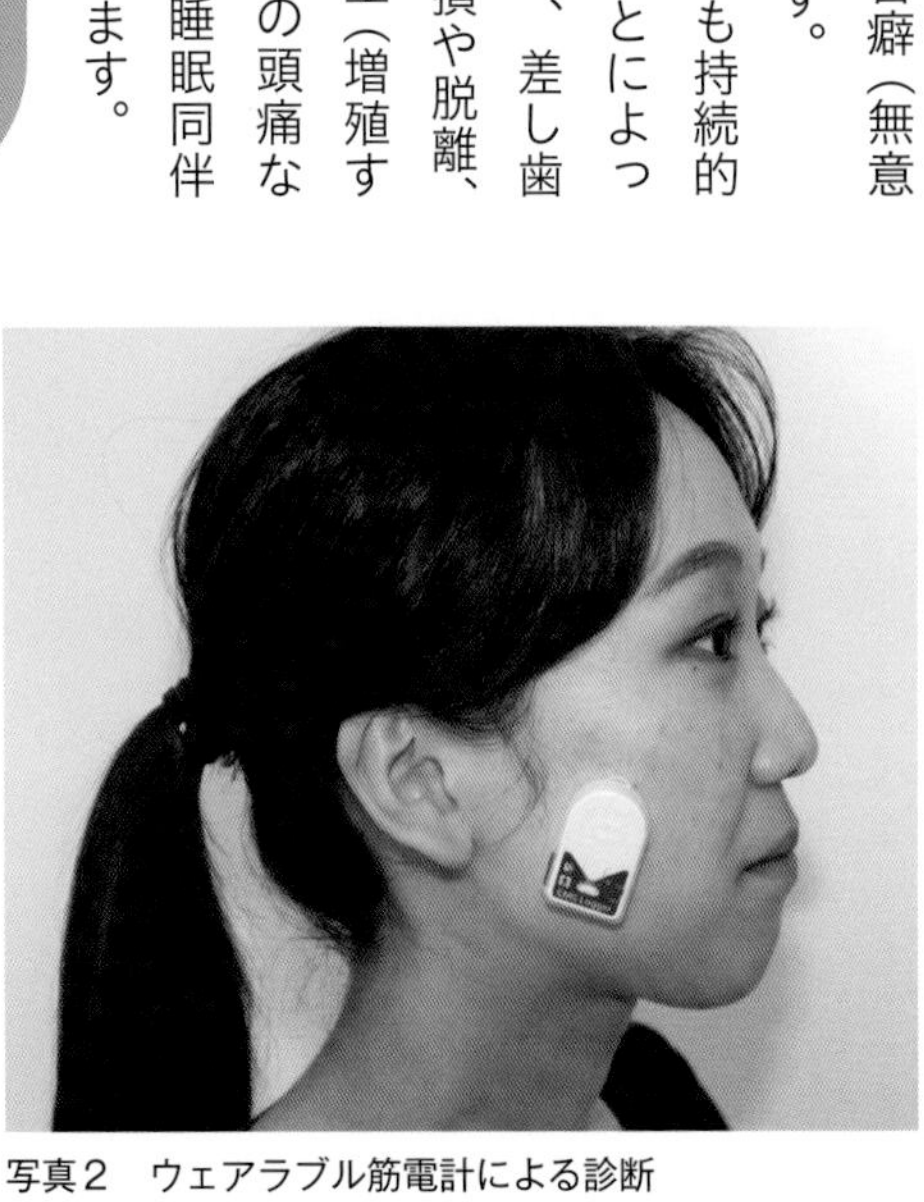

写真2　ウェアラブル筋電計による診断

Q ブラキシズムの治療方法は？

A ブラキシズムは原因不明のもの（原発性）と、何らかの疾患に伴って生じているもの（続発性）があります。

続発性の睡眠時ブラキシズムは、睡眠時無呼吸、逆流性食道炎、不眠症のような疾患が原因とされています。

問診やアンケートなどによって、そうした疾患があてはまる可能性がある場合には、専門外来に紹介をし、医科と歯科が連携して治療にあたります。

覚醒時ブラキシズムは、自分で意識的に止めることも可能ですので、カウンセリングによって日中のかみしめやTCH（歯列接触癖）を軽減していきます。

睡眠時ブラキシズムに対しては、歯ぎしりが減るように睡眠衛生指導（表）を行い、ブラキシズムによって破壊された口腔内を、見た目が良く、かめるように治療（写真3）で回復させた後に修復・補綴《ほてつ》、マウスピース（オクルーザルアプライアンス）を装着してもらうこともあります（写真4）。

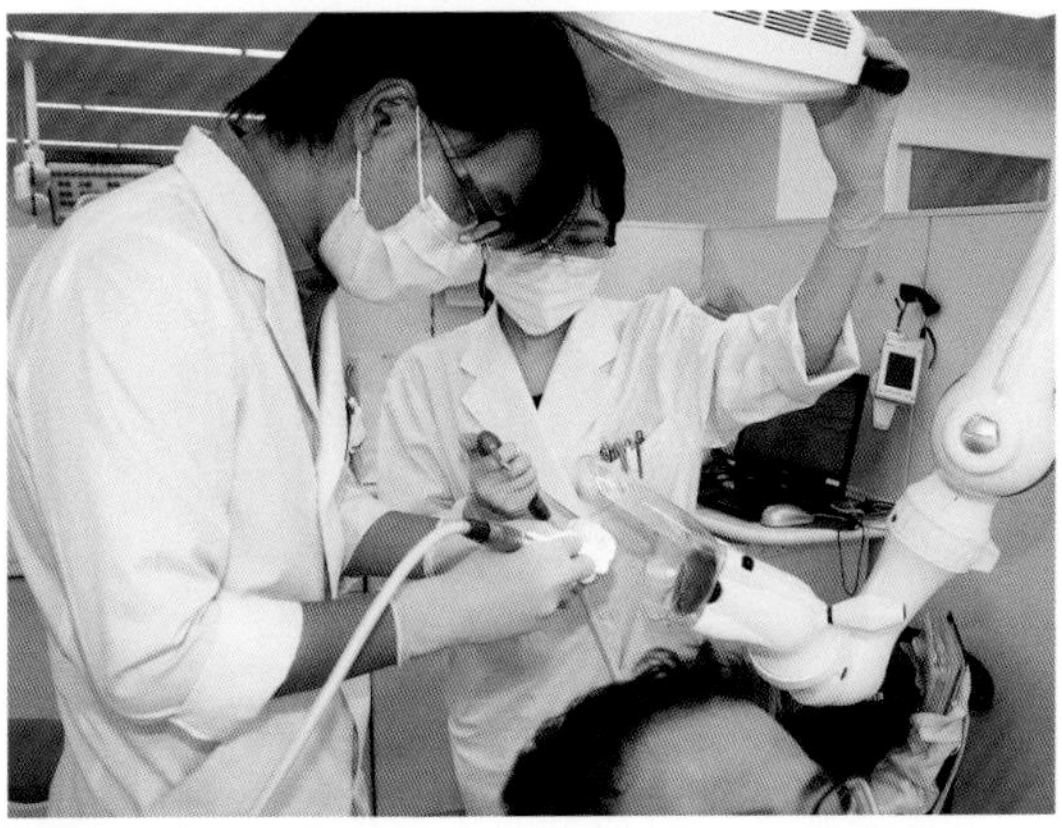

写真3　補綴歯科治療

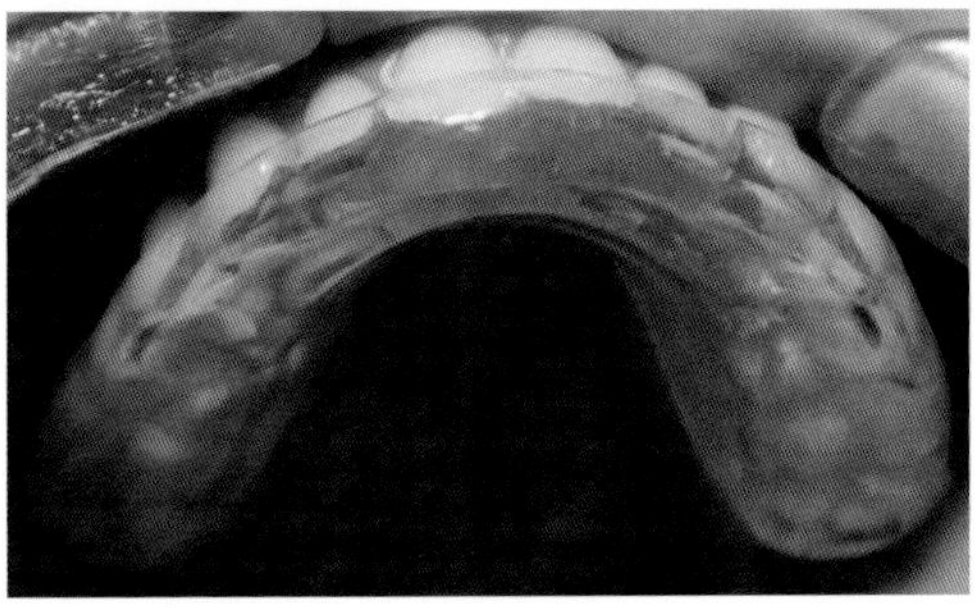

写真4　マウスピース（オクルーザルアプライアンス）

Q ブラキシズムの予防方法は？

A 覚醒時ブラキシズムは、常に上下の歯が当たっていないか、顎に力が入っていないかを自分で認識することが第一歩です。そして、食事のとき以外はできる限りかみしめず、顎をリラックスさせるように心がけましょう。

また、昼間の食いしばりが減ると睡眠時ブラキシズムも軽減することもあります。

睡眠時ブラキシズムに関しては、睡眠自体を妨げるような行為、特に就寝前のカフェインやアルコール、ニコチン、大量の食品、刺激物の摂取、ブルーライト（テレビ、スマホなど）の視聴や激しい運動などは避けましょう。

- 就寝前にリラクゼーションに努める
- 良好な睡眠環境を整える（例：暖かい寝室, お気に入りの枕 など）
- 静かで、風通しが良く、暗い寝室にする
- 前日の睡眠状態にかかわらず、毎朝同じ時間に起床する
- 昼寝は30分以内にする
- 就寝4時間前は喫煙しない
- 就寝4時間前はコーヒー、チョコレート、茶、アルコールの摂取は避ける（カフェインレスやノンアルコール飲料で代用する）
- 規則正しい食生活を送り、就寝2時間前には大量あるいは刺激性の食事は避ける
- 就寝60～90分前に30分程度暖かい浴槽につかる
- 就寝前の激しい運動、テレビ鑑賞、パソコンやスマートフォンなどの操作は控える

表　睡眠時ブラキシズムに対する睡眠衛生指導

当科の特徴　かみあわせ補綴《ほてつ》科

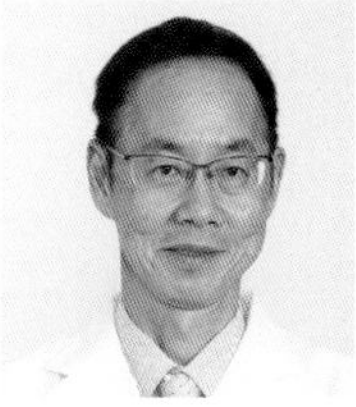

診療科長・教授
松香 芳三

▶特色

歯や歯の一部が欠損した部分を差し歯や入れ歯、インプラントによって補い、見た目や咀嚼などの機能回復を行っています。口腔内スキャナーを用いた型どりや顎運動測定器《がくうんどうそくていき》を用いた顎の運動の診査など、最新のデジタル技術を取り入れた歯科治療も行っています。

また、ブラキシズム以外にも医科歯科連携によって、歯や顎の痛みの治療、歯科材料アレルギーの診査・診断および治療、閉塞性睡眠時無呼吸《へいそくせいすいみんじむこきゅう》の口腔内装置による治療も行っています。

▶主な対象疾患

う蝕《しょく》、歯の欠損、顎骨欠損、咬合異常、咀嚼障害、口腔顔面痛（顎関節症、非定型歯痛など）、ブラキシズム、閉塞性睡眠時無呼吸、歯科金属アレルギー、スポーツ外傷予防、木管楽器による咬傷《こうしょう》予防など

参考 URL
https://www.tokushima-hosp.jp/department/circulatory.html?rank_code=dent&belong_code=8

歯科放射線科

Q 32

口の中のがんなどに対する歯科領域の特殊画像検査

歯科領域の特殊画像検査とは？

歯科領域の特殊画像検査には、歯科用CT、医科用CT、超音波検査、MRI検査などがあります。
歯科で診療する病気は歯・骨といった硬組織《こうそしき》と粘膜などの軟組織《なんそしき》の両方に及んでいる疾患が多くあります。例えば、歯ぐき（軟組織）にできた「がん」は進行すると顎《あご》の骨（硬組織）を破壊していきます。そのため歯科領域では病気に合わせてさまざまな検査方法を適切に選択または組み合わせて行います。

Q 歯科用CT検査とは？

A 歯科用CTは、現在一部の疾患が公的医療保険に採用されていますので、保有している歯科医院が近年増加しています。

大学病院の歯科で扱う病気は一般歯科医院からの紹介が多く、その中には下顎《かがく》(下あご)に埋まっている親知らずが、下顎の中を通っている神経や血管と接している症例や、原因不明の歯痛の症例などがあります。

原因不明の歯痛の場合、一般歯科診療で行われているレントゲン撮影（口の中にフィルムを入れて撮影する方法）では、2次元（平面）的での画像しか撮影できません。そのため、原因が分からない場合が多く、歯科用CTのように3次元（立体）的に撮影すると、歯が折れていたりすること（図1）があります。

歯科領域では細かいところまで観察する必要があるため、一般のCT（医科用CT）と比較して細かく観察できる歯科用CTは、歯科領域での診断に有用な装置になっています。

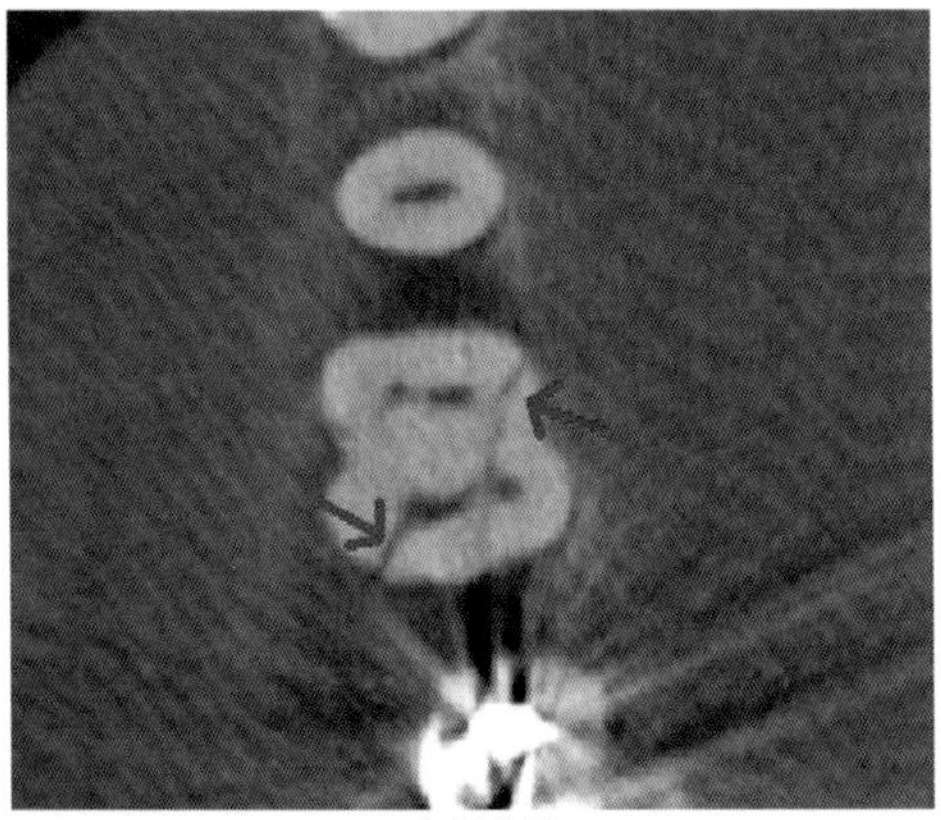

図1　歯科用CTによる歯根破折《しこんはせつ》の検査

Q 一般CT検査とは？

A 歯科放射線科では歯科用CTだけでなく、一般歯科医院では保有していない「（医科用）CT」を使用して診断を行う病気もあります。

当科で扱う病気には、一般歯科医院では診断・治療が難しく、患者さんを大学病院に紹介されて画像診断を行うものが多くあります。

医科用CTは撮影可能な範囲が広いため、口の中（舌・顎《あご》など）にできたがんの範囲や転移の有無、顎の骨折などの検査・診断を行います。

がんの検査・診断を行う場合、造影剤を使用することがあります。がんが存在する部分は血流が豊富なため造影剤を血管に投与することで、画像にコ

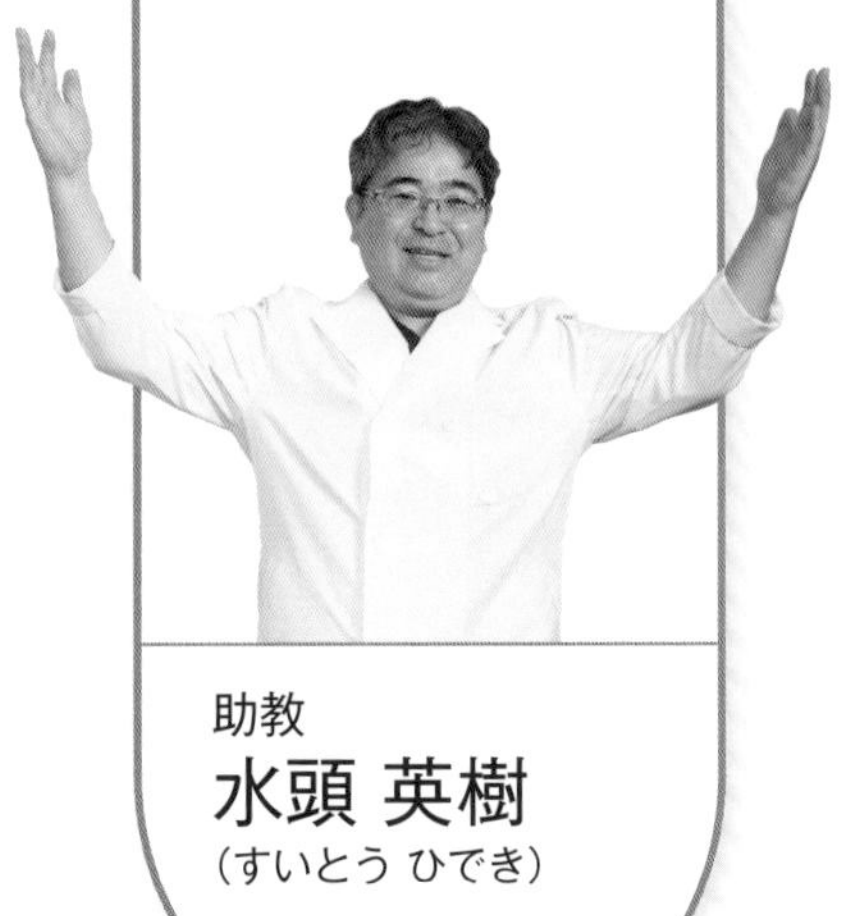

助教
水頭 英樹
（すいとう ひでき）

ントラストがつき、がんの位置・範囲や転移などを正確に診断することができます(図2)。

Q 超音波検査とは?

A 一般歯科医院で診断・治療困難な疾患の中に、軟組織に生じる病気があり、軟組織の診断には超音波検査装置を使用する必要があります。

歯や顎の骨などの硬組織の疾患であれば、X線装置などである程度病変を知ることができますが、軟組織の診断に必要な超音波検査装置を保有している歯科医院はほぼありません。

超音波検査はがんのリンパ節《せつ》転移の有無をみるために使用されることが多く、患者さんが被ばくすることがないという利点がある反面、検査中に画像から診断するため術者の熟練した技術が必要になります。

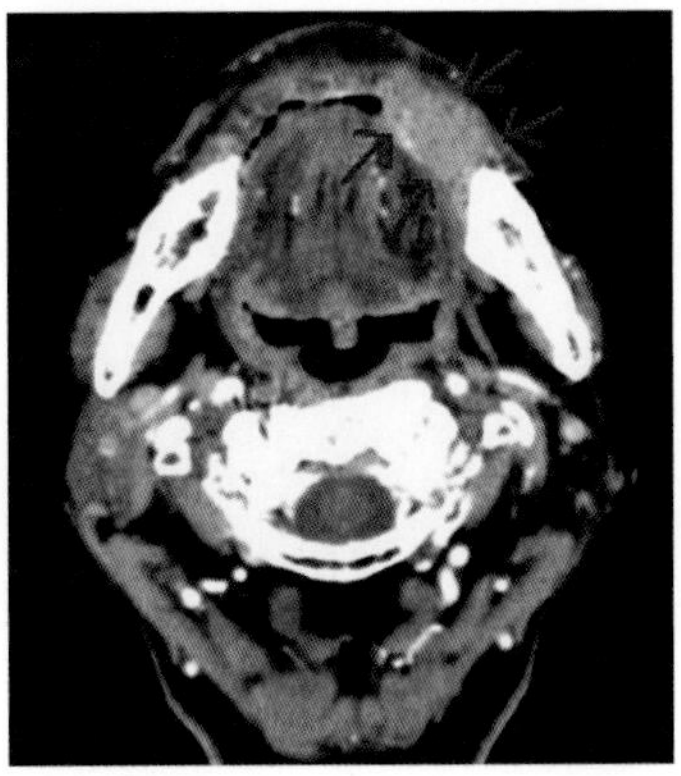

図2　医科用CTによる造影剤を使用した左側下顎歯肉がんの検査

Q MRI検査とは?

A 大学病院の歯科放射線科で扱う病気は、一般歯科医院でよく行われているむし歯治療から、口や顎にできたがんの治療までさまざまです。外から見て分かる病気もあれば、顎の中で大きくなっていく病気もあるので特定の予防方法はありません。

顎関節症《がくかんせつしょう》という疾患を聞かれたことがあると思いますが、同じ顎関節症でも硬組織(下顎や頭の骨など)が原因の場合もあれば、軟組織(骨と骨の間にあるクッションの役割を果たす)が原因の場合もあります。

硬組織が原因であればCT撮影を行い、顎関節の骨の変形が生じていないかの検査が必要で、軟組織が原因であればMRI検査(図3)が必要となります。

歯科領域での疾患に限りませんが、早期発見はその後の治療の成果を左右しますので、いつもより顎が左右対称でない、口内炎がいつもより治りが悪いなど、患者さん自身が気をつけていることが必要です。

そして、かかりつけの歯科医院を持ち、気軽に相談できる歯科医師や歯科医院に定期的に通院することも早期発見・早期治療につながります。

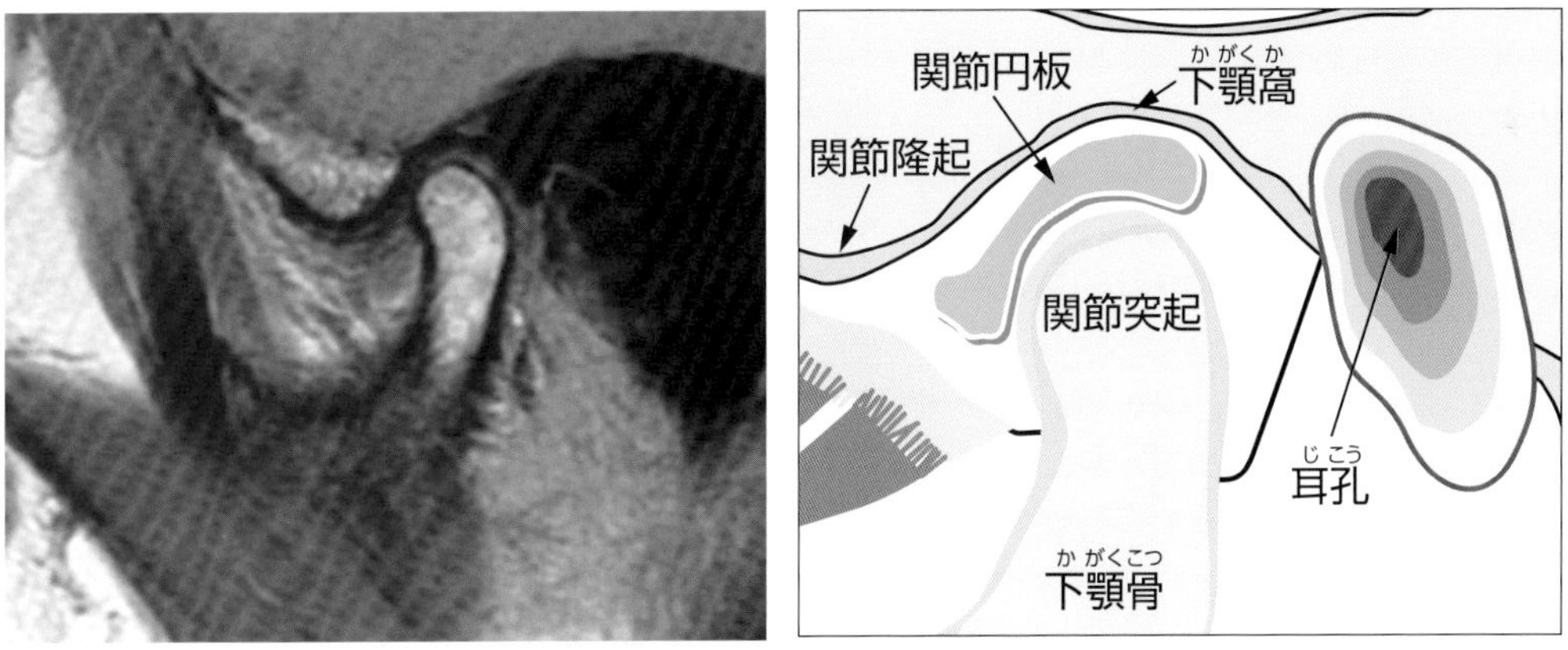

図3　MRIによる顎関節症の検査

当科の特徴　歯科放射線科

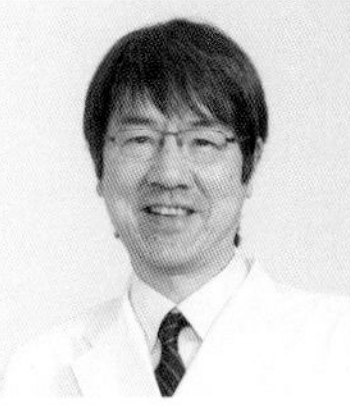

診療科長・准教授
細木 秀彦

▶特色

歯科放射線科は、身近に接している「街の歯医者さん」とは少し違い、X線撮影装置やCT撮影装置(医科用・歯科用)・MRI撮像装置・超音波検査装置といった専門的な装置を使用して、表面からは見えない歯や骨の中、口や顎周囲の粘膜の病気の有無や広がりを撮影して診断、治療へとつなげます。治療後もしっかりと治療できているか、再発していないかなど定期的に診断を行っています。

▶主な対象疾患

う蝕《しょく》、歯周病、口腔粘膜疾患、顎関節症、悪性腫瘍、良性腫瘍、歯の破折や顎の骨折など

参考URL
https://www.tokushima-hosp.jp/department/circulatory.html?rank_code=dent&belong_code=9

矯正歯科

Q33 口唇口蓋裂患者に対する包括的歯科矯正治療 ～"ゆりかご"から"はかば"まで

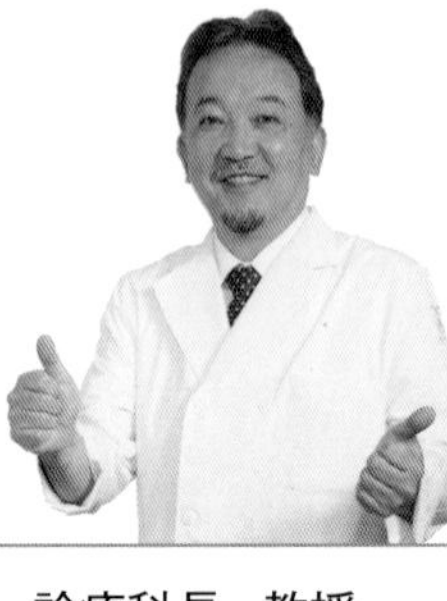

診療科長・教授
田中 栄二
（たなか えいじ）

口唇口蓋裂《こうしんこうがいれつ》とは？

胎児がお腹《なか》の中で成長する過程で、顔は左右から伸びる突起が癒合《ゆごう》（接着）することによってつくられます。この癒合がうまくいかないと、その部位が離れたままで出生します。特に上唇が割れた状態を口唇裂《こうしんれつ》、口蓋《こうがい》（口の中の天井部分）が割れたままで口と鼻がつながっている状態を口《こう》蓋裂《がいれつ》、上顎《じょうがく》（上あご）の歯茎が断裂している状態を顎裂《がくれつ》といいます。出生直後から見た目が気になったり、哺乳《ほにゅう》・摂食・発音障害、不正咬合《ふせいこうごう》が生じやすく、あらゆる面からの治療が必要になります。

Q 口唇口蓋裂はどんな症状ですか？

A 口唇口蓋裂《こうしんこうがいれつ》は、生まれたときに口唇、顎《あご》、口蓋が割れた状態にあるため、哺乳・摂食障害が現れます（写真1）。

特に口蓋裂では口と鼻とがつながっているため鼻咽腔《びいんくう》（鼻の奥の空間）が食べ物で汚染されやすく、中耳炎《ちゅうじえん》や扁桃《へんとう》炎《えん》を生じ、聴覚や発音機能に異常をきたす恐れがあります。

加えて、出生直後から複数回の形成手術を受けなくてはならないことから、上顎の成長不足が生じ、受け口になりやすいことが知られています。

上顎に割れ目が存在すると、その割れ目に面した歯が倒れ、歯のガタガタが生じやすくなります。

Q 口唇口蓋裂の検査・診断方法は？

A 口唇裂は外表奇形《がいひょうきけい》であるため、顔貌《がんぼう》（かおかたち）からの診断が容易です。顎裂、口蓋裂についても口内を観察することで診断は可能ですが、一見、口蓋に割れ目がないように見えても、粘膜下の筋肉の断裂が生じている場合（粘膜下口蓋裂《ねんまくかこうがいれつ》）もあります。近年、出生前診断が可能となり、お腹の中にいる胎児の口唇口蓋裂についても診断が可能になりました。

Q 口唇口蓋裂の治療方法は？

A 口唇裂・口蓋裂児が生まれると、生後3～6か月頃に口唇形成術を行う準備として、哺乳床《ほにゅうしょう》（プラスチック状の入れ歯のようなプレート）を用いた早期顎整形治療を行います（写真2）。

哺乳床にはお乳をうまく飲めるようにする効果以外に、顎の形を整え、舌の裂部への侵入を防ぎ、裂部の幅を狭くする効果があります。

従来、この哺乳床を製作するには、シリコン材を用いて乳児の口の中の型を取らなければいけませんでした。しかし、この行為はきわめて危険で、乳児を窒息させてしまうリスクのある行為でした。

さらに、生後2週間頃に口の型を取っても、哺乳床を装着できるのは早くとも1か月程度で、出生直後の哺乳床の効果が最も出やすい時期を逃していました。

このような背景のもと、当院では世

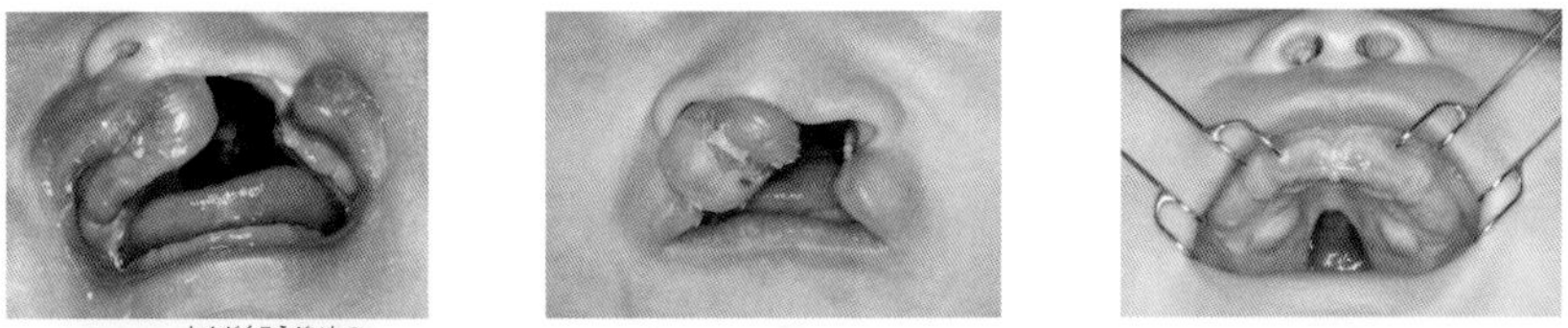

片側性唇顎口蓋裂《しんがくこうがいれつ》
両側性唇顎口蓋裂
口蓋裂

写真１　口唇裂・口蓋裂

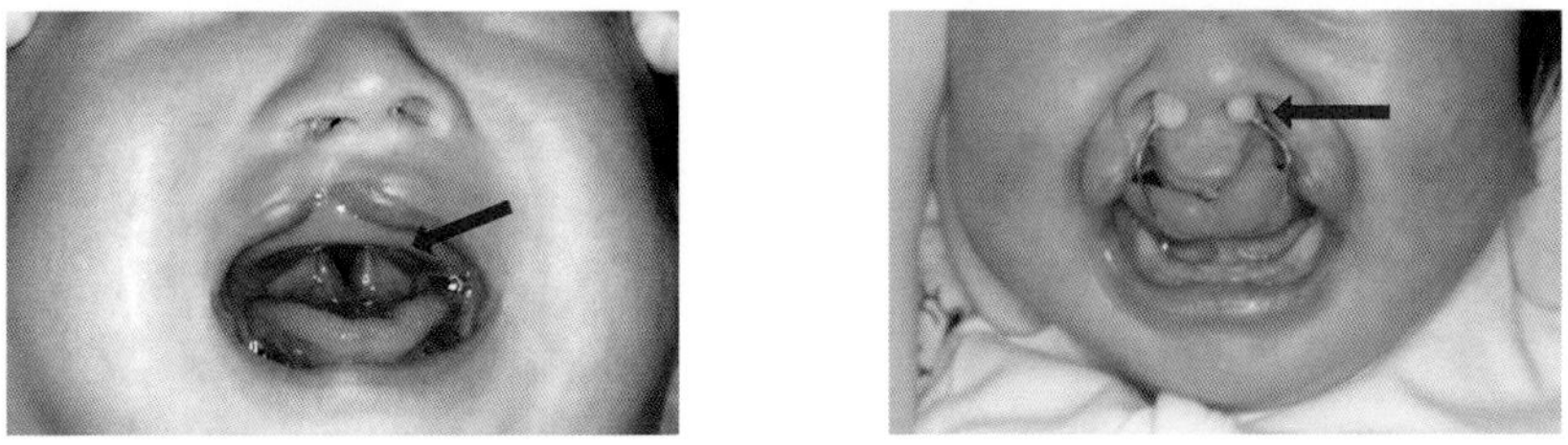
写真２　さまざまな種類の哺乳床

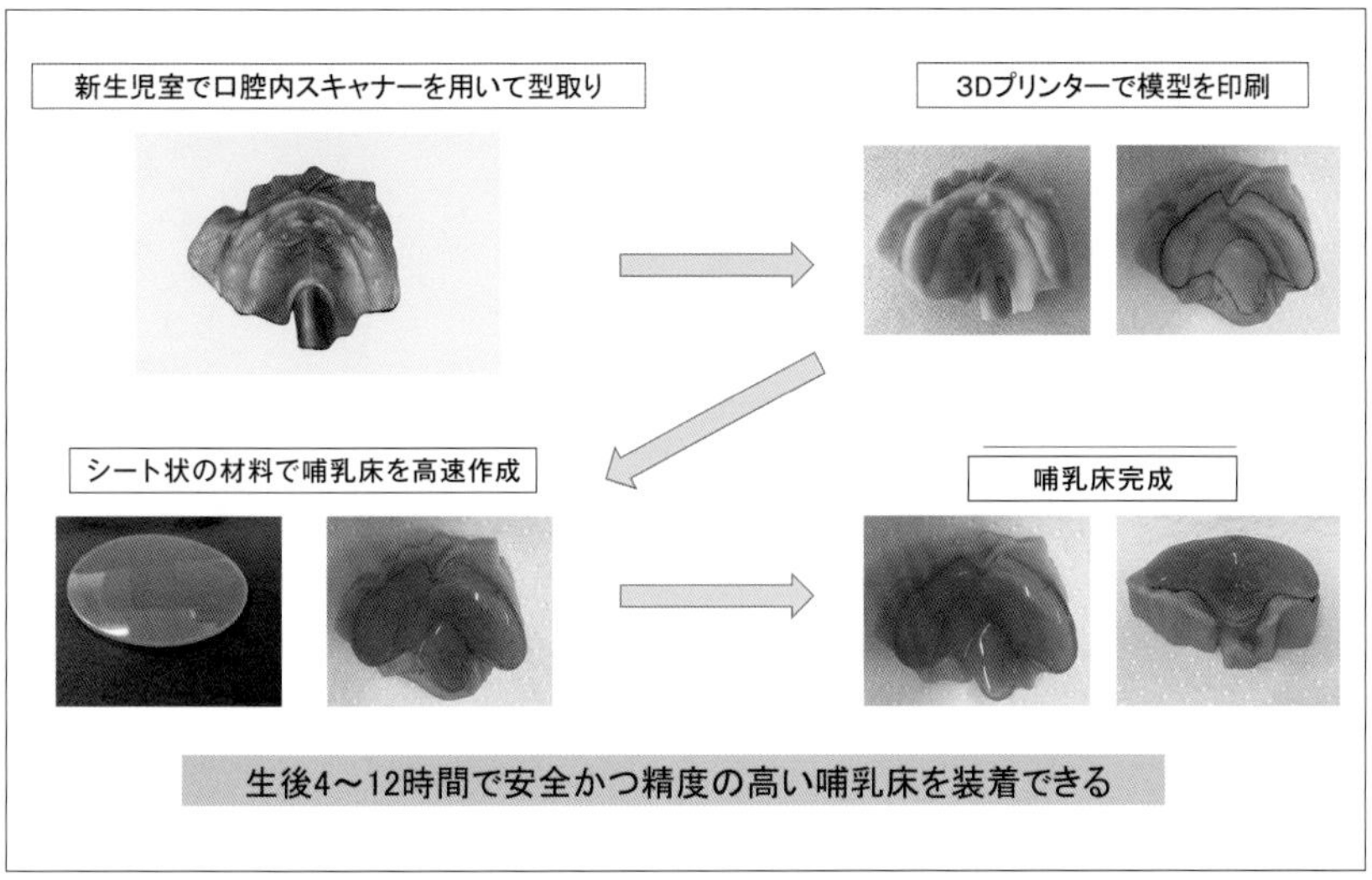

図　デジタル技術を用いた哺乳床製作

界に先駆け、デジタル技術をフル活用した口唇口蓋裂児に対する超早期顎整《がくせい》形《けい》治療《ちりょう》を開始しました(図)。

概要として、患児出生の連絡が入ると、矯正歯科医は口腔内スキャナーを持ってNICU(新生児集中治療室)に向かい、生後間もない乳児の小さな口の中をスキャナーによって撮影します。その後、3Dプリンターで印刷された模型をもとに哺乳床を迅速に製作します。

ここで力説したいポイントは、口腔内スキャナーを用いた口の中の撮影が、従来のシリコン材を用いた印象と比較してはるかに安全性が高いこと、出生から哺乳床装着までにかかる時間が4〜12時間程度であり、きわめて速い超早期顎整形治療がほぼすべての患者さんに提供されていることです。

特に院内出生であれば、乳児の初回授乳にも間に合います。初回授乳でお乳がうまく飲めないという経験を与えないことで、その後の授乳も非常にスムーズに行えます。

その後、小学生低学年からは顎骨《がくこつ》の成長コントロールを目的とした第1期の矯正治療を開始します。

身体の成長ピークを過ぎる頃には、マルチブラケット装置を用いた歯列矯正治療(第2期治療)を開始し、歯並び・かみ合わせの改善を行います。残念ながら、上顎骨《じょうがくこつ》の著しい成長不良、あるいは下顎骨《かがくこつ》の成長が進んだ症例では上顎骨を前方に移動したり、下顎骨を短くして後方に移動したりすることを目的とした外科手術が必要になります。

〝ゆりかご〟から〝はかば〟まで、口唇口蓋裂を持って出生したすべての患者さんに対して、出生直後から成人までの安全安心な一貫治療を提供しています。

当科の特徴　矯正歯科

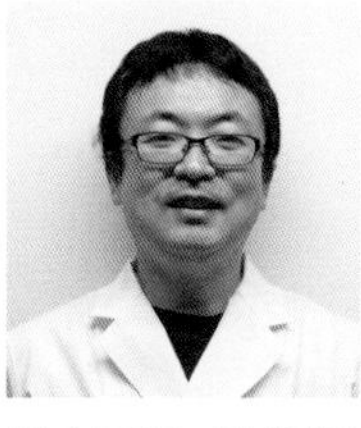
外来医長・准教授
日浅 雅博

▶特色

当院を受診する口唇裂・口蓋裂児は年間 10 人前後です。徳島県民数と出生率、口唇裂・口蓋裂の発生率（550人に 1人）から推測される県内の出生患者が10 人以下であることを考慮すると、ほぼ徳島県下で出生したすべての患者のお子さんが当院を受診している計算になります。その他、年間約150人の一般的な不正咬合、同約15人の顎変形症患者(外科的手術が必要な症例)さんが当科にて矯正治療を受けています。

▶主な対象疾患

一般的な不正咬合、顎変形症、口唇口蓋裂に伴う不正咬合など

参考 URL
https://www.tokushima-hosp.jp/department/circulatory.html?rank_code=dent&belong_code=2

小児歯科

Q34

子どもの快眠を取り戻す 小児睡眠時無呼吸の歯科的治療

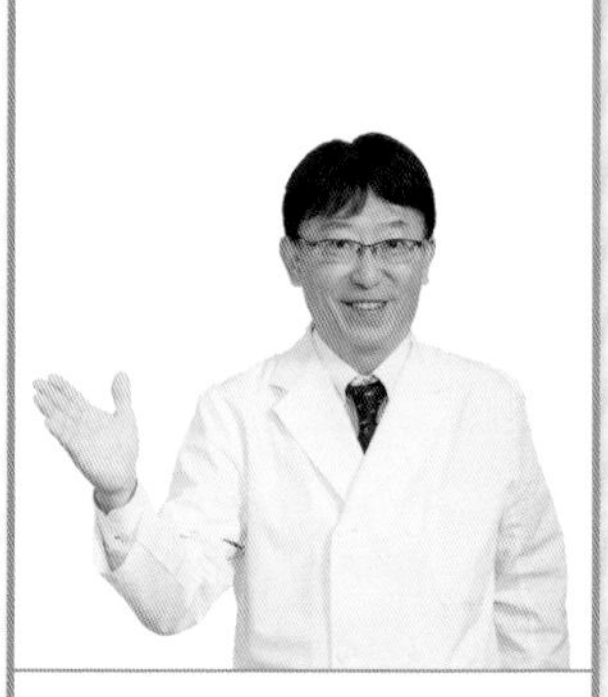

診療科長・教授
岩崎 智憲
（いわさき とものり）

小児の睡眠時無呼吸とは？

小児の睡眠時無呼吸は、睡眠中に気道の一部もしくは複数箇所がふさがってしまい、呼吸のための体の動きは認めるものの、鼻や口から空気の出入りがない無呼吸や、空気の量が半分程度の低呼吸となる疾患です。健常な小児の2％に認められ、肥満が原因の成人とは異なり、アデノイドや口蓋扁桃《こうがいへんとう》（喉《のど》の奥の両側に一つずつあるリンパ組織）の肥大が原因と考えられてきましたが、上顎《じょうがく》の横幅が狭いことや下顎《かがく》が小さいことなどの歯科的な問題が原因となるといわれています（図1）。

Q 小児の睡眠時無呼吸はどんな症状ですか？

A 小児の睡眠時無呼吸の症状は、睡眠中の無呼吸、低呼吸が認められるだけでなく、胸がへこみながら呼吸をする、いわゆる“陥没呼吸《かんぼつこきゅう》”を認めることもあります。

そのほかに、いびき、喉《のど》の渇き、倦怠《けんたい》感、頭痛、長時間の昼寝、夜間の体動・覚醒、就寝・起床時間の遅延、寝起きの悪さ、食べ物が飲み込みにくいため食事時間が長い（扁桃肥大《へんとうひだい》）、集中力の欠如・学力低下、落ち着きがない・多動・人格変化（攻撃的、内向的になる）などの行動異常、睡眠リズムが崩れ昼と夜が逆転することによる不登校、などが報告されています。

さらに重症化すると、成長ホルモンの分泌障害に伴う痩《や》せを伴った低身長や、利尿ホルモン分泌障害による夜尿など、多種多様な症状が報告されています。

Q 小児の睡眠時無呼吸の検査・診断方法は？

A 小児の場合には、耳鼻咽喉科、小児科、そして小児歯科での診察に加え、自宅で睡眠中の様子を記録する携帯型装置を用いた検査が一般的です。

また、必要があれば検査入院をして、脳波、心電図、呼吸センサーを使う本格的検査もあります。

これらの検査で、睡眠1時間当たり、無呼吸や低呼吸が1回以上認められれば、小児閉塞性睡眠時無呼吸《しょうにへいそくせいすいみんじむこきゅう》と診断されます。

Q 小児の睡眠時無呼吸の治療方法は？

A まず、鼻症状があれば薬による治療を行い、よくならない場合、アデノイド切除・口蓋扁桃摘出術《こうがいへんとうてきしゅつじゅつ》を行うのが一般的です（図1）。

しかし、それでも症状が改善せず、かつ、上顎歯列が狭い場合や下顎が小さい場合、正常な顎の大きさになるまでの歯科的治療が検討されます（図2）。

Q 小児の睡眠時無呼吸の予防方法は？

A 小児だけでなく、将来の睡眠時無呼吸の予防としては顎顔面《がくがんめん》の正常な成長発育が重要だと考えます。

そのためには小児期からう蝕《しょく》（むし

歯)だけでなく、歯列や咬合《こうごう》などの顎顔面形態や口腔(口の中)の機能に着目した定期管理を受けることが必要です。

小児のいびきや、口呼吸なども睡眠時無呼吸との関連が指摘されています。気になる場合は医療機関にご相談ください。

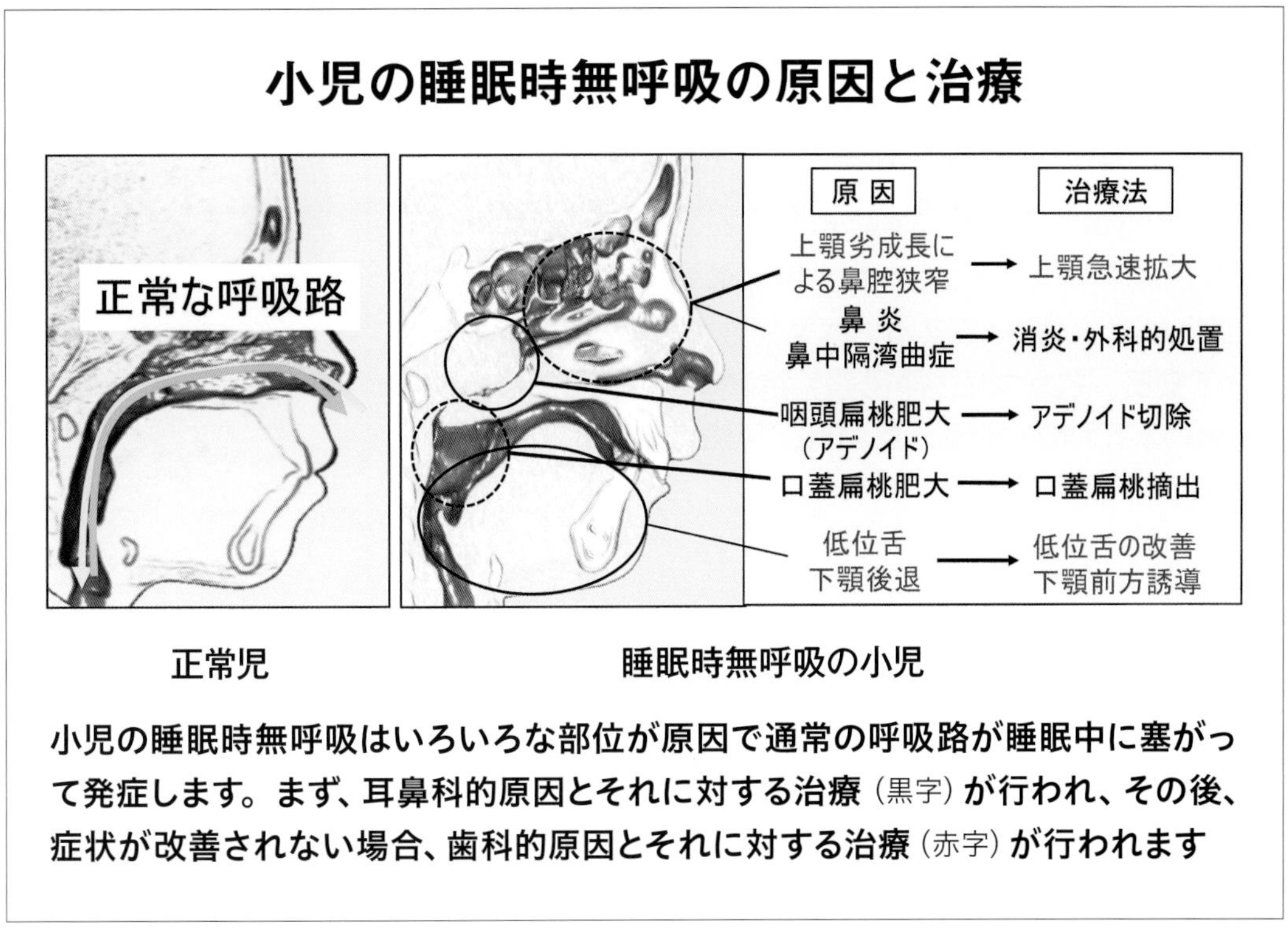
小児の睡眠時無呼吸の原因と治療
正常な呼吸路
原因
治療法
上顎劣成長による鼻腔狭窄 → 上顎急速拡大
鼻炎
鼻中隔湾曲症 → 消炎・外科的処置
咽頭扁桃肥大(アデノイド) → アデノイド切除
口蓋扁桃肥大 → 口蓋扁桃摘出
低位舌
下顎後退 → 低位舌の改善
下顎前方誘導
正常児
睡眠時無呼吸の小児
小児の睡眠時無呼吸はいろいろな部位が原因で通常の呼吸路が睡眠中に塞がって発症します。まず、耳鼻科的原因とそれに対する治療(黒字)が行われ、その後、症状が改善されない場合、歯科的原因とそれに対する治療(赤字)が行われます

図1　小児の睡眠時無呼吸の原因と治療　　小児歯科学雑誌(1):1-8 2016 から引用一部改変

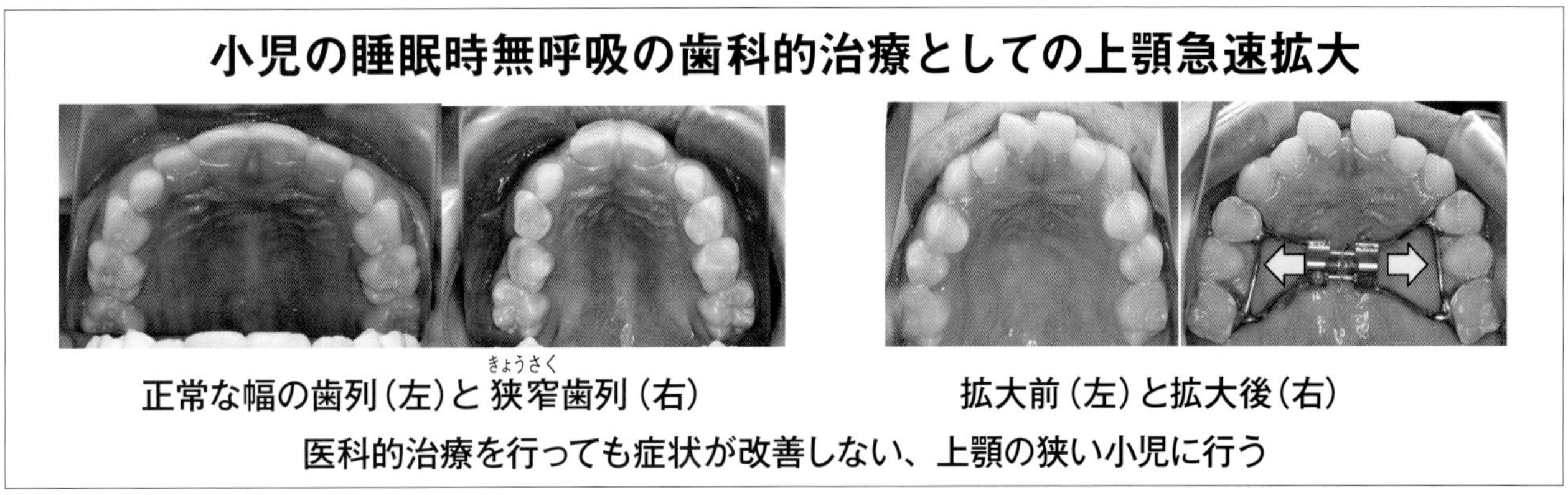
小児の睡眠時無呼吸の歯科的治療としての上顎急速拡大
正常な幅の歯列(左)と狭窄《きょうさく》歯列(右)
拡大前(左)と拡大後(右)
医科的治療を行っても症状が改善しない、上顎の狭い小児に行う

図2　小児の睡眠時無呼吸の歯科的治療

当科の特徴　小児歯科

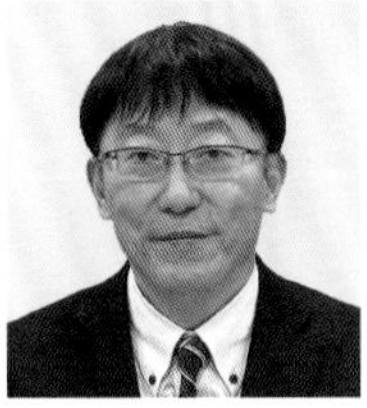

診療科長・教授
岩崎 智憲

▶特色

当科では小児の睡眠時無呼吸の歯科的治療について、臨床・研究の両面から積極的に取り組んでおり、世界の睡眠医学の中心といわれる米国スタンフォード大学への研究留学と共同研究を通し、最新の治療と研究を展開しています。

特に徳島大学で用いる流体解析を活用した呼吸状態を再現して評価する呼吸シミュレーション(特許等複数取得)は、これまで20以上の国内外の大学や病院から共同研究・解析依頼を受け、客観的に高い評価を受けています(外国語論文も20編程発表)。

また、当科は障害のある患児(者)さんを担当する障害者歯科も兼務しています。そのため、ダウン症、口唇口蓋裂《こうしんこうがいれつ》、脳性麻痺《まひ》、その他の顎顔面形態に異常がある方が受診され、これらの方は睡眠時無呼吸であることが多いため、早期発見と適切な治療につなげることが可能です。

▶主な対象疾患

睡眠時無呼吸、おくちぽかん、口呼吸、いびきなど

参考 URL
https://www.tokushima-u.ac.jp/dent/research/oralscience/clinical/36407.html

口腔内科

Q35

口腔から健康長寿へ～ドライマウスの原因・診断・治療

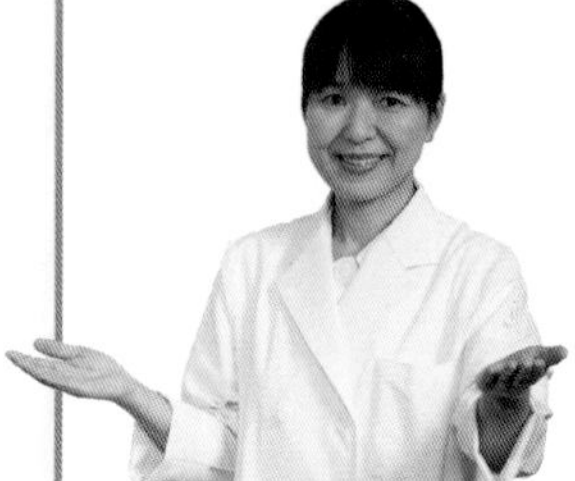

診療科長・准教授
青田 桂子
（あおた けいこ）

ドライマウスとは？

ドライマウス（口腔乾燥症《こうくうかんそうしょう》）は、さまざまな原因によって唾液の分泌が減少し、口の中（口腔）が乾燥する状態です。ドライマウスの原因は、①唾液腺自体の障害によるもの：シェーグレン症候群、頭頸部放射線治療の後遺症、加齢性変化など、②神経性あるいは薬物性のもの：ストレスなどの精神状態、抗不安薬、抗うつ薬、降圧薬、抗アレルギー薬などの薬剤、③全身性疾患によるもの：脱水、糖尿病、腎障害、貧血、心不全などに分類されます。

Q ドライマウスはどんな症状ですか？

A 健康な成人では、1日1～1・5㎖の唾液が唾液腺（図1）から出ています。唾液腺からの唾液の分泌が減り、口の中が乾燥することで、口の中がヒリヒリする・ネバネバする、食べにくい・飲み込みにくい（摂食・嚥下《えんげ》障害《しょうがい》）、話しにくい（会話障害）、味が分かりにくい（味覚障害）などの症状が現れます。

ドライマウスの状態が続くと、口の中の衛生状態が不良になり、むし歯の増加、歯周病の悪化、口腔カンジダ症、口臭などの症状もみられます（図2）。

ドライマウスは口腔機能を低下させる一因です。口腔機能の低下は、栄養の偏りやエネルギー不足を招き、それにより筋力の低下や免疫力の低下が起こり、身体の衰弱へとつながります。

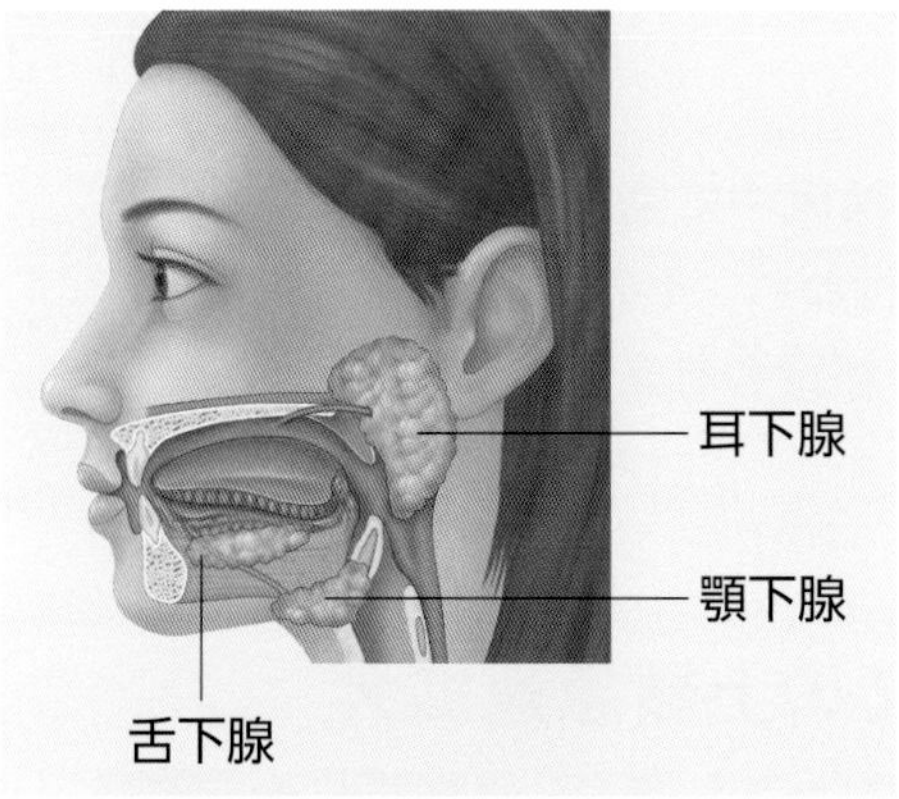

図1　唾液腺（耳下腺、顎下腺、舌下腺）

Q ドライマウスの検査・診断方法は？

A ガムテスト（ガムを10分間かんで出てきた唾液の量を測定）もしくはサクソンテスト（ガーゼを2分間かんで出てきた唾液の量を測定）で唾液分泌量を測定し、基準値（ガムテスト：10分間で10㎖、サクソンテスト：2分間で2g）を下回っていればドライマウスと診断されます。

ドライマウスの原因を調べるために、血液検査や唾液腺の機能検査を行います。

自己免疫疾患であるシェーグレン症候群が疑われる場合は、下唇から口唇《こうしん》腺《せん》を採取し、病理組織検査を行います。

Q ドライマウスの治療方法は？

A ドライマウスの原因が全身性疾患による場合（脱水、糖尿病、貧血など）は、原因となっている病気の治療により改善します。

神経性あるいは薬物性の場合は、ス

トレスをなるべく和らげるようにし、主治医に薬物の変更や減薬ができるかを相談します。

　シェーグレン症候群、加齢による変化など唾液腺自体が障害を受けている場合は、現在のところ根本的な治療法はありません。しかし、早いうちに適切に対処すれば、残っている唾液腺の働きを促すことができます。

　ドライマウスの治療薬として、唾液分泌促進薬、漢方薬、人工唾液などがあります。また、唾液腺は刺激を与えて唾液分泌を促すことで機能がある程度回復するといわれていますので、セルフケアが大切です。

　唾液分泌を促すような食べ物（梅干し、レモン、酢の物など）を積極的にとることや、唾液腺マッサージや市販の口腔用保湿剤も効果的です。

　そして、起こりやすくなっているむし歯や歯周病などを予防するために、毎日の口腔ケアがとても重要です。

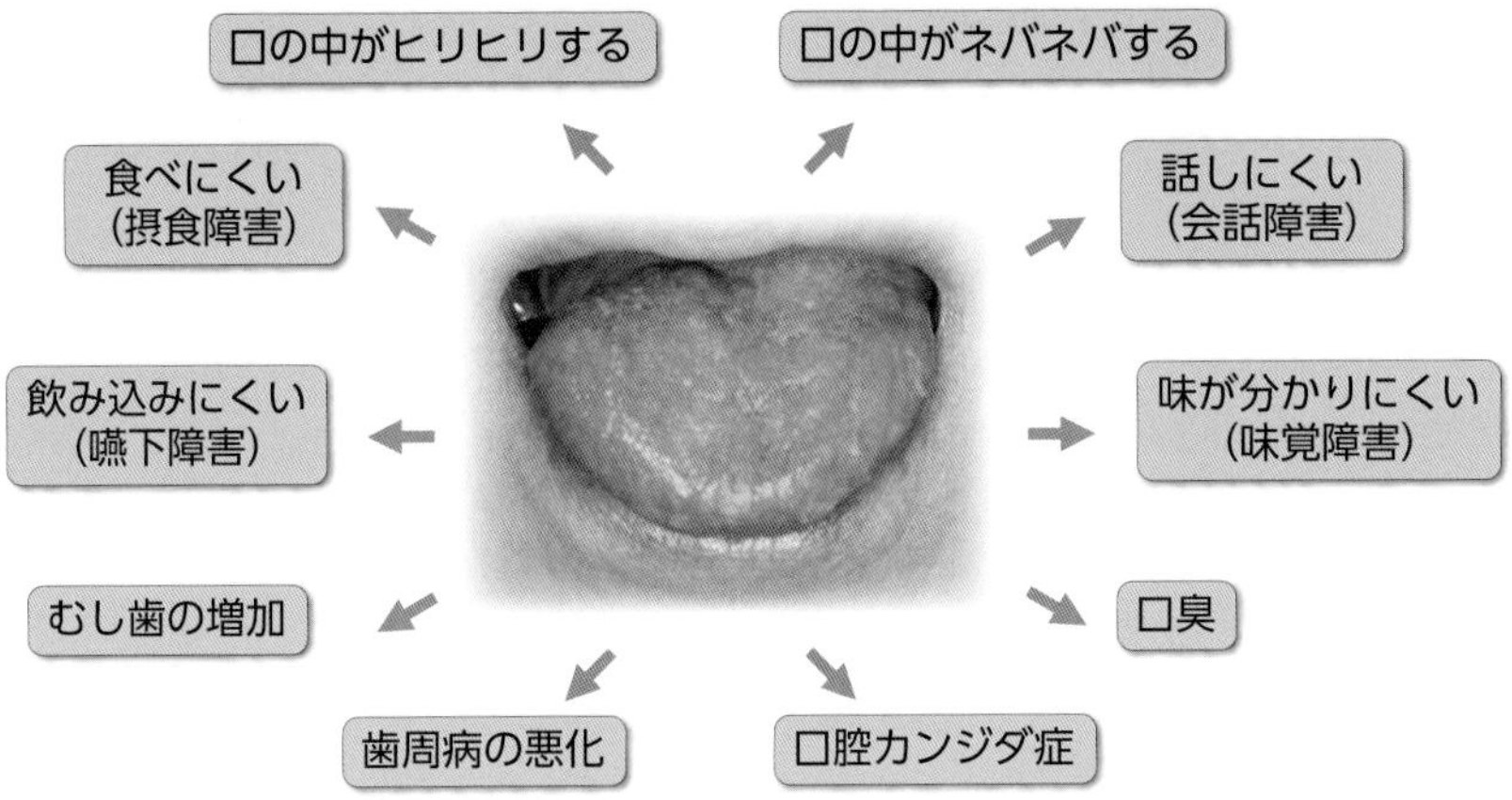

図2　ドライマウスにより生じる症状

Q ドライマウスの予防方法は？

A ドライマウスにはこれといった予防方法はありませんが、規則正しい生活を送り、ストレスをためないことが大切です。

　口の乾きを治療せず放置することで、唾液腺の機能は少しずつ低下し、唾液量はますます減っていきます。早期の診断と適切な対処が重要ですので、口の乾きを感じたら専門科を受診してください（写真）。

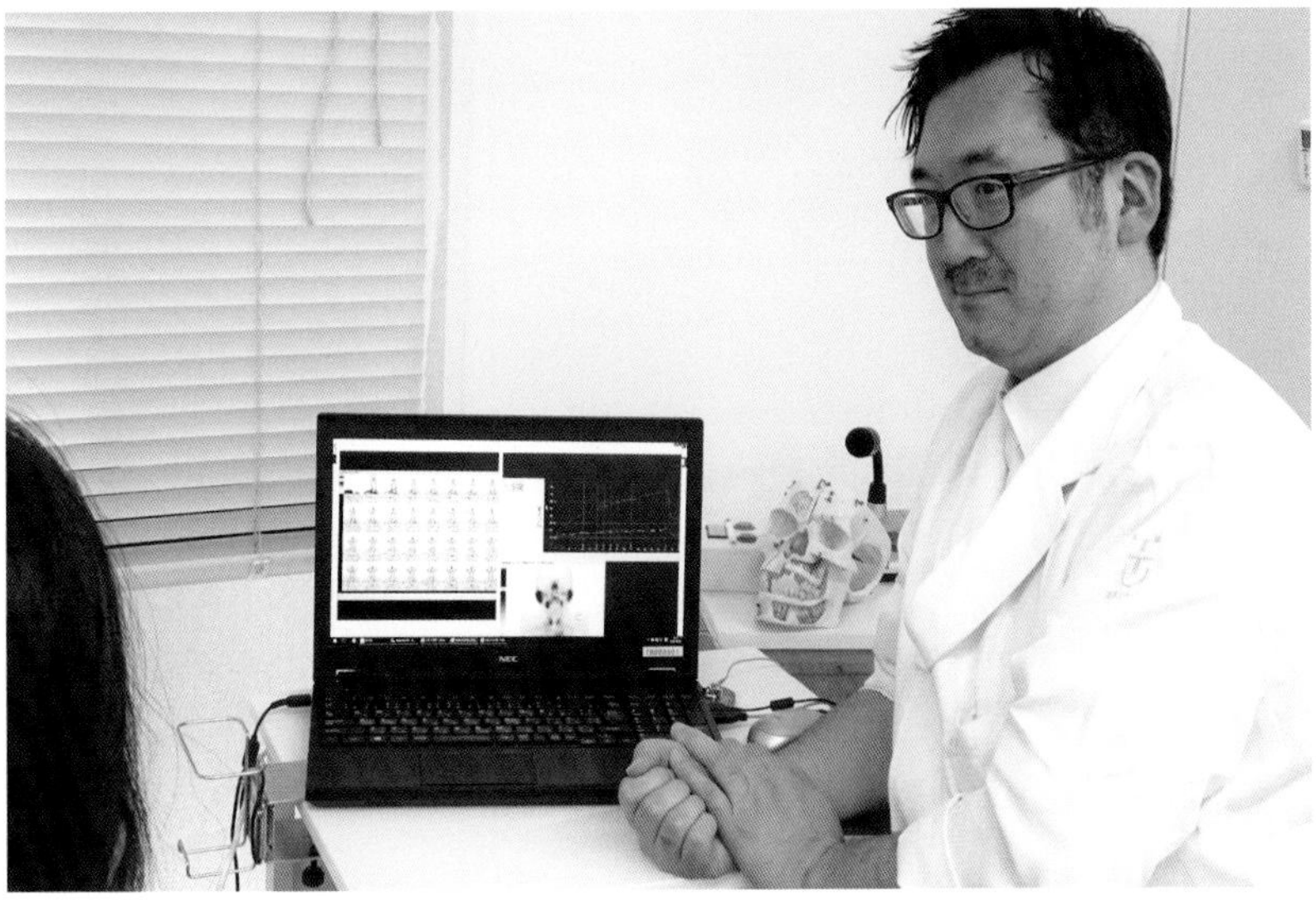

写真　口腔内科での診察風景

当科の特徴　口腔内科

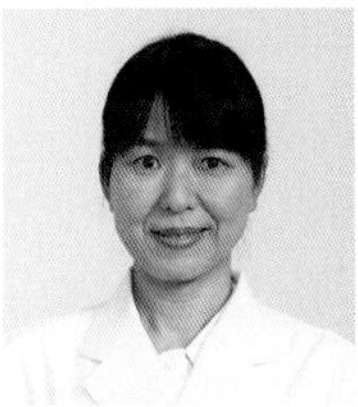

診療科長・准教授
青田 桂子

▶特色

口腔内科は、口腔疾患ならびに全身疾患に付随する口腔症状・口腔病変の診断・治療を行う診療科です。
従来の口腔外科治療に加え、外科的アプローチのみで対応できない口腔疾患（ドライマウス、口腔粘膜疾患、舌痛症など）の診断・治療に内科的アプローチを併用することで、より質の高い医療を提供しています。
また、入院患者さんの周術期口腔機能管理（口腔ケア）を行い、術後肺炎や創部感染など口腔微生物が原因となる合併症の予防にも力を入れています。

▶主な対象疾患

口腔粘膜疾患（口腔扁平苔癬《たいせん》、白板症、口腔カンジダ症など）・口腔炎症性疾患・口腔嚢胞性疾患・口腔腫瘍性疾患・唾液腺疾患（ドライマウスなど）・神経疾患（非定型顎顔面痛など）・口腔心身症（舌痛症など）・味覚障害・周術期口腔機能管理など

参考 URL
https://www.oral-medicine.jp/

口腔外科

Q36

顎の骨が痩せた患者さんへの歯科インプラント治療

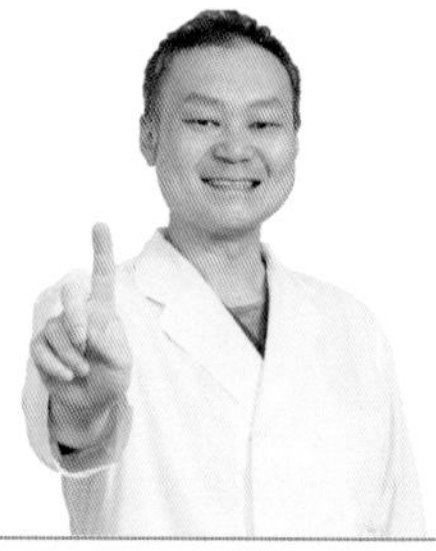

助教
福田 直志
（ふくだ なおゆき）

歯槽骨吸収とは？

歯がなくなると、歯を支えている顎の骨（歯槽骨《しそうこつ》）が吸収《きゅうしゅう》して痩《や》せてしまいます（歯槽骨吸収《しそうこつきゅうしゅう》）。そこに歯科インプラント治療をしたいときには、骨をつくる手術（骨造成手術《こつぞうせいしゅじゅつ》）が必要です。従来は、自分の骨を移植していましたが、最近、当科が中心となって開発、実用化した新しい人工骨（炭酸アパタイト）をインプラントの骨造成手術に使用することが認可されました。この炭酸アパタイトを使った骨造成手術は、自分の骨を採取する必要がないため、患者さんの負担は大幅に軽減されます。

Q 歯槽骨吸収はどんな症状ですか？

A 歯周病やむし歯によって歯を失った患者さんには、古くから入れ歯やブリッジによる治療が行われてきましたが、今や歯科インプラント治療もごく一般的な治療として普及しています。

歯科インプラント治療は、顎《あご》の骨（歯槽骨）に人工歯根《じんこうしこん》を埋め込み、人工の歯をかぶせる治療方法です（図1）。

しかしながら、歯を失ってから長い年月が経過すると、歯槽骨が痩《や》せてしまい、人工歯根を埋められるだけの土台がなくなってしまいます。

超高齢社会を迎えた今、このような顎の骨の吸収（歯槽骨吸収）のために、残念ながら安定した歯科インプラント治療を受けることができない患者さんが増えています。

Q 歯槽骨吸収の検査・診断方法は？

A 歯周病やむし歯の治療を行う際に撮影するレントゲン写真で偶然見つかることもありますが、基本的には、インプラント治療を計画する際のレントゲン写真やCT検査で、インプラントを埋める場所の歯槽骨が吸収しているかどうかを確認します。

Q 歯槽骨吸収の治療方法は？

A 歯槽骨が吸収した場所にインプラントを埋めるためには、インプラント手術に先立って骨をつくる手術（骨造成手術）が必要です。

従来は、体の他の部位から採取した自分の骨を移植する自家骨移植《じかこついしょく》を行っていましたが、人体の健康な部分にメスを入れ、骨を切り取る必要があるため、特に高齢の患者さんにとっては大きな負担になっていました。そうした問題を解決する方法として、最近は人工骨を使った骨造成手術が増えています。

人工骨の中でも、ハイドロキシアパタイトという成分からできた人工骨がこれまで多く使われてきましたが、体の中でほとんど吸収されず長期間にわたって体内に残るため、ときに異物となって細菌感染の温床《おんしょう》になることもありました。

そこで当科では、もっと人の骨に近く、本物の骨に置き換わる人工骨の研究開発を九州大学と共同で進め、人の骨の主成分である炭酸アパタイトの人工合成に成功しました。そして、炭酸アパタイトからできた新たな人工骨は臨床治験を経て実用化され、2018年から患者さんに使用できるようになりました。

　この炭酸アパタイト人工骨は、歯科インプラント治療に使える人工骨として、国内では初めて厚生労働省から正式に認可を受けた材料で、将来的に自分の骨に置き換わる優れた性質を持っています。

　インプラントを埋めるための骨が足りない場合でも、自家骨を採取することなく自分の骨を増やすことができます（図2）。患者さんの身体的な負担が大きく軽減されるため、今後は歯科領域だけでなく人体のあらゆる部位に応用されることが期待されます。

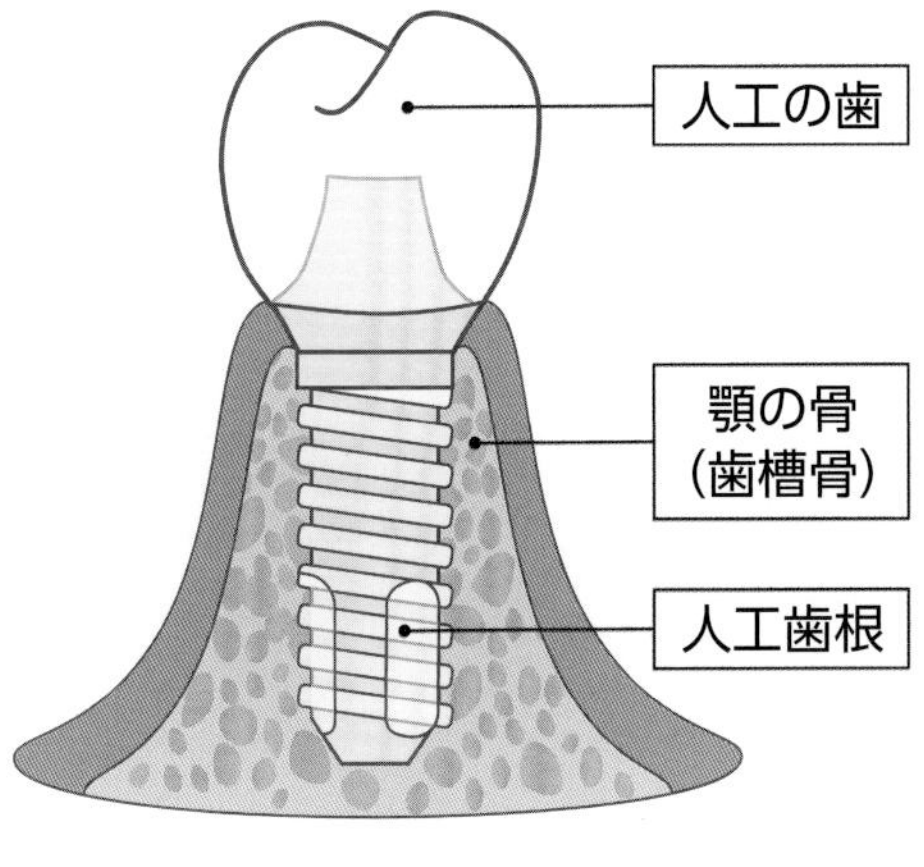

図1　歯科インプラントの構造

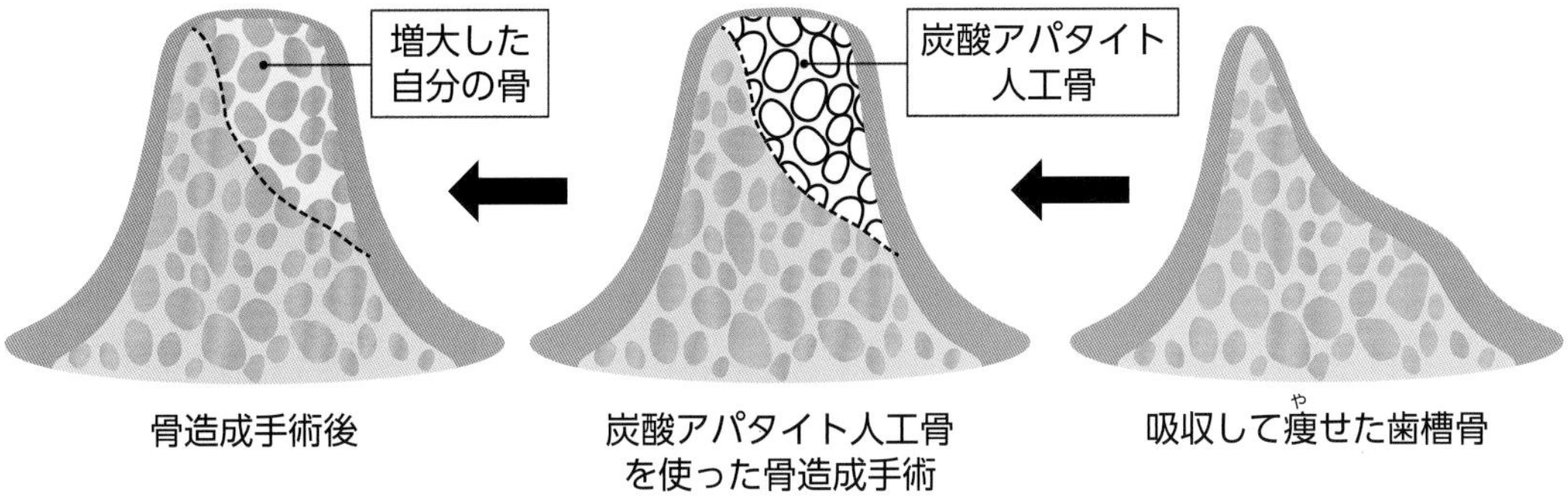

図2　炭酸アパタイト人工骨を使った骨造成手術

Q 歯槽骨吸収の予防方法は？

A 歯槽骨の吸収を防ぐためには、歯を失わないようにすることが一番大切です。

　事故やケガ、腫瘍の治療などのために歯を失うことはありますが、まずは、歯周病やむし歯にならないようにご自身のお口の中を清潔に保つようにしてください。

　また、かかりつけ医を持つこともおすすめします。定期的に専門的なチェックを受けることで、歯を失うリスクは減ります。

　不運にも歯を失ってしまった患者さんで、インプラント治療を希望される場合にも、まずはかかりつけ医を受診して検査を受けてみてください。検査次第では、今回ご紹介した骨造成手術をせずにインプラント治療が可能なこともあります。

当科の特徴　口腔外科

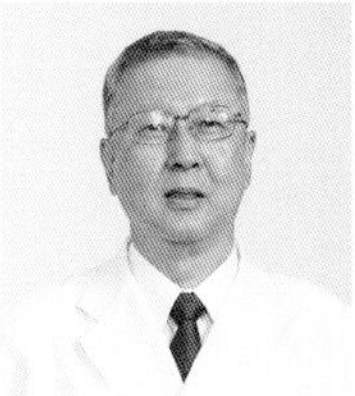

診療科長・教授
宮本 洋二

▶特色

口の中には歯以外にも歯肉《しにく》、頬粘膜《きょうねんまく》などの軟組織や舌、唾液腺といった臓器があります。また、歯を支えている歯槽骨や顎骨《がっこつ》（上顎骨《じょうがくこつ》、下顎骨《かがくこつ》）、口の開閉に重要な役割を果たす顎関節といった特徴的な構造があります。口の中の感覚はとても敏感で、わずかな障害でも食事や会話などの日常生活に大きな支障をきたすことがあります。

心臓等の循環器、肺や気管などの呼吸器、胃腸などの消化器などの臓器に病気ができるように、口の中にも病気ができます。口腔外科ではこうした部位に発生した腫瘍、炎症、外傷などの疾患について専門的な立場から診断と治療を行っています。

▶主な対象疾患

埋伏智歯《まいふくちし》・智歯周囲炎、口腔の腫瘍・嚢胞性疾患、口腔粘膜疾患、口腔の外傷・顎骨の骨折、歯科インプラント、顎変形症など

参考 URL
https://www.tokushima-hosp.jp/department/circulatory.html?rank_code=dent&belong_code=10

歯科麻酔科

Q 37

患者さんにやさしい低侵襲モニタリングを使用しての歯科治療

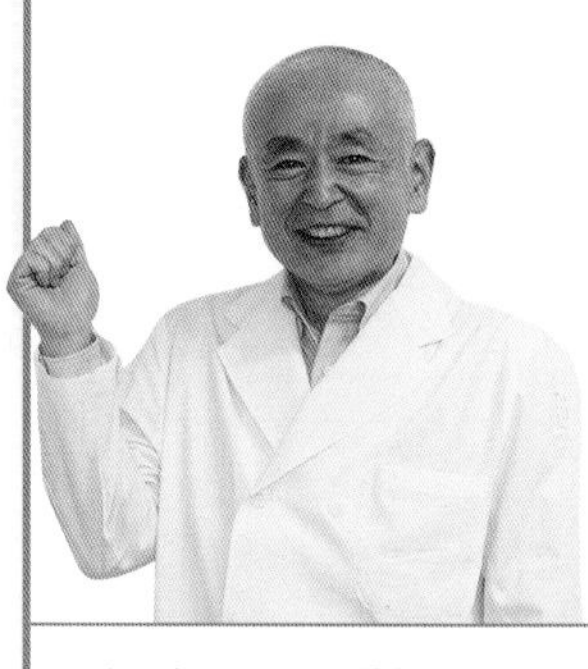

総務医長・講師
江口 覚（写真）
（えぐち さとる）

診療科長・教授
川人 伸次
（かわひと しんじ）

低侵襲《ていしんしゅう》モニタリングとは？

歯の治療中の血圧や脈拍の変動、体の状態の変化をリアルタイムで見守り、安全性を確保するために、さまざまなモニタリング機器が使用されます。

非侵襲連続推定心拍出量《ひしんしゅうれんぞくすいていしんはくしゅつりょう》(esCCO)は自動血圧計、モニター心電図計、パルスオキシメーターで心臓の動きを連続的に見守ることができます。血管の中へカテーテルを挿入していたこれまでの方法に比べ、体を傷つけること（侵襲）がなくなります。

Q モニタリングとは？

A 歯の治療では、緊張や痛みなどにより血圧の変動や、動悸《どうき》を認めることがあります。

モニタリングとは、こうした体からの情報をリアルタムで見守る技術で、自動血圧計、モニター心電図計、パルスオキシメーターなどがあります（写真1、2、3）。さらに、カプノグラフやBIS《ビス》モニター、観血的動脈圧測定《かんけつてきどうみゃくあつそくてい》などさまざまな方法があります。

Q 低侵襲のモニタリングとは？

A 低侵襲モニタリングは、痛みや苦痛などの体への負担の少ないモニタリング技術です。

非侵襲連続推定心拍出量（ｅｓＣＣＯ）は腕につけた血圧計、モニター心電図計とパルスオキシメーターで、心臓から送り出される血液量（心拍出量）を連続的に算出する方法です（図）。心臓のポンプとしての働きを見守ることができます。

これまでの方法は、頸《くび》の血管や足の付け根の血管へカテーテルを入れて、心臓から肺まで進めて測定する方法でした。ｅｓＣＣＯは血管を刺す痛みなどの苦痛を伴うことなく心臓の働きを見守ることができます。

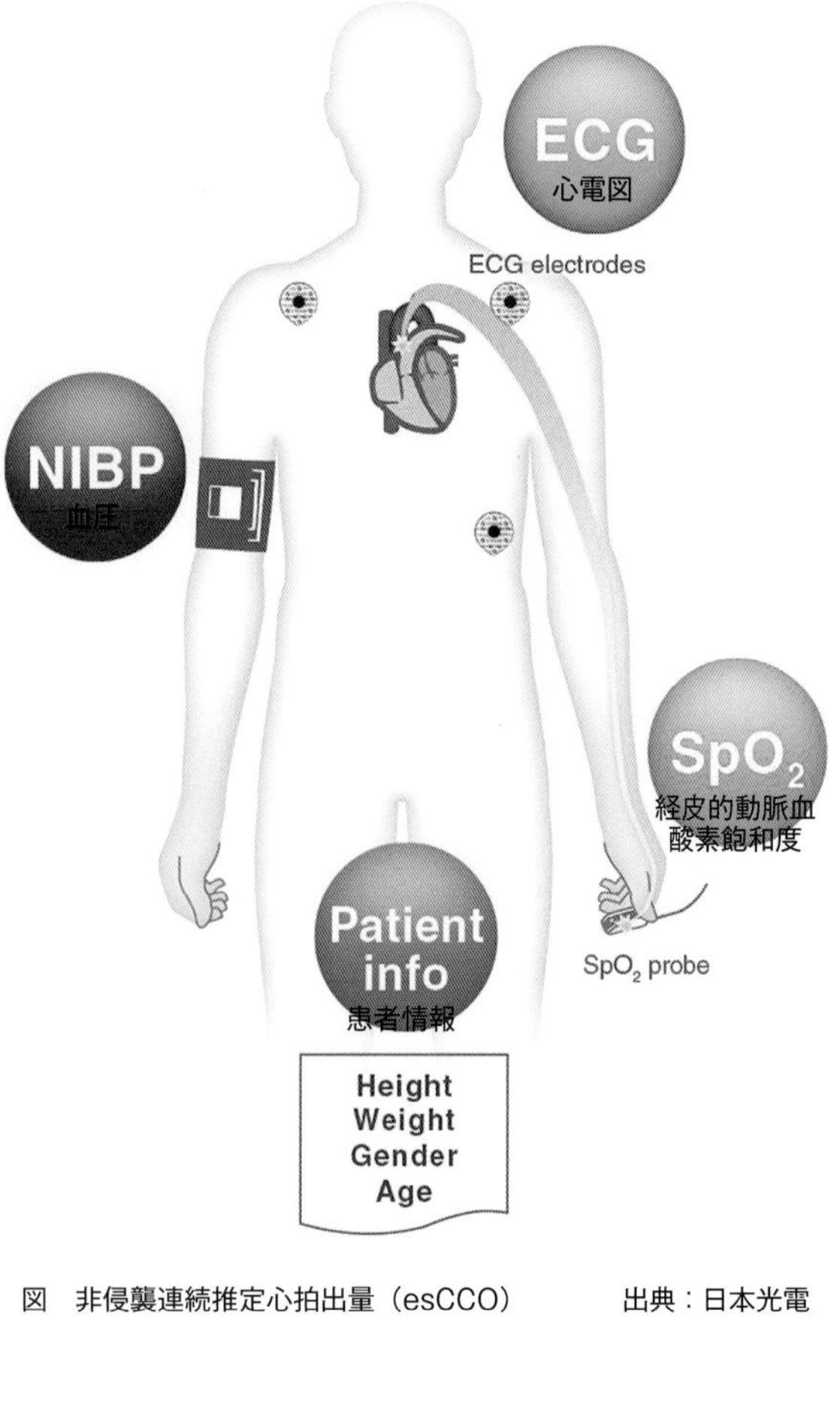

図　非侵襲連続推定心拍出量（esCCO）　出典：日本光電

Q 注射が怖くて歯の治療ができない？

A 歯の注射などが怖い患者さん、嘔吐《おうと》反射《はんしゃ》（口に異物が入ると吐き気をもよおす）が強く歯の治療が難しい患者さんなどは、精神安定薬や静脈麻酔薬の点滴や麻酔ガスを吸入する精神鎮静法《せいしんちんせいほう》を併用した治療を行います。意識は保たれたまま、緊張がとれてリラックスした状態で快適に歯科治療を受けることができます。

Q 全身麻酔で歯の治療をすることがある？

A 局所麻酔での治療が難しい患者さん、精神鎮静法での治療が難しい患者さんには、全身麻酔で眠っている間に歯の治療を行うことがあります（写真4）。

Q 歯の麻酔で〝ドキドキ〟する？

A 歯の治療で、痛みを伴う場合は局所麻酔を行います。このときに使う局所麻酔薬にはアドレナリンという成分が含まれており、麻酔薬の効果を高める働きがあります。

アドレナリンには動悸（心拍数の増加）の副作用があります。注射後から数分以内に起こり、10分ほどで徐々になくなります。不整脈など心臓に病気のある方、高血圧のある方などは、動悸の副作用が強く出ることがありますので、前もって歯科医師に伝えてください。患者さんの状態を考えて副作用の少ない最適な麻酔薬を選択します。

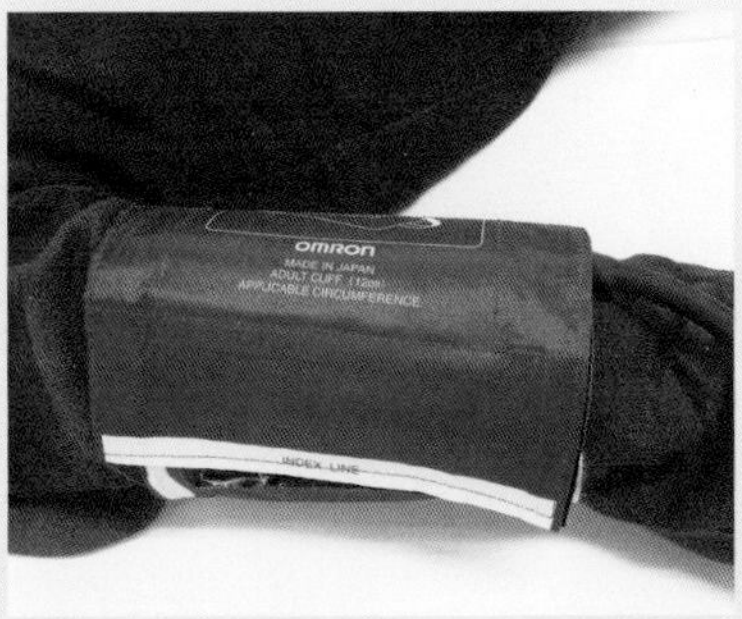
写真1　自動血圧計

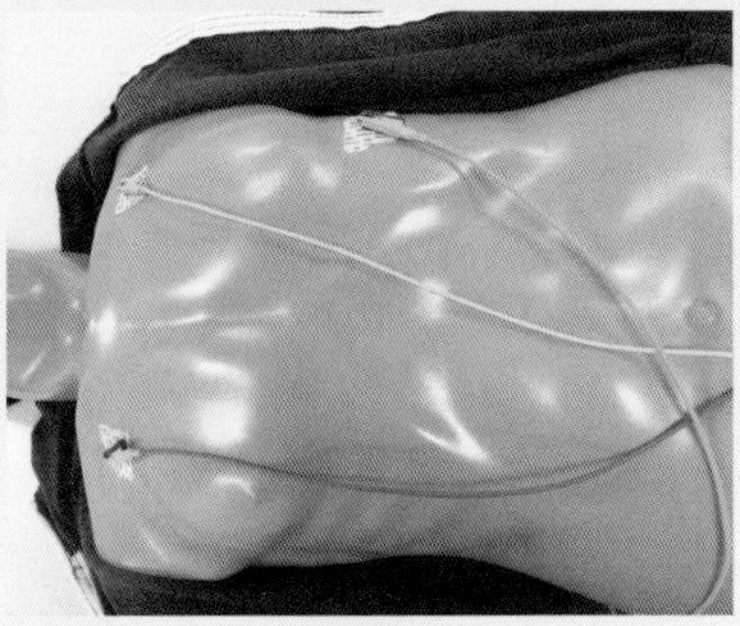
写真2　モニター心電図計

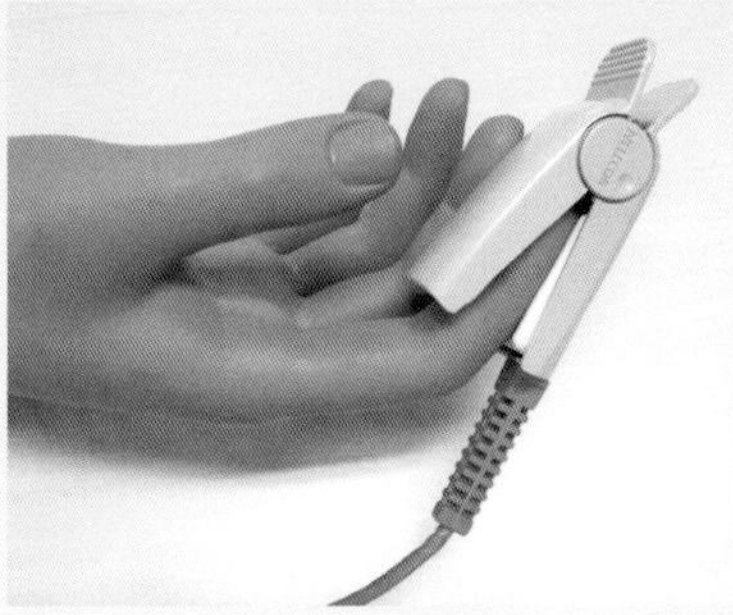
写真3　パルスオキシメーター

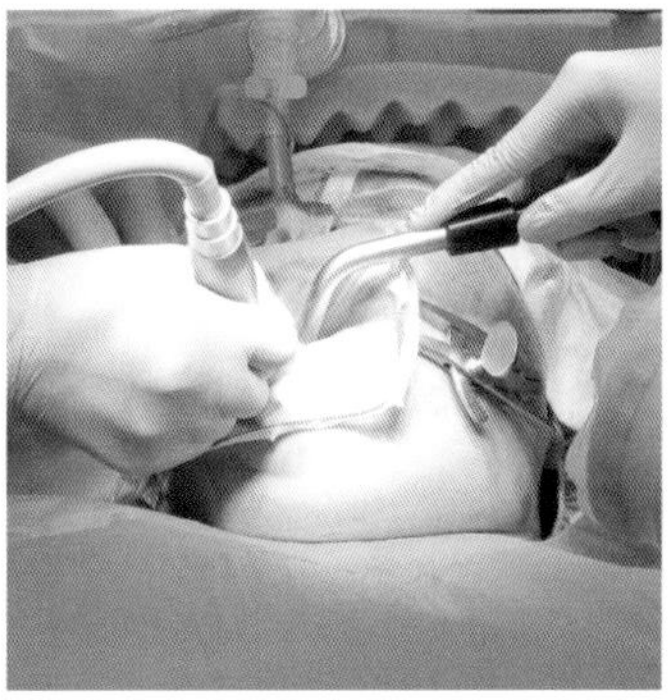
写真4　全身麻酔での歯科治療

当科の特徴　歯科麻酔科

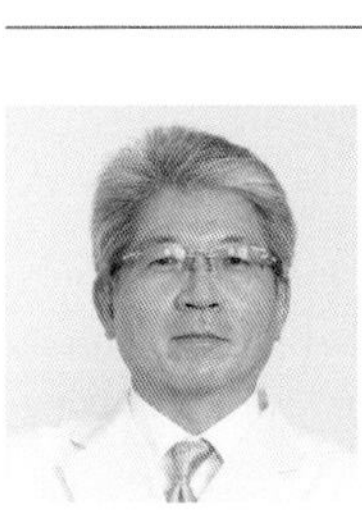

診療科長・教授
川人 伸次

▶特色

局所麻酔での歯科治療など、通常の治療が難しい患者さんや快適で安全な治療を希望する患者さんの歯科治療に対応する診療科です。

【手術部での麻酔管理／全身管理】口の中の手術を行う口腔外科手術の麻酔管理を行います。

【全身麻酔下での歯科治療】さまざまな理由により通常の歯科治療が難しい患者さんに、歯科治療時の全身麻酔管理を行います。

【精神鎮静法を用いた歯科治療】歯の治療が怖くて受けられない患者さん、嘔吐反射が強くて歯科治療が難しい患者さん、快適で安全な歯科治療を希望される患者さんなどに精神鎮静法での歯科治療を行います。

【モニター管理下での歯科治療】歯科診療中に緊張や痛みで体調が悪くなったり、持病が悪化することがあります。このような患者さんには、心電図計や血圧計でのモニタリングを行いながら歯科麻酔科医の見守りの下で治療を行います。

▶主な対象疾患

歯科治療に対する不安・恐怖症、歯科治療時に障害となる嘔吐反射

参考URL
（大学病院歯科麻酔科サイト）
https://www.tokushima-hosp.jp/department/circulatory.html?rank_code=dent&belong_code=11

栄養部

食事と栄養で患者さんを支える栄養部

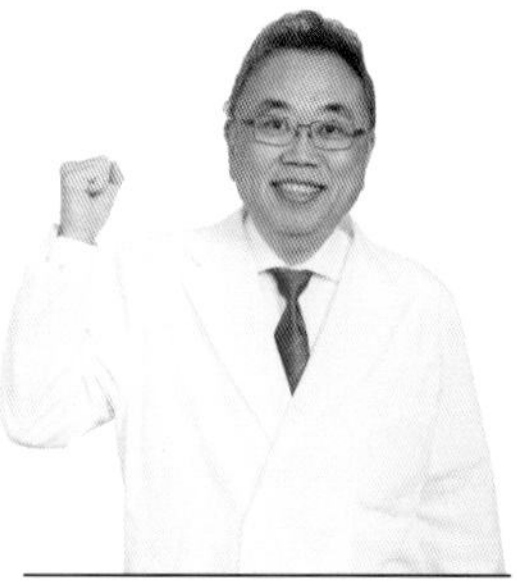

栄養部長・教授　阪上 浩（写真）（さかうえ ひろし）
副栄養部長　鈴木 佳子（すずき よしこ）

日本には、肥満や生活習慣病などの「栄養過剰」と、痩《や》せや低栄養からの「栄養不良」という2つの栄養問題があります。これに対し、栄養部は「食事は治療の一環」という理念のもと、患者さんを栄養面からサポートしています。

「栄養過剰」には、疾患の予防や悪化を防ぐことを目標に、患者さん個々の食習慣や生活環境に応じた栄養指導を行い、正しい栄養の知識を習得し、健康的な生活が送れるよう自宅での療養生活を支援しています。また「栄養不良」には、低栄養予防を目標に、入院時に管理栄養士が栄養状態を評価し、早期から適切な栄養管理を行います。それでも低栄養の改善が困難な場合は、「栄養サポートチーム」というチームで栄養改善を行います。

このように、管理栄養士は栄養のプロフェッショナルとして、食事の形態や、食べる機能、栄養素の消化吸収や代謝、排泄など、食事や栄養の流れを考慮した総合的な栄養管理を行っています。

今後も栄養部は安心・安全な患者食の提供とともに、高度医療を行うチームの一員として、専門性を生かした質の高い栄養管理をめざし、患者さんを支えていきます。

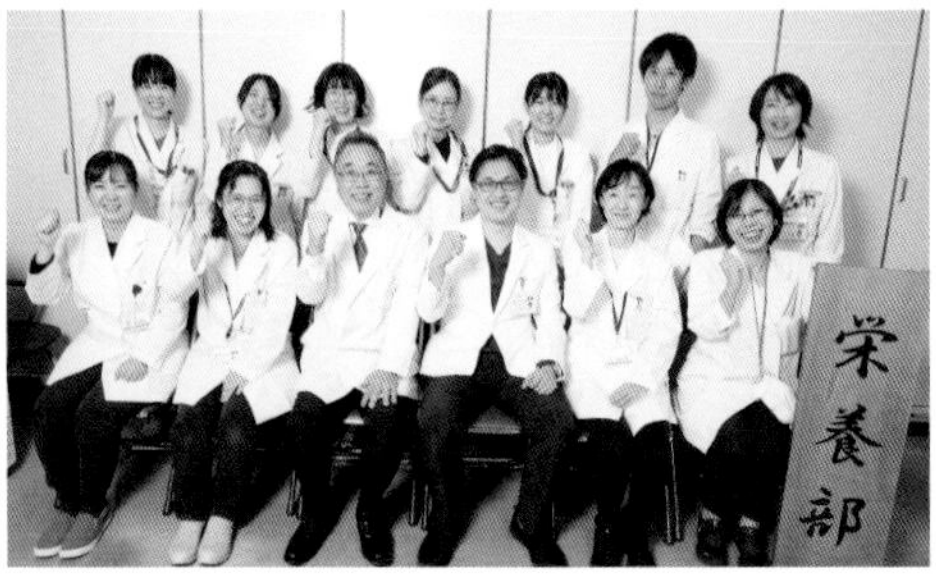

看護部

心のこもった温かい看護の提供

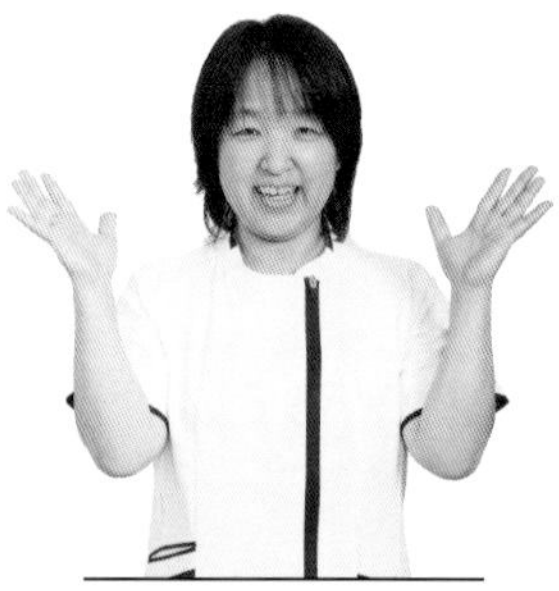

看護部長
上田 美香
（うえた みか）

看護部は、看護の理念「私たちは、常に生命、人格、権利を尊重することを看護の判断、行動の基本とするとともに、社会の変化、医療の進歩に対応した安全でより良いケアを提供します」をもとに、看護サービスを提供しています。看護サービスは、「ハートフルケア」「QOL（生活の質）に直結したケア」「早期回復を図り、早期退院に直結するケア」の3つの特性を持っています。

私たちは、あらゆる部門の看護師がつながって患者さん一人ひとりの目標・意向・希望を理解、共有して患者さんがそれを実現できるように支援します。また地域の看護職とのつながりも築いて患者さんが目標とする地域での生活が可能となるよう支援しています。

また、一人ひとりの看護職が、仕事と生活の調和を取りながら多様な勤務形態を活用し、働き続けられる勤務環境を整えています。専門職として自覚と誇りを持ち、実践能力を向上させ、働きがいのある職場でキャリアアップできるよう学習環境、教育体制の充実を図っています。

患者さんやご家族と信頼関係を築き、安全で高度な看護、心のこもった温かい看護の提供をめざします。

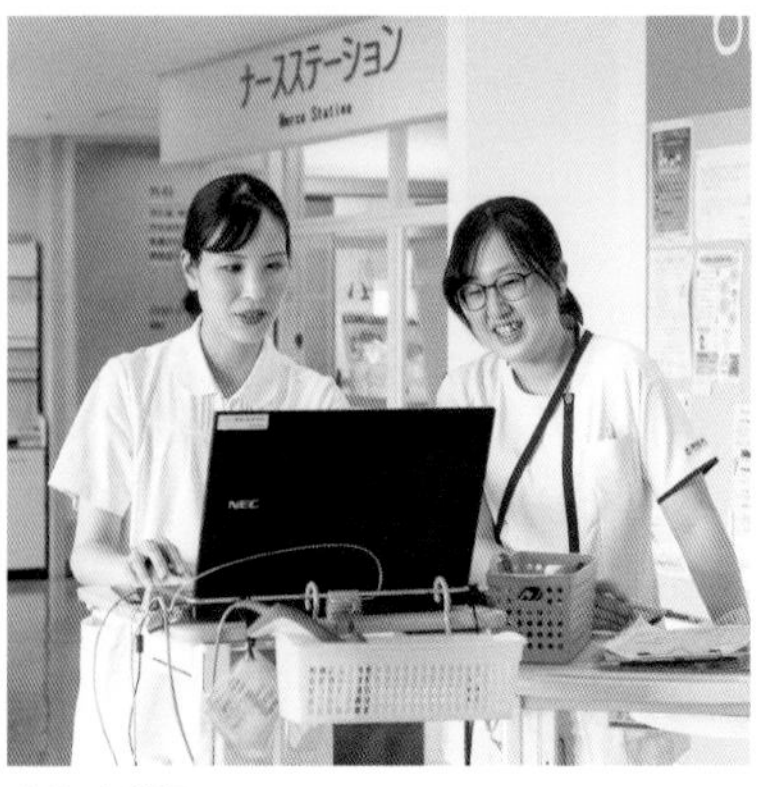

病棟看護師

総合診療部

診断に困ったときの相談は総合診療部へ

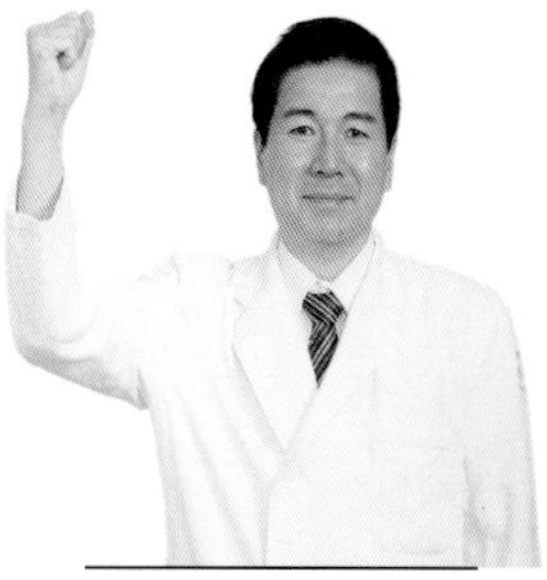

部長・特任教授
八木 秀介
（やぎ しゅうすけ）

つらい症状はあるけれど、どこを受診したらよいか分からない、いくつか受診したけれどはっきりとした診断が得られない、そんなときに役割を担うのが総合診療部です。

総合診療部では、臓器を限定せず幅広く診療を行います。受診する患者さんの症状は、発熱、だるさ、痛み、めまい・ふらつき、しびれ、むくみで6割を占めますが、そのほかにも多彩な症状で訪れます。

診察室では症状とその経緯を詳しく尋ねて必要な身体診察を行い、それまでに行った検査や治療を総合して正しい診断を考えていきます。その場で診断可能なこともあれば、複数の考慮すべき疾患が考えられるために追加の検査や他診療科の受診が必要になることもあります。その場合も紹介して終わりではなく、最終診断にたどりつき治療に結びつくまで継続して診療を行っています。治療はその疾患に要求される専門性の度合いにより、総合診療部で行う場合、各専門診療科にお願いする場合、地域医療機関にお願いする場合があります。

お困りの症状がありましたら、総合診療部の受診についてかかりつけ医の先生にぜひご相談ください。

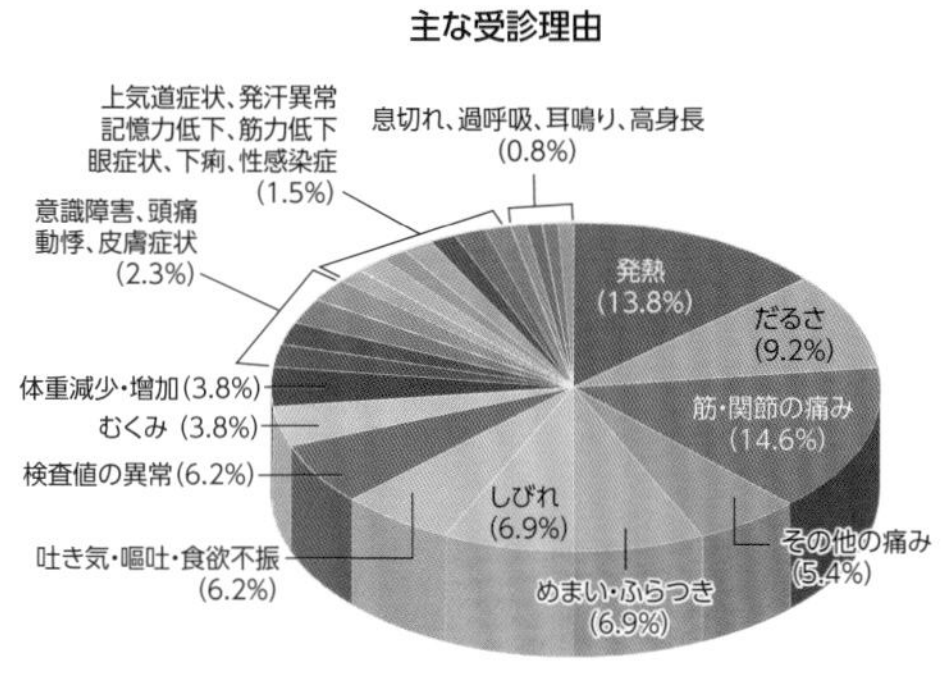

総合診療部 初診外来の受診理由
（2023年４～９月）

超音波センター

心臓の健康を守る最新の超音波画像検査を提供します

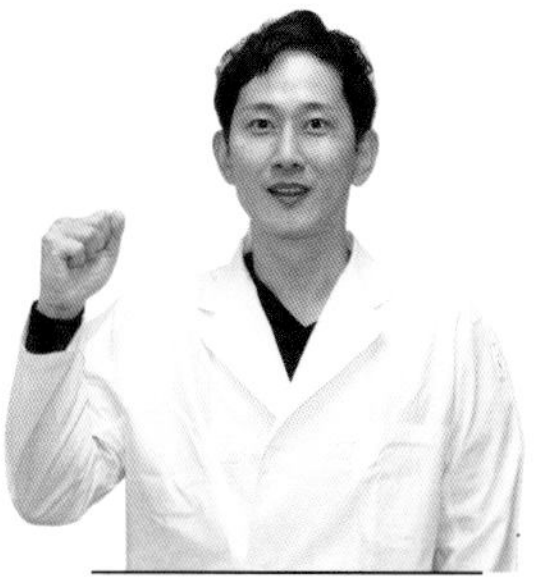

副センター長・特任助教
西條 良仁
（さいじょう よしひと）

当センターでは、超音波（エコー）検査を用いて体への負担をかけずに体内の状態を詳細に検査する画像診断法を提供しています。

心臓・腹部・血管・乳腺・関節領域の専門医師をはじめ、超音波技師、看護師など多職種が協力して年間約2万件の超音波検査を行っています。

特に心臓領域では、3次元心エコー（図1）やスペックルトラッキング心エコー（図2）など、最先端の技術を用いた心臓の詳細な評価を提供することができます。

超音波検査を用いた臨床研究にも盛んに取り組んでおり、国内および海外での学会で成果を発表し世界に向けて情報を発信しています。

さらに、県内外の医師および技師に対する教育にも力を入れており、超音波医学の発展に貢献しています。

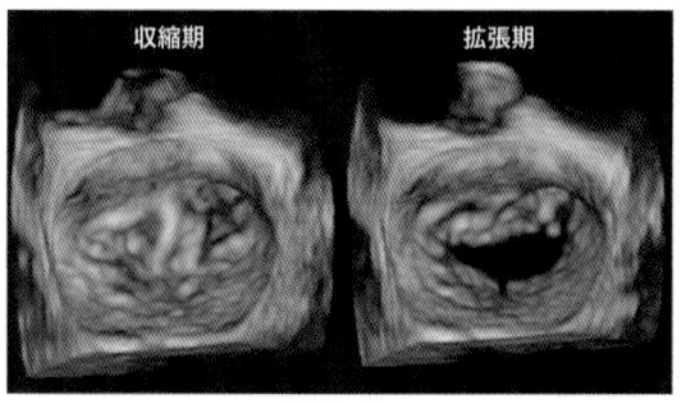

図１　僧帽弁（心臓内の逆流防止弁の一つ）の心エコー図画像

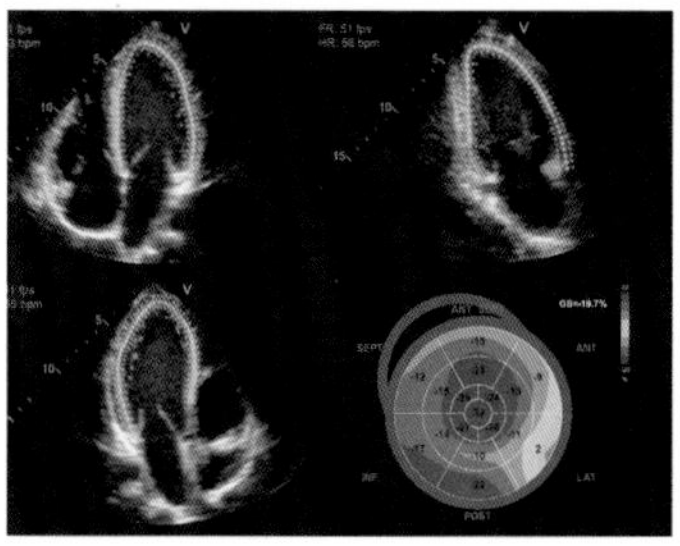

図２　スペックルトラッキング心エコーを用いた左室ストレイン（ゆがみ）

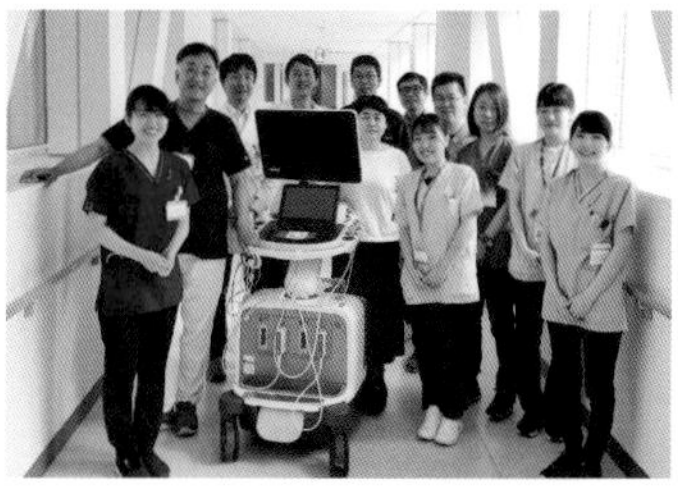

超音波センター　スタッフ

口腔インプラントセンター

デジタル技術を活用した口腔インプラント治療

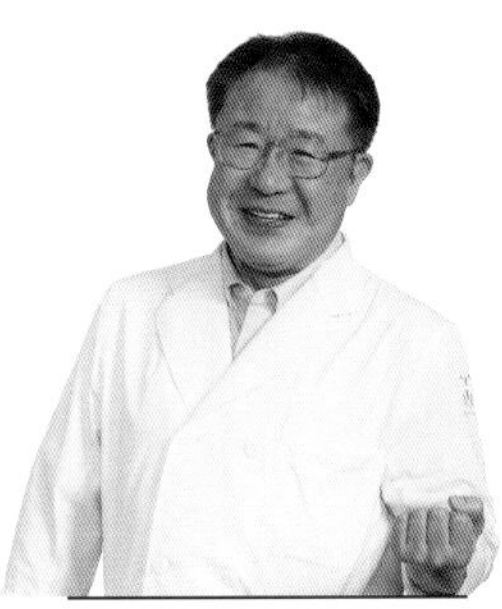

センター長・病院教授
友竹 偉則
（ともたけ よりとき）

口腔インプラント治療は顎骨《がくこつ》にインプラント体（人工歯根）を埋め入れるために、治療の前には口腔の診察や全身の健康状態の検査とともに、X線検査、CT検査が必須になっています。

この顎骨のCTデータをもとに専用のPCシミュレーションソフトによって埋入設計を行います（図）。

骨の量が少ない場合には、骨移植や人工骨《じんこうこつ》補填材《ほてんざい》で骨を造成する方法も計画します。そして、作成した埋入設計データから3Dプリンターを用いて埋入手術用ガイドを製作し、正確な手術を実現しています。

歯冠部（歯の見えている部分）の製作に関しても、従来は口の中で固まる材料（印象材）を用いて型取りをして石膏模型を製作し、その模型上で歯冠部の装置を手作りする方法でしたが、近年では口腔内スキャナーによる光学印象が用いられています。得られた画像データをもとにPC上で歯冠部をデザインし、作成したデータ通りに歯冠材料のブロック材から削り出すこと（CAD／CAM：コンピューター・エイディッド・デザイン／マニュファクチャリング）で製作しています。

このように、口腔インプラント治療はデジタル技術が積極的に活用される治療となっています。

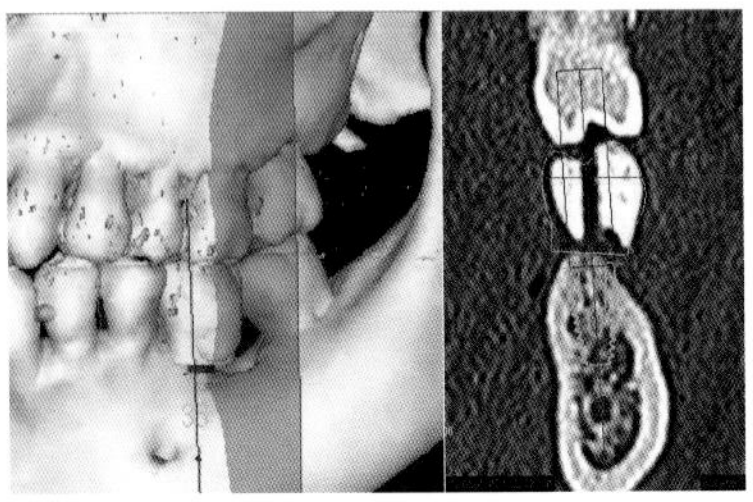

図　CTデータをもとにシミュレーションによる埋入設計

口唇口蓋裂センター

多職種で患者に寄り添う口唇口蓋裂の診療

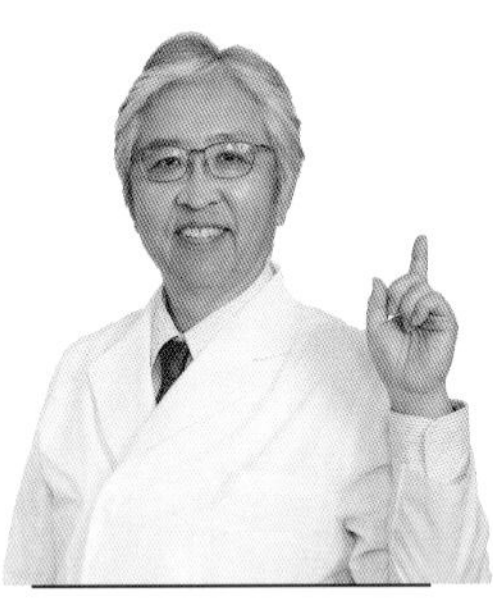

センター長・教授
橋本 一郎
（はしもと いちろう）

口唇口蓋裂《こうしんこうがいれつ》は、生まれつき、くちびる、口蓋（口の中の天井）、歯ぐきに裂（割れ目）を認めます。

当センターでは、多職種、そして形成外科、耳鼻咽喉科、産科婦人科、小児科、矯正歯科、小児歯科などの複数の診療科によるチーム医療を行っています。

まず、赤ちゃんが生まれる前に出生後の治療に関して産科婦人科医が説明します。出生後は歯科医師が裂矯正と歯の矯正を行います。発音や中耳炎《ちゅうじえん》に関しては、耳鼻咽喉科・言語聴覚士が相談・指導を行います。手術は形成外科が行い、最終的には整容的な仕上がりをめざします。

センターでは合同検討会で治療計画を検討し、ご本人や保護者と相談しながら治療方針を決定しています。

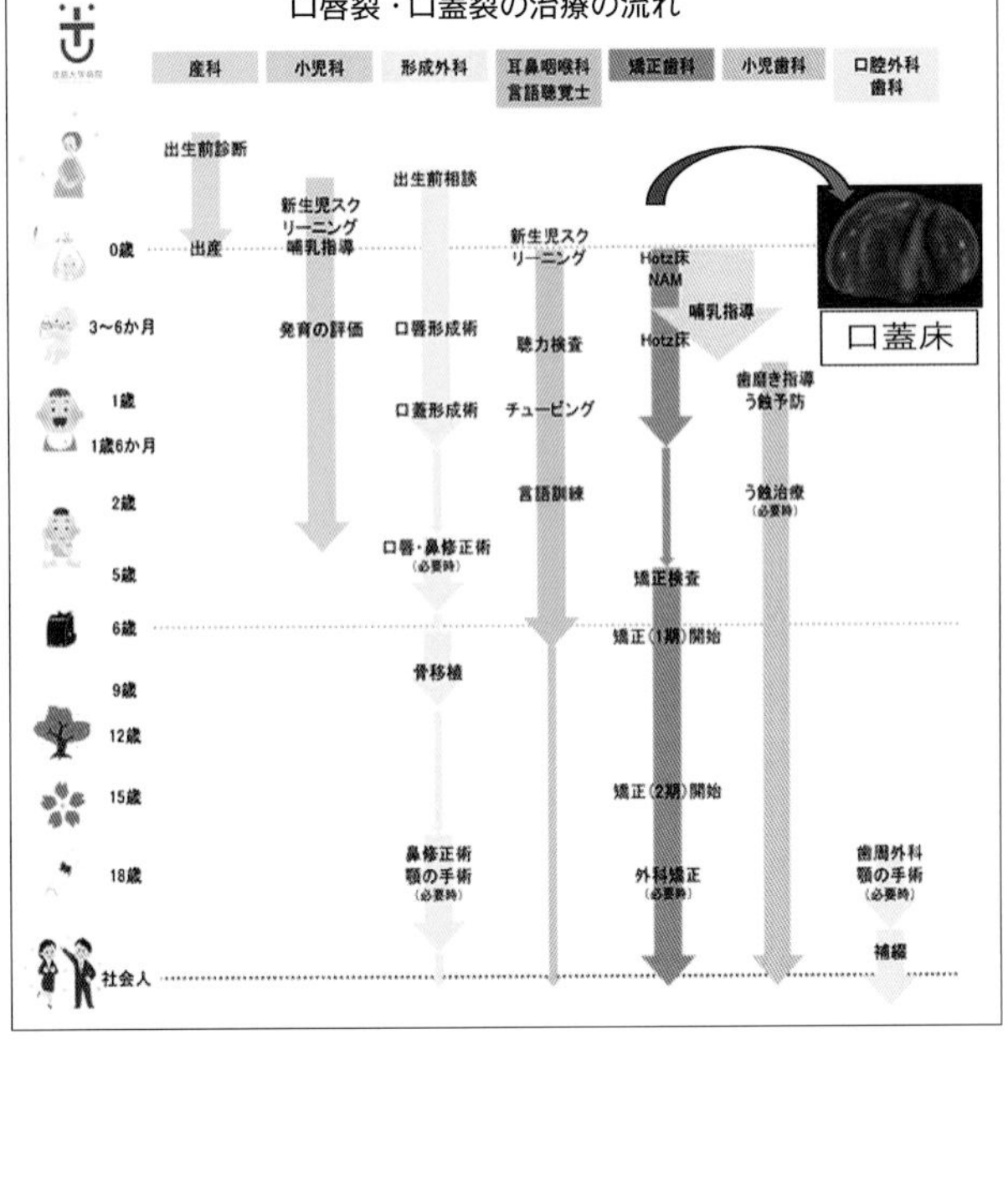

周術期管理センター

全身麻酔を受ける患者さんの術前、術後管理について

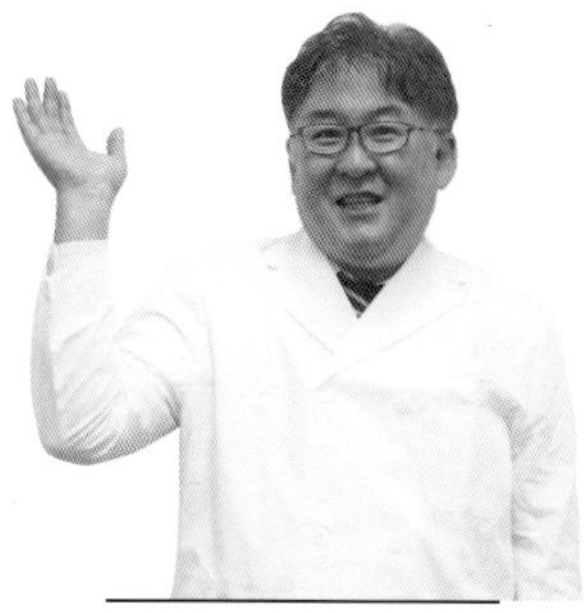

センター長・教授
田中 克哉
(たなか かつや)

　当院では2019年に周術期管理センターを開設しました。主に全身麻酔を受ける患者さんの術前、術中、術後のケアを多職種のチームで行い、患者さんが安心して手術に臨めるように努力しています。

　手術前に入院する患者さんを対象に術前外来に来てもらい、ここで薬剤師、看護師、麻酔科医が患者さんのこれまでの病気の有無、内服薬のチェック、術前の検査結果の確認をします。入院時の注意事項の説明、内服薬で休薬すべきものがあればその説明、麻酔の説明と同意書の配布を行うとともに、必要があれば歯科で口腔ケア、マウスプロテクターを作成します。手術前日の午前中に麻酔科外来にもう一度来てもらい、体調の確認、絶飲絶食の説明をして、患者支援センターを経由して病棟に入院します。

　術後は栄養指導、リハビリなどの介入が入ることがあります。持続的に鎮痛薬をPCAポンプという道具を用いて注入している場合は、麻酔科医、薬剤師、看護師からなる術後疼痛管理チームが平日に限り、術後1日目と2日目にベッドサイドにうかがい、痛みの具合や困りごとを聞いて、必要があれば介入をします。

　患者さんが安全に手術を受けて退院できるよう、当センターの職員一同でサポートしていきます。

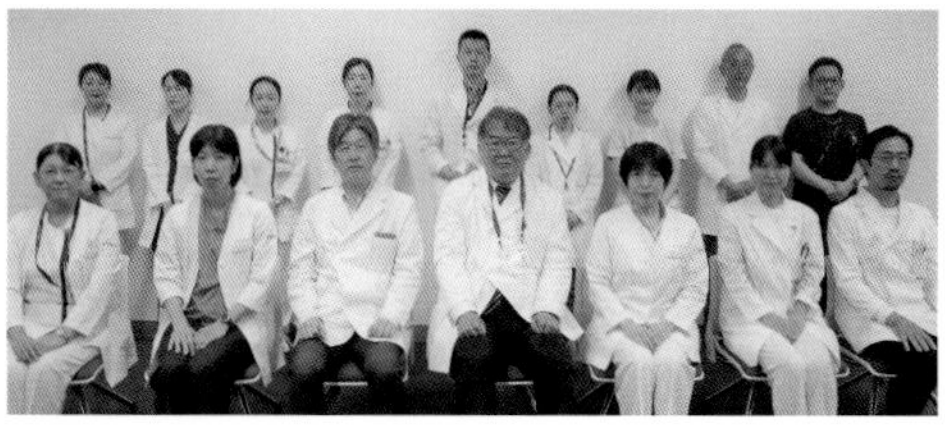

周術期管理センタースタッフ

看護師特定行為研修センター

医学と看護の両方の視点を持った特定看護師の育成

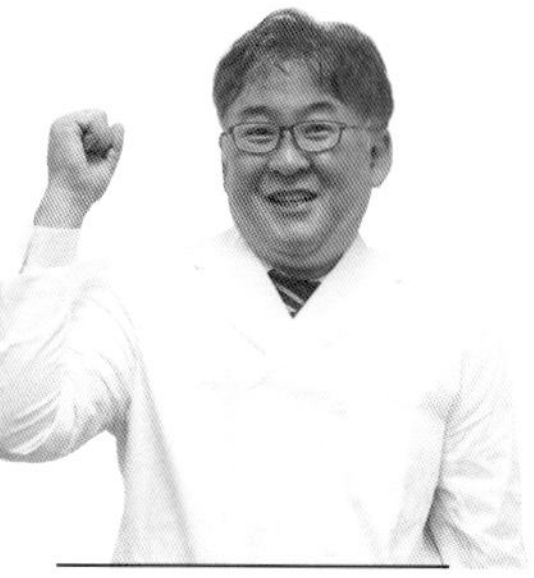

センター長・教授
田中 克哉
(たなか かつや)

　2020年2月に徳島県初の看護師特定行為研修の指定研修機関として厚生労働大臣の指定を受け、同年3月に当センターを開設し、5月に急性期医療におけるチーム医療の推進、地域医療を支えていく看護師の育成をめざして、看護師特定行為研修を開講しました。

　当センターでは、3つの領域別パッケージと15の特定行為区分の中から、医療機関や研修生のニーズに合わせて自由に組み合わせることができる柔軟な研修コースを提供しています。さらに、大学病院の強みを生かし、教育力に優れた専門性の高い指導者や大学施設と連携した充実の学習環境、専任看護師による個別支援など良質な教育体制を誇っています。

　現在(2024年1月)、修了生は3年間で、6施設19名となり、主に急性期病院の集中治療室、救命救急センター、手術室等に勤務し、チーム医療のキーパーソンとして活躍しています。今後も医学と看護の両方の視点を持った特定看護師の育成を通し、チーム医療の推進、医療・看護の質向上や、地域の医療人育成に貢献していきます。

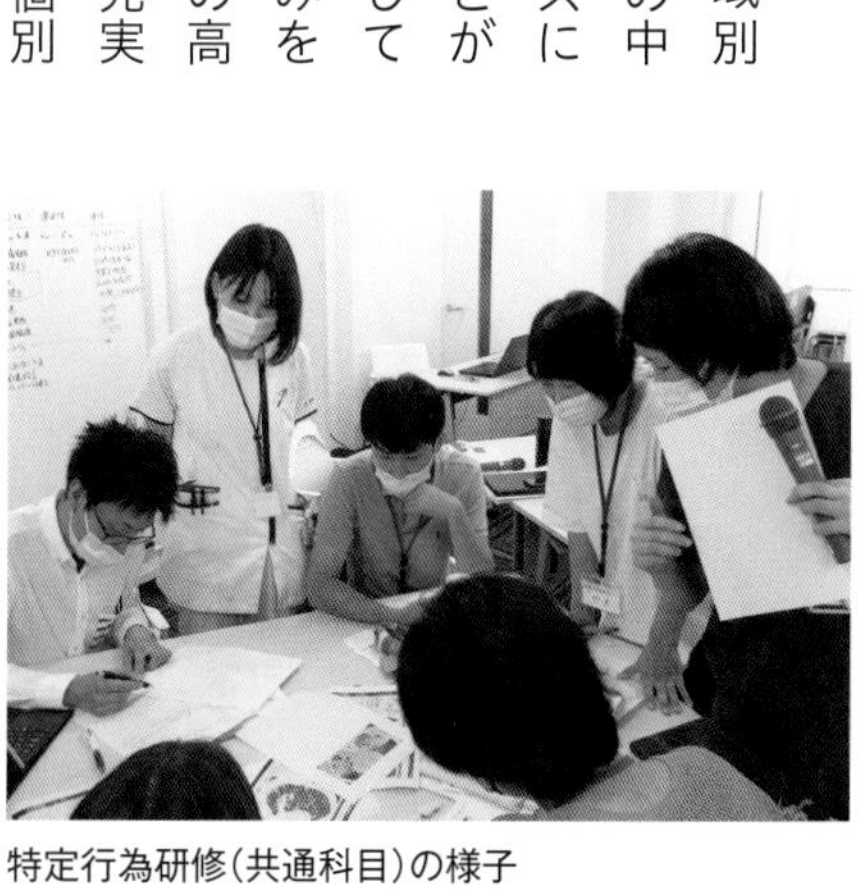

特定行為研修(共通科目)の様子

下肢救済・創傷治療センター

下肢救済・創傷治療センターの開設

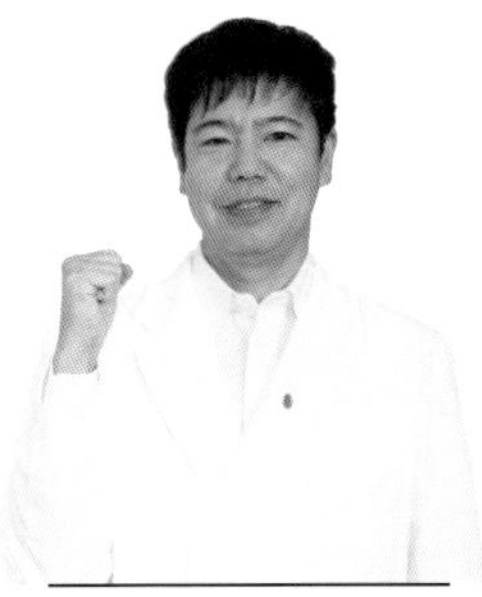

副センター長・助教
山下 雄太郎
（やましたゆうたろう）

糖尿病患者の増加に伴い、その合併症である末梢神経《まっしょうしんけい》障害や、下肢《かし》の動脈硬化・血流障害から足に潰瘍や壊疽《えそ》（皮膚から皮下組織までの細胞が死滅してしまうこと）を発生する患者さんが増加しています。このような足の傷を放置しておくと膝《ひざ》の上下での切断になることもあります。

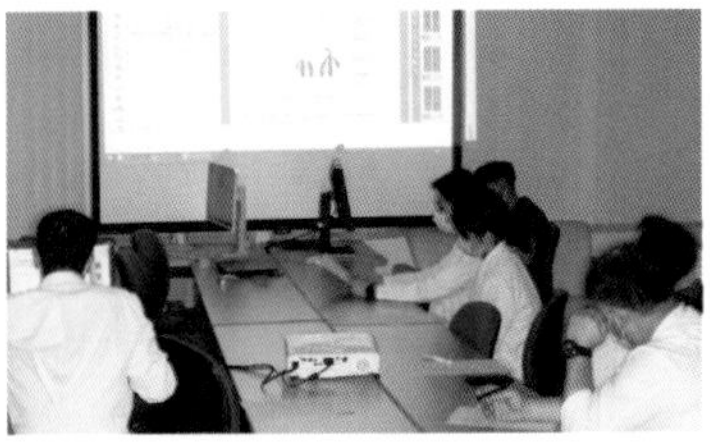

合同カンファレンスの風景

治療は難しく、血管の治療、創部の治療、糖尿病の治療などを要し、形成外科、心臓血管外科、循環器内科、内分泌・代謝内科などの多くの関連部署との連携が必要です。

当院では足の切断を避けるため、当センターを立ち上げ、各科合同で治療計画を立てながら治療を進めています。カテーテルによる血管内治療と通常のバイパス術に加えて形成外科でマイクロサージャリー（顕微鏡下手術）の技術を用いて足の細い動脈へのバイパス術を行っており、下肢の治療に取り組んでいます。

そのほか微細な血管の再生を促す遺伝子治療や、老廃物を血液内より濾過《ろか》するLDLアフェレーシスなどの最先端の治療を組み合わせ、可能な限り足が残るように治療を進めています。

糖尿病性足潰瘍では足の変形が生じることがありますが、そのような足に対しては免荷手術という変形を修正する手術も行っています。

痛みセンター

多職種による集学的治療で長引く痛みを和らげる

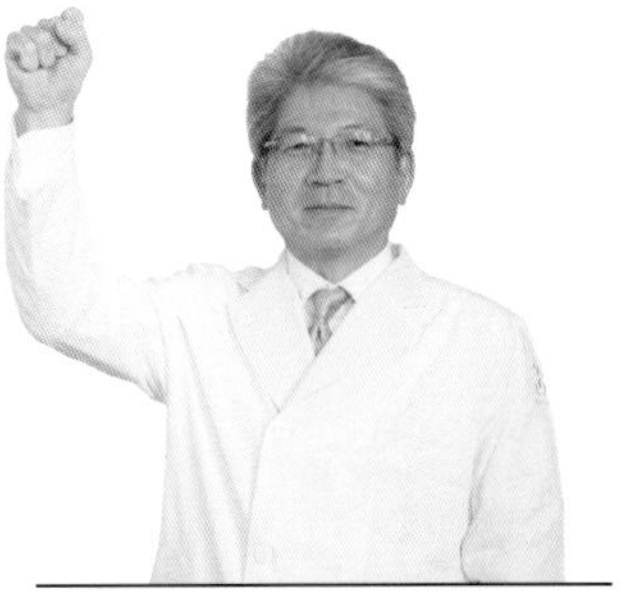

センター長・教授
川人 伸次（写真）
（かわひと しんじ）

診療支援医師
高田 香
（たかた かおり）

痛みは外部から体を守る防御反応であり警告信号でもありますが、約3か月以上続くと「神経障害性疼痛《しんけいしょうがいせいとうつう》」や「難治性慢性疼痛《なんちせいまんせいとうつう》（痛覚変調性《つうかくへんちょうせい》疼痛《とうつう》）」（図）という治りにくい状態になることがあります。長引く痛みは不安や憂鬱《ゆううつ》な気持ちを強め、睡眠も妨げ、学校生活、仕事、家事、育児や介護などの社会生活に影響を及ぼします。

当センターでは患者さんの痛みを和らげ日常生活が送りやすくなることを目標に、医師・歯科医師をはじめ、看護師、薬剤師、臨床心理士・公認心理師、理学療法士、医療ソーシャルワーカーなど多職種が連携して治療とサポートを行います。薬物療法、神経ブロック注射、手術療法、運動療法、心理療法などのさまざまな治療法を組み合わせた多角的鎮痛法が有効とされます。四国内で唯一歯学部を有する当院は口腔顔面痛《こうくうがんめんつう》（顎《あご》や顔の痛み）に対しても医科と歯科の連携により専門的な治療が可能です。

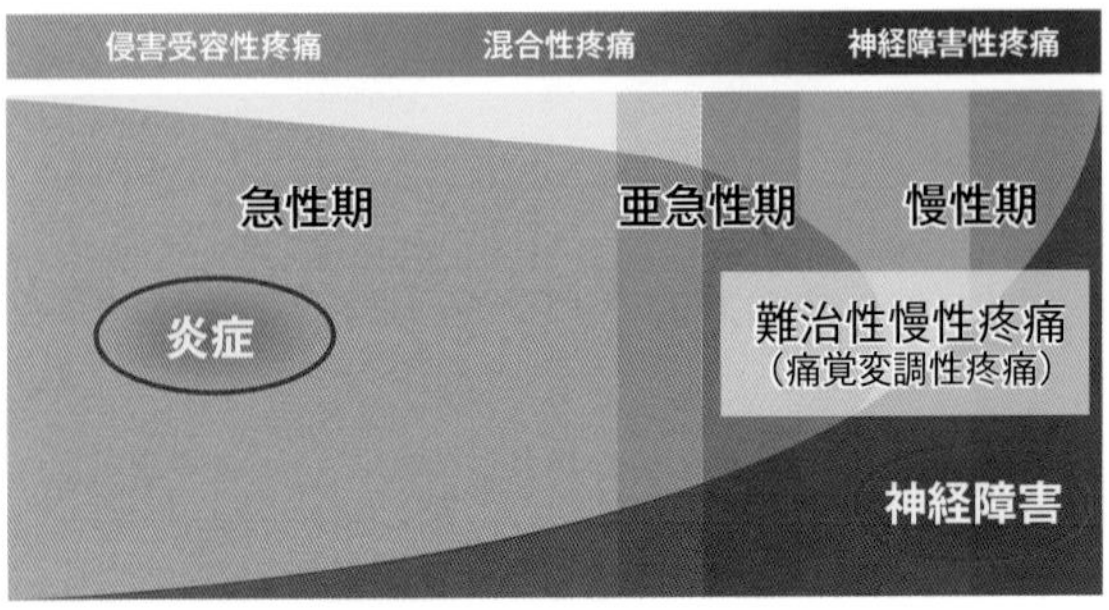

図　痛みの種類と持続期間による変化

歯科衛生室

当院を受診する妊婦さんの口腔健康管理

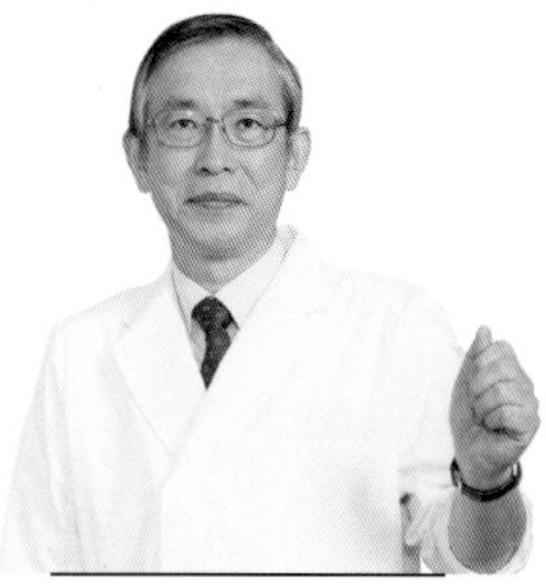

室長・教授
日野出 大輔
（ひので だいすけ）

　歯科衛生室では、歯科部門だけでなく、さまざまな科の患者さんの口腔健康管理を担っています。特に、産科婦人科外来を受診する妊婦さんへの両親学級（写真）および妊婦歯科健康診査を行っています。

　妊娠期の女性はホルモンバランスや、環境や心理的な変化から口腔環境が悪化すると、う蝕《しょく》(むし歯)や歯周病が進行しやすくなります。

　歯周病は早産・低体重児出産にも関連することが報告されているため、この時期の口腔健康管理は非常に重要ですが、普段から管理が十分に行われていない現状があります。

　当院ではすべての妊婦さんへ、歯科健康診査の受診をすすめるリーフレット（図）を配付しています。健診受診者へ歯周病検査・う蝕リスク検査を行い、歯科衛生士による効果的な指導や治療につなげています。

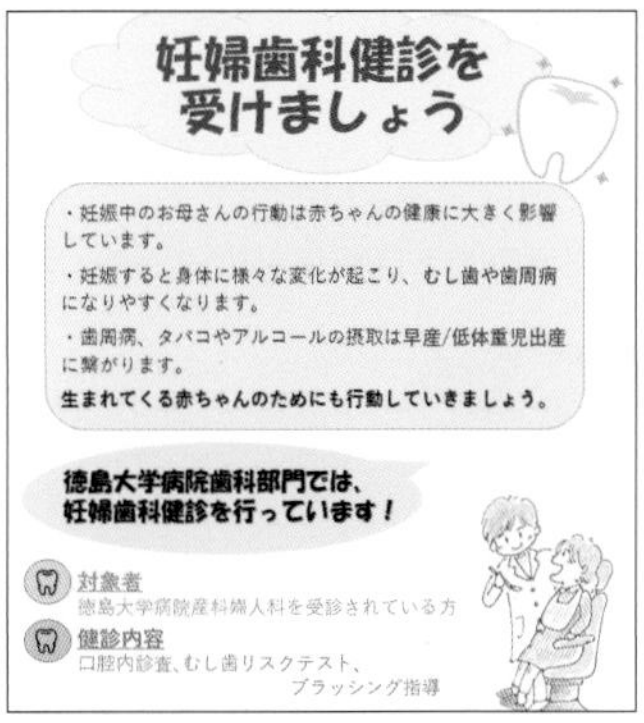
妊婦歯科健診を受けましょう

・妊娠中のお母さんの行動は赤ちゃんの健康に大きく影響しています。
・妊娠すると身体に様々な変化が起こり、むし歯や歯周病になりやすくなります。
・歯周病、タバコやアルコールの摂取は早産/低体重児出産に繋がります。
生まれてくる赤ちゃんのためにも行動していきましょう。

徳島大学病院歯科部門では、妊婦歯科健診を行っています！

対象者
徳島大学病院産科婦人科を受診されている方
健診内容
口腔内診査、むし歯リスクテスト、ブラッシング指導

図　妊婦歯科健康診査受診勧奨リーフレット（一部を抜粋）

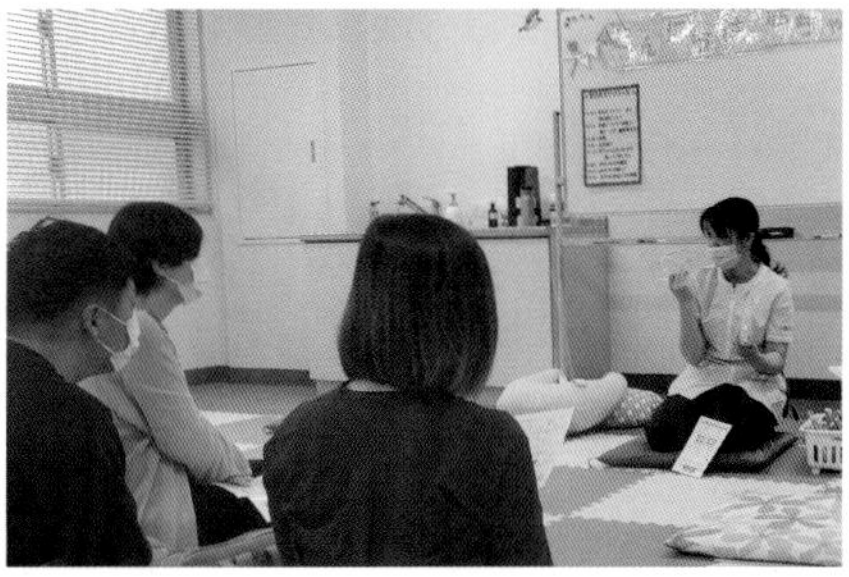

写真　両親学級での歯科保健指導

徳島大学病院ロゴマーク

徳島大学病院
Tokushima University Hospital

シンボル・マークの中心にある「＋」は、徳島の「T」と病院のマーク「＋」を表しています。
また、下方にある「U」は「University」の「U」であり、全体で見たときに「笑顔」をイメージさせる「U」でもあります。
そして、擬人化するために、二つの「・」を配置しました。
これは、「Eye」（眼・愛）という意味も込められています。
病院のイメージを強調させながら、全体的には「わかりやすさ」「親しみやすさ」「安心感」「人の笑顔を願う気持ち」を表現しています。

受診の流れ

初 診

お持ちいただくもの

- 保険証
- 紹介状
- マイナンバーカード

（お持ちの方のみ）●限度額認定証 ●公費受給者証

▼

初診・FAX予約窓口

再 診

お持ちいただくもの

- 保険証
- 診察券
- マイナンバーカード

（お持ちの方のみ）●限度額認定証 ●公費受給者証

▼

再来受付機（予約がある場合）

※予約がない場合は、カウンター②番窓口へお越しください。

▼

チェックイン

各ブロック受付付近の到着確認機にて、必ず到着確認を行ってください。

受診票のバーコードを読み込ませてチェックインしてください。

▼

各ブロック受付で受付・保険証確認

各ブロック受付に受診票と保険証をご提示ください。

▼

診察・検査等

受付番号が表示されましたら、診察室にお入りください。

▼

受診票提出

すべての診療・検査等が終了しましたら、
受診票を提出窓口（歯科のみご受診の方は、４階歯科受診票提出窓口）にご返却ください。

▼

お支払い

会計番号が表示されましたら、自動精算機等にてお支払いください。

▼

※「限度額認定証」等をお持ちの方は、お支払い後、領収書をお持ちのうえ、カウンター④番窓口横の「自己負担限度額受診票お渡し窓口」にお立ち寄りください。

院外処方

初めて受診する方へ

当院は大学病院として、患者の皆様の診療のみならず次世代の医療の進歩に貢献し、診療とあわせて医学・歯学・薬学の教育および研究を目的としています。また、当院は徳島県内では唯一の特定機能病院として承認されており、高度医療を必要とする難病患者の皆様や急性期治療の必要な患者の皆様を中心に診療を行っております。現在、国の方針として、かかりつけ医の役割を担う病院と、高度な医療を提供する病院との機能分担が推進されております。初めて本院を受診される場合は、地域の医療機関（かかりつけ医）からのご予約を原則としております。

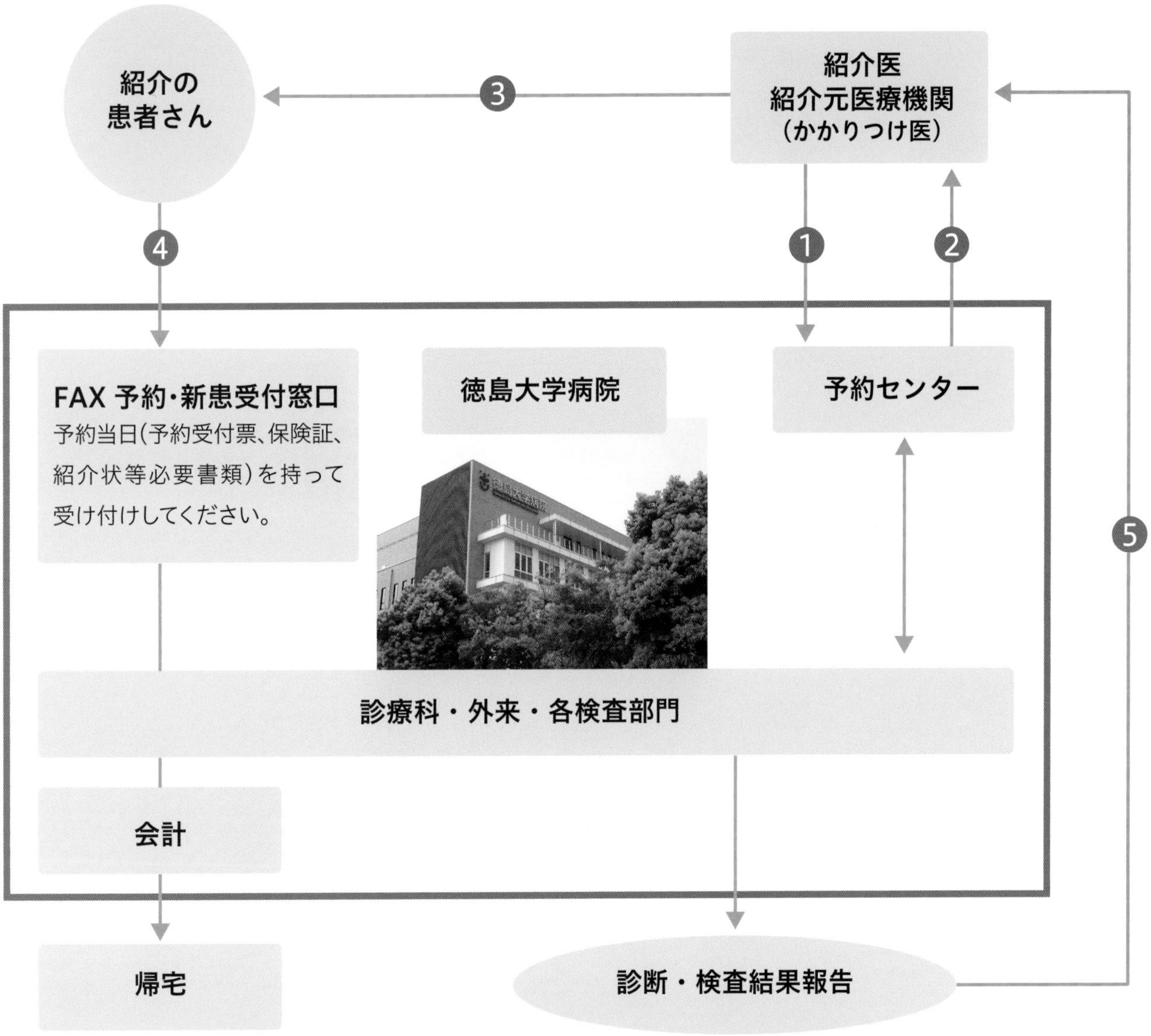

❶ 診療予約申込書(FAX送信)
❷ 予約受付票発行(FAX送信)
❸ 患者さんに予約受付票と紹介状(診療情報提供書)と画像データ(CD-R)をお渡しください。
❹ 受診
❺ 診断・検査結果報告

外来診療棟案内図

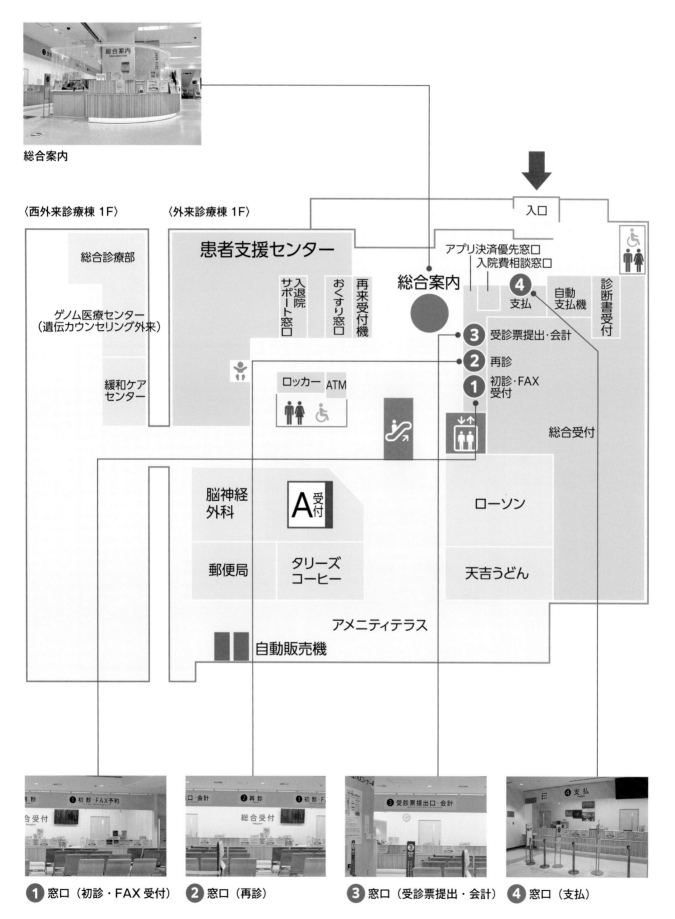

総合案内

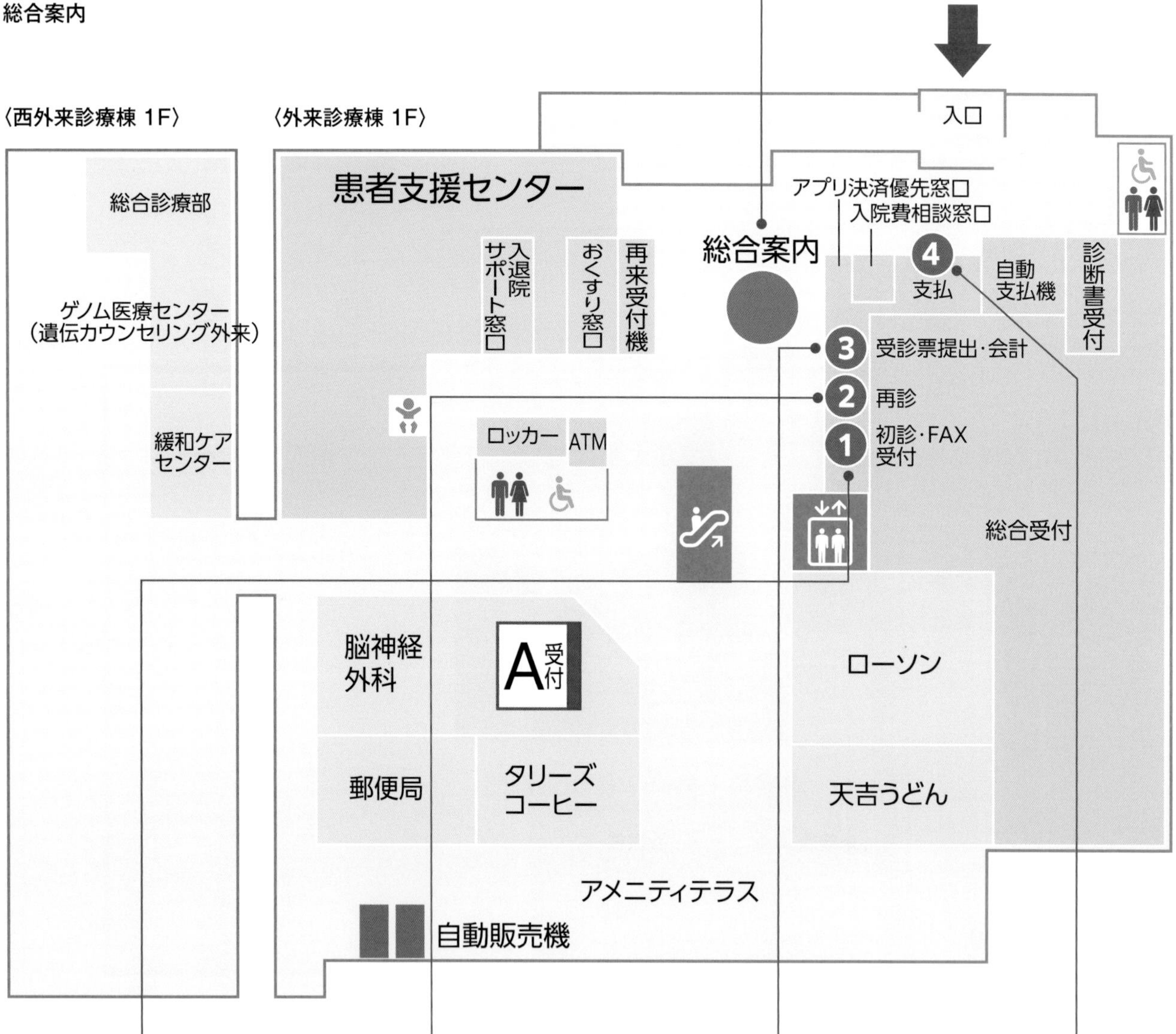

❶ 窓口（初診・FAX受付）

❷ 窓口（再診）

❸ 窓口（受診票提出・会計）

❹ 窓口（支払）

〈西外来診療棟２F〉〈外来診療棟２F〉

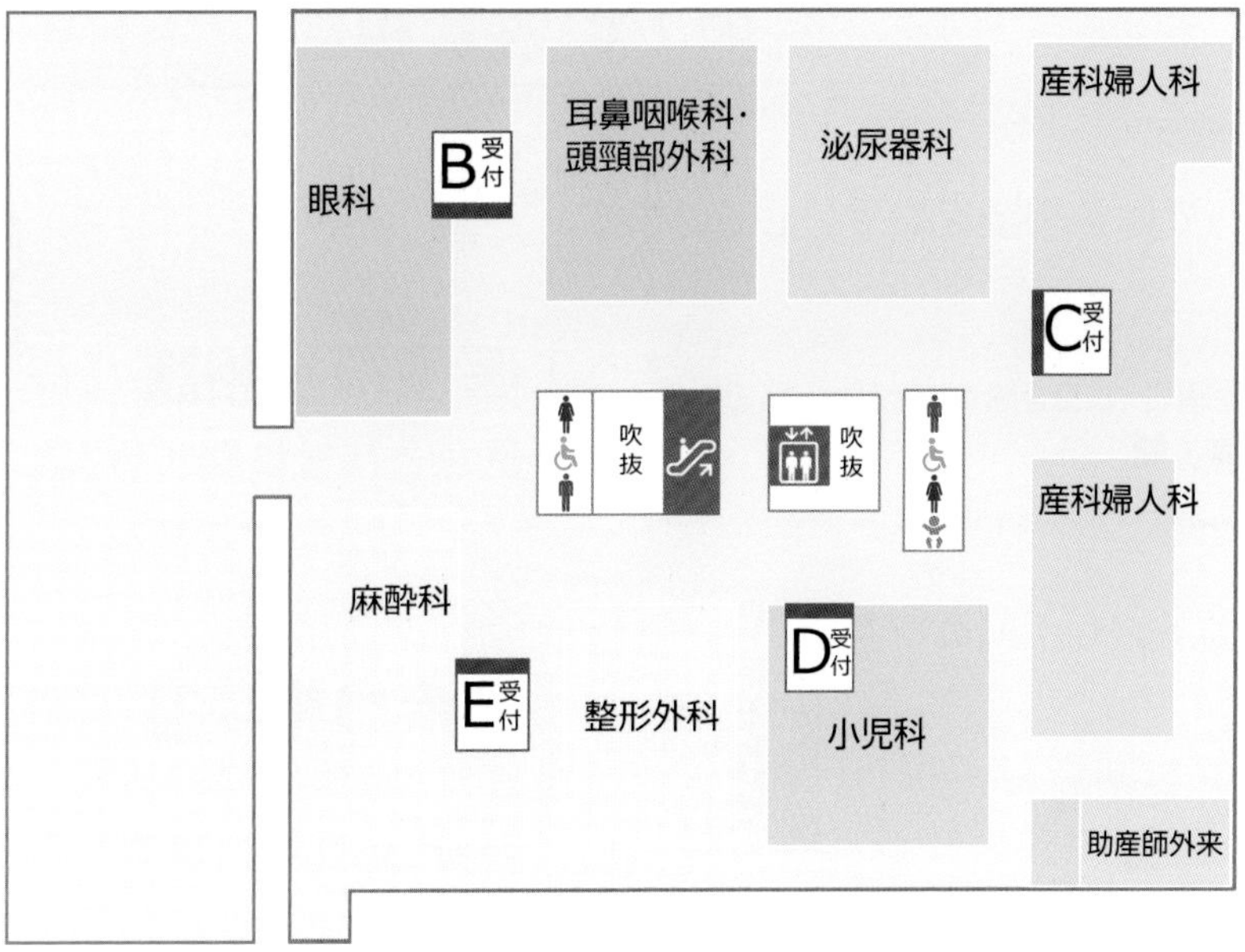

〈西外来診療棟 3F〉〈外来診療棟 3F〉

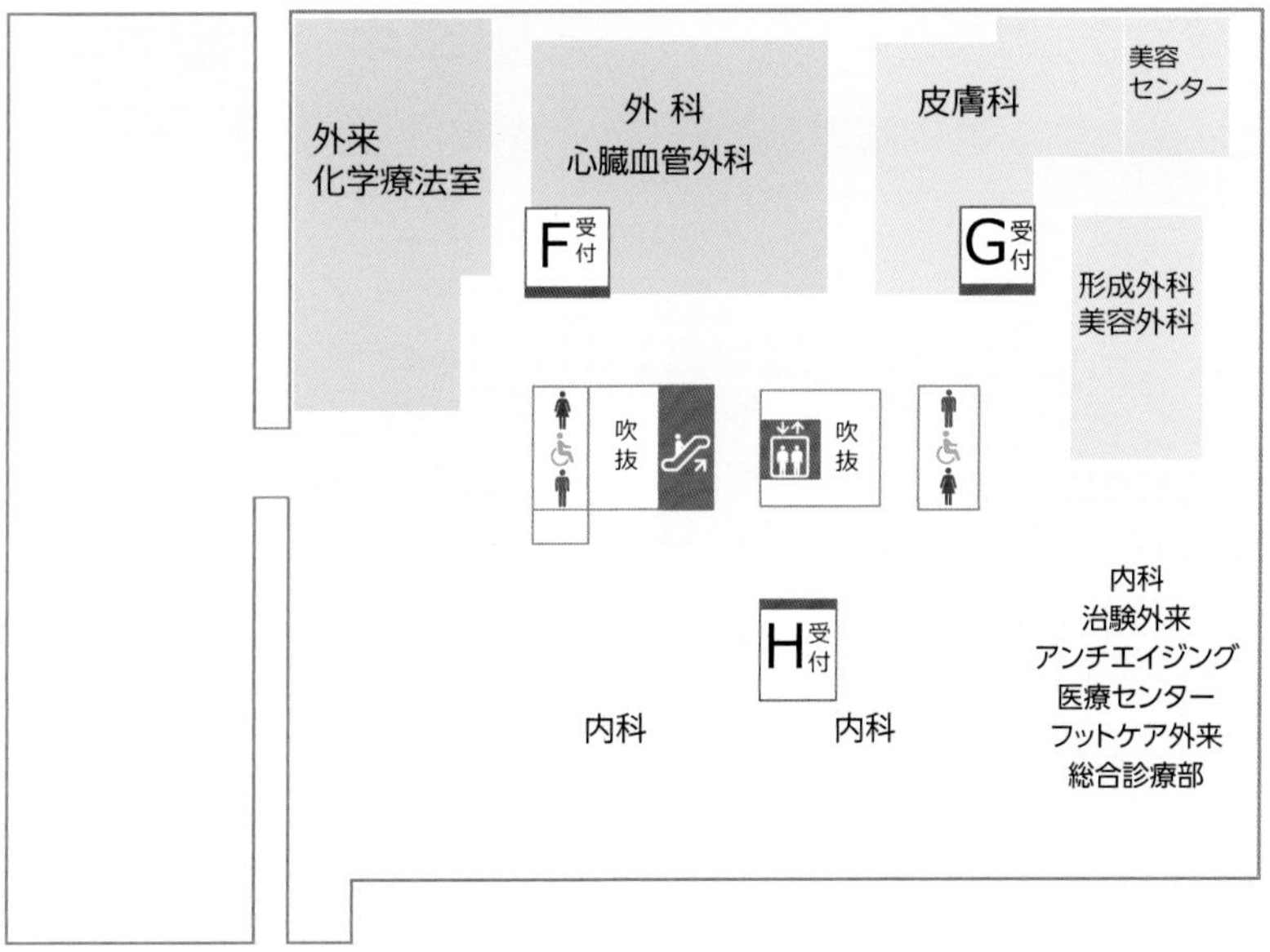

〈西外来診療棟 4F〉〈外来診療棟 4F〉

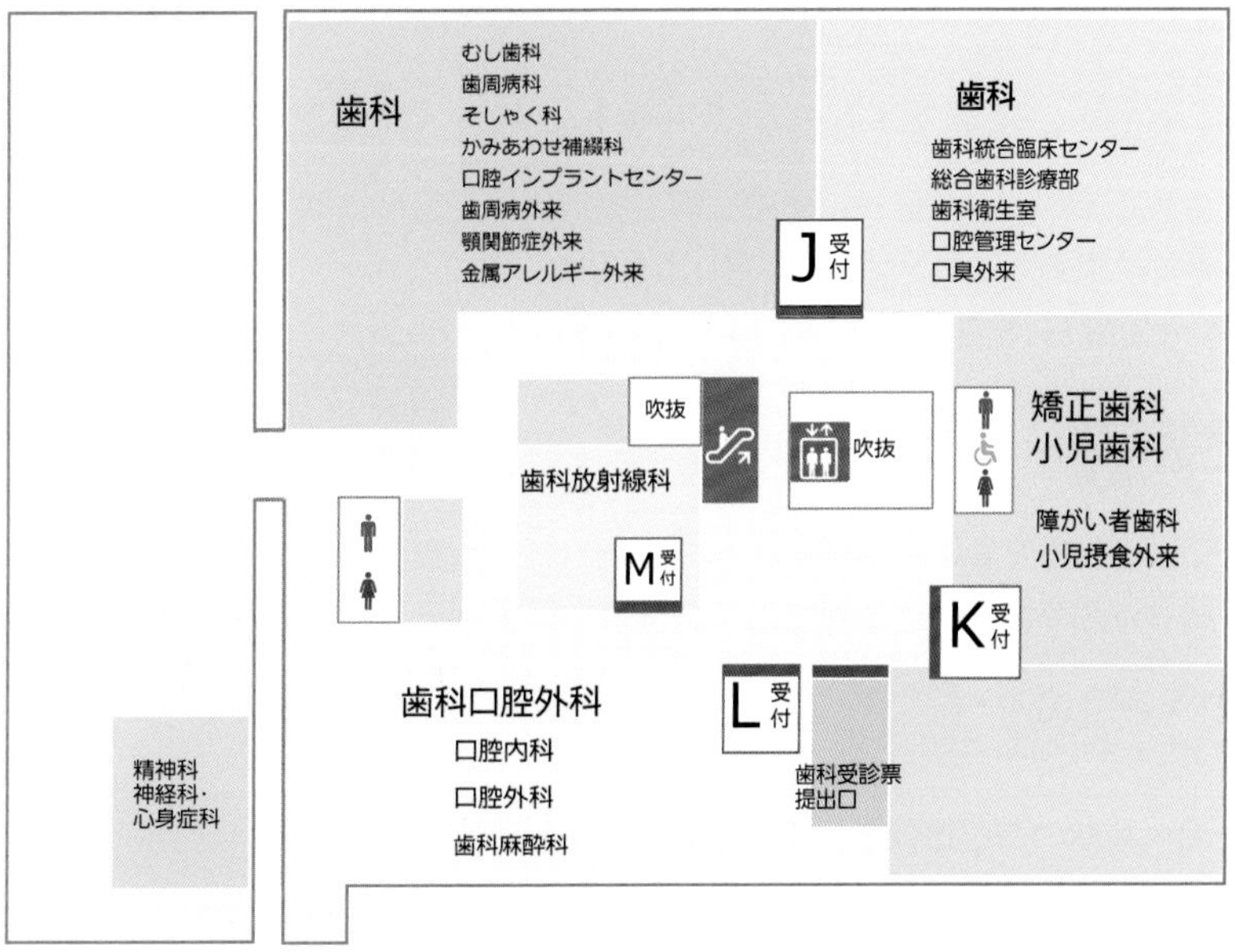

院内での各ご相談

患者支援センターでは各相談をお受けしています。

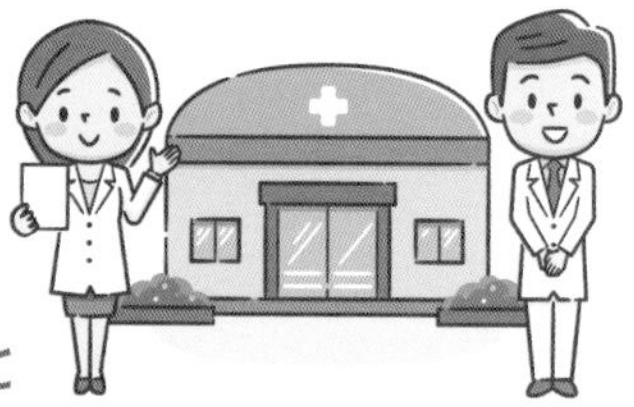

- 日時／月～金曜日（祝日を除く）8:30～17:00
- 場所／外来棟１階

医療福祉相談

医療と福祉に関すること

がん相談

がんの一般的な情報や
治療に関すること

肝疾患相談室 原則予約制

（肝疾患診療連携拠点病院）

肝炎、肝疾悪に関すること

看護相談室 原則予約制

療養相談、退院後の生活等に関すること

脳卒中・心臓病相談

脳卒中・心臓病に関すること

緩和ケアセンターによる相談

がん等の痛みの症状緩和、療養上の心配事（病状説明や治療、入院生活での心配等）や心理的問題などのご相談に、医師、看護師、医療ソーシャルワーカー、心理士が応じています。

- 日時／月～金曜日（祝日を除く）9:00～17:00

※必ず病棟スタッフを通じてご連絡ください。

遺伝カウンセリング（有料） 予約制

遺伝と考えられる異常や、病気のことでの不安や悩み、問題を抱えている方に正しい知識と最新の情報を提供し、ご自身が納得のいく方向で悩みや問題を解決できるように一緒に考えます。

- 日時／月～金曜日（祝日を除く）9:00～17:00

入院料金、公費医療等に関する相談

入院料金、公費医療等（育成医療、更生医療、特定疾患、医療扶助、労災、その他）のご相談に応じています。

希望される場合は患者支援センターにお申し出ください。

- 日時／月～金曜日（祝日を除く）8:30～17:00

健康学級

義務教育を受けている児童が長期間入院される場合は、「健康学級」（東病棟３階）で授業を受けることができます。

希望がある場合は担当医または看護師長にご相談ください。

まちの保健室

ITを使った県内病院の情報提供等に関する相談を受け付けています。

●ホームページアドレス　https://soudan.hosp.med.tokushima-u.ac.jp/machiken/main/index.php

索引

索引

索引

症状、検査・診断方法、疾患名、治療方法やケアなどにかかわる主な語句を掲載しています。

（読者のみなさまに役立つと思われる箇所に限定しています）

編集後記

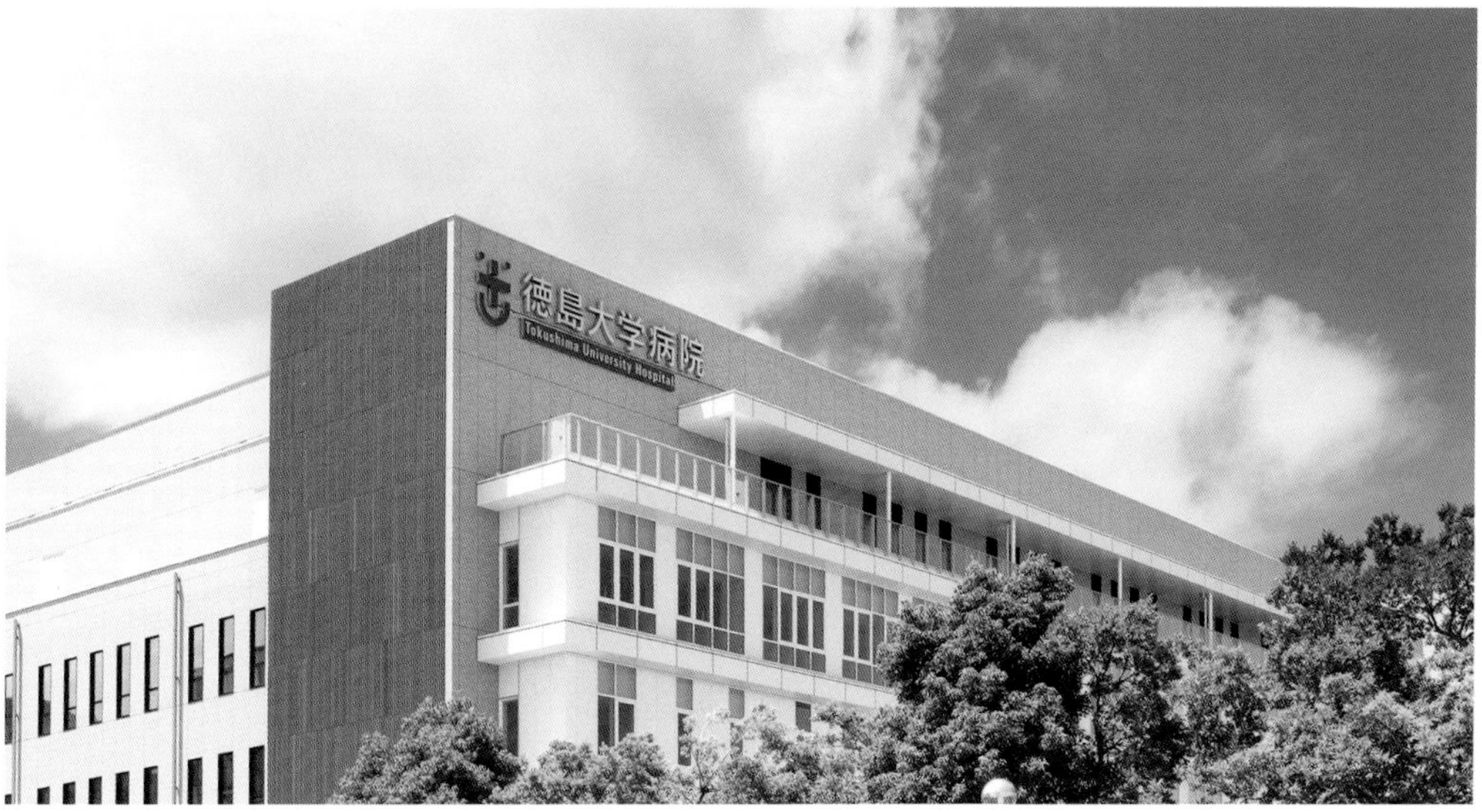

徳島大学病院が創立80周年を迎えるにあたり、記念誌作成の話が出ました。2023年4月のことです。ちょうど私が副院長を拝命した時でした。香美祥二病院長より、編集担当の大役という白羽の矢が私に飛んできました。元来こういう仕事は嫌いではなく、むしろ大変興味があるため、二つ返事で快諾しました。まずは、タイトルです。徳島大学は四国という田舎にありますが、Think Globally, Act Locallyを全診療科が常に念頭に置いて活動しております。まさに徳島大学病院が掲げる「地域に根差して世界に羽ばたく」を展開しております。徳島大学発のさまざまな世界に誇れる診断、治療、健康支援などがあるはずです。そこでタイトルを「世界に誇れる最新医療」とし、全診療科に向けてどのようなものが執筆可能かアンケート調査を行いました。結果として予想を超える多くのテーマが寄せられ、うれしい悲鳴となりました。その中から、特に世界に誇れる内容として、以下の6項目を巻頭特集として厳選いたしました。

（1）バーチャル・リアリティを医療分野へ、（2）日進月歩で進化するがん治療、（3）ロボット支援手術の導入と発展、（4）これからのゲノム医療、（5）内視鏡・外視鏡・低侵襲手術、（6）フレイル・ロコモ・サルコペニアの診断と治療、の6項目の特集を本誌の目玉とすることにしました。それぞれの特集には、複数の診療科からコラムをいただいており、世界に誇れる日本の先端医療が紹介されております。しかも、徳島大学病院が実践しているものばかりというのも頼もしい。後半は、各診療科・各センターの十八番が書かれています。巻頭特集にはない、別の切り口から日本の最新医療を解説しております。見所満載で、編集者冥利につきる内容であり、幸甚の極みです。

この編集後記を書く直前に、大谷翔平選手のドジャース入りがニュースとなりました。ドジャース入団の決め手は、「全員が勝ちに対して同じ方向を向いているから」でした。本誌の編集担当を命じられ、すべての診療科の世界への意気込みを知りました。まさに、徳島大学病院はドジャースの魂を持っていると確信しました。徳島大学病院が日本のメイヨークリニックになるポテンシャルを感じております。ぜひ、本誌を日本全国民の方々に手にとっていただきたい。この特集を読み、世界に誇れる日本の医療の素晴らしさを知っていただきたい。そう思う次第です。

最後になりますが、本記念誌作成に対し、多大なるご寄付を賜った一般財団法人 厚仁会の皆様に深謝いたします。

徳島大学病院副院長（診療担当）
整形外科科長　西良 浩一

徳島大学病院

〒770-8503 徳島県徳島市蔵本町2丁目50-1　TEL：088-631-3111（案内）
https://www.tokushima-hosp.jp/

■装幀／スタジオギブ
■本文DTP／小田静
■撮影／スタジオエース徳島本店
■カバー・本文イラスト／高橋なおみ
■編集／栗栖直樹　戸田恭子　大塚直子

徳島大学病院創立80周年記念

世界に誇れる最新医療

2024年3月28日　初版第1刷発行

編　　著／徳島大学病院
発 行 者／出塚太郎
発 行 所／株式会社バリューメディカル
東京都渋谷区道玄坂2-16-4 野村不動産渋谷道玄坂ビル2階
〒150-0043
TEL　03-6679-5957
FAX　03-6690-5791
企画協力／一般財団法人 厚仁会

印刷製本所／大日本印刷株式会社
＊定価はカバーに表示してあります。

ISBN978-4-907522-23-0